柔道整復学・実技編

改訂第2版

公益社団法人 全国柔道整復学校協会
監修

公益社団法人 全国柔道整復学校協会・
教科書委員会
編

南江堂

■ 監　　修
　公益社団法人　全国柔道整復学校協会

■ 教科書委員会担当理事
　森　　俊豪　　森ノ宮医療学園専門学校

■ 教科書改訂作業部会
細野　　昇	呉竹医療専門学校		鑪野　佳充	明治東洋医学院専門学校
樋口　毅史	日体柔整専門学校		船戸　嘉忠	米田柔整専門学校
柴田仁市郎	仙台接骨医療専門学校		本澤　光則	日本工学院八王子専門学校
吉川　　徹	森ノ宮医療学園専門学校			

■ 教科書委員会
西巻　英男	附属北海道柔道整復専門学校		鈴木　康仁	専門学校浜松医療学院
石岡　茂樹	北海道ハイテクノロジー専門学校		片桐　幸秀	米田柔整専門学校
佐藤　真希	仙台接骨医療専門学校		高橋　　亮	中和医療専門学校
太田　作郎	赤門鍼灸柔整専門学校		大島　久佳	北信越柔整専門学校
齊藤　慎吾	福島医療専門学校		関屋　浩介	信州医療福祉専門学校
永井よりか	前橋東洋医学専門学校		藤原　清治	関西医療学園専門学校
金島　裕樹	大川学園医療福祉専門学校		岡田　成賛	行岡整復専門学校
◎細野　　昇	呉竹医療専門学校		鑪野　佳充	明治東洋医学院専門学校
田中　康文	日本柔道整復専門学校		北野　吉廣	平成医療学園専門学校
西村　雅道	東京柔道整復専門学校		吉川　　徹	森ノ宮医療学園専門学校
山村　　聡	東京医療専門学校		田中　雅博	履正社医療スポーツ専門学校
○樋口　毅史	日体柔整専門学校		小谷　眞理	近畿医療専門学校
奥田　久幸	日本医学柔整鍼灸専門学校		中村　　満	関西健康科学専門学校
山口登一郎	東京医学柔整専門学校		西村　美紀	甲賀健康医療専門学校
金　　泰京	了德寺学園医療専門学校		山本　啓司	京都仏眼医療専門学校
黒坂　　健	朋友柔道整復専門学校		大村　晋司	朝日医療専門学校　岡山校
遠藤　琢也	中央医療学園専門学校		山根　　勇	IGL医療専門学校
大輪　徹也	東京メディカル・スポーツ専門学校		細井　昭宏	朝日医療専門学校　広島校
本澤　光則	日本工学院八王子専門学校		堀部　　寛	四国医療専門学校
池田　英樹	日本健康医療専門学校		坂　　逸平	福岡医療専門学校
岩本　義之	山野医療専門学校		上檔　博樹	福岡医健専門学校
佐藤　　勉	関東柔道整復専門学校		谷口　禎二	福岡天神医療リハビリ専門学校
中野　　仁	新宿鍼灸柔整専門学校			
荒井　一彦	臨床福祉専門学校			
山下　昌一	神奈川柔道整復専門学校		◎委員長，○副委員長
杉山　直人	呉竹鍼灸柔整専門学校		［平成24年10月31日現在］

改訂第2版の序文

　柔道整復学・実技編が2000年に初めて刊行されて以来，10年以上の月日が経ちました．初版を作成する際も当時の教科書委員会の委員各位が献身的なご努力をいただき，紆余曲折がありながらもやっと発刊にこぎつけたことを覚えております．元来，柔道整復の実技は，柔道整復術の長い歴史のなかで様々な手技，理論があり，それだけに執筆時には何を標準とするかが最大の課題であったものと思料します．したがって，分担執筆された先生方も大変なご苦労があったことと存じます．

　このたび，難題を抱えながらもまとめ上げた初版を改訂することに踏み切った背景には，現在，柔道整復師が遭遇する可能性の高い外傷の治療に力点をおく必要があることと，よりわかりやすい記述，図版を使い柔道整復学を学ぶ者にとって理解しやすいものにすることなどが挙げられます．このことを踏まえ，教科書委員会は，小委員会を設置し，膨大な時間をかけて改訂の作業に着手いただいたわけでありますが，初校が出来上がってからも会員校の多くの先生方からご意見を頂戴し，そのたびに検討，修正を加えていく丹念な作業を続けていただきました．そのため，当初予定していた作業工程を大きく変更しながら，実に足かけ4年の期間，ご尽力いただいたわけです．委員会委員各位には深く感謝申し上げるとともにそのご努力に対し敬服する次第であります．

　柔道整復師の業において，伝承してきた様々な技術を散逸することなく次世代に繋げていくことは伝統医療の発展のためにもっとも重要な事項と考えます．そのような意味において本書は，大事な文献であり，かつ，貴重な資料でもあります．学生諸君には，どうか本書の持つ意味を理解され，柔道整復術の理念や難しさを知っていただきたいと思います．また，本書を大いに活用されることにより生涯にわたる研鑽の礎にしていただくことを願って止みません．

　最後になりましたが，今回の出版に際し，全面的なご協力をいただいた南江堂出版部関係各位に謝辞を申し上げ，序文に代えさせていただきます．

2012年11月

公益社団法人　全国柔道整復学校協会
会長　坂本　歩

初版の序文

　柔道整復学実技書の発刊が待たれていたところであるが，委員会各位の献身的な努力と，会員各校の絶大なご協力により，出版にこぎつけることができた．感謝に堪えない次第である．

　また本年は，2000年紀のメモリアルイヤーであり，この記念すべき年に，かねてよりの念願が成就し，誠に喜ばしいところである．これで，柔道整復学理論編と実技編の両方がそろうこととなり，柔道整復師養成教育の根幹を築くことができた．

　振り返ってみれば，柔道整復の実技については，様々な手技・方法があり，標準教科書として策定することが当初困難なのではとの意見が大勢を占めていたように思われる．しかしながら，近年の外傷減少の傾向から，いま纏めておかなければ将来ますます資料も散逸し，難しくなるのではとの思いから，教科書委員会の先生各位に無理をお願いし，分担執筆を含めご尽力を賜ったものである．本書に記した方法・技術は，多くの中の代表的なものであり，教育にあたり，教科書では伝えることの難しい技術・感覚を各校で更に創意工夫を凝らし，柔道整復師の無血療法技術の伝承・発展に，心血を注いでいただきたいと念願するものである．

　一人でも多くの学生諸君が，その類いまれなる技術の素晴らしさと，技術の難しさを知り，生涯にわたり研鑽を重ね，先人達の血の滲む努力と『ほねつぎ』柔道整復にかける崇高な精神を尊び，自己の鍛錬に努めて，地域医療の担い手として，社会に貢献して欲しいと念願する．

　今回出版にあたり，全面的なご協力をいただいた南江堂出版部中村　一氏並びに関係各位に感謝の誠をささげ，序文とする．

　2000年2月

　　　　　　　　　　　　　　　　　　　　　　　社団法人　全国柔道整復学校協会
　　　　　　　　　　　　　　　　　　　　　　　　　　会長　櫻井康司

改訂作業を終えて

　12年の時を経，4年の歳月を要して「柔道整復学・実技編」改訂第2版を刊行する運びとなった．本書は柔道整復教育の充実と散逸されるおそれの大きい柔道整復技術の保存を大きな目的として2000年に初版が刊行されたものである．初版の刊行以来，柔道整復を取り巻く環境は大きく様変わりし，役割も変わらざるを得ない状況におかれていて，柔道整復師に求められる知識・技術も変化している．しかし，依然として柔道整復師がプライマリーケアの一翼を担う存在であることは変わらない．

　このようななか，改訂にあたっては初版の持つ技術保存の観点から，記載されている技術については大きな矛盾がない限り初版を踏襲することとした．最大の改訂は総論部分をもうけ，初診から治癒に至るまで柔道整復師が行う一連の施術項目別の解説と注意点の記載，肩部をモデルとして損傷状態の判断を行う思考過程の一例を提示したことである．一方，各論部分では日常の業務で遭遇する頻度が高いと思われる損傷を選定し，初診における診察技術に関する事項について，外観写真を多数掲載する．診察で観察するべき項目とみられる所見とを詳細に記述するなど，実際の業務に即し臨床所見に重点をおく記述とした．このことで，初版でやや X 線画像の所見に基づく施術に傾いていた記述を改良した．また，医科との連携を念頭におき施術所レベルで取り扱えるものと，医科に託すべきものとの判別およびその状態の評価に関する記述を充実させた．さらに，整復実施後に行う整復状態の確認とともに固定実施後の確認を追加し，それぞれの適否に関する評価点を可能な限り明らかにし，実施する施術行為が適切に行われるよう工夫した．柔道整復技術の根幹をなすであろう後療法に関する記述では，部位別，損傷別に固定を継続するために必要な包帯交換時の注意事項や理学療法，運動療法に関する記述を追加するとともに，適用している療法が適切であるかどうかの評価について記述した．また，考えられる異常経過も記述，経時的に出現した異常状態について医科に診察を仰ぐべき状態かどうかの評価項目を明らかにし，読者に連携の必要性を常に意識し判定する習慣ができることを目指した．

　今回の改訂作業では前述の損傷以外の部分については，かねて指摘されていた『柔道整復学・理論編 改訂第5版』との重複記載を極力削除し，プライマリーケア実施上の注意点の記述に変えた．初版を踏襲した部分は大幅な改訂を避け，表現の統一，誤字，脱字の訂正を中心とする改訂にとどめた．これらの損傷では発生数，執筆委員各位の経験症例ともに少なく，十分な記述が期待できないと考えられたためである．この結果，損傷間での記述にアンバランスが生じたが，これらの部分の充実は今後の改訂に期待したい．

　初版の序文に述べられているとおり様々な方法がある柔道整復術のすべてを網羅することは頁数の都合上不可能であり代表的な技術の掲載にとどまらざるを得ない．すなわち，本書

に記載されたものが唯一無二のものでもなく記載以外の技術を否定するものでもない．本書を利用するにあたっては記載の方法以外にも優れた技術が存在することを理解し，読者自身でも普段の努力により新しい技術の開発に励まれることを切望する．

　改訂作業にあたっては多忙ななか，原稿執筆を引き受けて頂いた公益社団法人全国柔道整復学校協会教科書委員会幹事校委員，また，校正作業をお引き受け頂いた同会教科書委員会委員各位に心から感謝申し上げるとともに，編集作業を担当して頂いた株式会社南江堂教科書編集部1課藤原健人氏に感謝申し上げます．

2012年11月

「柔道整復学・実技編」改訂作業部会一同

目　次

第Ⅰ章　総　論

1．柔道整復施術 ——————————————————————————— 2
- A．柔道整復業務 ……………………… 2
- B．骨折の施術 ………………………… 2
- C．脱臼の施術 ………………………… 3
- D．軟部組織損傷の施術 ……………… 4

2．運動器系の疼痛を訴える患者の施術 —————————————— 5
- A．損傷の診察 ………………………… 5
  - A-1．観察および問診 ……………… 5
  - A-2．触　診 ………………………… 14
  - A-3．機能的診察 …………………… 17
- B．鑑別診断 …………………………… 22
- C．合併症の有無を判定する ………… 22
- D．その他の治療法に関する情報の提示 … 22
- E．説明と同意 ………………………… 23
  - E-1．損傷や疾患の状況の説明 …… 23
  - E-2．損傷や疾患の予想される経過の説明 … 23
  - E-3．施術や応急的整復の必要性の説明 …… 23
- F．徒手整復 …………………………… 24
- G．固定法 ……………………………… 24
- H．整復・固定後の確認 ……………… 24
  - H-1．整復状態の確認 ……………… 24
  - H-2．施術行為による二次的障害発生の確認 …… 26
- I．医科との連携 ……………………… 26
- J．固定期間の検討 …………………… 27
- K．後療法 ……………………………… 27
  - K-1．固　定 ………………………… 27
  - K-2．経　過 ………………………… 29
  - K-3．物理療法，手技療法，運動療法 … 32
  - K-4．後療法の適否の判定 ………… 33
- L．治癒の判定 ………………………… 34
  - L-1．骨強度の回復 ………………… 34
  - L-2．関節可動域の回復 …………… 34
  - L-3．筋力の回復 …………………… 35
  - L-4．持久力の回復 ………………… 35
  - L-5．運動協調性の回復 …………… 35
- M．注意事項 …………………………… 35
- N．指導管理 …………………………… 35
- O．予　後 ……………………………… 36

3．肩部の痛みを訴える患者の診察をするときの考え方 ———————— 37
- A．肩部に直接的な外力が加わった場合 ……… 37
  - A-1．肩部外側からの打撃による損傷の診察 …… 38
  - A-2．肩部前方または前外方からの打撃による損傷の診察 …… 43
  - A-3．肩部後方または後外方からの打撃による損傷の診察 …… 45
  - A-4．肩峰部の打撃による損傷の診察 … 46
  - A-5．肩甲骨部の打撃による損傷の診察 … 47
- B．肩部に間接的な外力が加わった場合 ……… 49
  - B-1．肩関節外転位で手掌部を衝いて生じた損傷の診察 …… 49
  - B-2．肩関節内転位で肘部を衝いて生じた損傷の診察 …… 51
  - B-3．肩関節外転位で肘部を衝いて生じた損傷の診察 …… 51

- C．明確な原因のない場合 ……………………53
  - C-1．野球を行う患者で明確な原因のない損傷の診察 ……………………53
  - C-2．バレーボールを行う患者で明確な原因のない損傷の診察 ……………54
  - C-3．テニスを行う患者で明確な原因のない損傷の診察 …………………55
  - C-4．水泳を行う患者で明確な原因のない損傷の診察 …………………55
  - C-5．体操競技を行う患者で明確な原因のない損傷の診察 ………………56
  - C-6．重量物を取り扱う患者で明確な原因のない損傷の診察 ……………56
  - C-7．重量物を取り扱わない患者で明確な原因のない損傷の診察 ………58
- D．整形外科における診断の実状 …………58
  - D-1．骨折の診断 …………………………58
  - D-2．脱臼の診断 …………………………59
  - D-3．肩腱板損傷の診断 …………………59
  - D-4．骨端成長軟骨板損傷の診断 ………59
  - D-5．筋損傷の診断 ………………………59

第Ⅱ章　各論・上肢

1．骨　折 ……62

- A．鎖骨骨折(中央・遠位1/3境界部骨折) ……62
- B．上腕骨外科頸骨折 ………………………75
  - B-1．外転型骨折 …………………………75
  - B-2．内転型骨折 …………………………84
- C．上腕骨近位骨端線離開 …………………88
- D．上腕骨骨幹部骨折 ………………………97
- E．上腕骨顆上骨折 …………………………106
- F．上腕骨外顆骨折 …………………………122
- G．上腕骨内側上顆骨折 ……………………128
- H．橈骨近位端部骨折 ………………………133
- I．肘頭骨折 …………………………………137
- J．モンテギア骨折 …………………………142
- K．橈・尺両骨骨幹部骨折 …………………147
- L．コーレス骨折(定型的骨折) ……………152
- M．スミス骨折 ………………………………164
- N．舟状骨骨折 ………………………………169
- O．ベネット骨折 ……………………………172
- P．中手骨骨幹部骨折 ………………………177
- Q．中手骨頸部骨折 …………………………182
- R．指骨の骨折 ………………………………191
  - R-1．基節骨基部骨折 ……………………191
  - R-2．基節骨骨幹部骨折 …………………198
  - R-3．中節骨掌側板付着部裂離骨折 ……202
  - R-4．中節骨骨折(頸部骨折・骨幹部骨折) ……205

2．脱　臼 ……209

- A．肩鎖関節脱臼(上方脱臼) ………………209
- B．肩関節脱臼(前方脱臼) …………………221
- C．肘関節脱臼(後方脱臼) …………………232
- D．肘内障 ……………………………………241
- E．PIP関節脱臼(背側脱臼) ………………245
- F．第1指MP関節脱臼(背側脱臼) ………254

3．軟部組織損傷 ……257

- A．腱板断裂 …………………………………257
- B．上腕二頭筋長頭腱損傷 …………………264
- C．肘関節内側側副靱帯損傷 ………………269
- D．ロッキングフィンガー(第2指) ………272
- E．指側副靱帯損傷 …………………………274
  - E-1．第1指MP関節側副靱帯損傷 ……274
  - E-2．PIP関節側副靱帯損傷 ……………278
- F．マレットフィンガー ……………………282

第Ⅲ章　各論・下肢

1. 骨　折 —— 290

A．大腿骨頸部骨折 …………………… 290
　A-1．内側骨折 ……………………… 292
　A-2．外側骨折 ……………………… 296
B．大腿骨骨幹部骨折 ………………… 298
C．膝蓋骨骨折 ………………………… 305
D．下腿骨骨幹部骨折 ………………… 309
E．果部骨折 …………………………… 314
　E-1．回内・外転損傷 ……………… 315
　E-2．回外・内転損傷 ……………… 316
　E-3．回内・外旋損傷 ……………… 318
　E-4．回外・外旋損傷 ……………… 318
F．踵骨体部骨折 ……………………… 320
G．中足骨骨折 ………………………… 328
　G-1．第5中足骨基部裂離骨折 …… 328
　G-2．中足骨骨幹部骨折 …………… 334
H．足趾の骨折 ………………………… 340

2. 脱　臼 —— 344

A．股関節脱臼（後方脱臼） ………… 344
B．膝蓋骨脱臼（側方脱臼） ………… 352
C．足趾の脱臼 ………………………… 356

3. 軟部組織損傷 —— 360

A．大腿屈筋群（ハムストリングス）の
　　筋損傷（肉離れ） ………………… 360
B．膝関節前十字靱帯損傷 …………… 366
C．膝関節内側側副靱帯損傷 ………… 376
D．半月（板）損傷 …………………… 382
E．アキレス腱断裂・下腿三頭筋の肉離れ ……… 386
　E-1．アキレス腱断裂 ……………… 386
　E-2．下腿三頭筋の肉離れ ………… 398
F．足関節捻挫 ………………………… 403

第Ⅳ章　各論・その他の損傷

A．顎関節脱臼（前方脱臼） ………… 412
B．肋骨骨折 …………………………… 417

索　引 …………………………………………… 423

第Ⅰ章

総　論

柔道整復施術・運動器系の疼痛を訴える患者の施術
肩部の痛みを訴える患者の診察をするときの考え方

1 柔道整復施術

A 柔道整復業務

　柔道整復師法では第17条に「柔道整復師は，医師の同意を得た場合のほか，脱臼又は骨折の患部に施術をしてはならない．ただし，応急手当をする場合は，この限りでない．」と施術実施の制限が規定されている．この規定によれば柔道整復師の脱臼または骨折の患部に対する施術が医師の同意のもとに行われなければならないことは明白である．一方，同法には柔道整復師の業務内容に関する明確な規定はなく[注]，第15条で「医師である場合を除き，柔道整復師でなければ，業として柔道整復を行なつてはならない．」として業務の独占を謳い，第16条では「柔道整復師は，外科手術を行ない，又は薬品を投与し，若しくはその指示をする等の行為をしてはならない．」として柔道整復師に対する業務上の禁止事項を規定するにとどまっている．

　これに対し，健康保険の療養費支給の対象となる柔道整復業務は，昭和11年1月22日付保険発第35号社会局保険部長通牒により「骨折・脱臼・捻挫・打撲」に関する通達がだされ，昭和60年5月20日付保険発第55号厚生省保険局長通知により「挫傷」を加える通達がだされたことで規定されている．

　柔道整復師法での「施術」を medical treatment と同義語と考えれば，施術は「医療の術を行うこと」となり，「脱臼又は骨折の患部に対する施術」とは整復・固定・後療法のすべてを含むことになる．したがって，法の規定からは柔道整復師は脱臼または骨折（ただし，療養費の支給では対象とならない損傷を除く）に対し医師の同意のもとに治療過程のすべてを実施できることになる．

B 骨折の施術

　骨折の解剖学的な整復の条件として，整復前に骨片転位を正確に把握することが必須である．前段の記述のように柔道整復師が医師の同意を得たうえで骨折の徒手整復を行う場合には，一般

注）昭和45年の柔道整復師法（昭和45年法律第19号）に係る提案理由説明において「その施術の対象も専ら骨折，脱臼の非観血的徒手整復を含めた打撲，捻挫など新鮮なる負傷に限られている」と説明されている．

に，同意を与える医師はX線像などの診療情報を提供する．この場合，柔道整復師に画像読影および整復技術に十分な能力があれば，整復に必要な情報が得られたうえでの実施となり，患者が治療上の不利益を被ることはない．この観点からも柔道整復師が骨折部の施術を行う場合に医師の同意が必要なことは明白である．しかし，近々に医師の同意を得ることが困難な状況下で柔道整復師が骨折部に施術を行わなければならない場合では，柔道整復師法第17条後段の応急手当を実施しなければならない．

　応急手当には大きく二つの場合が考えられる．第一は，比較的短時間で患者が十分な医療を受けられる環境にある場合であり，第二は，患者が十分な医療を受けるのが翌日ないし翌々日になることが予想される場合である．柔道整復師はこれらの応急手当を行う場合であっても，患者に不利益を与えるようなことがあってはならない．前者でのもっとも簡単な応急手当は，患肢の安静を図り移送時の動揺による二次的損傷が防止できればよく，患肢を良肢位に固定する程度でよい．すなわち，柔道整復師は移送に伴う損傷部の悪化を防止する観点から手当を行えばよいことになる．一方，後者では1ないし2日間の患者の苦痛を軽減するとともに損傷部のその後の経過を順調にする観点からの応急手当が必要になる．この実現には骨折部の解剖学的な整復と合理的な固定がもっとも有効である．しかし，この時点では検査機器を用いた十分な診療情報が得られず，柔道整復師が整復に必要とする骨折部の画像情報を得ることは困難である．このような状況でも患者に不利益を与えないためには，柔道整復師が持つ知識・技術，すなわち，個々の損傷に対する十分な知識と触診による骨折部の状態把握技術を駆使して骨折線の走行，骨片転位の状態，合併症の有無などを正確に把握しなければならない．そして，これらをもとにして可能な限り解剖学的な整復を心がけるのである．得られた情報が十分でない状況での整復操作や固定の実施は厳に慎まなければならない．また，十分な情報が得られた場合であっても整復操作や固定に際して二次的損傷のおそれがあるときは，その予防に最善を期したうえで患者にとって有利な医療が受けられるよう手配しなければならない．

　以上のように柔道整復師は日常の努力を通して個々の損傷に対する知識，骨折部の状態を皮膚の上から把握する技術および徒手整復技術に熟達しなければならない．

C　脱臼の施術

　脱臼は骨折に比べ，発生機序に従って脱臼骨頭が一定方向へ転位する場合が多い．一例として，肩関節に外転外旋が強制されれば，ほとんどは上腕骨頭が烏口突起下へ転位する．また，腫脹の出現が比較的緩慢で受傷初期であれば，特有な肢位，関節部の変形，皮膚の上からの触診で骨頭の位置を特定しやすい．このような観点から脱臼では熟達した柔道整復師であれば，比較的容易に患部の状態を正確に把握することが可能である．しかし，脱臼には骨折の合併など皮膚の上からの触診では入手しにくい情報もあり，医師の同意を得て患部の画像情報を入手した後に施術することが原則である．

　前述のように画像情報によらずかなり正確な患部の情報が入手できることを考慮すれば，骨折

と異なり正確に患部の状態を把握する能力に優れ，徒手整復技術に熟達した柔道整復師が患者の苦痛を早期に軽減する目的で応急的に整復することも有効であり，これに伴う二次的損傷の発生も少ないと考えられる．ここで肝に銘じなければならないことは，あくまでも重大な合併症がないことが条件である点で，骨折，血管損傷，神経損傷の合併が疑われる場合は医科への転送が最優先である．また，手および足のMP関節脱臼のように徒手整復になじまない脱臼もあり，いたずらに徒手整復に拘泥してはならない．

前述の場合で徒手整復に成功した場合であっても，骨折の合併や関節唇の損傷の有無は画像診断によらなければならないことは自明である．施術の継続にはこの診断を欠くことができず，また，柔道整復師法の規定からも医科での診断と施術の同意は必須となる．

D 軟部組織損傷の施術

柔道整復師法の規定と健康保険取り扱いに関する協定から，柔道整復師は医師の同意を得ずに軟部組織損傷（創傷を除く）の施術が可能である．柔道整復師は十分な損傷発生状況の聴取，患部の観察および診察，綿密な触診から，可能な限り正確な判断を行い患者に不利益をもたらさない施術を行わなければならない．しかし，近年医科では損傷部のより詳細な検査を実施，損傷組織を特定して生理学的，解剖学的治癒を目指している．医療の一翼を担う柔道整復師も例外ではなく，単に「打撲」「捻挫」「挫傷」の傷名のもとにいたずらに施術を継続してはならない．個々の組織損傷に対する知識を深め，損傷を峻別できる技術に熟達し，疑いのある損傷を看過するようなことがあってはならない．そして，疑いを持ったものは躊躇せず医科での詳細な検査および診断に委ねなければならない．

2 運動器系の疼痛を訴える患者の施術

　柔道整復の施術では患者の観察や問診による損傷の診察に始まり，損傷が治癒するまで様々な医療行為が行われる．それぞれには行為の持つ意味と実施上の注意事項があり，担当する者はこれらを十分理解したうえで実施しなければならない．以下にそれらを項目ごとに記述する．

A　損傷の診察

　一般に，柔道整復の現場ではX線などの診断用画像機器は使われない．柔道整復師は問診，視診，触診，計測，機能検査などの知識と技術を駆使して損傷の診察を行わなければならない．したがって，これらに精通することが，正しく柔道整復術を実施するための必須条件となる．

● A-1．観察および問診

　診察の最初の段階で行われる．患者の観察および問診を通して損傷の内容を正確に判断し，正しく施術を進めるための基礎となる情報を得る．

■ 患者の姿勢，歩行，全身状態の観察

　観察だけで確定診断にいたることはできないが，損傷の部位や程度の判定に有用な情報が得られるので慎重に行う．

1）患者の姿勢および歩行を観察する

　患者が施術室に入室するときや診察に入る前の姿勢，歩容，患肢の保持状態などを慎重に観察する．

　患者はそれぞれの損傷に特有な姿勢，歩容，患肢保持の状態を示すことが知られている．鎖骨骨折では鎖骨の機能が失われる結果，上肢を保持できなくなり健側の手で患側の上肢を抱えている．また，骨片転位の原因となる筋の緊張を緩める目的で頭部を患側に傾けている．鎖骨骨折でも転位のない骨折や不全骨折では上肢を抱えてはいるが，頭部を傾けるまでにはいたらない．上腕骨外科頸骨折や肩鎖関節脱臼では患肢の動揺を防ぐ目的で上腕部を胸壁に密着させたうえで，上肢全体の重さを軽減させるため患側の肘関節部以下を健側の手で抱えている（図1-2・1）．肩関節前方脱臼では患側の肩関節が軽度外転位に固定され，上肢の重さを軽減する目的で肘関節部以下を健側の手で抱えている．一方，繰り返し外力での損傷でも肩腱板断裂などでは肩関節部以下の重さを軽減する目的で，上腕二頭筋腱損傷では肘関節部以下の重さを軽減する目的で患側の前腕部を健側の手で抱える姿勢をとっている．このような姿勢は比較的急性に発症した肩関節周

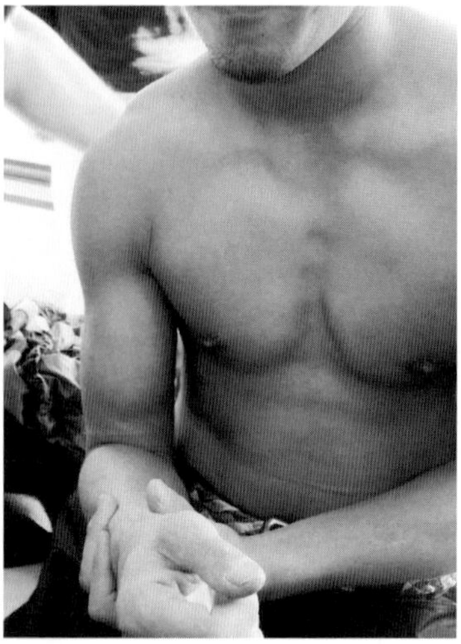

図 1-2・1　肩鎖関節脱臼受診時姿勢

囲炎でもみられる.
　下肢以外に損傷のある患者では患部の動揺を避けるためすり足歩行となり，下肢の骨折患者の多くは患肢の荷重ができない．アキレス腱断裂で患肢荷重が可能な患者では，平常歩行のバネのあるやわらかい歩行ではなく，ベタ足歩行がみられる．

2）全身状態を観察する
　患者の意識状態，ショックの有無，栄養状態の良否，体型（やせ型・肥満型など），全身的衰弱の有無などを観察する．
　意識障害があるときには頭部外傷，中枢神経障害，重篤な内臓器損傷などが考えられ早急に専門医へ転送する必要がある．また，高度な外傷性骨折では，激痛や局所の大量な内出血に伴うショック症状を呈する場合がある．このような場合，ショック状態に対する対応が骨折部の施術に優先される．顔色が蒼白になる，口唇が紫色になる，舌や眼瞼結膜が白く変色するなどを注意深く観察し，脈に触れ，脈の数や状態（拍動が弱くなるなど）を把握する必要がある．さらに必要があれば血圧を測定する．
　体型では大腿骨頭すべり症（大腿骨近位骨端線離開）は思春期の肥満型，やせ型で背の高い患者に多くみられ，自然気胸はやせ型の青年に多くみられるなど特徴があるので慎重に観察して考慮する．また，繰り返し外力での損傷や外力なしの疾患でも著しい衰弱状態や意識レベルの低下など，局所の処置に優先する処置が必要な患者の状態には，損傷部の診察に優先して対応しなければならない．

■問　診
　接骨院を訪れる患者の損傷や疾患には様々なものがある．考えられる損傷や疾患のなかから傷病名を特定し，適切な施術計画を立案，遂行するためには患者の訴えに真摯に耳を傾ける必要がある．一方，患者は損傷や疾患に対して不安を抱えているのが普通であるから，柔道整復師は可能な限り緊張感を表にださずリラックスした表情で患者に対応するなど，患者の不安感を軽減させる工夫や努力も必要である．また，カウンセリングにおける質問技法のなかに，「開かれた質

問 open question」と「閉ざされた質問 closed question」がある．医療現場での問診の場面でも，これらの持つ特質を理解し，質問の内容に適切に答えやすい技法を用い，患者の訴えを細大漏らさず聴取するとともに，効率的な問診を行うよう心がけなければならない．

患者が小児で十分に状況を説明できない場合には，付き添い者から情報を得なければならない．しかし，外傷の原因聴取では，付き添い者が事故発生現場に居合わせる場合は少なく，正確な情報が得にくいことに注意しなければならない．

また，問診における質問事項で既往歴・家族歴，アクシデント，生活様式にかかわるものでは，患者のプライバシーに強く関連する内容を質問する必要が生じることがある．この場合には診察に対する必要度との関係で慎重に判断することが求められる．

1）主訴を聴取する

「患者が現在，もっとも困っていること」来院の目的を聞くことが「主訴」の聴取である．

ここでは「開かれた質問」の技法が有効で，患者に十分広い範囲にわたる訴えを自由に陳述する機会を与える．主訴を聞く場合，「痛い」，「動かせない」，「歩けない」，「眠れない」，「腫れている」，「音がする」など様々な訴えを患者の表現で聴取する必要がある．訴えには損傷による特徴があり，急性外傷では「痛い」，「動かせない」，「腫れている」などが多くみられる．繰り返し外力での損傷では「だんだん痛くなってきた」，「少しずつ腫れが増えてきた」，「音がする」など訴えの内容に変化がみられる．外傷で受診した場合には，それ以外の部位にみられる損傷や機能障害の訴えについても注意深く聴取し，合併症を看過しないようにする．主訴は損傷の同定には欠かせない重要な情報であり，訴えから可能性のある傷病名を想起し，想起した傷病名を，原因，症状などを根拠に一つずつ丹念に否定する作業を繰り返し，最終的に一つの傷病名の同定にいたる過程が診察である．

2）原因を聴取する

外傷では「いつ」「どこで」「何をして」「どこが」「どうなった」など損傷の発生状況を聴取し，その他の疾患では障害が発生したときの状況，障害に関連すると思われる生活やスポーツの活動状況などを聴取する．

損傷や疾患の原因および発生機序を明確に把握することは重要であり，急性外傷では作用する外力の種類で損傷の形態が決まることは少なくない．たとえば，手掌部を衝いて起こる肩関節部付近の損傷では，受傷時の肩関節の外転角度で骨折になったり，脱臼になったりと損傷の種類に変化がみられる．また，骨折は骨片転位の方向に，脱臼では骨頭の脱転方向に変化がみられることもよく知られている．一方，軽微な外力の繰り返しで発生する損傷もあり，オーバーヘッドの投球動作の繰り返しが原因で少年に起こる上腕骨近位骨端線損傷などでは，野球を始めてからの期間，毎日の練習時間，ポジションなど活動状況を聞くことがこの例にあたる．このように原因の聴取で，どんな損傷かをある程度想定できる．

ここでは，ある程度「閉ざされた質問」の形式を用いて，質問者が必要とする内容を漏らさず十分に聴取することが重要であるが，患者の回答を誘導する形式の質問をしてはならない．

3）既往歴（アクシデントも含む）・家族歴などを聴取する

過去の疾患や外傷の有無について聴取する．また，家族性に発症する疾患の有無や患者自身あ

るいは家族に起こった治療上や薬剤に対するアクシデントの有無を聴取する．既往歴・家族歴やアクシデントの有無は損傷や疾患の同定だけでなく，施術方針や予後にも重大な影響があるので，聴取は慎重かつ漏らさず行う．

既往歴は損傷が独立したものか，局所的な過去の損傷や疾病の影響によるものか，全身的な疾患の影響によるものかを判断するうえで重要である．たとえば，主訴が「過去数ヵ月以内に起こった骨折の治療中の部位と同一である」などの事実があれば再骨折を考えなければならず，治療経過にも大きな影響を与える．また，癌など悪性腫瘍の既往があれば，病的骨折も考慮に入れなければならず，転移癌による骨折であれば生命に関する予後に重大な影響を与える．さらに，骨形成不全症では頻回に骨折を繰り返し，糖尿病など内分泌系の疾患があれば，損傷の治癒過程に大きな影響を与えることもよく知られている．また，家族性にみられる骨系統疾患や運動器疾患の有無，過去の治療における薬剤のアクシデントなども聴取し，施術方針の決定や予後の判定に利用する．

4）生活様式を聴取する

患者が学生なのか勤労者なのか主婦なのかなどを聴取し，学生であれば運動をしているのかしていないのか運動種目は何か，勤労者であればデスクワークなのか肉体労働なのか繰り返しの作業を行っているのか，主婦であれば特別な活動をしているのかなどを聴取する．

繰り返し外力での障害では，生活様式や生活歴が遠因となり発生するものがある．たとえば，長期間の重労働を続けた人では，関節周辺軟部組織の摩耗があり，軽微な外力で損傷が発生する．上腕二頭筋長頭腱の断裂や棘上筋腱損傷がこれにあたる．生活様式や生活歴は損傷器官，損傷組織の特定に重要な情報である．また，飲酒歴や喫煙歴などの嗜好も治癒過程に影響を与えることがあるので聴取しておく．

5）障害の状況を聴取する

現在の損傷や疾患を原因とする生活や身体機能にみられる不自由を聴取する．

急性外傷では受傷後ただちに損傷器官に機能障害が生じ，この機能障害は損傷器官に特有な障害となることが多い．逆に，障害様式を観察することによって損傷器官を想定することも可能である．また，繰り返し外力での損傷による障害は，日常生活動作の障害から特定の動作のみに障害がみられるものまで様々である．これらも損傷部または器官の特定に重要な情報となる．

6）疼痛の出現部位の詳細を聴取する

疼痛出現部位を詳細に聴取するとともに，持続的か断続的か，鋭い疼痛か鈍痛かなど疼痛の性質や種類についても聴取する．また，内臓疾患を投影したものかなども考慮して聴取する．

肩関節部周囲の急性外傷で，鎖骨中央部付近に疼痛があれば鎖骨骨折を，鎖骨遠位端部や肩鎖関節部の疼痛では鎖骨骨折や肩鎖関節脱臼を考える．同様に上腕骨外科頸付近の疼痛では同部の骨折を，肩関節部全体の疼痛では肩関節脱臼を考える．一方，繰り返し外力での損傷では，肩峰のやや外側の疼痛では肩腱板損傷を，結節間溝付近では上腕二頭筋長頭腱損傷を，大結節部付近では骨端成長軟骨板の損傷を考える．疼痛出現部と損傷とは密接に関連していて，これらは損傷の同定に重要な情報を与える．

内臓疾患を投影した疼痛では，急性心筋梗塞や狭心症の前駆症状として左上腕部内側に放散痛

があることも知られている．また，尿路系疾患に伴う腰痛や疝痛のように，内臓疾患を投影した疼痛が運動器の疾患にみられる疼痛に類似して発生することはしばしば経験することで注意が必要である．

7）疼痛の発生状況を聴取する

疼痛には自発痛のように安静時に姿勢などの身体の状態にかかわらずに持続的にみられるものや，運動痛のように身体各部の運動に伴い出現するもの，圧痛や動揺痛のように患部に加えられた刺激に伴い出現するもの，出現が明け方に限られるものなど様々なものがある．これらの疼痛出現の状況を聴取する．

急性外傷ではただちに損傷部の自発痛や圧痛，運動痛などが発生し，発生部位と損傷部が一致するので損傷部の同定は容易である．一方，繰り返し外力での損傷では，疼痛発生が特定の動作や夜間に限られる，運動開始時に特徴的にみられるなど様々である．発生の状況は損傷器官や損傷形態により特徴的なものがあるので，損傷の器官，部位，形態の同定に有効な情報となる．

また，日数の経過した急性外傷や自覚症状出現後の日数が経過した損傷や疾患では疼痛強度の時間的経過を聞くことも重要で，日を追って軽快したのか，変化がないのか，日を追って増強したのかを聴取しなければならない．外傷では日を追って軽減する傾向にあり，患部を安静に保てば疼痛がないか軽微である．化膿性疾患などでは日を追って増強する傾向にあり，安静でも軽減しない．化膿性疾患が疑われるときにはただちに医療機関での処置を必要とする場合が多い．

■患部の観察

医療現場での診察は「病気を診るのではなく人を診る」心構えが必要だといわれる．疾病にのみ捕らわれることなく生活者としての患者全体をみて，疾病状態を把握することが重要である．柔道整復師の立場におき替えれば，患部だけでなく患肢全体をみて，障害が患肢機能や患者の生活におよぼす影響について考察する．少なくとも損傷は患肢全体のなかで，さらには全身におよぼす影響まで含めて評価するのが重要である．

1）診察環境を整える

患肢や患部をみる場合，その部位を十分露出しないと観察が不十分になり，情報を得る妨げとなる．しかし，患者が羞恥で必要以上に緊張すれば苦痛を与えるだけでなく，情報の正確性が損なわれる．とくに女性の場合は羞恥心に対する十分な配慮が重要で，他の患者や助手以外の職員の目から隠す工夫をする．シーツやバスタオルを利用する，患者用診察着を用意するなどの配慮が必要である．検査(触覚など)に用いる検査器具も手元に整える．

また，指輪，腕時計，ブレスレットなど患肢の装飾品を外し，腫脹による循環障害や整復・固定操作の障害とならないように配慮する．患肢に擦過傷があった場合はそのまま整復，固定の処置ができるように応急手当を施す．

2）損傷部にみられる典型的な所見を調べる

a）変形をみる（図1-2・2～4）

急性外傷で外観上の変形を認めれば骨折や脱臼が強く疑われる．前腕遠位部にフォーク状の変形を認めればコーレスColles骨折，鎖骨中央部付近に変形があれば鎖骨骨折は明らかである．

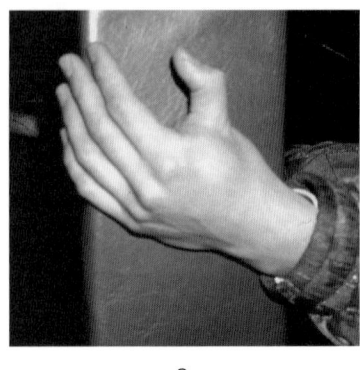

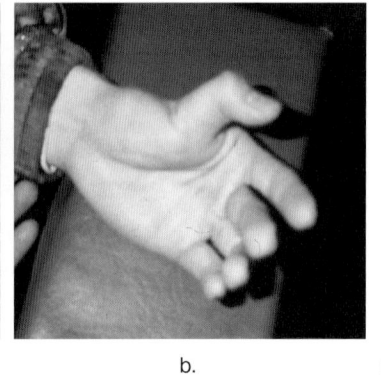

図1-2・2 第1指MP関節背側脱臼受傷直後（Z字状変形）

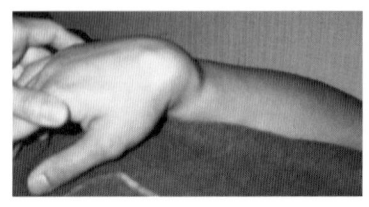

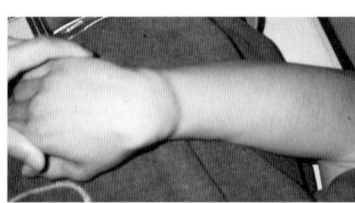

図1-2・3 コーレス骨折変形

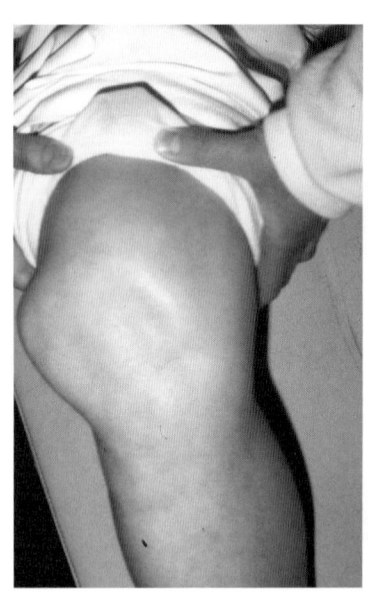

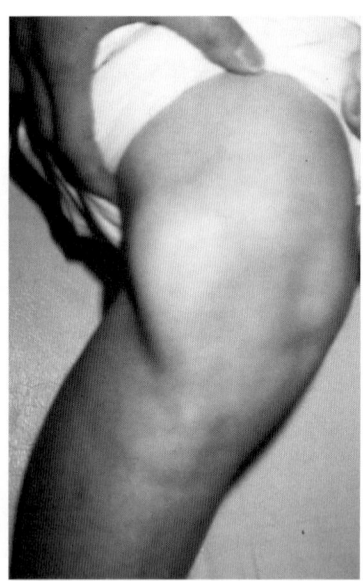

図1-2・4 膝蓋骨外側脱臼受傷直後

肩鎖関節部に明らかな変形があれば肩鎖関節脱臼が疑われ，肩関節で上腕骨頭の烏口突起下への移動があれば肩関節脱臼が疑われる．しかし，肩鎖関節部の階段状変形や上腕近位端部で前内方凸変形を認める場合は，骨折と脱臼との変形が類似しどちらかを一概に決められない．

a.　　　　　　　　　　　　　　　b.

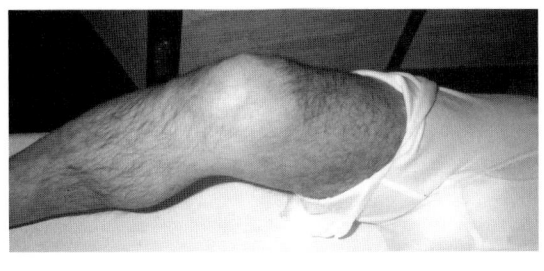

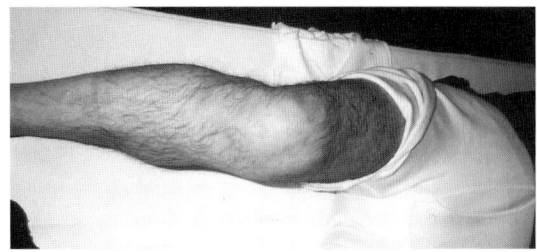

図1-2・5　右膝関節血腫

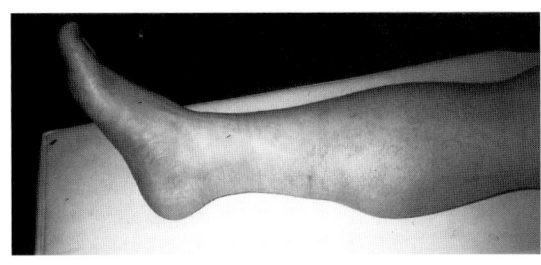

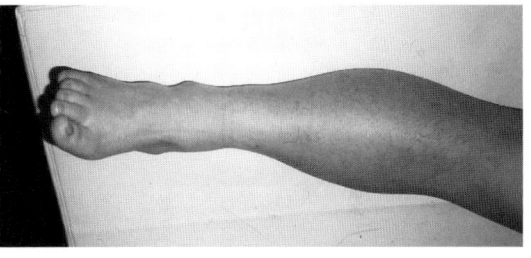

a.　　　　　　　　　　　　　　　b.

図1-2・6　右下腿骨折の腫脹

　外観上観察される変形は明らかな損傷の同定に結びつく場合もあるが，詳細な鑑別の必要性を示唆するものもあり注意が必要である．

　損傷部の変形は外観上の変形だけでなく，注意深い触診で発見される皮下の組織や器官の変形もあり，これらについては「触診」の項(☞p.14)で詳述する．

b）腫脹をみる(図1-2・5，6)

　腫脹の大きさは損傷の種類や程度に，ある程度の影響を受ける．たとえば，急性外傷で高度な腫脹がみられ，受傷から比較的短時間(数時間以内)の場合，骨折が疑われる．同様な条件の損傷で比較的腫脹が軽度で限局しないとき(関節部全体におよぶなど)は脱臼や捻挫が疑われる．これに対し繰り返し外力で発生し腫脹が軽微で，経過が長い(数週経過しているなど)ものや，特定の運動時に疼痛が発生するものでは，靱帯の損傷や骨端成長軟骨板の損傷が疑われる．外観上の腫脹をほとんど認めず外力作用がはっきりしないものでは，関節構成組織の非化膿性の炎症や退行性変性に起因する損傷が疑われる．

　腫脹の詳細な観察は損傷部の同定だけでなく，損傷の種類や程度の判定に重要である．

c）身体のアライメントをみる

　それぞれの損傷では関節や骨に特有なアライメントの変化が認められる．正常な肩関節は上腕軸が正しく関節中心部を貫き，前額面および矢状面ともにほぼ肩峰を貫く．また，肩峰は鎖骨軸の延長方向に位置している．肩関節前方脱臼や上腕骨外科頸外転型骨折では，上腕軸が前額面で烏口突起付近を通過し，矢状面では近位側が前方に傾斜し肩峰を貫かなくなる．鎖骨骨折では近

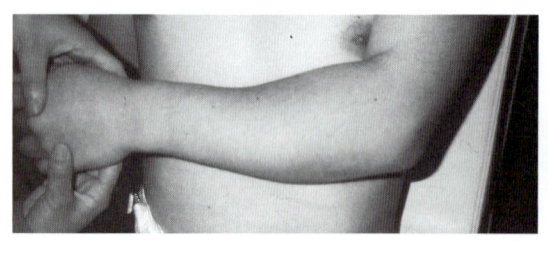

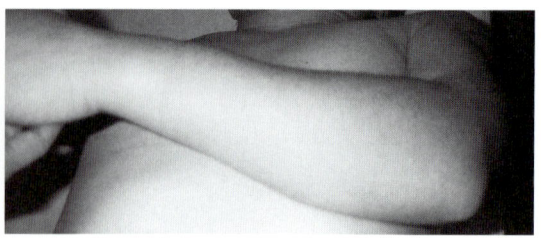

図1-2・7　前腕両骨骨折（前腕部の屈曲）

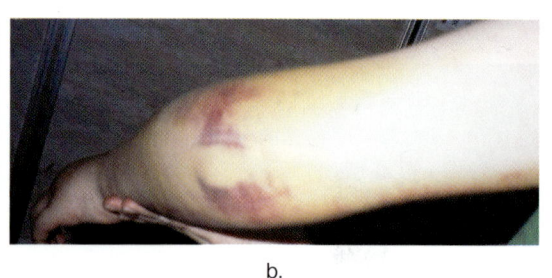

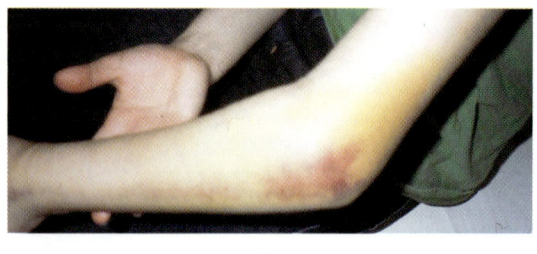

図1-2・8　肘関節脱臼整復後の腫脹および皮下出血斑

位骨片軸の延長上に肩峰が位置しなくなり，同様の現象は肩鎖関節脱臼でも起こる．また，前腕両骨骨折では前腕軸に変化が起こり，肘関節と手関節の位置関係に異常がみられる（**図1-2・7**）．野球肩の上腕骨近位骨端線離開では一般に上腕軸の遠位側が前額面で内方に傾き，近位側では骨軸が外方に変位する．また，肩甲骨の高さや左右のバランス，脊椎からの距離なども確認する必要がある．診察では身体各部の正常なアライメントを念頭において変化を注意深く観察し損傷同定の情報とする．

　d）色をみる（**図1-2・8，9**）

　直達外力の急性損傷では皮下出血斑（紫斑）が出現するものがある．皮下出血斑は損傷程度に比例しない場合が多いが，骨折など高度な内出血を伴う損傷では損傷部の下方に，翌日または数日してから出現する．皮下出血斑を伴う場合は高度な損傷が考えられるが，出現までには時間が必要で受傷直後の診察には有効でない．

　発赤は一般に，受傷後経過の短い（24時間以内）急性外傷ではみられない．出現は外傷以外の炎症性疾患で著明なことが多く，発赤があるときは単なる外傷でないことも考え対応する．繰り返し外力での損傷では経過も長く，患部に軽度の発赤を認める場合もあるので診察の指標となりうる．

　強い直達外力で起こった損傷や局所圧迫による褥瘡の初期では，損傷部の皮膚が発赤様に赤みを帯びている．これは軟部組織の圧迫損傷を示唆し，後に（数日から数週間のうちに）組織が壊死に陥り黒く変色する．損傷部にみられる赤みの状態は壊死に移行することも考慮して経過も含めた観察が重要である．

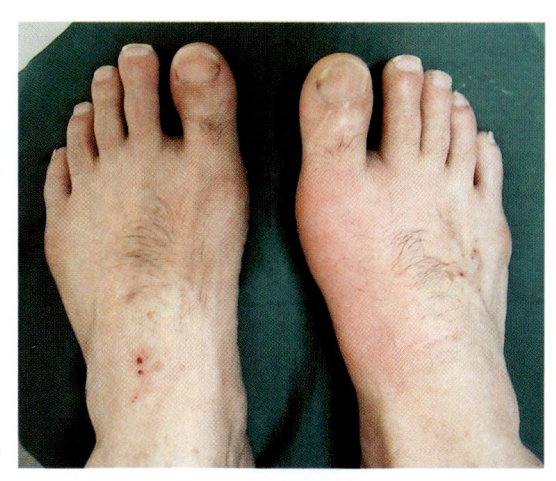

図 1-2・9 痛風発作の発赤（患肢：右）

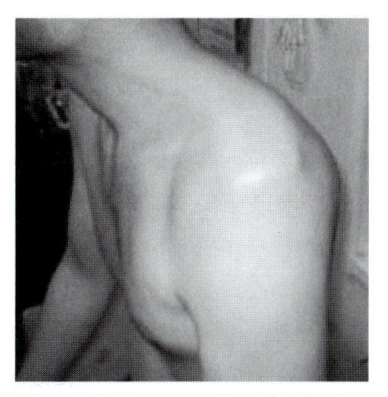

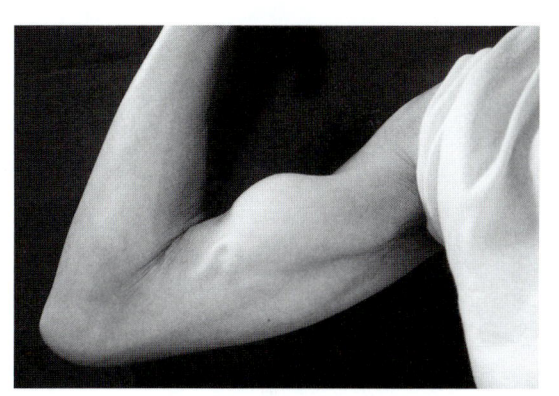

図 1-2・10 肩関節脱臼（三角筋の膨隆消失）

図 1-2・11 上腕二頭筋長頭腱断裂（筋腹が遠位に移動）

e）筋の状態をみる

骨折や脱臼に伴い筋の外観が変化する場合と筋や腱の損傷に伴い変化する場合とがある．また，神経麻痺，腱板や十字靱帯の断裂に伴って二次的に筋が萎縮するものもある．

1．筋の形をみる（図 1-2・10, 11）

肩関節前方脱臼や後方（棘下）脱臼では三角筋の膨隆の消失が観察される．また上腕二頭筋長頭腱断裂では上腕二頭筋の筋腹が遠位側に移動し，橈骨粗面付着部付近で断裂があれば筋腹は近位側に移動していることが観察できる．直達外力での筋腹の断裂では損傷部に陥凹が観察できる．筋や腱の損傷では損傷部により特有な変化がみられ，診察の情報となり，脱臼のように筋組織直下に存在すべき器官が変位することでそれを覆う筋の形状の変化が観察できるものもある．

2．筋の萎縮をみる（図 1-2・12, 13）

受傷後，時間の経過した肩腱板損傷に伴う棘上筋，棘下筋，膝関節十字靱帯断裂に伴う大腿四頭筋の萎縮などがみられる．また，一定期間固定したものでは筋の不活動に伴う萎縮がみられる．筋萎縮では末梢神経損傷に伴うものや損傷と無関係に起こるものもあり，これらと損傷や不活動に伴う萎縮とは区別する必要がある．

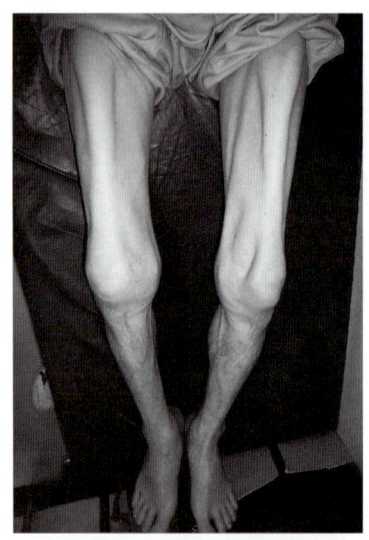

図1-2・12　左右下肢廃用性筋萎縮 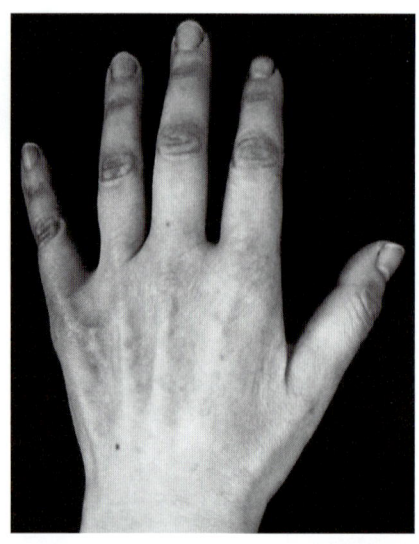　　図1-2・13　尺骨神経麻痺による骨間筋萎縮

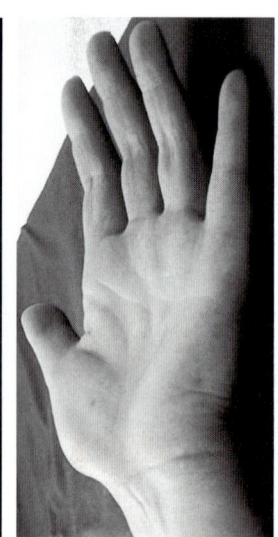

f）皮膚の状態をみる（図1-2・14〜16）

　鎖骨骨折で第三骨片が直立したものなど高度な骨片転位，高度な転位のある上腕骨顆上骨折の肘関節部前面にみられるディンプルサインでは，骨片が皮下から皮膚を突き上げているか，皮下から皮膚を捕捉しているのが観察できる．この場合は皮膚が損傷して開放性骨折となる危険があるので，整復前の絆創膏固定や粗暴な整復操作をしてはならない．最初の診察で皮膚に小孔があれば開放性骨折で柔道整復師の施術対象外となる．また，内出血に伴う腫脹が高度な損傷では，表皮が緊張して鏡面様につるつるになっていることがある．このような患部では表皮に水疱を形成しやすく，外からの軽い刺激（湿布薬を貼付するなど）で水疱形成を助長する．また，軽い刺激で表皮が破れるので注意しなければならない．コンパートメント症候群（区画症候群）を発症しやすい部位では，軽微な繰り返し外力での損傷でも同様な変化がみられるので注意が必要である．

● A-2. 触　診

　患部に触れて得られる損傷の情報は診察に大変有効である．腫脹の程度や経過，筋の硬度，局所熱感，雑音の触知（一般に，患部に生じる雑音は耳で聞こえる場合が少なく，手掌などで触れて発見される場合が多いので"触知"と表現する）などから損傷の種類や程度を想定することが可能で，皮膚表面からの慎重な触診では皮下の骨片転位や筋，腱の断裂部を触知することも可能である．

　末梢神経損傷の合併があれば損傷部より遠位側に皮膚の感覚異常を認める．上肢の損傷では主に手部に，下肢の損傷では主に足部に異常が出現する．これらの異常部位を詳細に調べることで末梢神経の損傷部をある程度同定できる．また，血管損傷の合併があれば遠位側の動脈の拍動が減弱したり消失したりする．一般に，上肢の損傷では橈骨動脈，下肢の損傷では足背動脈の拍動を触知する．動脈の拍動を触れにくい部位の損傷では指先や趾先を圧迫して調べる（爪圧迫検査）．動脈損傷があれば圧迫を緩めたときの色の戻りが悪くなる．

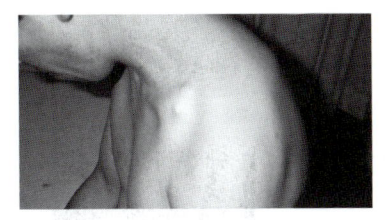

図 1-2・14　鎖骨骨折（骨片の皮下突出）

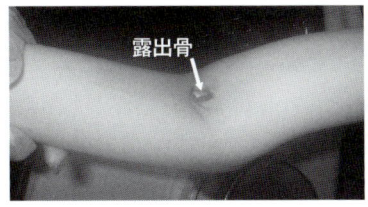

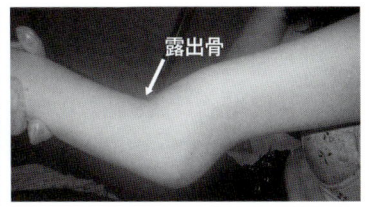

図 1-2・15　上腕骨顆上開放性骨折
a.　b.（露出骨）

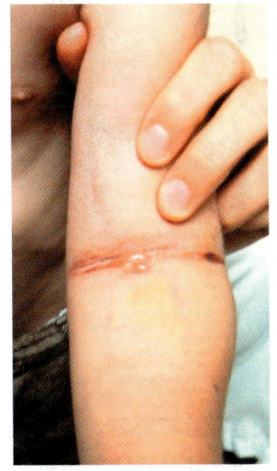

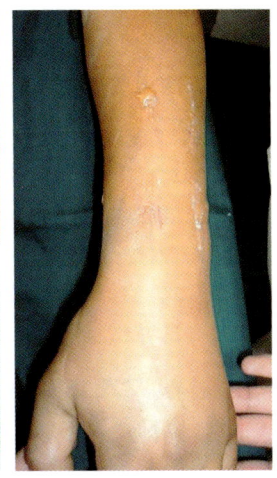

a. 上腕骨顆上骨折　　b. 前腕両骨骨折
図 1-2・16　水疱形成

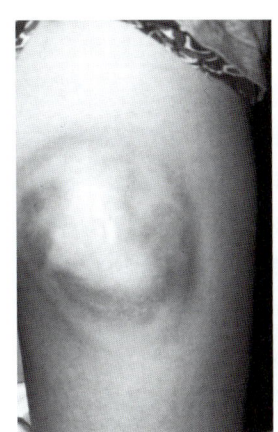

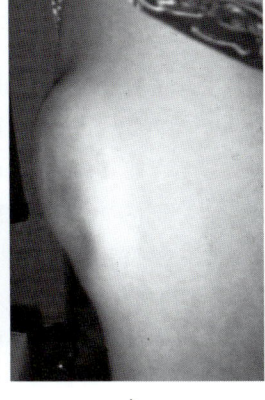

図 1-2・17　大腿部打撲の急性な血腫
a.　b.

■ 腫脹の硬さを触れる（図 1-2・17）

　　外観上の腫脹には実質性の腫脹と水腫様の腫脹とがある．急性外傷では皮下出血が周辺軟部組織内に浸潤する場合と血腫として貯留する場合とがある．前者は圧迫するとやや硬い実質性の抵抗を感じ，後者ではブヨブヨした腫脹を触れ，内部の液体（ここでは血液）が移動する波動が感じられる．骨折による腫脹は一般に前者の様相がみられ実質性の腫脹を触れる．"骨折血腫"という表現があり，骨折部を中心に血腫が形成されていると考えられるが，関節内骨折以外では触診で骨折血腫を触知することは少ない．脱臼の腫脹は関節血腫による腫脹と考えられ波動を触知する．しかし，受傷直後で整復前の状態では関節血腫を触知することは少ない．また，軽微な繰り返し外力での損傷では，一般に，血腫形成は少なく，実質性の腫脹がみられる．これらでは骨折や脱臼に比べ腫脹のボリュームが小さく（腫脹が軽度に）なるのが普通である．

■ 筋の硬さに触れる

　　骨折部を通過する筋は硬結様に硬くなっていることが多く，直達外力で損傷された筋自体にも硬結がみられる．小児不全骨折では筋の硬化を情報として骨折の存在（尺骨にみられる急性塑性変形など）を疑わなければならない場合もある．繰り返し外力での損傷や疼痛の激しい疾患でも，疼痛を軽減させるため筋が緊張し硬くなる傾向がある．また，激しい運動の直後には筋緊張の亢進で筋が硬くなるのを経験する．これに対して，末梢神経損傷では支配される筋の緊張が低下し，硬度が低下することもよく知られている．

■患部を押してみる

　　　急性外傷でも繰り返し外力での損傷でも圧痛が認められる．骨の軽い圧迫でも患者が顔をしかめる場合は，限局性圧痛と考えられ骨折を疑う必要がある．脱臼の圧痛部は限局せず比較的広範囲におよび，疼痛も顔を強くしかめるほど強くない．不全骨折や繰り返し外力での骨端線損傷では圧痛部は限局するものの強さは比較的軽い．軟部組織損傷では損傷部に一致して圧痛が認められ，部位が比較的限局しているが骨折ほど強くない．

■皮下にある器官の変形や変化を触知する

　　　転位軽度な骨折や小児長骨の屈曲変形のみの不全骨折などは，一般に外観上の変形を認めない．このような損傷でも丹念に触診すると骨のわずかな転位や変形を触知することが可能である．棘上筋腱の断裂では大結節付近を触診すると断裂部を触知できる．直達外力による筋の部分断裂で外観上の陥凹がないものでも，筋線維の走行に沿った触診で断裂部を触知することが可能である．筋挫傷では筋線維の走行に沿って触診すると，損傷部に形成された血腫を触知することも可能である．この触知を可能にするには検者（術者）の不断の努力が重要で，損傷が起こりやすい部位の正常な状態を皮膚の上から触診する訓練を続けることが重要である．

■患部の熱感を触知する

　　　一般に，受傷後の経過が短い急性外傷では熱感を認めることは少ないが，24時間以上経過したものではわずかに熱感を認めるものがある．繰り返し外力など比較的長い経過で発症する損傷では局所熱感を認め，損傷の発見に有用な所見となるものがある．疲労骨折，壮年期以降に発症する肩腱板損傷，野球肩にみられる骨端成長軟骨板の損傷がこれにあたる．発赤と同様に局所熱感は感染性疾患を代表とする非外傷性の疾患に特徴的に認められ，とくに，損傷原因の明確でない訴えに対しては慎重に対応する必要がある．

■皮膚の感覚異常を調べる（図1-2・18, 19）

　　　上肢の損傷に合併する頻度が高い神経損傷は橈骨，正中，尺骨神経である．橈骨神経損傷では手背橈側部に，正中神経損傷では手掌橈側部に，尺骨神経損傷では手掌および手背の尺側部に感覚障害がみられる．またこれらの神経の固有支配領域には明確な感覚障害が出現する．下肢の損傷で頻度の高い総腓骨神経損傷では足背部全体の感覚障害がみられる．しかし，橈骨神経の一部である後骨間神経損傷では手背橈側部の感覚障害はみられず，尺骨神経の通過するギヨンGuyon管部での損傷では手背尺側部の感覚障害がみられないので注意が必要である．腋窩神経損傷を合併した肩関節脱臼では肩部外側（三角筋部）の感覚鈍麻や脱失がみられる．腕神経叢損傷を合併した鎖骨骨折では，上肢全体に感覚異常が出現する可能性がある．いかなる損傷でも末梢神経損傷の合併がないとはいい切れず，遠位側の感覚異常は常に調べる必要があり，感覚異常のある部位と損傷部との関連から，損傷されている神経の同定に努めなければならない．

■雑音（軋轢音など）を触知する

　　　損傷部で聴取できる雑音は種類，発生するときの患肢の状態，発生する運動の種類などを考察することで損傷の種類や程度の判定に有用な情報となる．
　　　軋轢音が認められれば骨折の存在は明らかである．長骨骨幹部中央付近の異常可動性に伴う軋轢音は骨折を確定する．関節付近の骨折は異常可動性と関節運動との区別がしにくく，患部の動

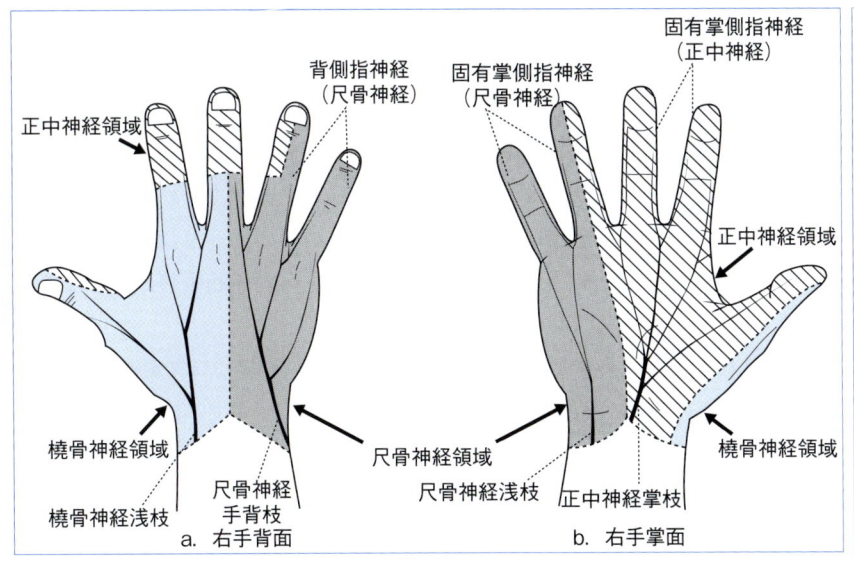

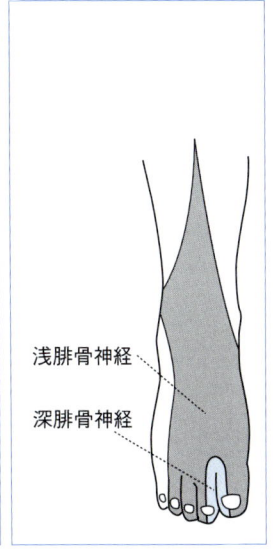

図1-2・18　手指部の感覚神経分布域

図1-2・19　総腓骨神経の皮膚支配領域

きだけで骨折を確定できない．この場合は軋轢音の触知が骨折の確定に重要な所見となる．また，関節内に裂離骨片が存在する場合，関節運動の制限とともに運動に伴う雑音の触知で疑いが強まる．肩腱板損傷では関節運動に伴うクレピタスといわれる雑音の触知が特徴であり，上腕二頭筋長頭腱損傷では肩関節運動や肘関節屈伸運動に伴って，結節間溝に雑音を触知する場合がある．ただし，骨折の軋轢音聴取は次に述べる「機能的診察」と同時に触知するもので，軋轢音の聴取を目的に他動的に骨折部を動かすことは適切でない．

● A-3. 機能的診察

患肢の運動に伴う疼痛の出現や可動域制限あるいは異常運動は損傷程度の同定に重要な情報である．完全骨折では自動運動での可動性が失われるが，不全骨折では疼痛はあるものの可動域制限にとどまるなどがこれにあたる．患肢を動かすことで得られる情報は診察に欠かせないものである．

末梢神経損傷の合併があれば遠位側で機能障害がみられる．上肢の損傷では主に手関節部以下に，下肢の損傷では主に足関節部以下に特徴的な異常が出現する．これらの運動障害と前述の感覚異常の部位を詳細に調べることで末梢神経の損傷部をある程度同定できる．

■可動域制限はないかをみる

上腕骨外科頸骨折や鎖骨骨折では，発生と同時に肩関節の自動運動が不能になったり，可動域が著明に制限されたりする．骨折であれば，その骨が持つ機能が失われる結果である．可動域制限か可動性の喪失かは損傷の程度に大きく影響され，不全骨折では可動域制限が起こるが，可動性は保たれているのが普通である．完全骨折でも骨折部に嵌合があれば可動性が保たれることが知られている．肩関節や肘関節の脱臼では関節の角度が一定に保持され，自動的な関節運動は不能となる．他動的に加えた力に従いわずかな可動性を示すが，除去とともにもとに戻る弾発性固

定がみられる(**図1-2・20**).

　繰り返し外力での肩腱板損傷や上腕二頭筋長頭腱損傷でも関節可動域制限がみられ，肩腱板断裂では肩関節外転運動の初動作が不能となり，結果，肩関節の外転運動が制限される．上腕二頭筋損傷では肘関節の屈曲運動や前腕回外運動，肩関節屈曲運動に制限がみられる．

　関節の可動域制限がみられない場合や比較的制限が軽度の場合にはトリックモーションが行われている可能性があるので，関節の動きが損傷の実態を適切に表しているか注意深く観察する．

　関節拘縮では関節可動域を他動的に調べ，最終域感 end-feel により可動域制限の原因となる組織を想定することも重要である．

> ●最終域感 end-feel：関節可動域制限があるとき他動的に関節を動かすと，制限の最終域でどの組織が制限の原因かを検者の手で感じられる．このことから病態組織を推測することができるとされている．

■動作に伴う疼痛をみる

　少年野球で起こる上腕骨近位骨端線損傷では，肩関節の可動域制限はみられないが投球動作に疼痛を伴うなどの症状がみられる．繰り返し外力での棘上筋腱損傷では，有痛弧徴候(ペインフルアークサイン painful arc sign)とよばれる肩関節外転60～120°の間で疼痛がみられる．また，上腕二頭筋長頭腱損傷では，肘関節の屈伸運動や前腕の回外運動に伴って結節間溝部に疼痛が出現する(ヤーガソンテスト)．これに対して，骨折では疼痛そのもので患肢の可動性が失われ，脱臼では弾発性固定で関節可動性のほとんどが失われ，運動を強制すれば疼痛がみられる．

　損傷部の遠位側から近位方向に向かって圧迫する，あるいは軽く叩いてみると，骨折では損傷部に疼痛が誘発される(介達痛)．この疼痛は捻挫や打撲，挫傷では出現せず，骨折の存在を疑う有力な所見となり，骨折以外の損傷との鑑別に有効である．

■異常な動きがないかをみる

　受傷直後の鎖骨中央部付近の骨折では腫脹も少なく，肩関節の運動に伴い骨片の異常可動性を観察できるものがある．しかし，受傷後数時間経過したものでは前述の現象を観察することが困難になり，異常可動性は手掌を損傷部にあてて触知するのが一般である．上腕骨外科頸骨折では肩関節運動検査時に損傷部にあてた手掌で異常可動性を触知するが，肩関節運動との見分けに十分注意する．肩関節烏口下脱臼では肩関節に軽度外転位の弾発性固定がみられる．肩鎖関節上方脱臼では鎖骨肩峰端部を下方に圧迫すると脱臼が整復されるが，手を離したとたんに脱臼位に戻る．また，背臥位で寝ると肩峰端はほぼ正常な位置に整復されるが，立位，とくに上肢に負荷をかけると上方突出がみられる．

　動揺性肩関節 loose shoulder では他動的に上肢を下方に牽引すると，肩峰下の前後に窪みが出現し骨頭が下方に移動する(サルカス徴候，**図1-2・21**)．頻回に脱臼を繰り返す肩関節では，肩関節90°外転位で骨頭を前後方向に圧迫すると骨頭の異常な動きがみられる．また，最大挙上時に骨頭が関節窩から逸脱する肩不安定症といわれる病態を示すものもある．長胸神経麻痺では肩関節90°屈曲位で前方の壁に手を衝き体重をかけると，肩甲骨が翼様に後方に突出する翼状肩甲もみられる．

　検者は普段から正常な関節運動を十分観察して，これを念頭におき関節運動を観察，異常運動の発見に努めなければならない．

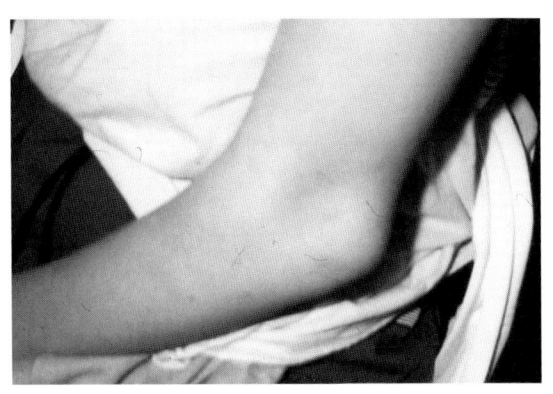

図1-2・20 肘関節後方脱臼の弾発性固定

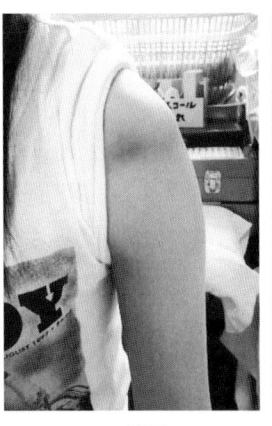

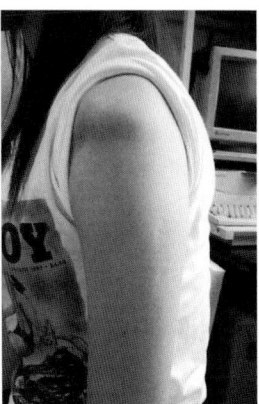

a. 正面　　　　b. 側面

図1-2・21 サルカス徴候

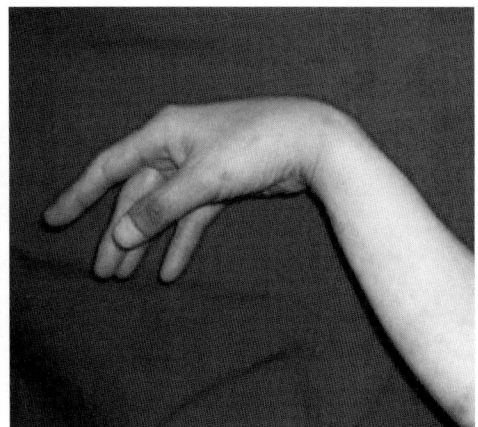

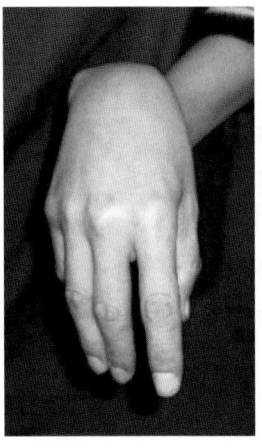

図1-2・22 下垂手　　a. 正面　　　　b. 側面

■神経の機能は正常かをみる

　末梢神経損傷の合併があれば遠位側の支配筋に機能障害がみられる．一般に，上肢の損傷では手関節および手指の運動機能に障害がみられ，下肢では足関節および足趾に障害がみられる．障害の有無は上肢では手指がしっかり握れるか，しっかり開けるかをみるのが簡便な方法であり，下肢では足関節の底背屈および足趾の底背屈がしっかりできることを確認すればよい．

　損傷が疑われる場合に詳細な検査が必要となる．肘関節部付近の損傷に合併する橈骨神経上位損傷では下垂手(**図1-2・22**)がみられ，手関節の背屈，第2〜5指MP関節の伸展，第1指の橈側外転，第1指IP関節の伸展が制限される．正中神経上位損傷では祝祷(祝呪)手がみられ(**図1-2・23**)，手で拳を作るように指示すると第1〜3指の屈曲が制限される．この患者に，ピンチpinch動作を指示すると第1指の対立運動も制限されているので第1指と第2指の指先がつかない．また，経過の長くなった正中神経損傷では猿手がみられる．尺骨神経損傷では手を開くように指示すると，第4，5指PIPおよびDIP関節の伸展が制限され，MP関節に屈曲力低下を原因

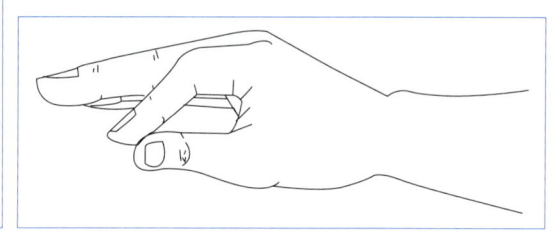

図1-2・23　祝祷（祝呪）手

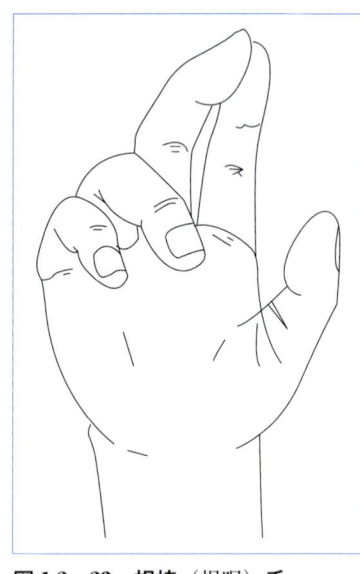

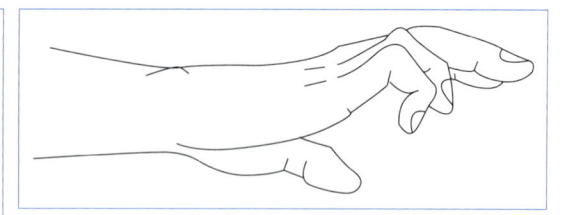

図1-2・24　鷲手

図1-2・25　tear drop outline（涙滴型）

とする過伸展が起こり，第1,2指および第4,5指の内転運動も制限される．また，経過が長くなったものでは鷲手がみられる（**図1-2・24**）．しかし，橈骨神経の一部である後骨間神経損傷では下垂手ではなく下垂指がみられ，手関節は橈側に変位した背屈が起こり第2～5指MP関節の伸展，第1指の橈側外転，第1指IP関節の伸展が制限される．正中神経の一部である前骨間神経損傷では第1指IP関節および第2指DIP関節の屈曲は制限されるが，第1指の対立運動および第2指PIP関節の屈曲が制限されないので，ピンチ動作では丸がつぶれtear drop outline（涙滴型）がみられる（**図1-2・25**）．下肢損傷に合併しやすい総腓骨神経損傷では下垂足がみられ，足関節の背屈，第1趾および第2～5趾MP関節の背屈が制限される．上腕骨外科頸骨折の腋窩神経損傷合併では三角筋の機能障害が起こり，肩関節外転運動が制限される．また，鎖骨骨折の腕神経叢損傷合併では上肢全体の筋機能が障害される．この場合では手指の屈伸運動に制限がみられ，手指の機能検査を行うことで損傷の有無が判定できる．

このように損傷される可能性のある神経に支配される筋の機能を調べることで神経損傷の合併を判断できる．合併症，とくに神経損傷の有無については初検の時点で確認をしておくことが重要で，怠ると神経損傷の発生が受傷時なのか施術の過程で起こったのかの判定が不能となる．

■ トリックモーション（代償運動）のチェックをする

患肢の機能的診察ではトリックモーションに注意しなければならない．大腿骨頸部内側外転型骨折での下肢伸展挙上検査では，患者が背臥位から側臥位に体位を変え挙上が可能なようにみせる．これは，背臥位では股関節屈曲である下肢の挙上はできないが側臥位で挙上，すなわち股関節外転運動が可能なためである．これを防止するには正しい背臥位で検査を行うことが重要である．肩関節に外転制限のある患者では肩甲骨を上方回旋させ肩関節の外転ができるようにみせる．橈骨神経麻痺の患者に第2～5指MP関節の伸展を指示すると，手関節下垂位で手指の伸展を行いMP関節伸展が可能であるようにみえる．これは，骨間筋，虫様筋の作用で起こるPIPお

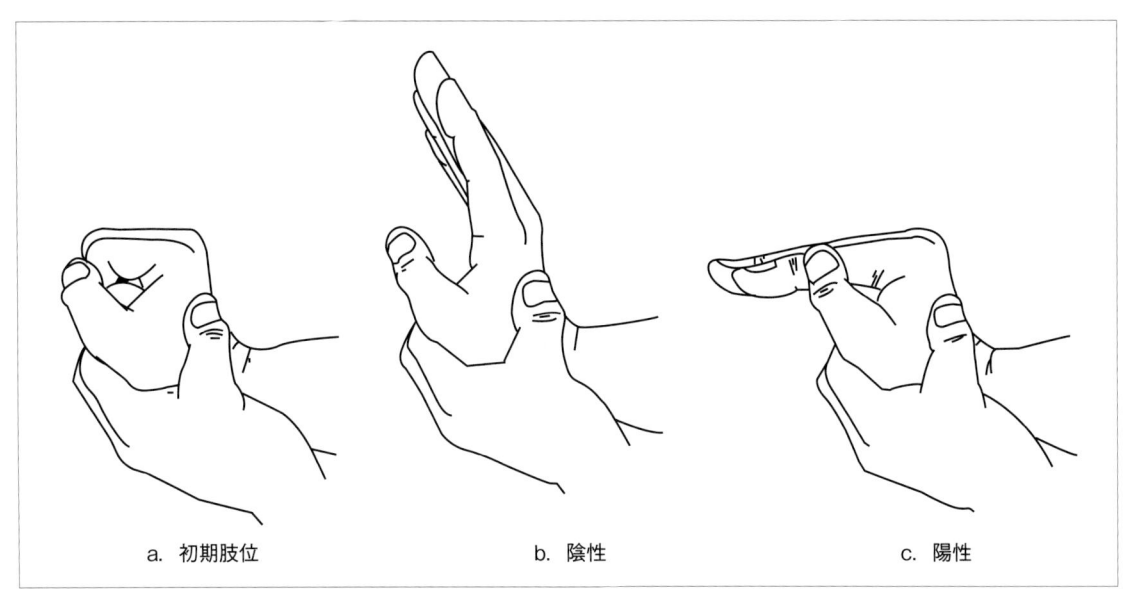

図1-2・26 橈骨神経麻痺トリックモーションの防止法①
手関節を背屈させた状態でMP関節を伸展する．

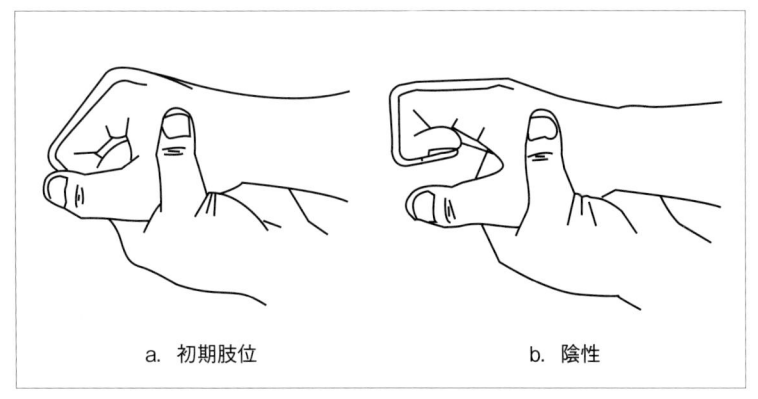

図1-2・27 橈骨神経麻痺トリックモーションの防止法②
PIP関節，DIP関節を屈曲させた状態でMP関節を伸展する．

およびDIP関節伸展運動の影響でMP関節が伸展するからである．この予防には手関節を背屈強制する（**図1-2・26**）か，PIPおよびDIP関節を屈曲したままMP関節の伸展運動をさせる（**図1-2・27**）．同様に第1指の橈側外転を指示すると掌側外転することも知られており注意を要する．尺骨神経不全麻痺の患者に第4，5指の伸展を指示するとやや外転し開いた位置でPIP・DIP関節の最終伸展を行う．逆に手指を内転するように指示するとPIP・DIP関節がやや屈曲してしまう．尺骨神経不全麻痺の機能検査では指を内転した状態で伸展させなければならない．

機能検査のトリックモーションは患者の無意識で起きているものがある．トリックモーションは骨折の有無や神経損傷の有無のように診察の結果を左右する場合があるので，起こりやすいものについて熟知し，正確に診察することが重要である．

B ● 鑑別診断

　施術を開始する前に鑑別が必要な損傷や疾患について鑑別を行う．外観，発生機序，臨床症状などに類似点がある疾患が鑑別の対象となり，丹念に鑑別診断を行う必要がある．たとえ，近接部位の損傷や疾患であっても類似点がないものは必要ではない（それぞれの損傷および疾患で鑑別診断を実施すべきものの詳細については各論を参照）．

C ● 合併症の有無を判定する

　主たる損傷と同時に起こった別の損傷あるいは主たる損傷を原因として発生する損傷を合併症という．上腕骨骨幹部骨折に伴う橈骨神経損傷や踵骨骨折に伴う脊椎圧迫骨折のように，柔道整復師が取り扱う損傷でも一つの原因で一つの組織あるいは器官が損傷されるとは限らず，それぞれの損傷に対して起こりやすい合併症が知られている．それぞれの損傷で起こりうる合併症に関して十分知識を深め，施術を開始する前にこれらの有無を判定しなければならない．

D ● その他の治療法に関する情報の提示

　施術を開始する前に柔道整復師ができる施術法のみでなく医師が行う治療法についても情報を提供し，患者の自己決定を手助けしなければならない．損傷や疾患の治療法には保存療法だけでなく観血療法もあることを伝え，その有利な点および不利な点を患者のニーズに従って公平な立場から説明する．また，保存療法についても1種類だけを説明するのではなく，考えられる数種類を提示し患者の判断を助けることが望ましい．観血療法についても単に観血療法とだけ説明するのではなく，数種類の治療法を提示できるような知識を持つよう不断の努力が必要である．

　損傷や疾患の治療法には柔道整復師の行う施術もあるが，主に医師の行う治療，鍼灸師やマッサージ師の行う施術もある．それぞれの治療法には得失があり，損傷や疾患によっては適応度の高い場合や逆に低い場合が考えられる．柔道整復師は十分な知識や経験のもとに公平な立場から，患者やその家族が適切な治療法の選択にいたるのに十分な内容を，理解しやすい言葉や方法を用いて提供しなければならない（インフォームド・コンセント）．必ずしも柔道整復の適応のない損傷や疾患で訪れる患者もみられるが，そのような患者に誘導的な説明をして，いたずらに長期にわたり柔道整復術を行えば，患者が不利益を被ることは自明である．また，柔道整復術の適応疾患であっても，他の治療法がまったく適応しない訳ではない．それぞれの治療法を実施したときの利点，欠点が比較できるように十分な説明を行い，患者らの判断を助ける努力をしなければならない．

E 説明と同意

　施術開始にあたっては患者やその家族の理解と，理解したうえでの同意が必要になる．理解と同意が得られない状況で施術に入ると施術に対して患者の協力が得られず，十分な治療効果が得られないばかりでなく，患者の療養態度などから患部に悪影響がおよび症状の悪化，続発症の誘発などを起こすことがある．同意を得ずに行った施術では，損傷や疾患に対する医師などの他の医療従事者との見解の相違から，それらの情報に基づく患者の不満が起こり訴訟問題に発展することもある．

　また，説明を十分行ったにもかかわらず患者などの同意が得られない場合には，柔道整復の施術にこだわらず，当事者の希望を十分に聞き，納得する医療機関での治療に委ねなければならない．

E-1. 損傷や疾患の状況の説明

　患部の施術に入る前に患者やその家族に状況を十分説明して理解を得なければならない．原因と損傷の関係，疾患の発生と生活状況との因果関係，損傷や疾患の身体や社会生活への影響などわかっている範囲を，患者が理解できる平易な言葉を用いて説明し，現在おかれている状況を認識してもらい，今何をしなければならないかを理解してもらう必要がある．

E-2. 損傷や疾患の予想される経過の説明

　損傷や疾患の施術を柔道整復師が行った場合の予想される経過，施術期間，予後について説明し同意を得なければならない．予想される異常経過についても説明する必要があり，とくに，骨折や脱臼の整復および固定により発生する危険性のある合併症，続発症については，その発生を疑う症状などの特徴についても十分な説明を行い，応急手当についても同様に十分な説明を行う．また，医科などの他の医療機関で治療を行った場合との経過や治療期間などの違いについても，公平な立場からそれぞれの利点，欠点について患者が理解できるように説明しなければならない．いうまでもないが，このとき，柔道整復施術の利点のみを強調し，患者が判断を誤るような恣意的な説明に終始してはならない．

E-3. 施術や応急的整復の必要性の説明

　施術を開始する前にはその必要性についての説明が必要である．施術を実施しなかった場合の不利益，すなわち，症状の継続，機能障害などの後遺症，全身的機能への悪影響などを十分説明する．施術を受けた場合の患者が受ける利益についても説明し，患者の施術を受ける意思を確認しなければならない．とくに，骨折や脱臼の応急的な整復や固定では，起こる危険性のある合併症を考慮しても医科に転送する前に実施することが有利である場合に，徒手整復や患部の固定の必要性を説明し理解を求めなければならない．

F 徒手整復

　診察の結果，骨折や脱臼などがある場合で患部の状況，医療機関の同意，応急手当の必要性，患者の希望などから考えて徒手整復の適応および必要がある場合に徒手整復を実施する（個々の損傷に対する整復法については各論を参照）．
　とくに，脱臼の応急的徒手整復で同意目的の整復後の医科への診察依頼では，診察時点の患部の状態から脱臼であったことが証明できなくなる場合がある．この場合には患者の了解を得て脱臼整復前に患部の外観写真を撮影し，診察依頼時に持参させることが望ましい．骨折においても変形が高度な場合には同様な配慮が必要である．

G 固定法

　徒手整復を実施した損傷および固定を必要とする損傷について患部の固定を行う（個々の損傷に対する固定法については各論を参照）．

H 整復・固定後の確認

　整復操作は一度の操作で患部が必ずしも必要十分な状態に整復されるとは限らないし，固定が適切な状態であるとも限らない．柔道整復師は正しく整復されているか，固定が適切であるかを実施直後に確認しなければならない．整復操作に伴う二次的損傷も実施直後に確認しなければならない．不十分な整復や不適切な固定では，再度の実施や医科への転送を検討する．二次的損傷が発生した場合には医科での診療を中心に考慮する．

● H-1．整復状態の確認

　脱臼や骨折の整復操作で激しい痛みを防ぎきれない場合やケガにより精神的なダメージを受けている患者に整復操作を行う場合には，患者の全身状態が悪化することがある．また，血圧の高い人や心臓に疾患を持った患者でも，整復操作によりこの変化が起こることが考えられる．患部の整復状態を確認する前に，初検時の全身状態と比較して変化のないことを確認する．
　脱臼が整復されれば骨頭は正常の位置に戻り，ある程度の可動性が回復する．整復後には関節の変形が消失し，骨頭が正しい位置にあることを触診で確認する（**図 1-2・28，29**）．また，疼痛の出現しない範囲で関節の可動性が回復していることを確認する．このとき，再び骨頭が脱臼位に戻ってしまえば仮性整復で正しく整復されていないことを意味する．骨折は整復されれば骨折部の特有な変形は消失し，患肢のアライメントが回復する（**図 1-2・30**）．整復後に骨折部や脱臼

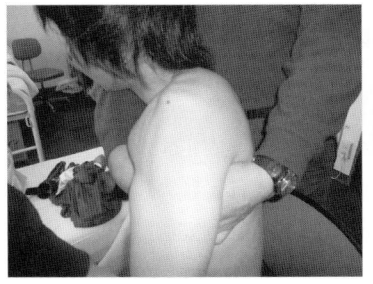

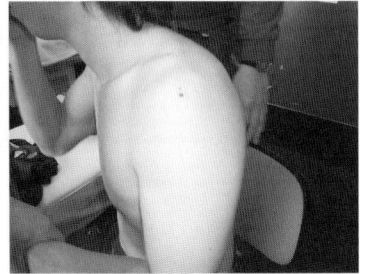

図 1-2・28　肩関節前方脱臼　　a. 受傷時（肩峰の突出）　　b. 整復後（肩峰正常）

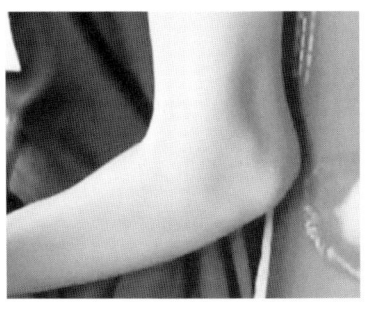

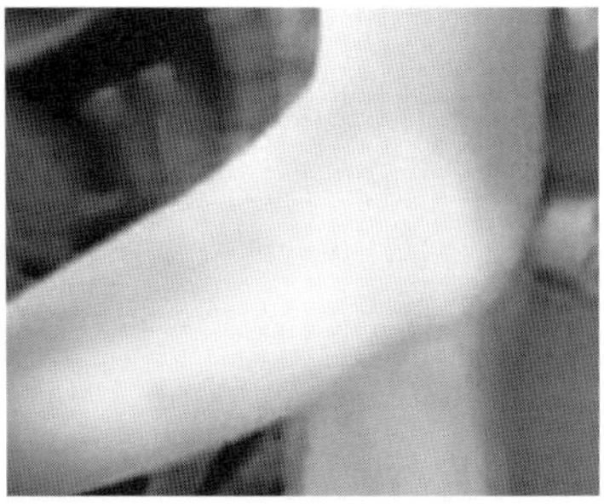

図 1-2・29　肘関節後方脱臼　　a. 受傷時（三頭筋腱の索状隆起）　　b. 整復後（索状隆起消失）

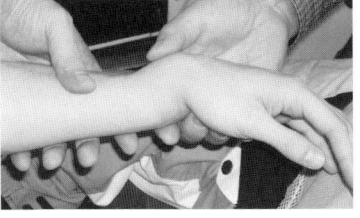

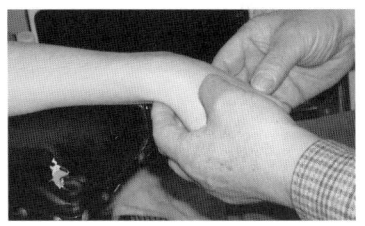

図 1-2・30　コーレス骨折　　a. 受傷時　　b. 整復後

部を触診し，変形の消失や骨頭位置が正常に回復していることを確認する．

　正しく整復されていない場合は再度整復操作を実施するのか転医させるのかの検討が必要で，患者の状態（整復操作に伴ってショック症状を呈している，整復に際して激痛を訴えるなど）や希望によって判断する．とくに，骨折の再整復では転位の許容限度から考え，残存している転位の骨癒合や癒合後の機能障害への影響を考慮したうえで，再整復の必要性を判定しなければならない．再整復が必要となる原因には柔道整復師の技術力による場合が少なくない．このような場合には自身での整復にこだわることなく医科での治療を選択することが患者の利益につながる．

● H-2. 施術行為による二次的障害発生の確認

　整復操作により神経，血管損傷を発生させることがある．整復終了時には新たな損傷が発生していないかを速やかに確認する．確認は固定する前に必ず実施する．簡便な検査方法は上肢の損傷では手指の屈伸運動，下肢の場合には足趾の屈伸運動で確認できる．同時に上肢，下肢の感覚障害（シビレ感の出現や違和感など）の有無も確認する．固定後の運動機能障害の検査では，固定外に露出した部分の運動，たとえば手MP関節部手前まで固定されている場合はMP関節以下の運動を注意深く観察する．運動が不完全な場合やシビレ感，違和感を訴える場合には，改めて詳細な検査が必要になる．手指部の障害状態の詳細な検査，肩関節部，肘関節部，手関節部の運動や，股関節部，膝関節部，足関節部の運動を詳細に調べたり，上肢，下肢の感覚障害の有無について詳細に調べたりする．患部やその遠位側での目にみえる急激な腫脹の増大は，整復操作に伴う動脈損傷の発生を疑わなければならない．

　二次的損傷が発生した場合には，躊躇せず医科での診察と治療を仰がなければならず，いたずらに回復を期待して「経過を観察する」などの判断をすることは厳に慎まなければならない．

　固定では包帯の締め具合が適切であるかも確認しなければならない．疼痛や窮屈な感覚を訴えていないか，遠位側の血流が十分確保されているかを調べる．これらは爪圧迫検査で判断できる．血流の障害が考えられるときはただちに固定を除去し，症状が間もなく回復した場合には再度，適切な締め具合で固定を実施する．症状が回復しない場合には躊躇せず医科での診察と治療を仰がなければならない．

I ◉ 医科との連携

　骨折・脱臼の施術は医師の同意のもとに行うが，医師が柔道整復師に同意を与えるときには患者を診察していることが条件になる．柔道整復師は普段から連絡を密にして自分の技量を正しく評価してもらえるよう努力し，意思の疎通が図れる関係を構築することが重要である．

　医師との連携を図るうえで応急的な整復・固定を実施した場合は（図1-2・31），受傷機序，初検時の所見，整復・固定の内容，特記事項などを紹介状に簡潔に記載，外観写真がある場合には持参させ，医科への受診を促す．整復を実施しない場合は移送にあたって患者の疼痛が増強せず二次的な損傷が発生しないような簡単な固定を実施して，受傷機序，初検時の所見，応急手当の内容，特記事項など医師の診療に有効と思われる事項を紹介状に簡潔に記載し，医科への受診を促す．

　骨折・脱臼以外の損傷でも柔道整復師は必要に応じて医師の診察を仰がなければならず，施術経過のそれぞれの場面で起こる障害や異常経過を確実に発見し，必要に応じて遅滞なく医師の診療に委ねる．同意を得て施術を行う場合でも経過の観察や施術法変更の要否を判定してもらう目的で，定期的に診療を仰ぐことが大切である．

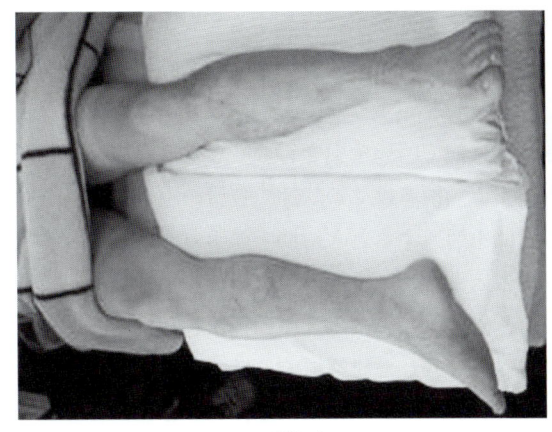

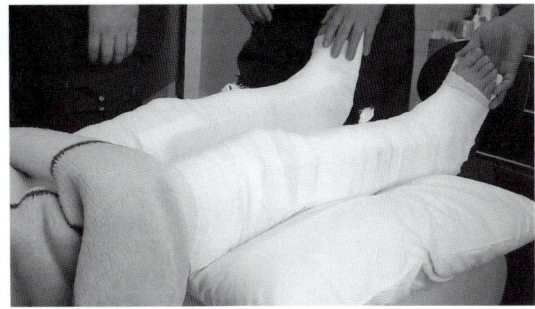

　　　　　　a. 受傷時　　　　　　　　　　　　　　b. 搬送用の固定
図 1-2・31　左右下腿骨幹部骨折

J ● 固定期間の検討

　骨折の固定期間はグルト Gurlt の骨癒合日数を参考に決定する．脱臼の固定期間は約 3 週間を基準に決定する．固定期間は年齢，損傷の程度，全身的な条件，損傷の経過など様々な要因によって変更する必要がある．骨折の場合は年齢が大きく影響し，筋腱などの軟部組織の損傷では損傷程度が大きな影響を与える．期間の決定はこれらの要件を十分検討して行う．

K ● 後療法

　後療法は損傷の整復・固定直後から開始され，治癒にいたるまで継続して実施される．経過に伴い最適な治療法の選択および実施，適用した治療法の変更時期の判定，実施上の注意点，適用した治療法の適否の判定，不適切な場合の変更および対応など様々な注意が必要である．

● K-1. 固　定

　一般に，保存療法では骨折であれば骨折部がある程度の強度になるまで，脱臼や軟部組織の損傷であれば損傷組織の強度がある程度に達するまで外固定が必要である．柔道整復師は固定を除去するまでの間，一定の間隔をあけて一時的に外固定を除去し湿布や包帯を交換する．これは包帯交換時に患部を観察し再転位など異常経過の発生がないかの確認を行うと同時に，患部を清拭し清潔な状態を維持する意味でも重要な作業である．

■固定の継続

　包帯交換時には一時的ではあれ患部が完全に外固定を外された状態におかれる場合がある．このとき，患部を粗雑に扱ったり不用意な動作をしたりすれば，骨折部の再転位や再脱臼が発生す

る原因となる．このため，柔道整復術では包帯交換を十分慎重に実施する必要がある．とくに，整復後2週程度の間における骨折の包帯交換では，整復終了時の肢位を保つように注意しながら行う．脱臼の包帯交換では脱臼発生時の肢位をとらせないような工夫が必要である．

　骨折の包帯交換では助手に整復位を保持させる目的で軽い牽引を行わせながら実施し，脱臼では患部に動揺が起こらないよう保持させて実施する．術者はこの状態で包帯の脱着を行うが，外すときも巻くときも，包帯が助手の把持する部位を通過するときに助手の手に引っかかるなど患部に衝撃的な力が働かないように十分に注意する．また，助手は両手で患部を把持するが，包帯通過時には牽引が緩まず，肢位が変わらないように，あるいは患部に動揺が起こらないようにしなければならない．包帯および固定具がすべて取り外された状態でも，助手は肢位を維持することが重要であり，術者はなるべく短時間で患部の処置を行い，包帯の交換を済ませ患者と助手の負担を軽減させることが大切である．

■再転位

1）再転位発生の徴候

　骨折での再転位は整復後の2週間に集中して起こる．この間，とくに整復後10日以内での包帯交換は慎重に行わなければならない．固定継続中の患者の不用意な動作や包帯交換時の粗暴な扱いに伴う患部の疼痛，整復後3日以降での腫脹の増加などは患部の異常経過や再転位を疑う要素である．慎重な触診で骨片転位はある程度触知が可能で，包帯交換時の触診で再転位発生を早期に発見しなければならない．ある程度の再転位を許容しなければならない場合もあるが，可能な限り防止する努力が必要である．

　脱臼の場合には包帯交換時の再脱臼の可能性はほとんどない．腱断裂などの軟部組織損傷では不用意な取り扱いにより断端部の離開など，その後の経過に重大な影響を与える障害が発生する危険があり，包帯交換時の固定肢位保持が重要である．

2）再整復の必要性の判定

　一般に，骨折での再転位は受傷時の転位ほど大きくない．受傷から1週以内の再転位はアライメントを整える目的で愛護的に再整復を試みて固定を行う．このとき，皮膚に水疱が形成されている場合や水疱形成の痕跡がある場合には，軽い整復操作でも劣化した皮膚が剝離するので，再整復の中止を考慮することを含め細心の注意が必要である．腱断裂などの軟部組織損傷で断端部の再離開が発生した場合は再度必要な肢位に戻して再固定を行う．

3）転医の必要性の判定

　骨折で再整復を試みてもさらに再転位が予想される場合は，観血療法の選択肢もあるので，患者のニーズにあわせて転医も検討する．腱断裂などの軟部組織損傷での断端離開でも，その後の経過が悪くなることが予想される場合には転医を検討する．固定継続に伴う二次的損傷が発生した場合には，躊躇せず医科での診察と治療を仰がなければならず，いたずらに回復を期待して「経過を観察する」などの判断をすることは厳に慎まなければならない．

■固定の変更

　固定の変更に際しては医科との連携によりX線像の評価を受けることが望ましい．

1）固定肢位の変更

　固定肢位と機能肢位とが異なる場合には，固定に含まれる関節の拘縮が起こる前に機能肢位に変更する．一般に，骨折では2週程度で形成された仮骨が安定してくるので，この時期を目安として肢位の変更をする．臨床的な目安として腫脹が軽減していること，固定に含まれる関節を機能肢位に戻す操作で骨折部に疼痛が出現しないこと，骨折部の限局性圧痛が著しく軽減していることが挙げられる．脱臼や腱断裂などの軟部組織損傷の場合の目安は腫脹が軽減していること，脱臼関節などの患部を軽く動かしたときに疼痛が出現しないことなどである．

　肢位を変更すると同時に，日常生活や労働環境などに関連した機能性を考慮して，固定の材料を変更することもある．

2）固定範囲の変更

　一般的には，固定肢位の変更と同様な条件で同時に固定範囲も変更する．また，段階的に固定範囲を狭くしていく場合は，患者の日常の生活状態との関連で再転位などを起こす危険性の少ない範囲に決定しなければならない．

■固定の除去

　骨折および脱臼の固定を除去するかどうかを決定する場合は医科に依頼しX線像の評価を受けることが望ましい．

　骨折の場合，グルトの骨癒合日数を参考にして固定を除去する．除去の目安とする臨床所見としては骨折部の限局性圧痛がほとんど消失していること，その時点での可動域内での関節運動で骨折部に疼痛が出現しないことなどである．X線像で骨癒合が確認できない場合や不十分な場合，また患者が強い不安感を訴える場合には，さらに1週程度固定を延長する．固定除去時に患者が軽度の不安感を訴える場合には硬性材料をすべて除去し包帯のみで固定する場合がある．

　脱臼や腱断裂などの軟部組織損傷の固定除去の目安は脱臼関節などの患部を可動域内で動かしたときに疼痛が出現しないこと，患者が不安感を訴えないことなどである．

● K-2. 経　過

　損傷の経過が必ずしもすべての損傷，すべての治療法で順調に進むとは限らない．ときとして，異常経過をとるものがある．柔道整復師はこの異常を速やかに発見し，適切な対策をとる必要がある．このためには，あらゆる損傷の正常経過を熟知するとともに，日々の施術では細心の注意を払い，患部の小さな変化も看過しないことが重要である．

■経過の記録

　損傷の経過は，数日あるいは1週程度前と現時点とを比較し，症状が改善しているかどうかで判断する．経過が順調かは施術録に記載してある以前の症状との比較が根拠となる．このためには日々の施術における観察で腫脹，疼痛，機能障害などの状態変化を丹念に記録しておく必要がある．著明な変化がみられない場合には1週程度の間隔を空けての記載でよいが，急激な変化がみられる場合や特別な症状が現れた場合にはそのつど記載する．この記録で腫脹や疼痛が順調に軽減し関節可動域が改善されてゆけば経過は順調であるといえる．経過の記録が重要な意味を持つ例として，不適切な運動療法や物理療法の実施でみられる骨化性筋炎がある．その初期症状は

腫脹，疼痛，発赤，熱感，機能障害の悪化傾向で，悪化しているかどうかは数日あるいは1週前に記録してある症状と比較して判断する．腫脹，疼痛，関節可動域制限が増悪し，発赤，局所熱感が著明にみられるようであれば発症を疑わなければならない．

■ 考えられる異常経過

　骨折固定中の再転位，筋腱断裂の断端離開，捻挫の経過中の腫脹増加，フォルクマンVolkmann拘縮など損傷部の異常な疼痛出現，神経圧迫に伴う異常感覚の出現など経過中の異常発生には細心の注意を払い，発生予防と早期の発見に努めなければならない．

　一方，骨折で再転位が発生した場合には，どのように処置するかの判断も重要になる．再転位に対する一般的な処置は再整復である．しかし，すべてに対して再整復が必要なわけではない．骨折の整復は解剖学的整復が理想だが，転位には許容範囲もあり，外観上の変形や経過に大きな影響を与えない転位は許される．この観点から再整復を実施するかどうかの判断が必要であり，経過中，常に損傷部の変化や転位の状態を観察する必要がある．

1）経過中に再転位は起こっていないか

　骨折では骨癒合にいたるまで再転位を予防し，骨癒合を順調に経過させる目的で固定を実施する．柔道整復の現場では包帯を用いて外固定用の副子（金属副子，合成樹脂製キャスト材，副木，厚紙副子など）を装着し目的を達成する．柔道整復師は経過中に一定の日数をおいて包帯交換することで，固定の緩みを防止するとともに損傷部の変化を観察する．包帯交換は丁寧に行わないと再転位の原因となる．固定を外す作業や損傷部を観察する作業，再び固定する作業時に動揺させるとただちに再転位が起こる．坐位での鎖骨骨折の包帯交換作業では肩部を後外方に引く力を緩めたり，上腕を上方に突き上げる力を緩めたりすれば再転位を起こす．再転位の予防には助手の技量が大きなウエイトを占めるので，柔道整復師には助手としての高い能力も求められる．

　一般に，整復された脱臼が固定中に再脱臼することはない．しかし，肩鎖関節脱臼などでは再脱臼するものがある．このような場合は骨折と同様な配慮が必要で，包帯交換作業を行うときあるいは固定の緩みに十分注意する必要がある．再脱臼は固定中や除去後に行う運動療法で不用意に脱臼方向への運動を行った場合に起こる．十分治癒にいたっていない時期に行う運動療法には注意が必要である．

　腱断裂では損傷腱が密着する肢位で固定するが，損傷部がある程度の強度で癒合するまで，包帯交換作業などで肢位が変化しないように注意しなければならない．この場合も助手である柔道整復師に肢位を保持する高度な技量が求められる．

2）疼痛は軽減しているか

　受傷直後の骨折では強い自発痛がみられる．この疼痛は骨折の整復と固定の実施により激減することが知られている．また，骨折部の疼痛は日を追って軽減し，数日すれば刺激が加わらない限りなくなる．このことから，包帯交換作業時に起こる疼痛は作業時に加えられた損傷部への動揺の結果であり，固定中に発生する自発痛は包帯の緊縛や損傷部の異常経過を疑う所見である．柔道整復師は疼痛発生の原因を考察し適切に対処（医科での診察を仰ぐなど）しなければならない．脱臼では整復と同時に持続性の自発痛（脱臼痛）は消失する．しかし，損傷軟部組織に起因する疼痛は残る．この疼痛は1週程度で消失するのが一般的であるが，肩鎖関節脱臼では整復固定

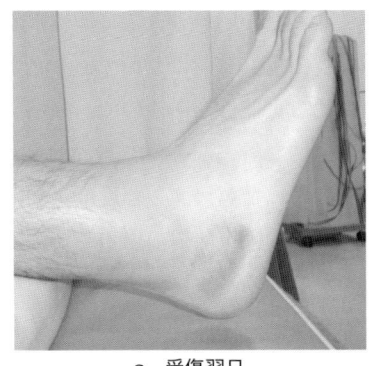

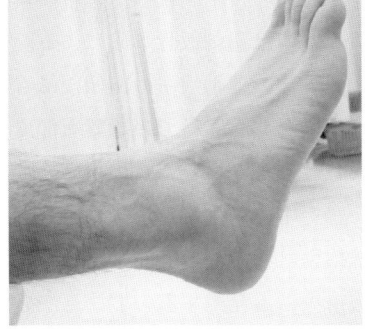

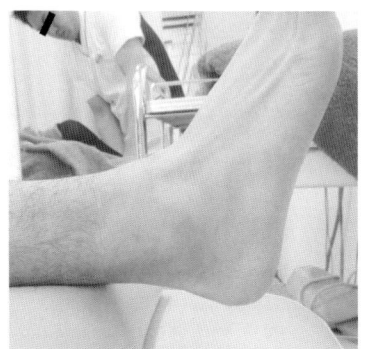

a. 受傷翌日　　b. 1週後　　c. 2週後

図 1-2・32　足関節捻挫

後でも自発痛が残ることが知られていて，整復位保持の目的で脱臼部を強く圧迫すると疼痛が増強する．この脱臼の場合，整復固定後も疼痛が残ることは異常経過ではないが，患者にとっては苦痛が継続する．

棘上筋腱や上腕二頭筋長頭腱損傷では疼痛発生の原因の多くが上肢の重さによると考えられ，提肘することで疼痛が軽減する．また，この疼痛も経過に従って軽減するのが一般的で，経過中の疼痛増強は異常経過を疑わなければならない．

3）腫脹は軽減しているか（図1-2・32）

受傷直後の骨折を整復した場合は24〜48時間程度，腫脹が増加傾向を示す．最高潮に達した腫脹は1週程度変化がみられず，その後，日を追うごとに軽減してくる．整復後に増加する腫脹は解剖学的に整復されれば比較的軽度で済み，整復が不十分な場合は高度になる傾向がある．2〜3日経過しても増加する腫脹や10日程度経過した後にも軽減しない腫脹は異常経過と考えなければならない．脱臼や腱損傷でも整復後や損傷発生後24〜48時間程度は腫脹の増加傾向を示す．それ以降の経過は骨折の場合と同様である．腫脹の程度は脱臼では骨折に比べ軽度であり，腱損傷ではさらに軽度である．骨折の場合と同様に受傷後10日程度経過しても腫脹が軽減しないのは異常経過と考える．

損傷部の遠位側に出現する浮腫は骨折や脱臼の高度な損傷では不可避な場合もあるが，緊縛包帯を原因とする場合があるので緊縛状態をチェックする必要がある．日数が経過しても継続する浮腫には異常経過も含めて十分注意する．腱損傷などで浮腫が出現する場合は医科での診察を仰ぐなど適切な対処が必要である．

4）感覚や運動の障害はないか

骨折や脱臼の整復固定後に患部やその遠位側に異常感の訴えがあるときは，ただちに包帯固定を外し異常感の軽減を図る．回復しない場合は医科での診察を仰ぐなど適切な対処が必要である．同様な状態は捻挫などの軟部組織損傷に対して行った包帯処置後にも発生することがあるので注意を要する．また，自宅で出現する異常についても患者に十分説明して連絡を密にするよう努める．

上腕骨外科頸骨折や肩関節脱臼に合併した腋窩神経損傷があれば肩部外側に感覚障害がみられ

る．しかし，神経損傷の合併がないのに腋窩枕子や包帯の緊縛でも神経が圧迫される可能性がある．可能性は低いが鎖骨骨折などでは過剰仮骨形成による腕神経叢損傷も念頭においておく必要がある．これらの損傷は固定除去後の運動療法の開始後にも発症する可能性があるので，損傷部の遠位側に運動障害がみられる場合にも医科での診察を仰ぐなど適切な対処が必要である．

高齢者のコーレス骨折後にしばしばみられる長母指伸筋腱の断裂が，受傷後4週程度経過後に発生することが多いように，経過中に発生する運動障害もあり，とくに固定除去前後の時期には注意を要する．長母指伸筋腱損傷は致命的な機能障害は残さないが，関節リウマチ患者では比較的多くみられ，捻挫などの施術中にも発生するので注意が必要である．

■転　医

異常経過が認められた場合は，速やかに医科の診断を仰ぐ．

● K-3. 物理療法，手技療法，運動療法

柔道整復術では運動療法と物理療法が重要な位置を占め，損傷の経過や患部の所見にあわせて適切に実施しなければならない．とくに，受傷後早期に行う不適切な運動療法や物理療法では，骨癒合の遅延や損傷組織の治癒機転の阻害が考えられ，固定除去後の不適切な運動療法では骨化性筋炎や関節拘縮の発生を助長するなどが考えられる．

■固定期間中

一般に，骨折では受傷後2週程度までの包帯交換時には湿布の交換程度にとどめ，上肢の骨折での運動は固定具を装着したままで，固定に含まれない関節の自動運動を行わせる．とくに，手指の屈伸運動は可能な範囲の最終伸展から最終屈曲までを確実に行わせる．中途半端な範囲での屈伸運動は効果が少ない．一方，固定に含まれている筋に対しては，関節運動を伴わない等尺性収縮を行わせる．初期の段階では運動に際して疼痛を訴え，患者が運動を中止してしまう場合があるが，耐えられない痛みが発生しない限り運動は継続させる．また，来院のたびに運動の方法について指導するが，術者が運動の見本を示し他動的な運動を行ってはならない．患者自身で運動ができない場合には，術者が運動をアシストする自動介助運動を行う．

高度な腫脹がみられる場合には患肢を高挙した状態で中枢部を近位側に向かって軽擦する誘導マッサージが腫脹軽減に有効である．また，肩関節部が固定に含まれない場合は上肢を吊った状態での振り子運動や肘関節部や手関節部の固定肢位が変化しないように注意しながら挙上運動を行わせる．

固定肢位と範囲を変更した後では包帯交換で固定を外している間に，患部に温罨法などの温熱療法と軽擦法などの手技療法を実施した後，術者が患部を支えながら関節運動を可能な範囲の最終可動域まで行わせる．このときも術者が運動の見本を示して指導し，決して他動運動は行わない．腫脹が残存している場合には骨折部より近位側に誘導マッサージを実施する．固定から外れた肘関節は患者自身に自動的に屈伸運動を行わせる．

下肢の骨折でも固定装着のまま，固定に含まれない関節の自動運動を行わせるとともに，固定内での等尺性収縮を行わせる．足趾の屈伸運動は最終伸展から最終屈曲まで行わせる．高度な腫脹がある場合には患肢を高挙し誘導マッサージを実施し，普段の生活では極力下肢を高挙してお

くことと，足趾の屈伸運動を積極的に行うよう指導する．固定を変更した後では固定を外している間に，患部に温罨法などの物理療法を実施した後，術者が患部を支えながら関節運動を行わせる．

　脱臼でも初期には固定装着のまま，固定に含まれない関節の自動運動と固定内での等尺性収縮を行わせる．高度な腫脹がある場合には誘導マッサージを実施し，手指や足趾の屈伸運動を積極的に行うよう指導する．固定を変更した後では固定を外している間に，患部に温罨法などの物理療法を実施した後，術者が患部を支えながら関節運動を行わせる．

■固定除去後

　一般に，骨折や脱臼の固定除去後には関節に拘縮が残っている．これらの関節拘縮に対して温罨法などの温熱療法と低周波療法，超音波療法などの電気光線療法を実施すると同時に，軽擦法，揉捏法などの手技療法を実施した後，各関節の可動域訓練を行わせる．拘縮のある関節の可動域訓練では現在の可動域の最初から最後まで，すなわち，可能な可動域の全範囲を確実に運動させることが重要で，途中の範囲だけを繰り返し運動しても可動域拡大の効果は少ない．術者はこのことを意識して患者の指導にあたらなければならない．固定除去後の初期には自動運動で可動域訓練を行わせ，拘縮している関節に他動的な力を加えてはならない．この間，上肢の損傷であれば患者に自宅で軟式テニスボールを握る，粘土をこねるなどの手指の抵抗運動を継続させる．

　受傷後2～3ヵ月を経過した後には，関節可動域訓練に加え筋力回復訓練も行わせる．すなわち，関節運動を抵抗下で行わせる自動抵抗運動に切り替える．この際にも患者や患部を十分に観察し患者が患部に異常な疼痛を訴える場合や患部に腫脹が再発する場合にはただちに運動を中止する．腱断裂などの軟部組織損傷の場合の運動療法も以上の手順に従って実施する．

● K-4. 後療法の適否の判定

　柔道整復師の行う施術では固定，固定継続中あるいは除去後に行われる運動療法，それを補完する物理療法が重要な位置を占める．この実施にあたっては損傷の経過や患部の所見から，常に実施している療法が適切であるかどうかの評価と評価に伴う療法の変更の検討が必要である．

■固定肢位，範囲が適切かどうかの判定

　患者が疼痛を訴えないこと，受傷後の経過に従って腫脹が軽減していること，爪圧迫検査の爪の色の戻り具合，固定内での患部の安定性（患者が不安を訴えない），骨折では包帯交換時に再転位が起こっていないなどを指標として固定が適切であるどうかを判定する．以上の指標は包帯交換後に交換が適切に行われたかの判定にも流用できる．

■物理療法，手技療法，運動療法が適切かどうかの判定

1）可動域は改善されているか

　固定除去後に本格的に開始される運動療法で，運動が適切に実施されている場合には，経過とともに可動域が拡大する．可動域改善は比較的早期であっても，日に日に拡大するような劇的な変化はみられないが，1週前に比べてみれば拡がっているということが重要である．少なくとも週1回程度関節可動域を計測し前回あるいは前々回に比べて拡大していることを確認する．可動域が改善されない場合や逆に縮小している場合には，運動療法の方法が適切でないことが考えら

れ，方法についての再評価が必要である．とくに，患者が疼痛を訴えるような他動的矯正運動を実施した場合には，関節構成組織に損傷が起こり，逆に拘縮を助長することがあるので注意する．

2）患部の炎症症状が増悪していないか

患部の腫脹，疼痛，発赤，熱感，機能障害が経過とともに増悪する状態は順調な経過とはいえない．不適切な運動療法や物理療法で出現する骨化性筋炎ではこのような異常経過をたどることが知られている．術者はそれぞれの炎症症状について記録し，損傷の経過を把握して適切な施術を行うよう努めなければならない．また，異常な経過が疑われる場合には物理療法，運動療法の適用について再検討が必要である．

L 治癒の判定

一連の施術を実施した後，治癒または施術の終了を判定する．患部が受傷以前の状態に回復し十分な機能を獲得した場合には治癒と判定する．また，十分な機能は獲得していないが，これ以上の施術効果が期待できない場合には施術終了を判定する．

身体機能の回復には骨強度，関節可動域制限，筋力，持久力，運動協調性などのバランスのとれた回復が必要で，治癒は個々の回復状態と全体としての回復状態の両面から判定しなければならない．

L-1. 骨強度の回復

骨折で骨癒合経過中は損傷前の骨強度は確保されていない．下肢の骨折であれば患肢荷重に耐えられず，上肢であれば重い物を持つなどの動作に障害がみられる．治癒はこれらが十分回復した時点で判定されるのが理想であるが，この期間すべてで施術が骨強度の回復に影響するものではなく，ある程度の強度を得た後には自然の経過で強度を回復すると考えられる．したがって，下肢であれば患肢荷重で疼痛が出現せず，荷重による不安感がない時点で施術終了の判定をする．上肢では，日常生活動作での疼痛がなく，ある程度の重量物を取り扱うことが可能となった時点で施術終了と判定すべきである．

L-2. 関節可動域の回復

健側との比較で可動域制限が消失した時点を治癒と判定する．また，1ヵ月程度の比較的長期の経過で可動域の改善がみられない場合で，健側との比較で日常生活動作に重大な障害を認めない程度の制限である場合は，患者の普段の努力で可動域改善が期待できるので施術終了と判定する．この場合でも可動域制限の原因が重大な損傷によるものでないことを確認する必要があり，医科での詳細な診断が必要となる．

L-3. 筋力の回復

運動器の損傷を施術する場合，固定に伴う患肢の不使用や損傷そのものの影響により筋力が低下する．大きな筋力低下は日常生活に不自由をもたらす．柔道整復師は適切な運動療法の実施でこの筋力低下を予防し回復させることが重要である．患肢の筋力が健側と比較して同等になった場合に治癒と判定するが，施術の継続で明確な回復がみられなくなった場合で，日常生活に重大な影響がない程度の低下の場合には施術効果なしと判断し施術を中止し，患者の普段の努力に期待する．この場合でも低下の原因が神経損傷など重大なものでないことを確認する必要があり，原因の把握ができない場合や詳細な診察が必要と思われる場合は医科での診断が必要となる．

L-4. 持久力の回復

施術終了時に身体の持久力が回復していることが理想である．しかし，持久力は普段の生活を通して養われる部分が多く，スポーツ選手に行うもの以外では，特別な運動で養うことに大きな期待はできない．通常の日常生活ができる程度に回復していれば施術終了と判定してよい．

L-5. 運動協調性の回復

運動療法実施の目的の一つに運動協調性の獲得がある．可動域制限，筋力低下，反射能力の低下などにより協調性が失われる．施術終了時にはこれらが回復し協調運動が回復していることが重要である．少なくとも，日常生活動作がスムーズに実施できる場合に治癒と判定すべきである．また，高度な協調性を要求されるスポーツ選手などでは回復のための訓練方法などの指導が必要で，施術終了時に患者自身でできる訓練法などを指導する．

M 注意事項

柔道整復施術で施術者の注意事項はそれぞれの損傷により異なる．施術全般にわたる一般的な事項は異常経過の防止に関する注意，施術の過誤に関する注意などであるが，とくに，緊縛包帯を行わないことや関節拘縮の運動療法で他動的矯正運動を行わないことが重要である．

N 指導管理

施術者は柔道整復施術で患者が療養上注意すべき事項を指導する．指導すべき事項はそれぞれの損傷により異なる．施術全般にわたり順調な治癒経過が営まれるためや異常経過を防止する目的の注意事項である．上肢であれば患肢の保持に関する事項，下肢であれば患肢荷重に関する事

項が中心となる．また，固定除去直後の生活上の注意や患肢使用開始直後の使用に関する禁止事項などを指導する．

ADL上の注意点は書面を作成のうえ，解かりやすく説明し持ち帰らせることが望ましい．

● 予　後

損傷の一般的な経過，異常経過の際の後遺症の可能性，可能性のある合併症などを考慮して検討し，予測する．一般的に外傷の予後は順調な経過をたどった場合には良好である．

3 肩部の痛みを訴える患者の診察をするときの考え方

　柔道整復師が受診する患者を診察して施術を開始する過程では，所見に従って様々な判断をしなければならない．医師は臨床所見に加え画像診断などの診断機器，生化学検査の所見などを駆使して確定診断にいたる．これに対し柔道整復師は外傷の受傷原因，疼痛を発生させる要因とみられる患者の生活状態など，発生している疼痛の性質，疼痛を出現させる動作，患部の変形や腫脹の状態，患肢の機能障害などの臨床所見のみで，正しい診断にもっとも近い判断結果にいたらなければならない．また，この過程では骨折や脱臼はもちろんのこと，打撲，捻挫，挫傷も診察の結果により，医科での確定診断が必要かどうかを判断しなければならない．

　過去の柔道整復師に関する文献ではこの過程に関する記述はみあたらない．この判断の思考過程の例を，ごく一般的に柔道整復師が遭遇すると思われる損傷や疾患について，肩部を一例として解説する．発生頻度が低い特殊な症例は除いた．もちろん，この判断の過程は個々の柔道整復師により異なるものであり，結論にいたる思考も一通りではなく様々なルートがある．したがって，以下に示す例が絶対的なものでないことはいうまでもない．当然，判断ができたとしても医師の診察による確定診断が必要なくなるわけでもない．

　この過程では，最初に**図1-3・1**に示すように，受傷原因の有無に関して聴取する．明確な原因がある場合は，その外力が訴えのある部位への直接的な外力か間接的な外力かの別を患者の訴えから判断する．直達外力と判断した場合は外力の加わった部位および入力方向を聴取する．介達外力と判断した場合は受傷時の患部または患肢の肢位を聴取する．明確な原因がない場合にはスポーツ活動の履歴など，主訴となる症状が起こると思われる日常生活の状態について聴取する．スポーツ活動などの履歴がない場合には，労働条件などを聴取し，主訴となる症状の出現について考察する．この考察でいくつかのケースに分けたうえで，患者を問診，視診，触診，機能検査などの技術を駆使して診察する．

A ● 肩部に直接的な外力が加わった場合

　肩部に加わる直接的な外力は肩関節部，肩峰部，肩甲骨部など加わる部位がそれぞれ異なる．また，肩関節部の直達外力では外力の加わる方向も外側，前方，後方など異なる．外力の働いた部位や方向により，損傷は特有の形態をとる可能性がある．また，肩関節部に直接的に加わった外力が鎖骨部では介達外力として働く場合がある．それぞれのケースにより考察する必要がある．

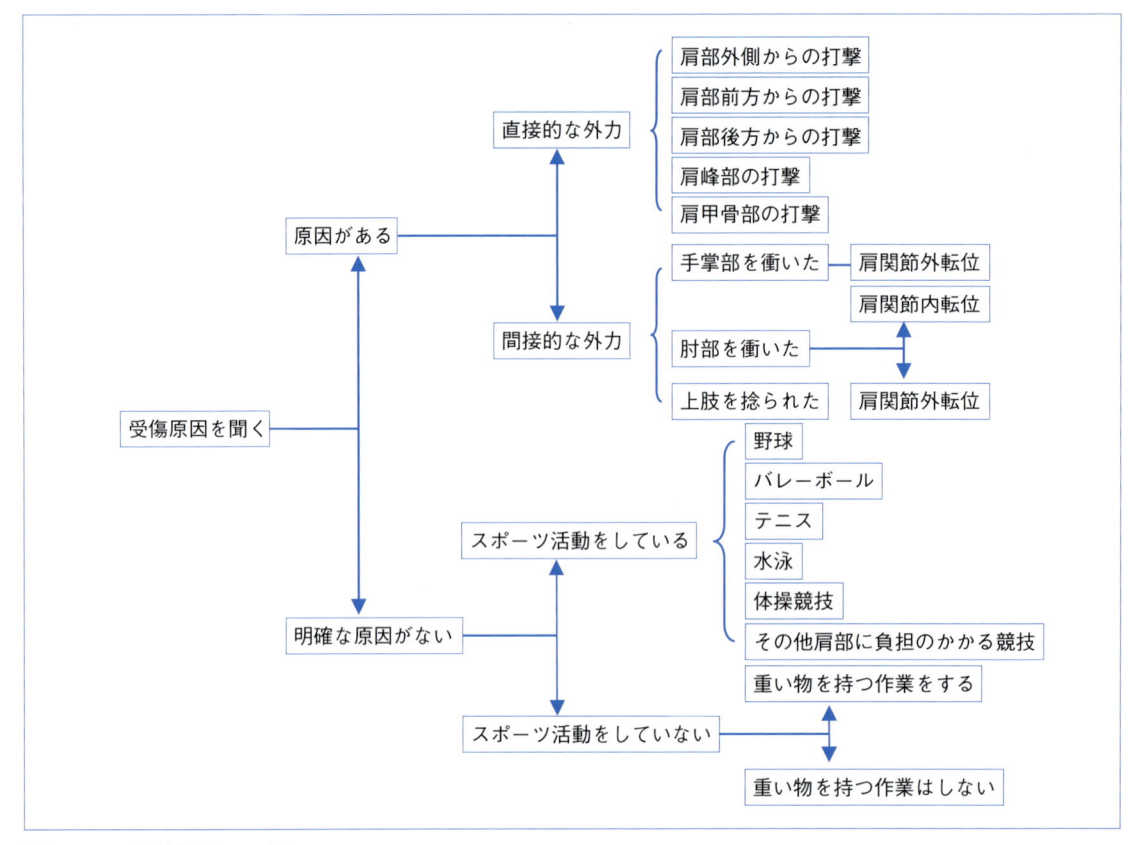

図1-3・1　診察過程の一例

● A-1．肩部外側からの打撃による損傷の診察

　　　肩部外側に直接的な外力が加わった場合でも損傷部により疼痛の出現部が異なり，外力が直達外力として作用して上腕骨近位部に疼痛がある場合，介達外力として作用して鎖骨遠位端部，鎖骨中央部に疼痛がある場合などに分かれる．疼痛出現部によってそれぞれの損傷を念頭において診察を進める．また，受傷から受診までの時間経過を考慮して，患部の変形などを主体に診察を進めるのか，腫脹の状態や機能障害を主体に診察を進めるのかを考察する．

■上腕骨近位部を中心に疼痛を訴える場合の診察

　　　上腕骨近位部を中心に疼痛を訴える場合，外力の直達外力としての作用では，上腕骨外科頸骨折，上腕骨頭骨折，少年期では上腕骨近位骨端線離開，介達外力としての作用では，肩甲骨関節窩骨折および肩甲骨頸部骨折を念頭におき診察を行う．

　　　この損傷で受傷直後に受診した場合では，図1-3・2に示すように限局性圧痛の部位や肩関節の可動域制限の程度を主体に診察を進め，上腕骨頸部付近に限局性圧痛が認められ，高度な可動域制限がある場合には，患者が壮年期以降では上腕骨外科頸外転型骨折が疑われる．少年期の患者であれば上腕骨近位骨端線離開が疑われるが頻度は低い．壮年期以降，とくに高齢者の場合で

A ● 肩部に直接的な外力が加わった場合　39

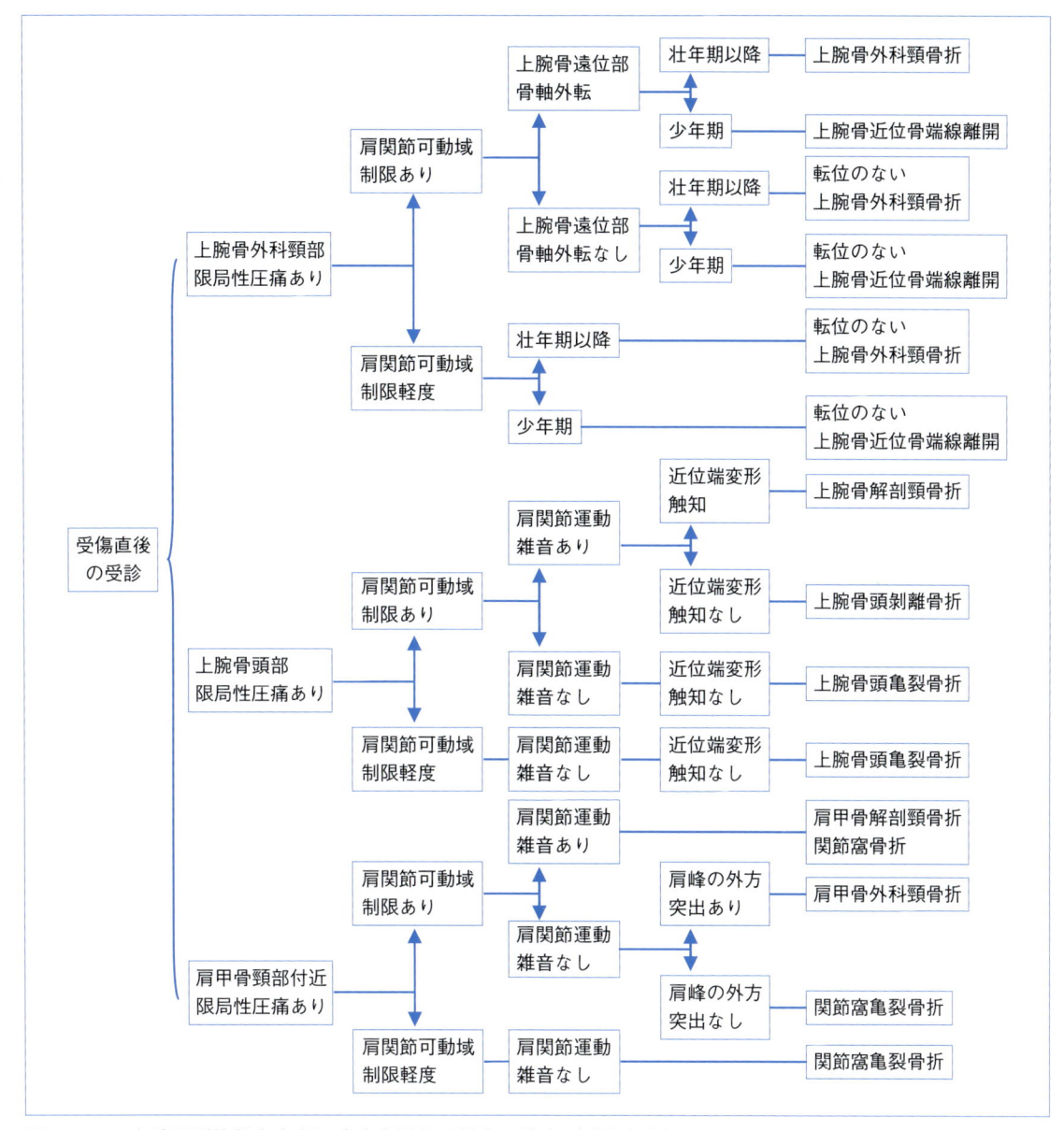

図1-3・2　上腕骨近位部を中心に疼痛を訴える場合の診察（受傷直後）

　上腕骨頭部付近に限局性圧痛を認め，肩関節可動域制限とともに関節雑音が触知できれば骨頭骨折や関節窩骨折を疑う．また，肩関節部の変形，とくに，肩峰の外方突出が認められれば，肩甲骨頸部の骨折が疑われる．肩甲骨頸部付近に限局性圧痛を認め，肩関節可動域制限がみられ関節雑音が触知できれば，肩甲骨解剖頸骨折や関節窩骨折を疑い，関節雑音が触知できず肩峰の突出を認めれば肩甲骨外科頸骨折を疑う．
　受傷後，数時間経過しての受診では，**図1-3・3**に示すように肩関節部の腫脹，関節血腫の有無，限局性圧痛の部位，関節可動域制限を主体に診察を進める．高齢の患者で腫脹が肩関節部全

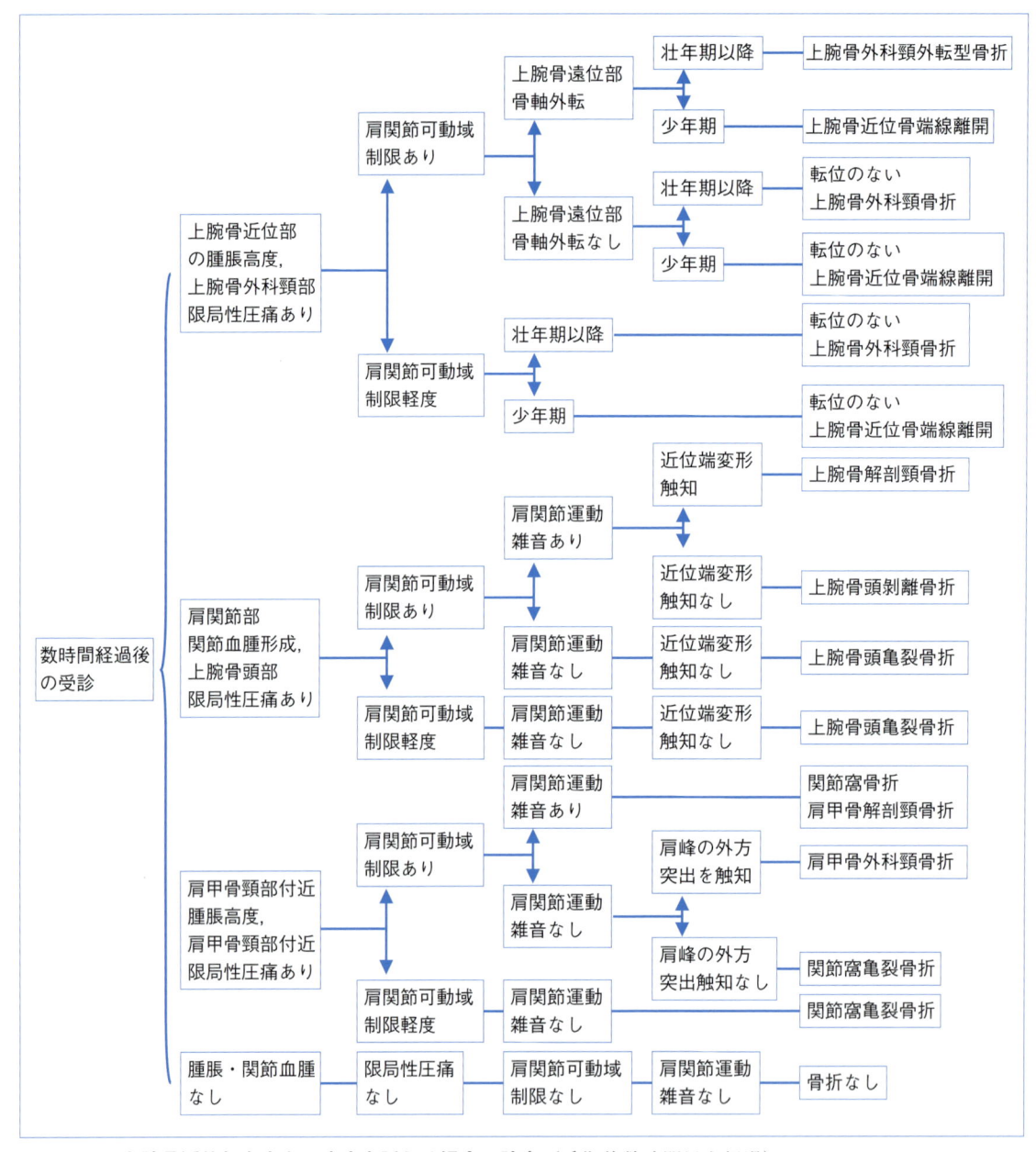

図1-3・3 上腕骨近位部を中心に疼痛を訴える場合の診察（受傷後数時間以上経過）

体におよぶ高度なもので，外科頸部に限局性圧痛を認め，著明な可動域制限があれば上腕骨外科頸骨折が疑われ，著明な関節血腫があり，骨頭部付近に限局性圧痛が認められれば関節内骨折，すなわち，骨頭骨折や関節窩骨折が疑われる．また，大結節部に限局性圧痛を認めれば，上腕骨大結節の転位のない骨折も疑わなければならない（**図1-3・6参照**）．少年期の患者で肩関節部全体に腫脹と関節血腫を認めれば上腕骨近位骨端線離開を考慮に入れ診察を行う．腫脹の中心が肩甲骨頸部付近である場合では，関節可動域制限の有無，限局性圧痛の部位，関節運動に伴う雑音の

有無，肩峰の突出の有無などを考慮して関節窩骨折，肩甲骨解剖頸骨折，肩甲骨外科頸骨折などの有無を判断する．この部の損傷で上腕骨頭部や肩甲骨解剖頸部での限局性圧痛の触知は困難を極める．

■ **鎖骨遠位端部（肩鎖関節部付近）に疼痛を訴える場合の診察**

鎖骨遠位端部（肩鎖関節部付近）に疼痛があれば，外力は介達外力として作用したと考え，図1-3・4に示すように鎖骨遠位端部骨折および肩鎖関節脱臼を念頭におき診察にあたらなければならない．

受傷直後の受診では，変形の有無，肩関節の可動域制限，触診により皮下の状態を検索するなどを主体に診察を行う．肩鎖関節部付近に階段状の変形およびピアノキー症状がみられれば肩鎖関節上方脱臼，不全脱臼あるいは鎖骨遠位端部骨折を疑う．階段状の変形の蹴込み板にあたる部分が比較的なめらかで関節面様に触知できれば肩鎖関節脱臼を疑い，比較的鋭い骨折面様の感触を触知できれば鎖骨遠位端部骨折を考える．

また，階段状変形やピアノキー症状がはっきりしない場合で，同部に比較的限局した圧痛を認め，肩関節の可動域制限が比較的軽度であれば肩鎖関節捻挫（上方脱臼Ⅰ型）あるいは鎖骨遠位端部の転位のない骨折，不全骨折を考える．患者が15歳未満である場合は鎖骨遠位端部の不全骨折が考えられる．

受傷後，数時間経過した後の受診では腫脹の程度，圧痛の部位，触診による皮下の状態を主体に診察し，同部に高度な腫脹があり，階段状の変形とピアノキー症状，鎖骨遠位端部に限局性圧痛があれば鎖骨遠位端部の骨折を疑い，階段状の変形とピアノキー症状を触知し比較的腫脹が軽度で肩鎖関節部の圧痛を認めれば，肩鎖関節上方脱臼が考えられる．腫脹が軽度で階段状の変形を認めず，肩鎖関節部に限局した圧痛を認めれば肩鎖関節捻挫を，圧痛部がやや鎖骨遠位端部よりであれば鎖骨遠位端部の転位のない骨折あるいは不全骨折を疑う．

■ **鎖骨部に疼痛を訴える場合の診察**

鎖骨部に疼痛がある場合は外力が介達外力と考え，図1-3・5のように鎖骨骨折を中心にして診察を行う．

受傷直後に受診したものでは外観上の変形を主体にして，限局性圧痛，触診による変形の触知，肩関節可動域制限の有無により診察を進める．鎖骨中央部付近に外観上の変形があるか，変形を触知すれば鎖骨骨折は明らかである．同部を中心に軽度の腫脹を認める場合には鎖骨を丹念に触診し限局性圧痛があれば転位のない鎖骨骨折あるいは鎖骨不全骨折を疑う．小児の場合で同部に上方凸の変形が触知されれば不全骨折が強く疑われる．青壮年期以降の患者では肩関節の可動域制限の状態を調べ，肩関節運動に伴う疼痛の出現や，自動運動に障害がみられれば転位のない鎖骨骨折を疑う．

受傷後，数時間経過しての受診では，腫脹の程度，限局性圧痛，肩関節可動域制限，軋轢音，皮下の変形触知などを主体に診察を進める．

鎖骨上・下窩に高度な腫脹が出現し外観上からは著明な変形を認めない場合がある．この場合は鎖骨全体を丹念に触診し，変形を触知するとともに限局性圧痛を認めれば鎖骨骨折を疑う．続いて肩関節の可動域を自他動的に調べ，自動運動で肩関節運動が不能であれば他動的に可動域を

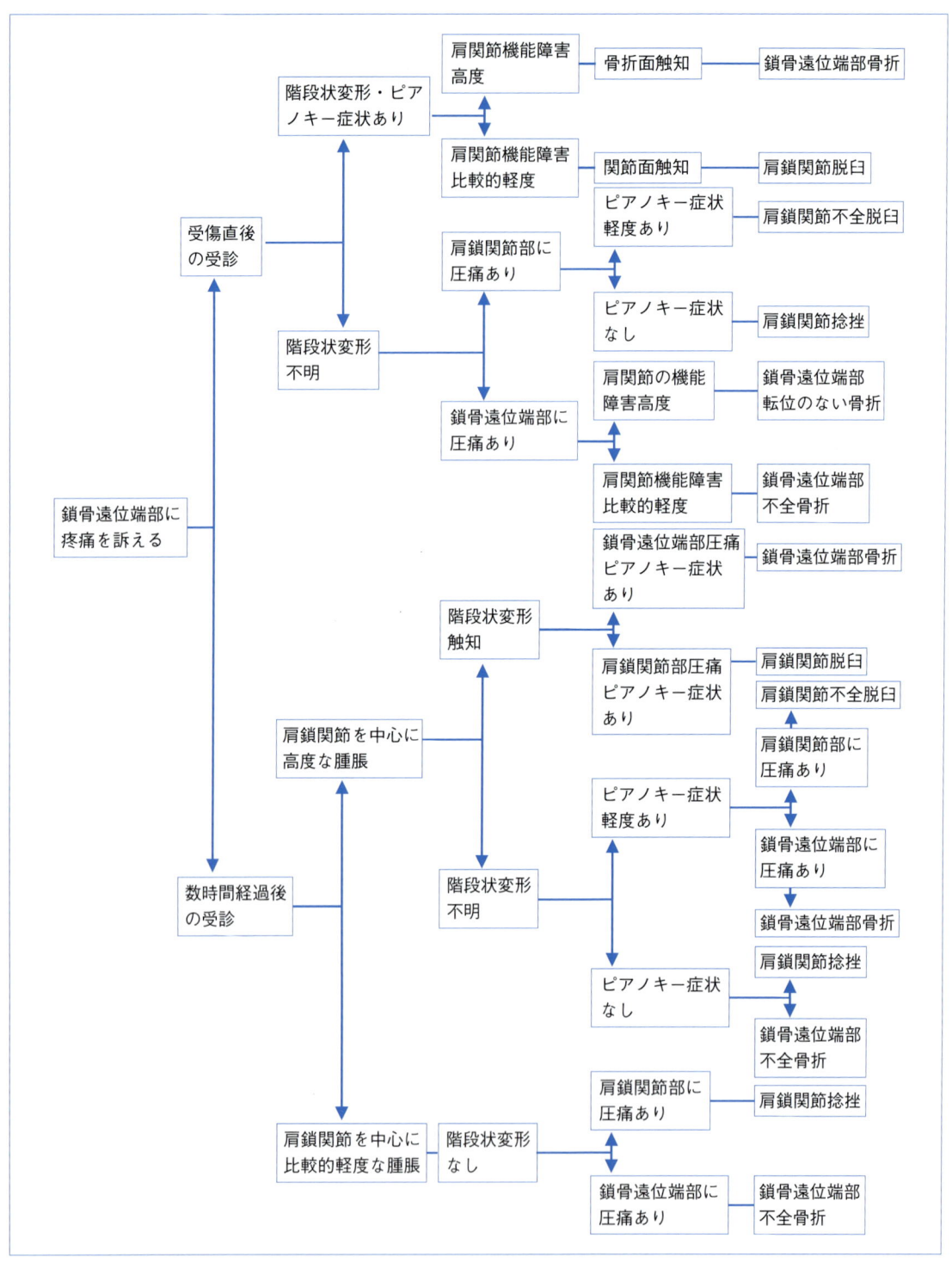

図1-3・4 鎖骨遠位端部(肩鎖関節部付近)に疼痛を訴える場合の診察

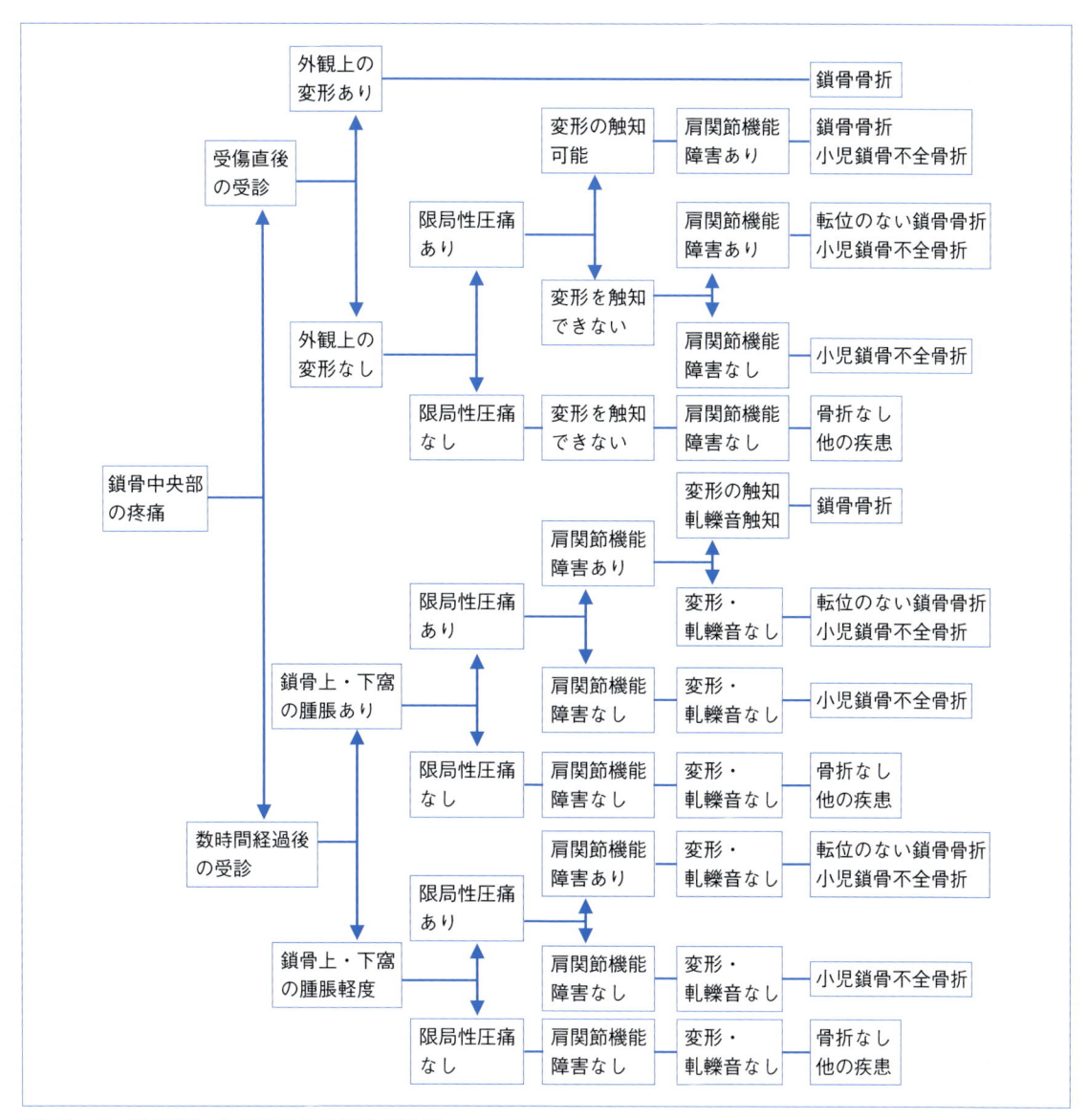

図1-3・5 鎖骨部に疼痛を訴える場合の診察

調べる．このとき鎖骨中央部付近にあてた手掌で軋轢音を触知すれば骨折は明らかである．
　比較的腫脹が軽度であるが，限局性圧痛と肩関節運動障害を認めれば，転位のない鎖骨骨折あるいは鎖骨不全骨折を疑い，小児で上方凸の変形が触知できれば鎖骨骨折あるいは不全骨折を疑う．青壮年期以降で変形を触知できなければ転位のない鎖骨骨折を疑う．

● A-2．肩部前方または前外方からの打撃による損傷の診察

　この損傷では外力が直達外力として作用したと考えて，受傷直後に受診した場合には，**図1-3・6**に示すように疼痛を訴える部位の損傷を主体に考え診察を進める．

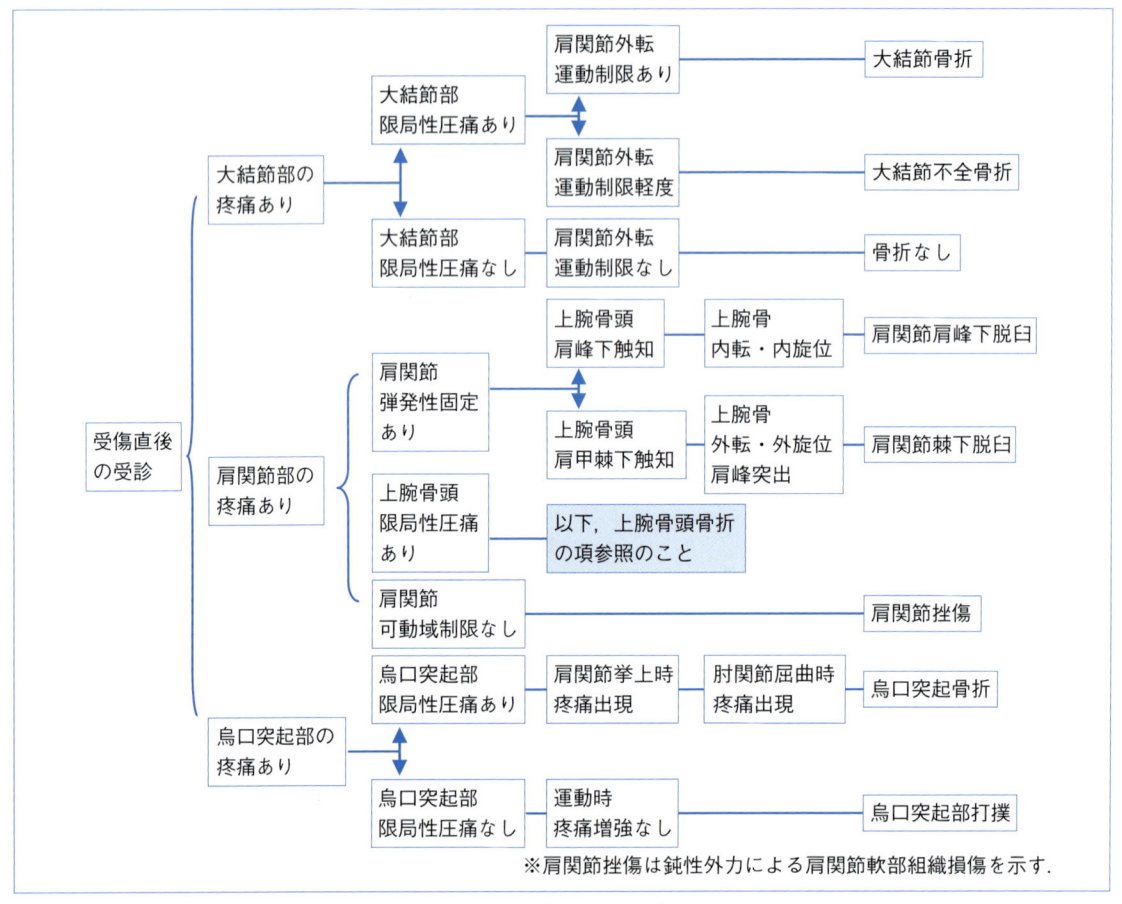

図 1-3・6　肩部前方または前外方からの打撃による損傷の診察（受傷直後）

　大結節部の疼痛が主訴の場合は同部の限局性圧痛と肩関節外転の可動域制限を認めれば大結節骨折を，限局性圧痛は認めるが肩関節の可動域制限がないか軽度な場合は大結節不全骨折を疑う．
　肩関節部の疼痛が主訴の場合は肩関節が内転・内旋位に弾発性固定され，骨頭を肩峰下後方に触知できれば肩関節後方脱臼の肩峰下脱臼を，肩関節が外転・外旋位に弾発性固定され，骨頭を肩甲棘下に触知すれば肩関節棘下脱臼を疑う．また，上腕骨頭部に限局性圧痛を認めれば上腕骨頭骨折を疑う．
　烏口突起部の疼痛を訴える場合で，疼痛が肩関節部や肘関節部の運動に伴う場合は烏口突起の骨折を疑う．高度な損傷で上腕骨近位部を中心とする疼痛や限局性圧痛を認める場合は上腕骨外科頸骨折や骨頭骨折も疑う必要がある．
　受傷後，数時間を経過しての受診では，**図 1-3・7** に示すように患部の腫脹の程度，関節血腫の有無，限局性圧痛の部位，弾発性固定の有無，肩関節の可動域制限の程度などを主体に診察を進める．大結節部を中心とする腫脹が認められ，同部の限局性圧痛や肩関節外転運動制限が著明な場合には大結節骨折を，可動域制限が軽度な場合には転位のない大結節骨折や不全骨折を疑う．同様に関節血腫が認められる場合で，上腕骨頭部に限局性圧痛を認める場合には骨頭骨折

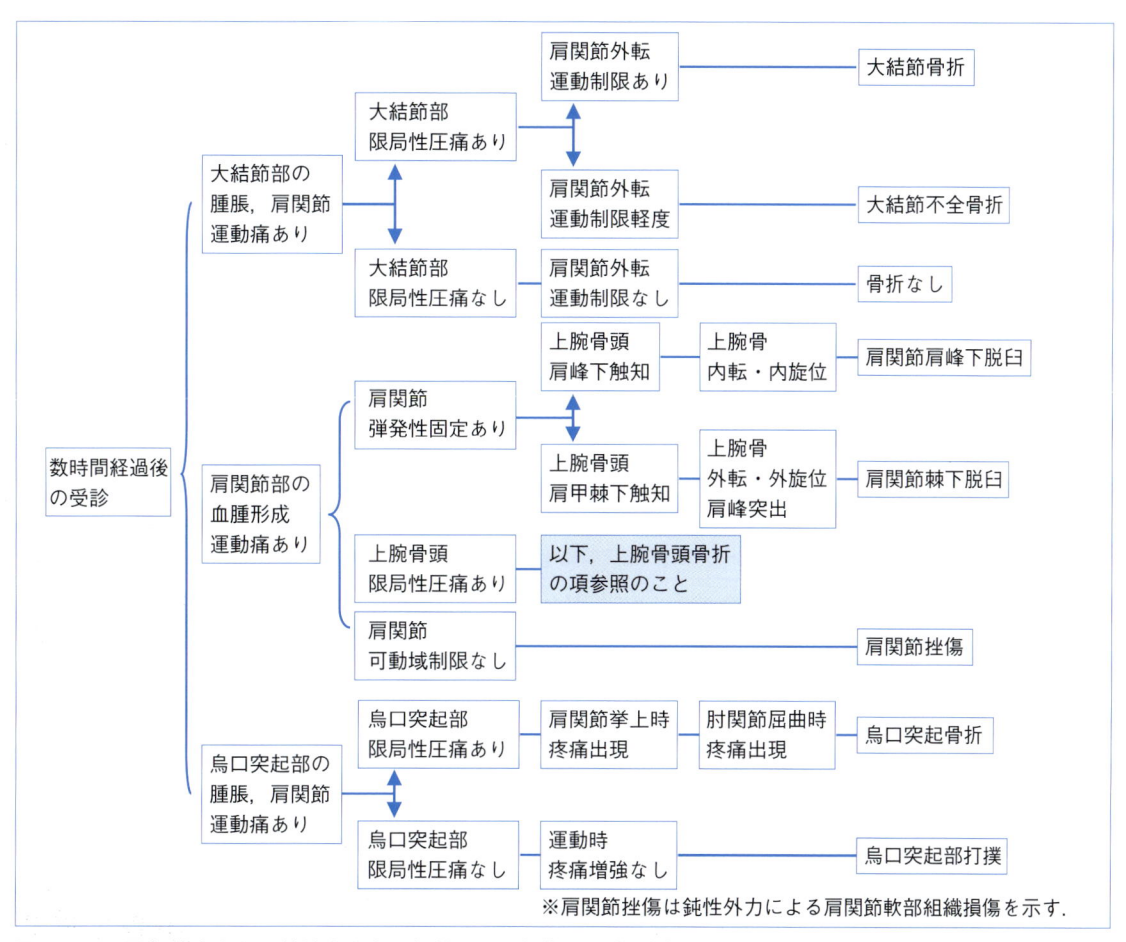

図 1-3・7 **肩部前方または前外方からの打撃による損傷の診察**（受傷後数時間以上経過）

を，弾発性固定や骨頭の位置異常の触知が認められる場合には肩関節後方脱臼を疑う．受傷外力が高度で上腕骨近位部を中心とした高度な腫脹が認められるときは，上腕骨外科頸骨折も否定できないので，前述の外科頸骨折を想定した慎重な診察が求められる（図 1-3・2, 3 参照）．

● **A-3．肩部後方または後外方からの打撃による損傷の診察**

　この損傷で受診した場合は，**図 1-3・8** および **図 1-3・9** に示すように肩関節の可動域制限の程度で分けて診察を進め，鎖骨遠位端部や上腕骨頭の位置，限局性圧痛の有無を診察する．また，受傷後，数時間を経過しての受診では腫脹の有無についても考慮して診察を進める．

　外力が介達外力として作用した場合で僧帽筋部外側に突出を認め，肩鎖関節部に鎖骨遠位端部が触知できないときは肩鎖関節後方脱臼が疑われる．また，外力が直達外力として作用した場合で上腕骨頭を烏口突起下に触知するときは肩関節前方脱臼が，肩甲骨頸部付近の後方に限局性圧痛が認められるときは，肩甲骨関節窩骨折あるいは解剖頸骨折が疑われる．

　図 1-3・9 に示すように時間が経過した後に受診した場合で肩鎖関節部に腫脹や疼痛を認めるが変形を触知できないものは肩鎖関節の捻挫を疑う．

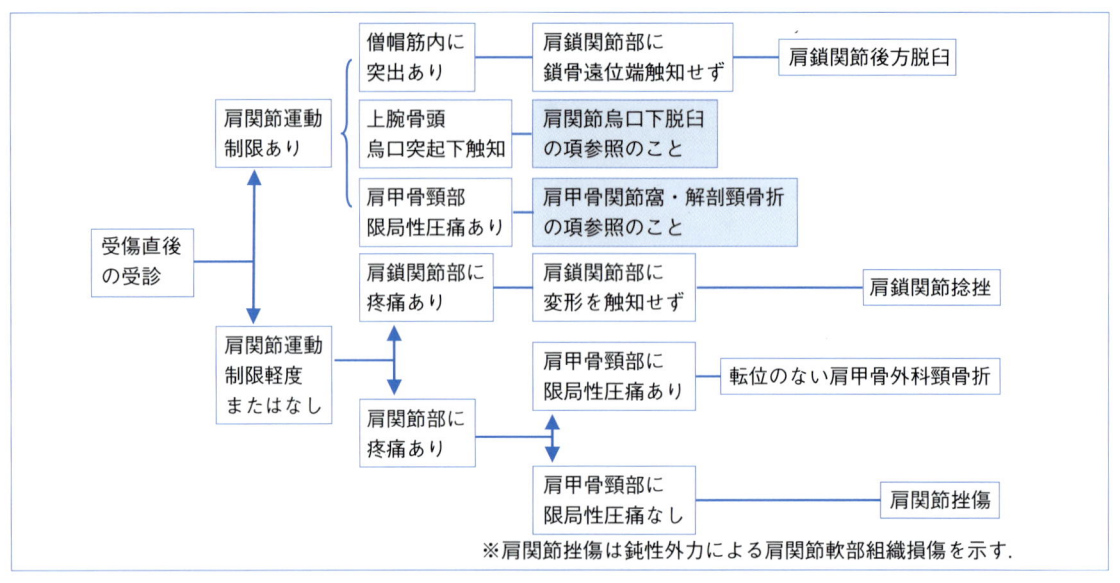

図 1-3・8　肩部後方または後外方からの打撃による損傷の診察（受傷直後）

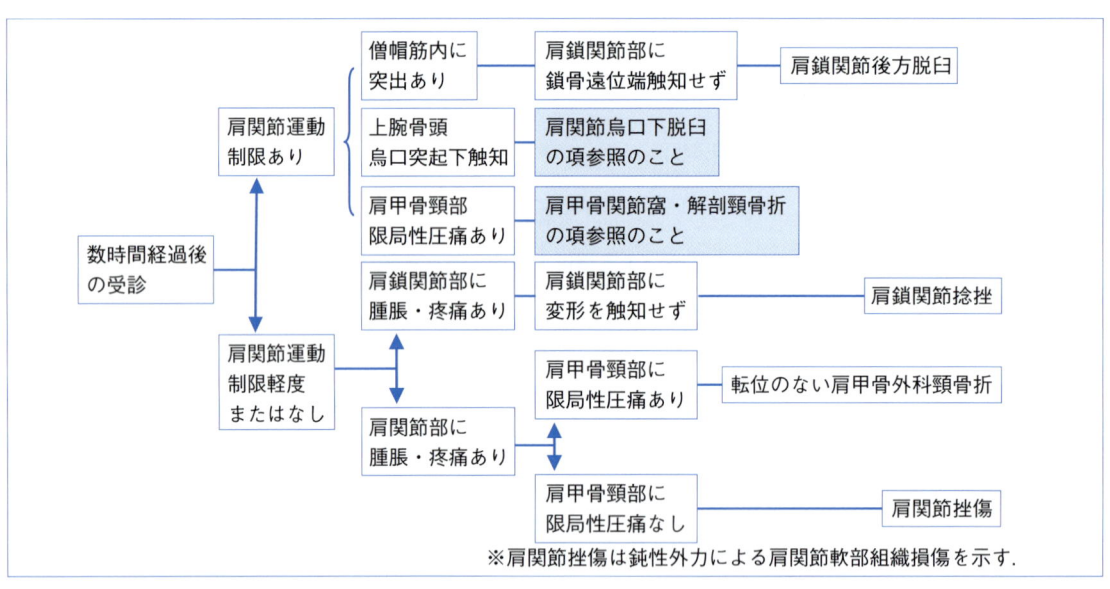

図 1-3・9　肩部後方または後外方からの打撃による損傷の診察（受傷後数時間以上経過）

● A-4. 肩峰部の打撃による損傷の診察

　　この損傷では多くの場合，外力は直達外力として作用し，受傷直後の受診では**図 1-3・10** に示すように疼痛を訴える部位により分けて診察を進める．

　　肩峰部を中心に疼痛を訴え，同部に限局性圧痛と肩関節の可動域制限を認めるときは肩峰骨折を疑い，可動域制限はないが運動痛を認めるときには肩峰の不全骨折を疑う．また，肩鎖関節部

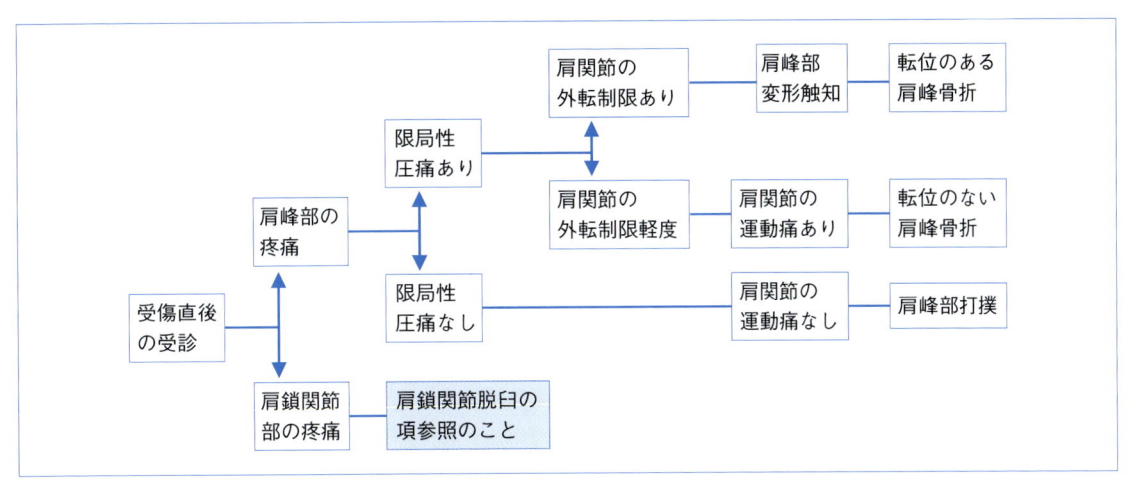

図1-3・10 肩峰部の打撃による損傷の診察（受傷直後）

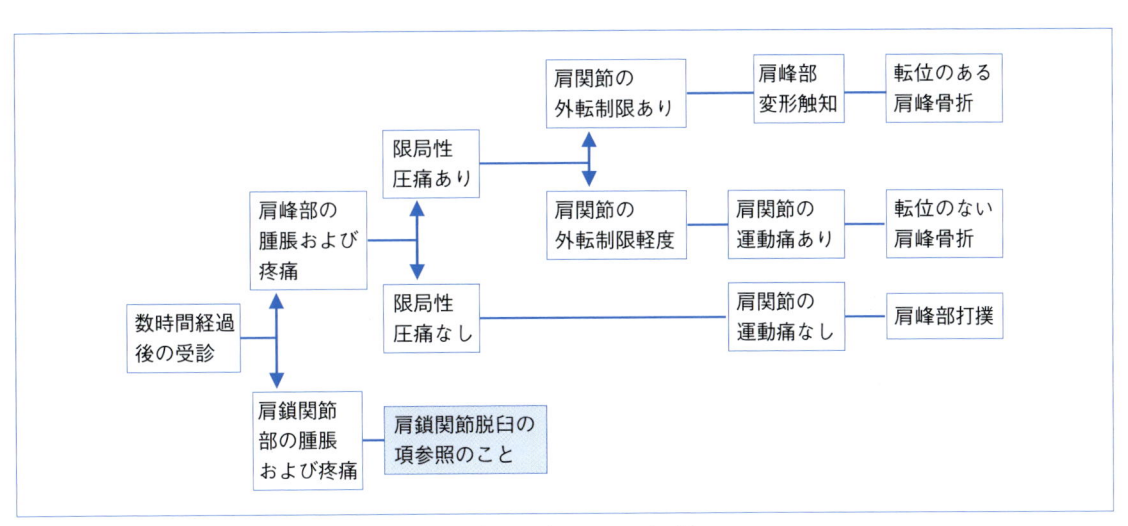

図1-3・11 肩峰部の打撃による損傷の診察（受傷後数時間以上経過）

に疼痛を訴えるときには肩鎖関節脱臼を疑い診察を進める.

　受傷後，時間が経過した後に受診した場合では，**図1-3・11**に示すように患部の腫脹の程度を主体に診察を進め，肩峰部に限局性圧痛や肩関節の可動域制限を認める場合には肩峰骨折を，肩鎖関節部の変形触知や限局した圧痛を認める場合は肩鎖関節脱臼を疑う.

● **A-5. 肩甲骨部の打撃による損傷の診察**

　この損傷では外力が直達外力として作用するのがほとんどで，受傷直後に受診した場合は，**図1-3・12**に示すように肩関節の可動域制限，とくに外転制限の有無を中心に診察を進める.加えて，限局性圧痛の有無や部位，肩甲骨の変形の触知なども診察する.

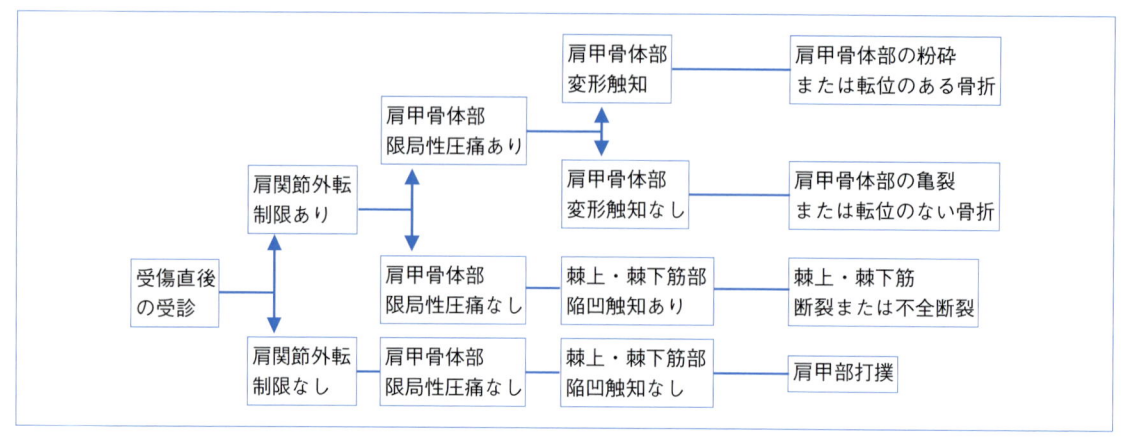

図 1-3・12　肩甲骨部の打撃による損傷の診察（受傷直後）

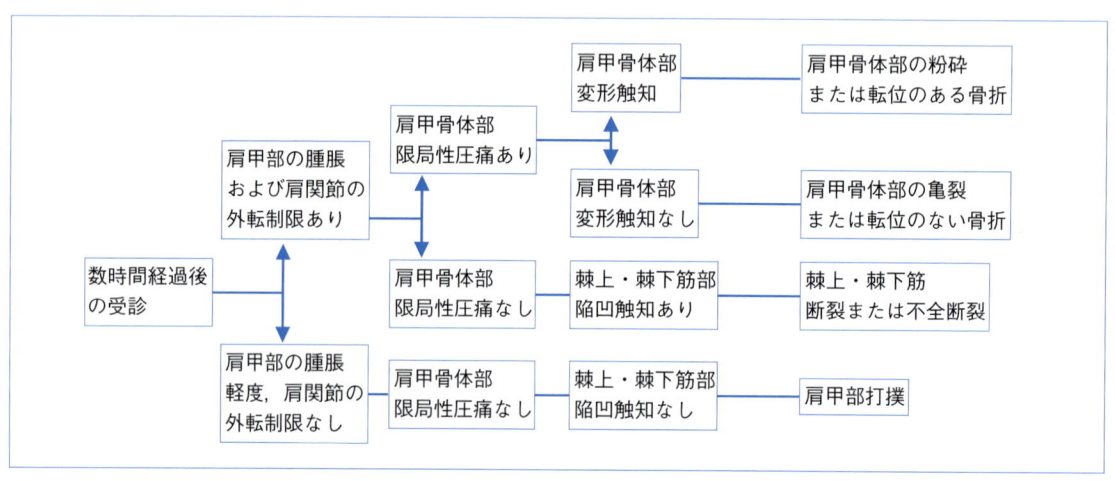

図 1-3・13　肩甲骨部の打撃による損傷の診察（受傷後数時間以上経過）

　一般に肩甲骨部が直接打撃される場合は後方からの打撃で，肩甲骨体部に損傷を受ける．この損傷では強大な外力が働いたときに，体部の横骨折，粉砕骨折あるいは亀裂骨折を念頭におき診察しなければならない．また，肩関節の外転制限がみられ，棘上筋や棘下筋部に陥凹を触知する場合は，棘上筋または棘下筋の断裂または不全断裂を念頭において診察しなければならない．

　受傷後，時間が経過した後に受診した場合でも，**図 1-3・13** に示すように受傷部の腫脹の程度とともに肩関節の外転制限の有無が診察の主体となる．直後の受診の場合と同様に，限局性圧痛の有無や部位，肩甲骨の変形も診察する．

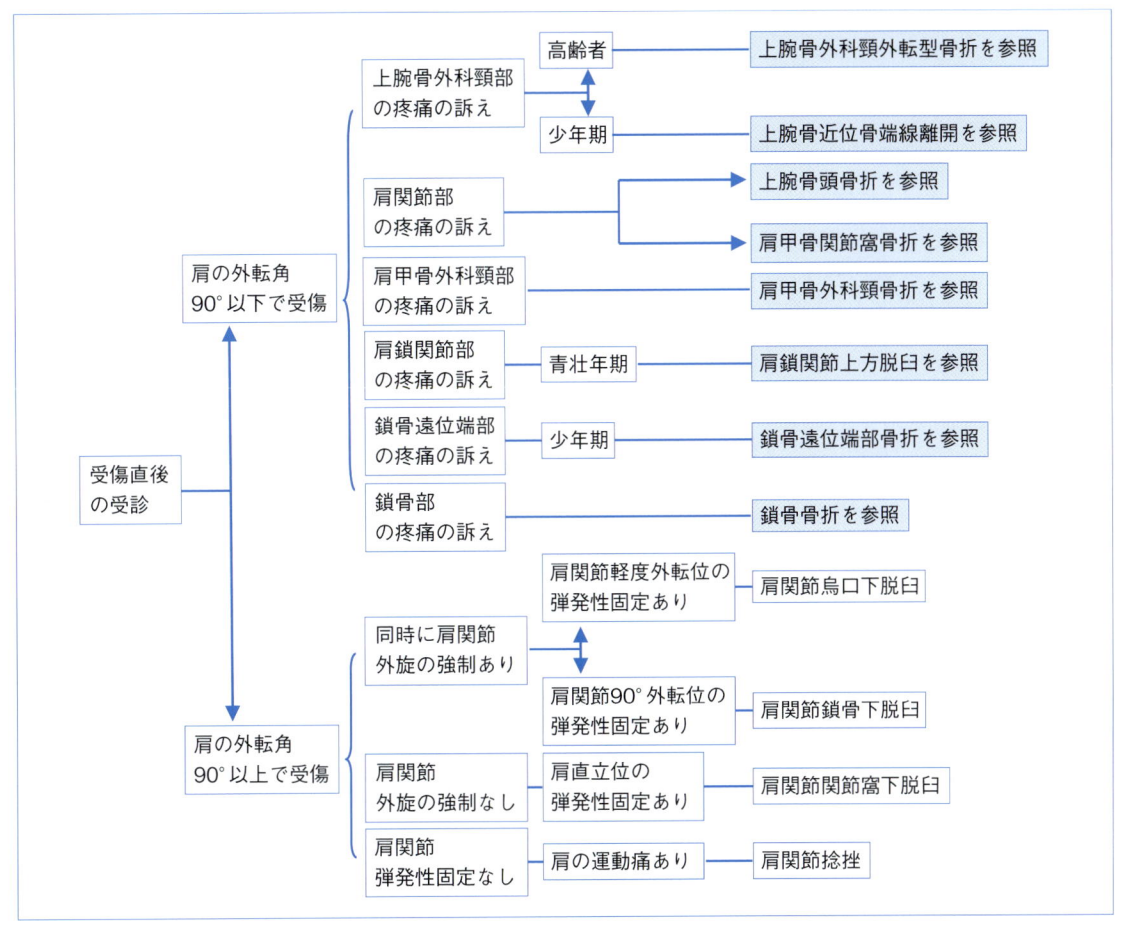

図1-3・14 肩関節外転位で手掌部を衝いて生じた損傷の診察（受傷直後）

B ● 肩部に間接的な外力が加わった場合

　肩部に間接的な外力が加わる場合は介達外力として作用し，多くは転倒により上肢を経由して加わる．このとき手掌部を衝いたのか，肘部を衝いたのか，肘部を衝いた場合には肩関節が外転位だったのか内転位だったのかにより，損傷は特有な形態をとる可能性がある．また，肩部には上肢を捻られて加わる外力もあるが，この場合，重大な損傷は少ないと考えられるので，ここでは除外する．

● **B-1．肩関節外転位で手掌部を衝いて生じた損傷の診察**

　人が手掌部を衝いて転倒する場合，肩関節は外転位をとる．この外転角度は転倒の仕方により様々であり，これに伴う損傷は外転角度の大きさにより特有な形態をとることが知られている．
　この損傷で受傷直後に受診した場合は，**図1-3・14**に示すように受傷時の肩関節外転角度の聴

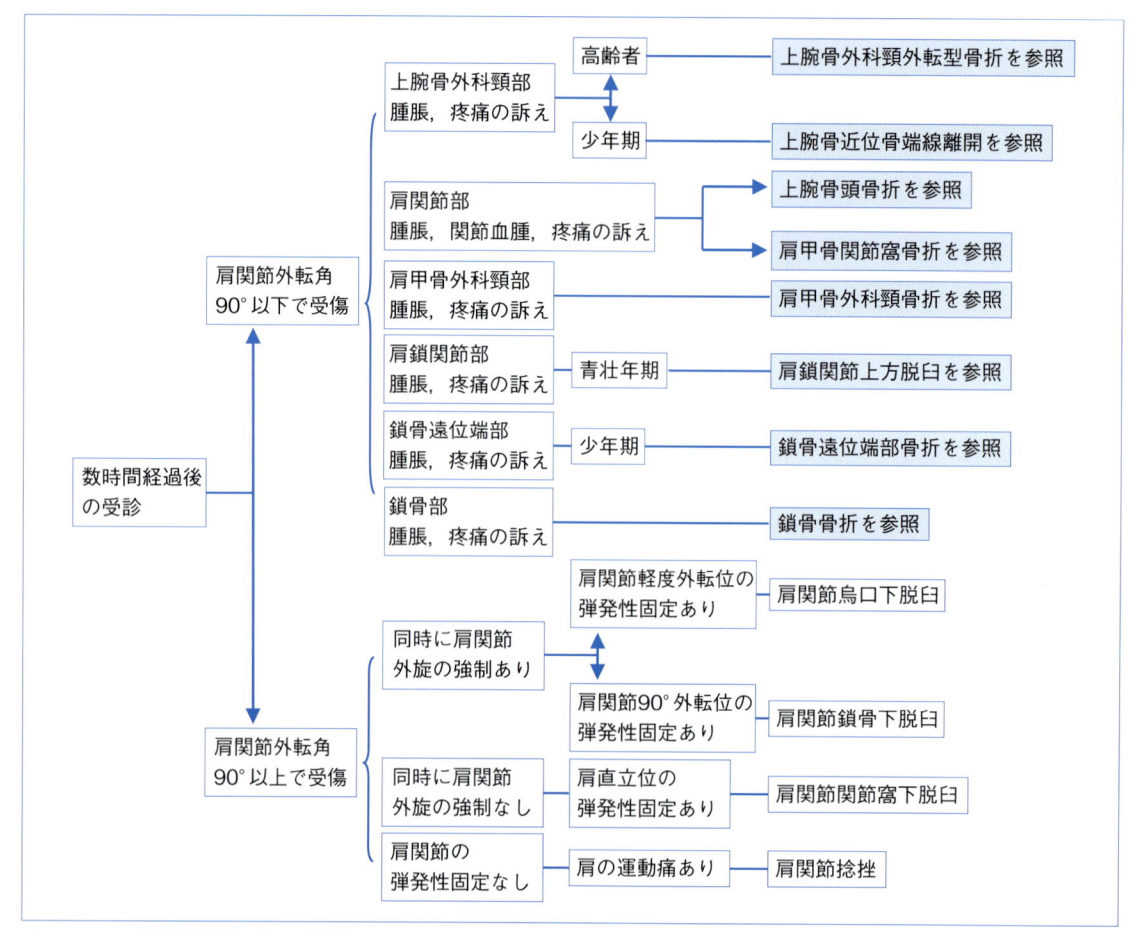

図 1-3・15　肩関節外転位で手掌部を衝いて生じた損傷の診察（受傷後数時間以上経過）

取から始める．続いて疼痛を訴える部位，運動痛，弾発性固定の有無，限局性圧痛の有無などの診察を進める．このとき患者の年齢も考慮しなければならない．

　肩関節外転90°以下での受傷で上腕骨頸部付近に疼痛を訴える場合は，患者が高齢者であれば上腕骨外科頸外転型骨折を，少年期であれば上腕骨近位骨端線離開を疑う．肩関節部に疼痛を訴える場合には上腕骨頭骨折や関節窩骨折を，肩甲骨頸部付近に疼痛を訴える場合は肩甲骨外科頸骨折を疑う．青壮年期で肩鎖関節部の疼痛を訴える場合には肩鎖関節上方脱臼，少年期で鎖骨遠位端部に疼痛を訴える場合は鎖骨遠位端部骨折を疑わなければならない．鎖骨部に疼痛や変形がみられる場合には，年齢とは無関係に鎖骨骨折を念頭におき診察にあたる．

　肩関節が90°を越えての外転や同時に外旋を強制された場合で，肩関節の可動域制限（弾発性固定）がみられる場合には，肩関節前方脱臼や肩関節関節窩下脱臼を疑い，受診時の患肢の肢位を注意深く観察する．

　受傷後，時間が経過した後に受診した場合でも，**図 1-3・15** に示すように受傷時の肩関節外転角度を聴取し，続いて疼痛を訴える部位と同部の腫脹の程度，患者の年齢，運動痛，弾発性固定の有無，限局性圧痛の有無など，受傷直後の受診と同様な手順で診察を進める．

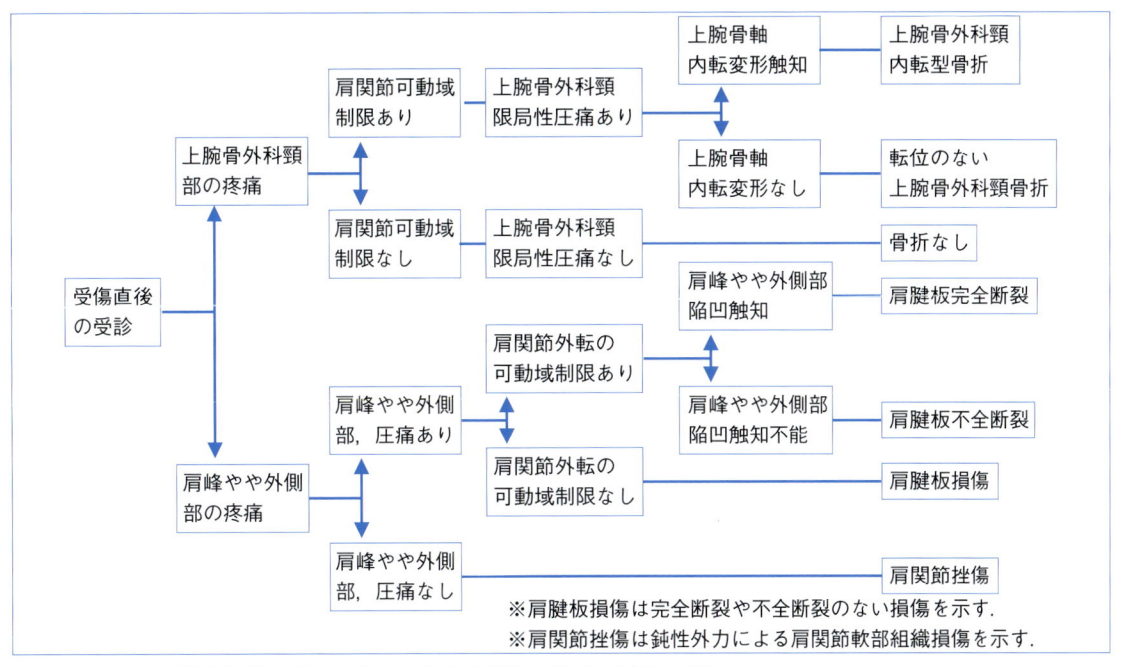

図1-3・16 肩関節内転位で肘部を衝いて生じた損傷の診察（受傷直後）

● B-2. 肩関節内転位で肘部を衝いて生じた損傷の診察

　　肩関節内転位で肘部を衝いて受傷した肩関節部周辺の損傷で，受傷直後に受診した場合は，**図1-3・16**に示すように，疼痛を訴えている部位ごとに分けて診察を進める．
　　上腕骨外科頸部付近に疼痛を訴え，同部に限局性圧痛がある場合には上腕骨外科頸内転型骨折を，肩峰のやや外側に疼痛を訴え，同部に圧痛と肩関節外転の可動域制限がある場合には肩腱板の損傷を念頭におき，患者の年齢なども考慮しながら診察にあたらなければならない．
　　受傷後，時間が経過した後に受診した場合は，**図1-3・17**に示すように疼痛を訴える部位および腫脹の出現した部位により分けて診察を進める．
　　上腕骨外科頸部付近に疼痛を訴え，腫脹がある場合には上腕骨外科頸骨折を，肩峰のやや外側に疼痛を訴え，腫脹が比較的軽度な場合には肩腱板損傷を疑い診察を進める．

● B-3. 肩関節外転位で肘部を衝いて生じた損傷の診察

　　肩関節外転位で肘部を衝いて受傷し受傷直後に受診した場合は，**図1-3・18**に示すように，疼痛を訴えている部位ごとに分けて診察を進める．また，年齢による損傷の相違がみられる場合もあるので，診察にあたっては考慮しなければならない．
　　上腕骨近位部の疼痛で壮年期以降の患者であれば上腕骨外科頸外転型骨折を，少年期であれば上腕骨近位骨端線離開を考慮する．肩関節部の疼痛であれば限局性圧痛のある部位により，上腕骨頭骨折や肩甲骨関節窩骨折を念頭において診察にあたらなければならない．同様に，肩甲骨外科頸部の疼痛では肩甲骨外科頸骨折を，鎖骨遠位端部や肩鎖関節部の疼痛では青壮年期であれば

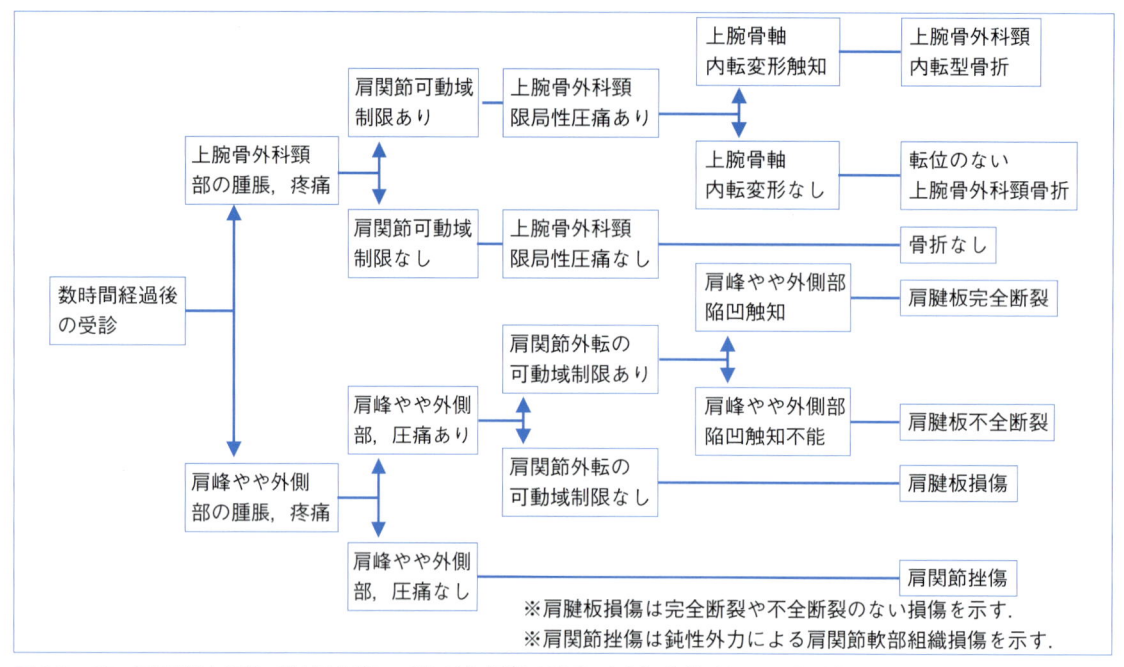

図1-3・17 肩関節内転位で肘部を衝いて生じた損傷の診察（受傷後数時間以上経過）

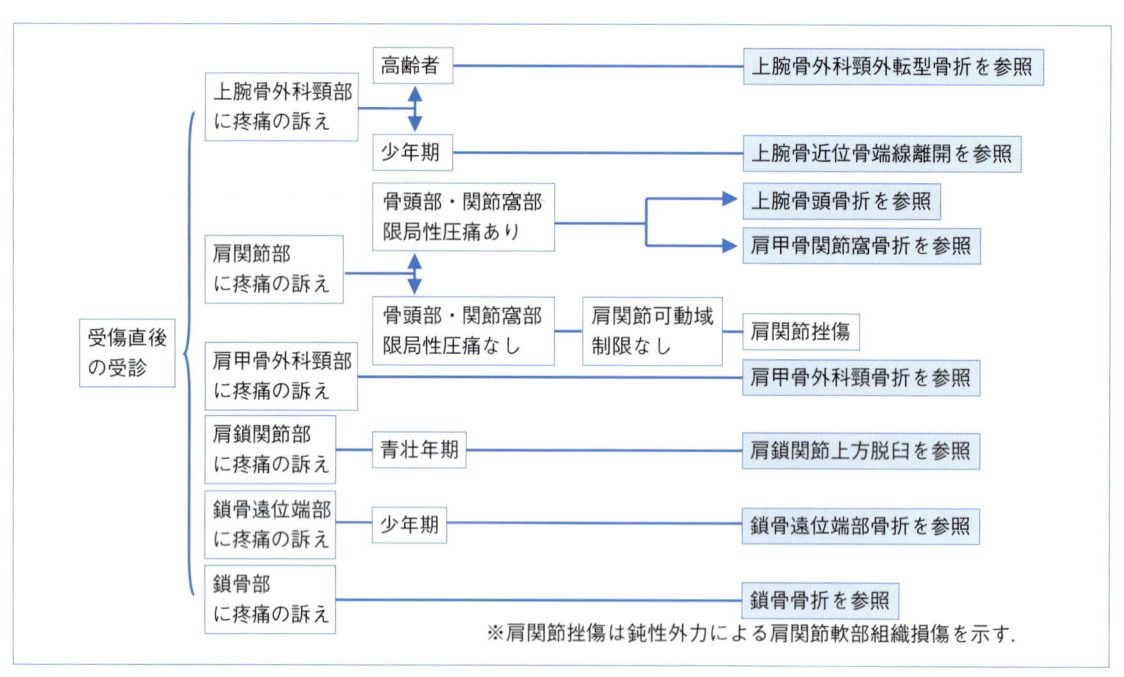

図1-3・18 肩関節外転位で肘部を衝いて生じた損傷の診察（受傷直後）

　肩鎖関節脱臼を，少年期であれば鎖骨遠位端部骨折を疑う．さらに，鎖骨部に疼痛を訴える場合は鎖骨骨折を疑い診察にあたる．

図1-3・19 肩関節外転位で肘部を衝いて生じた損傷の診察（受傷後数時間）

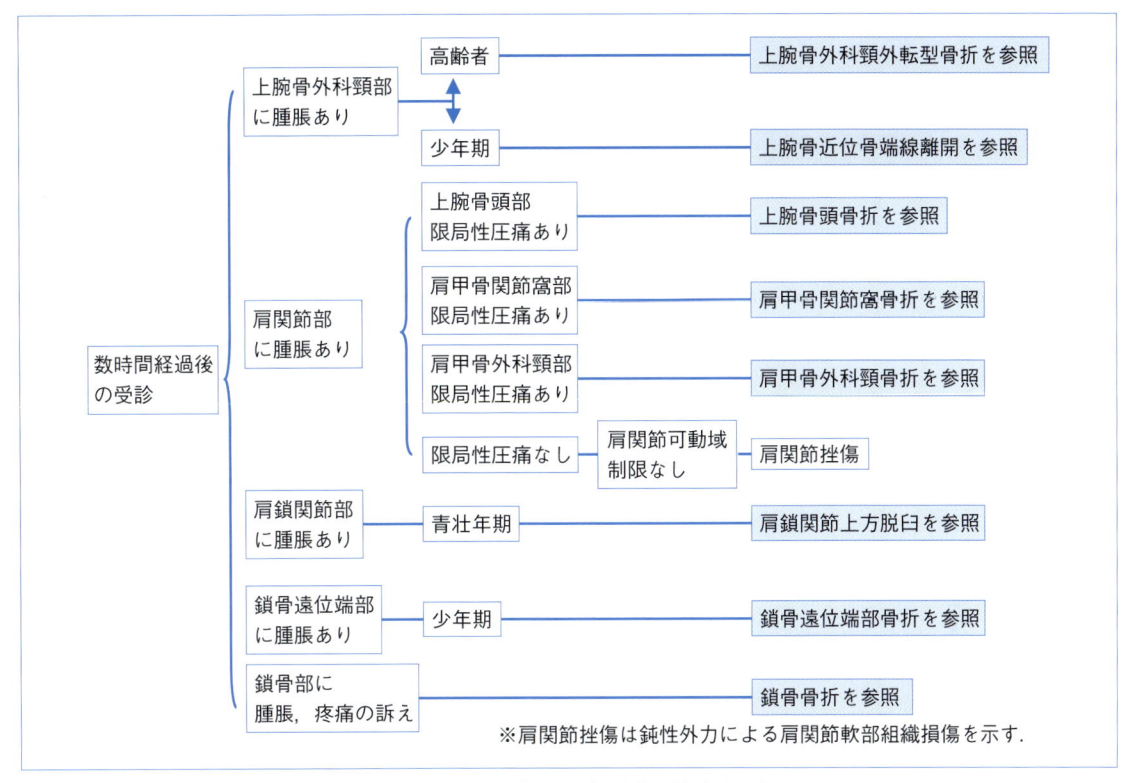

受傷後，時間が経過した後に受診した場合は，**図1-3・19**に示すように疼痛を訴える部位および腫脹の出現した部位により分けて診察を進める．

C ● 明確な原因のない場合

明確な原因がない場合にはスポーツ活動の履歴などが，損傷の原因となっていると考えられる．主訴となる症状の原因と考えられる日常生活の状態について聴取する．一般にスポーツ活動では種目に特有な損傷が起こることが知られているが，患者のスポーツ活動の履歴により，発生する可能性のある損傷を念頭におき診察を進める．スポーツに関連しない損傷では，労働条件などが損傷に影響する場合が多く，これを聴取し主訴となる症状の出現について考察する．

● **C-1．野球を行う患者で明確な原因のない損傷の診察**

野球による肩部の損傷では投球動作で各組織に繰り返し加わるストレスが損傷の原因と考えられる．この患者では**図1-3・20**に示すように肩関節不安定性の有無で分けて診察を進める．

オーバーヘッドパターンの投球動作で疼痛がある患者で，肩関節に下方の不安定性がある場合は腱板疎部損傷，棘上筋腱損傷，動揺性肩関節などを疑い，同時に前後方向にも不安定性がある

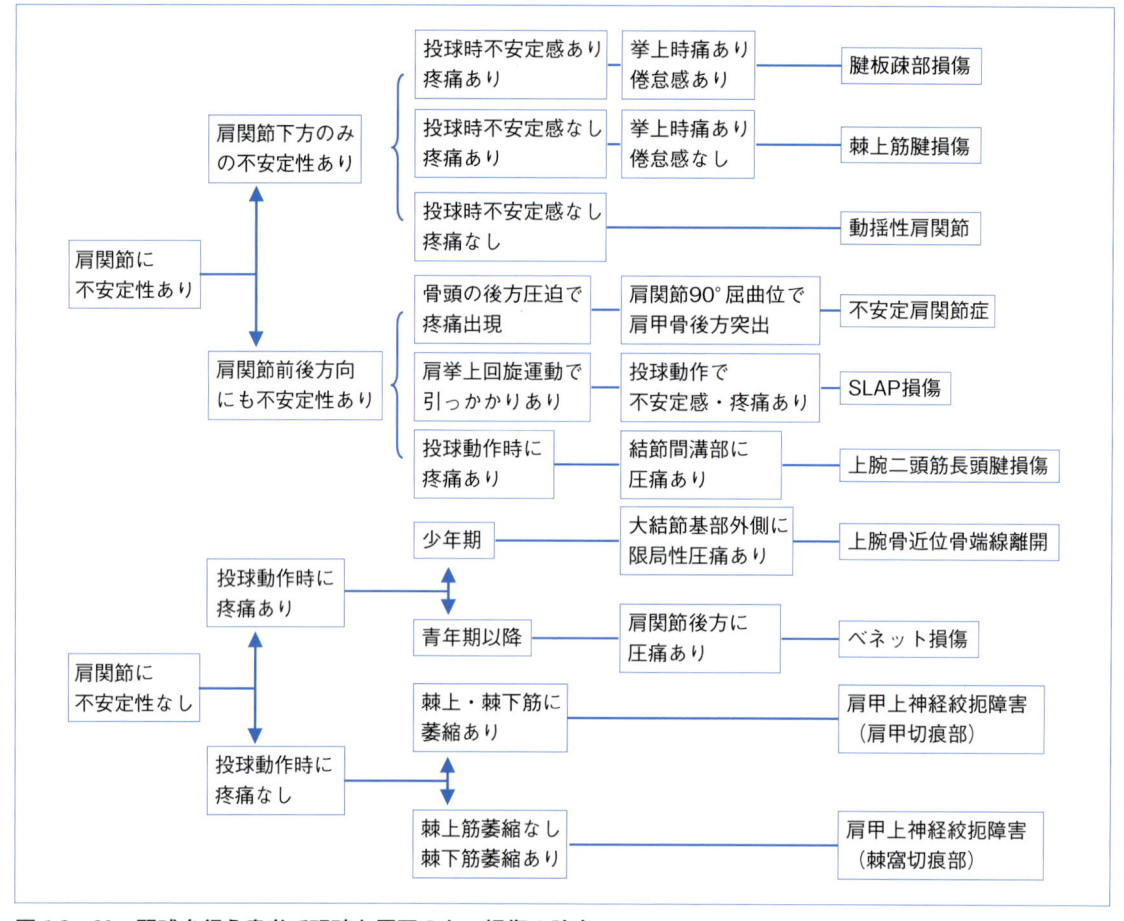

図1-3・20　野球を行う患者で明確な原因のない損傷の診察

場合は不安定肩関節症，SLAP損傷，上腕二頭筋長頭腱損傷などを疑う．不安定性のない患者では投球動作時の疼痛の有無で分けて，少年期で疼痛があれば上腕骨近位骨端線離開を，青年期以降であればベネットBennett損傷を考える．疼痛がない場合には，棘上筋・棘下筋の萎縮状態で肩甲上神経の絞扼障害を疑う．

● C-2. バレーボールを行う患者で明確な原因のない損傷の診察

バレーボールでのオーバーヘッドパターンの動作はスパイクやオーバーヘッドでのサーブ，ジャンピングサーブでみられる．とくにスパイクは投球動作と似た動作であるが，大きく異なる点は動いているボールに対する動作であることとボールの重さが格段に重いことである．すなわち，投球動作の加速acceleration期にその運動が急激に停止するばかりでなく，その後，急激に筋収縮のパターンが求心性収縮から遠心性収縮に変わることに特徴がある．この損傷でも**図1-3・21**に示すように肩関節不安定性の有無で分けて診察を進める．

肩関節に下方の不安定性がある場合はスパイク動作での不安定感や疼痛の有無を指標として肩腱板疎部損傷，肩腱板損傷，肩峰下滑液包炎，動揺性肩関節などを疑う．同時に前後方向にも不

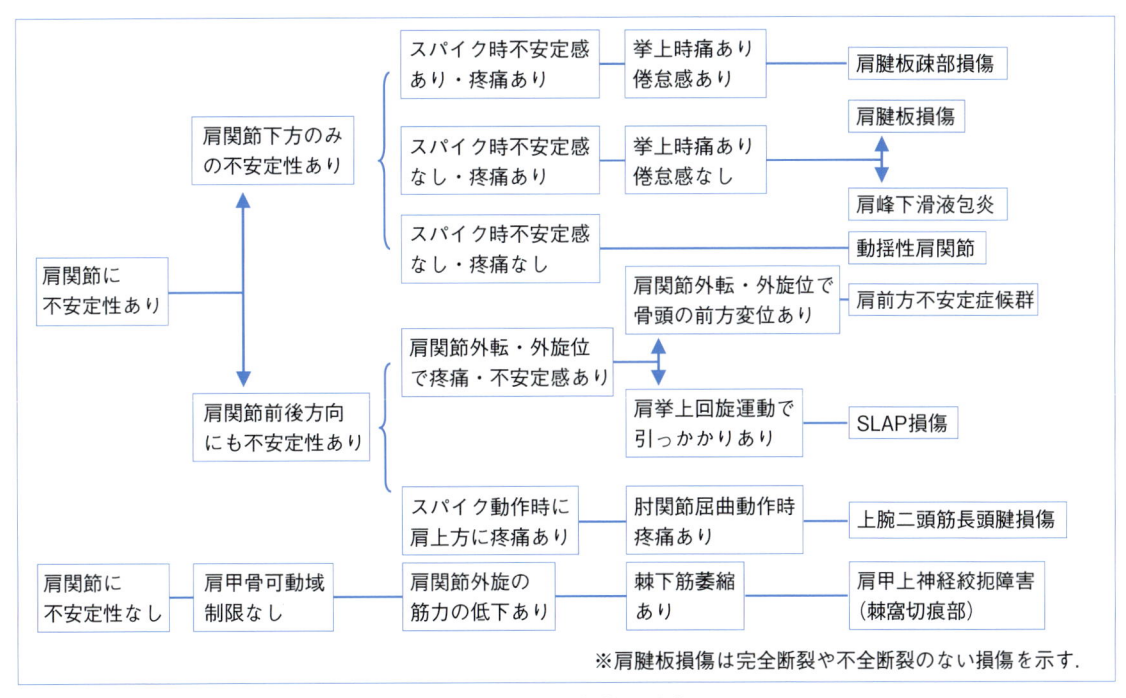

図 1-3・21 バレーボールを行う患者で明確な原因のない損傷の診察

安定性がある場合は肩前方不安定症候群，SLAP 損傷，上腕二頭筋長頭腱損傷などを疑う．不安定性のない患者では肩甲上神経の絞扼障害を疑う．

● C-3. テニスを行う患者で明確な原因のない損傷の診察

テニスでのオーバーヘッドパターンの動作はサーブやスマッシュのときにみられる．この損傷では図 1-3・22 に示すように肩部周囲の筋萎縮の有無に分けて診察を進める．続いてインピンジメント徴候や肩関節の不安定性の有無を指標にして判断する．

筋萎縮がみられずインピンジメント徴候がみられる場合は，SLAP 損傷，肩腱板損傷，上腕二頭筋長頭腱損傷，肩峰下滑液包炎などを疑う．インピンジメント徴候がないときは動揺性肩関節，ベネット損傷を念頭におき診察にあたる．

筋萎縮がある場合は萎縮の部位などを指標に，肩部外側の筋萎縮や感覚異常を訴える場合には腋窩神経損傷を，棘上・棘下筋の萎縮や肩部の疲労感を訴える場合は肩甲上神経の損傷を疑う．

● C-4. 水泳を行う患者で明確な原因のない損傷の診察

水泳を行う人にみられる肩部の障害はオーバーヘッドパターンの動作が主要動作となるバタフライとフリースタイルに多い．

この損傷の患者は図 1-3・23 に示すように肩部周囲違和感，夜間痛，肩関節不安定性を指標にして診察を進める．不安定性がありインピンジメント徴候がみられる場合は肩腱板損傷を，不安定性がなくインピンジメント徴候がみられない場合は上腕二頭筋長頭腱損傷を疑う．

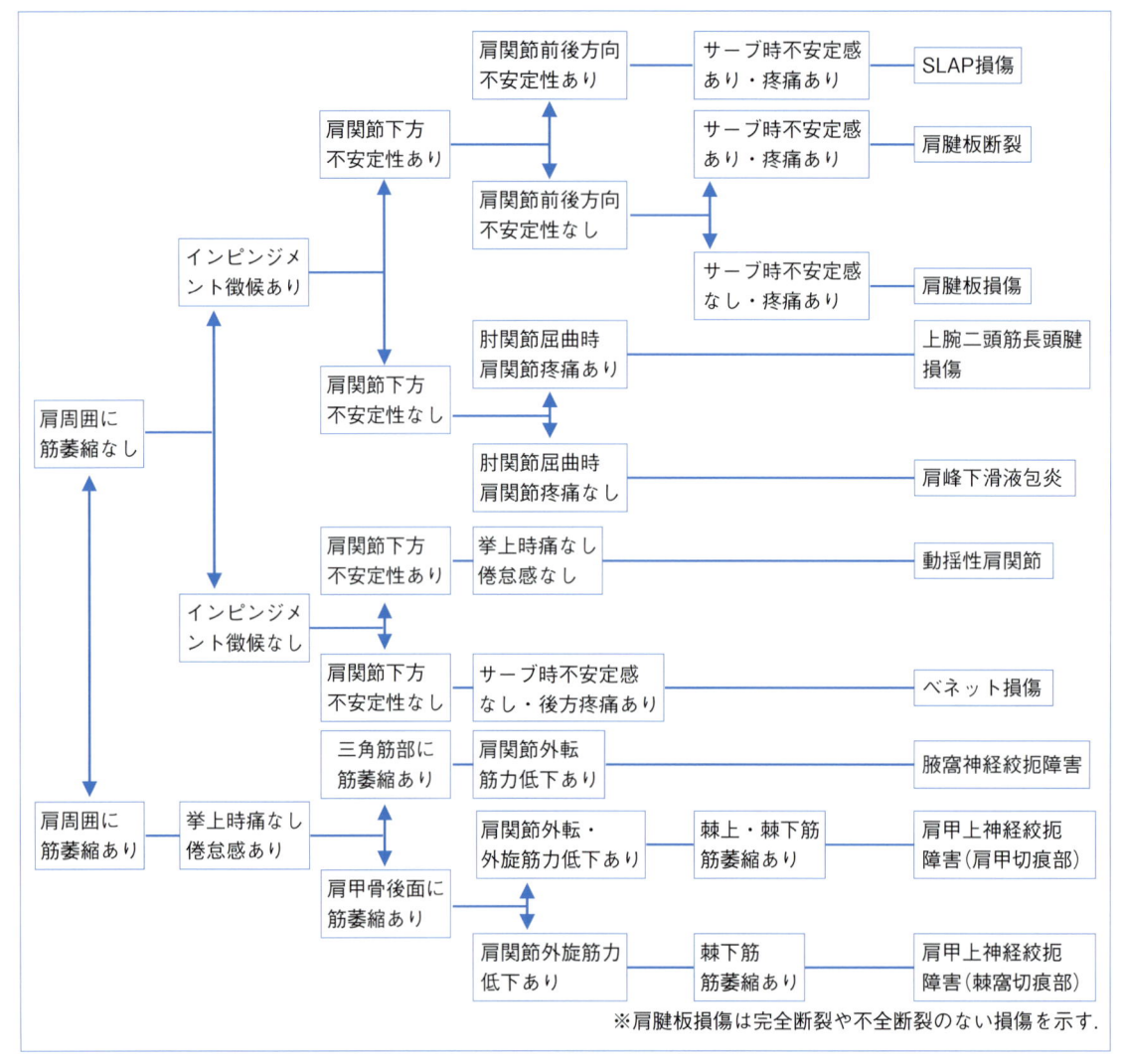

図 1-3・22　テニスを行う患者で明確な原因のない損傷の診察

● C-5. 体操競技を行う患者で明確な原因のない損傷の診察

　　体操競技の選手にみられる肩関節部付近の損傷では競技の性格上，急性損傷による肩関節脱臼，肩鎖関節脱臼，上腕二頭筋長頭腱断裂などがみられる．明確な原因のない損傷では，とくに吊り輪競技でSLAP損傷を認めることが多く，診察にあたっては野球による損傷のSLAP損傷の項（図1-3・20参照）を参考に診察にあたることが重要である．

● C-6. 重量物を取り扱う患者で明確な原因のない損傷の診察

　　重量物を取り扱う労働者の損傷では図1-3・24に示すように，夜間痛を伴う肩関節挙上時痛や肩関節挙上制限を訴える患者では肩腱板損傷，腱板断裂を念頭におき診察にあたる．また，結節間溝部に疼痛を訴える，あるいは，上腕二頭筋の筋力低下を訴える患者はその程度によって，上

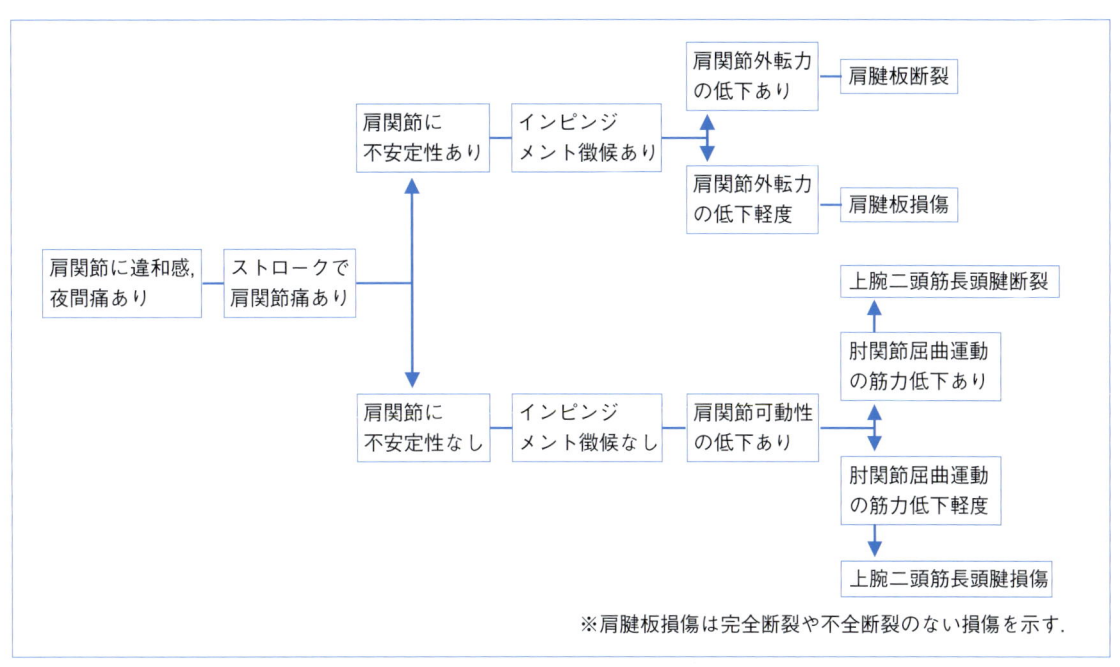

図1-3・23　水泳を行う患者で明確な原因のない損傷の診察

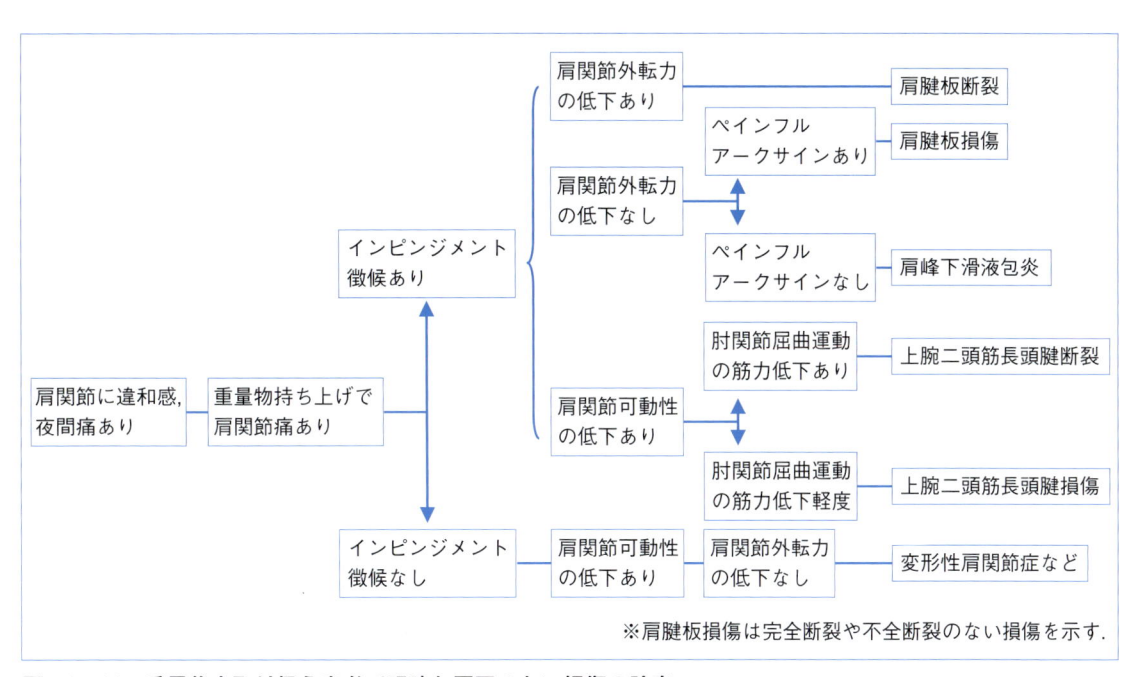

図1-3・24　重量物を取り扱う患者で明確な原因のない損傷の診察

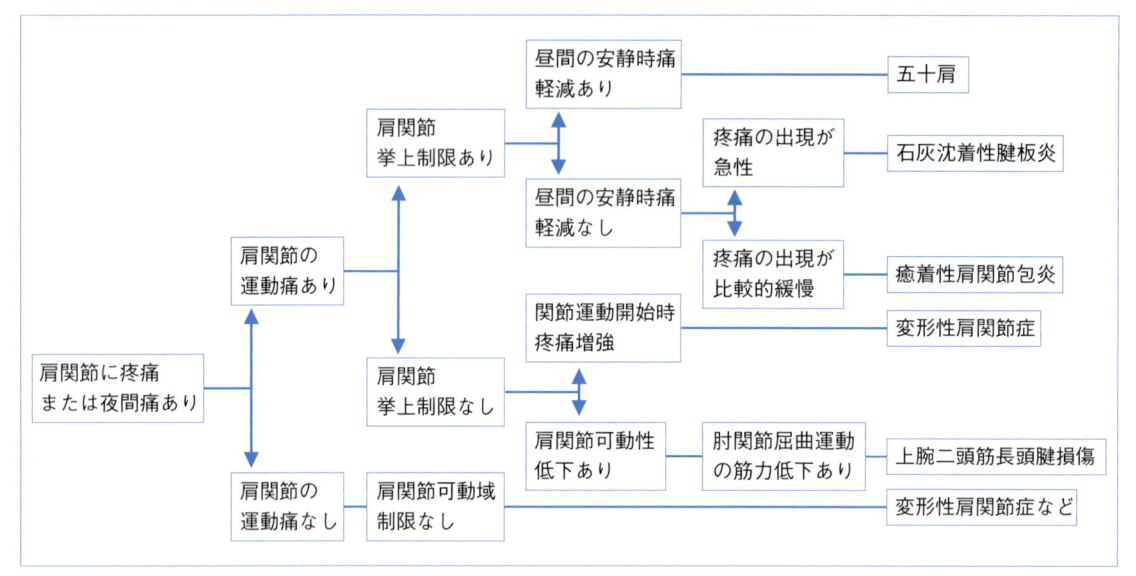

図 1-3・25 重量物を取り扱わない患者の原因が明確でない損傷の診察

腕二頭筋長頭腱損傷や上腕二頭筋長頭腱断裂を念頭におき診察する．

● C-7．重量物を取り扱わない患者で明確な原因のない損傷の診察

図 1-3・25 に示すように特殊な作業に従事しない人で，疼痛または夜間痛を伴う肩関節挙上時痛や肩関節挙上制限を訴える患者では肩関節周囲炎，肩峰下滑液包炎，石灰沈着性腱板炎を念頭におき診察にあたる．また，結節間溝部に疼痛を訴える患者では上腕二頭筋長頭腱炎を念頭におき診察する．疼痛の発生が比較的緩慢な場合には肩関節包炎，変形性肩関節症，変形性肩鎖関節症などを考慮する．

患者に明確な原因の訴えがない場合で肩関節後方から上腕近位部内側に漠然とした疼痛を訴える場合には，心筋梗塞などの心臓疾患の前駆症状である場合がみられるので十分な注意が必要である．

D ◉ 整形外科における診断の実状

整形外科では損傷や疾患で患部の外観の観察や患肢の機能検査などの臨床所見に加え，様々な画像診断機器を用いて診断が行われる．

● D-1．骨折の診断

整形外科における骨折の診断は一般に単純 X 線像によってなされる．骨折部が 1 ヵ所のいわゆる単数骨折で，骨折部が容易に発見でき，かつ 2 方向撮影で骨片転位の方向が確定可能なものではここで診断が終了する．しかし，骨折の発見が容易でないものや骨片の数が多く転位の方向

が複雑な損傷ではX線CT像による診断を実施する．また，肩甲骨頸部骨折や上腕骨近位部骨折でニアー Neer の 4part 骨折などのようにさらに複雑な転位や骨折線の走行を示す損傷では3次元CT像による診断に移行する．

一方，骨折にいたらない骨挫傷ではMRI像による診断が威力を発揮する．

D-2. 脱臼の診断

肩関節脱臼は単純X線撮影による画像で診断できる．しかし，整復後のバンカート Bankart 損傷ではMRI像による診断が必須であり，また，MRI造影写真による診断も行われる．その後にみられるヒル・サックス Hill-Sachs 損傷ではMRI像やCT像による診断が必須である．また，骨性バンカート損傷では3次元CT像による骨片の確認が行われる．これらの診断により，その後の反復性脱臼防止のための関節内視鏡による損傷関節唇の縫合など適切な治療が可能となる．

D-3. 肩腱板損傷の診断

肩腱板損傷では様々な徒手的検査手技による診察に続いて，単純X線像での骨頭肩峰間距離の測定や関節造影による腱板損傷の発見，超音波画像による損傷部の特定，MRI像による損傷程度の判定，さらには関節内視鏡による損傷形態の観察および必要な手術手技の適用によって損傷部の特定ばかりでなく形態や程度にあわせた治療の選択も行う．

D-4. 骨端成長軟骨板損傷の診断

少年期にみられるリトルリーガーズショルダー little leaguer's shoulder の診断には単純X線像による離開の存在の発見のほかにMRI像による診断が行われる．

D-5. 筋損傷の診断

直達外力による筋損傷や介達外力による腱断裂の損傷には徒手的検査による診察とともに，超音波画像による断裂部の特定や血腫形成の有無の診断，MRI像では損傷程度の確定が可能となる．

第Ⅱ章

各論・上肢

骨　折
脱　臼
軟部組織損傷

1 骨　折

A ● 鎖骨骨折（中央・遠位1/3境界部骨折）

■ 症例の提示
　　（1）受傷時の外観（成人の完全骨折：図2-1A・1）．
　　（2）受傷時のX線像（小児の骨折：図2-1A・2，不全骨折：図2-1A・3）．

■ 柔道整復施術適応の判定
　1）応急手当の段階での判定
　a）施術の実施についてとくに慎重な判断が求められるもの
　　（1）開放性骨折または損傷部付近に創傷があり出血のあるもの（応急手当として創の洗浄や滅菌ガーゼなどによる止血などの処置を行う場合を除く）．
　　（2）骨片が皮下に突出するなど，整復操作により皮膚損傷の危険があり開放性骨折に移行する可能性があるもの．
　　（3）高血圧症などの疾患があり整復操作で生命に危険がおよぶ可能性があるもの．
　　（4）粉砕骨折などが考えられ安定した整復位を得にくいことが予想されるもの．
　　（5）外来治療では再転位が防止できず骨癒合不全や変形治癒が予想されるもの．
　　（6）体力や体調から考え厳重な外固定に耐えられないと予想されるもの．

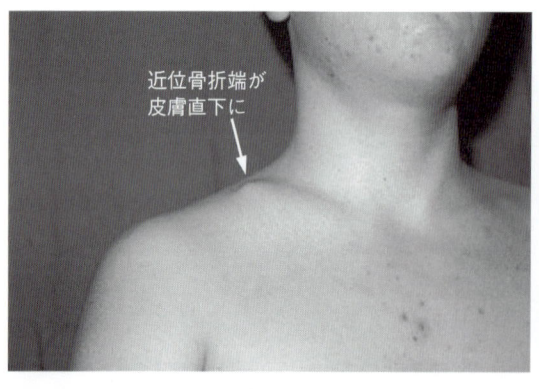

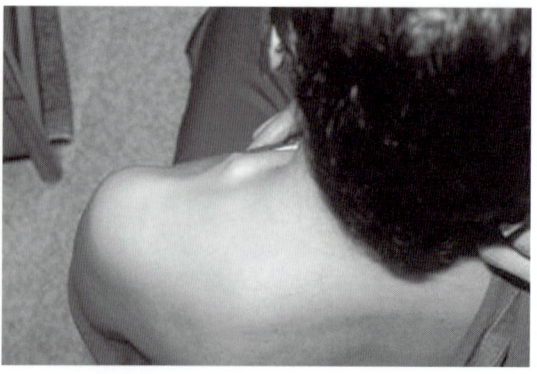

a.　　　　　　　　　　　　　　　b.
図2-1A・1　受傷時の外観（成人の完全骨折）

図2-1A・2　受傷時のX線像（小児の骨折）

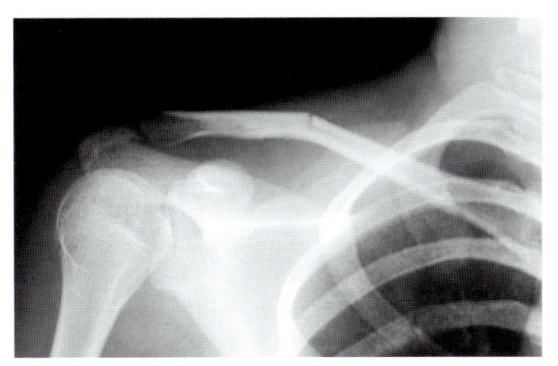

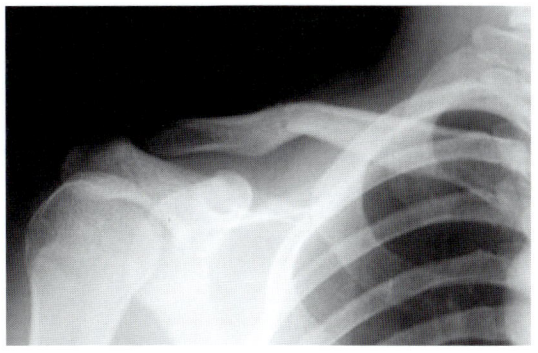

図2-1A・3　受傷時のX線像（不全骨折）

　　　（7）徒手整復に不安を訴えるもの．
　　　（8）早期職場復帰などの希望があり保存療法では患者の希望に応えられないもの．
　　　（9）その他．
　　　　　　［●遠位端部骨折で骨癒合不全の可能性が高いもの．］
　　b）施術を実施してもよいと考えられるもの
　　　（1）医科への転送あるいは医科での受診を前提とし，患部の安静を目的に簡易な固定や提肘などを行うもの．
　　　（2）ただちに整復，固定することが患者に有利だと考えられるもの．
　　　（3）保存療法のリスクを十分説明し，患者が理解したうえで，なお施術を希望するもの．
　　　（4）転位が軽度で整復後の骨折部安定性が確保できると予想されるもの．
　　　（5）医師から施術を指示されたもの．
　2）後療を継続する段階での判定
　　a）施術の適応がないもの
　　　施術に医師の同意が得られないもの．
　　b）施術の適応があるもの
　　　（1）固定継続などの後療法実施に医師の同意が得られ患者が強く希望するもの．
　　　（2）医師から関節拘縮改善などに関する施術を指示されたもの．

■損傷の診察
　1）全身状態の観察および問診
　　a）患者の姿勢をみる
　　　患肢を健側の手で保持し，頭部を患側に傾け，胸椎の後彎傾向を強くしている．
　　b）全身状態を観察する
　　　受傷機序がハイエネルギー high energy の場合（バイク事故，高所からの落下など）は頭部損傷，頸部損傷（腕神経叢損傷を含む），胸部損傷，疼痛による血管迷走神経反射性失神（いわゆる脳貧血）など，様々な損傷や障害の可能性を念頭におき診察を進める．また，小児では虐待も考慮に入れる．

c）主訴を聴取する

骨折部の疼痛と，それによる肩関節の機能障害が主になる．

d）原因を聴取する

転倒して肩部を強打するのが一般的である．

e）既往歴などを聴取する

総論を参照．

2）患部の観察

a）診察環境を整える

総論を参照．

b）損傷部にみられる典型的な所見

1．完全骨折で定型的転位を呈する場合

（1）患部の変形は主に近位骨折端の突出による．第三骨片を有し骨片が直立していると皮下に鋭利な骨片が観察できる．

（2）患側の肩幅，肩の高さが健側と異なる．患側の肩幅が減少し，肩の位置が低くなる．

（3）疼痛のため患肢の機能障害は明らかである．このため疼痛を和らげる肢位で来院することが多い（胸鎖乳突筋を弛緩させる：頭部を患側に傾け，顔は健側を向く）．

（4）動揺痛が著明なため，体位変換や歩容は緩慢である．

> ●軋轢音や異常可動性といった固有症状は患者自身が感じることが多いので自覚症状の有無として施術録に記載するとよい．変形が著明であれば，診察の段階であえてそれらを再現する必要はない．

2．小児の場合（主に上方凸変形を呈する）

受傷機序や痛みの部位などの訴えが曖昧なことが多いので，上肢全体の注意深い診察が必要になる．上腕骨近位端部や遠位端部の骨折，肘内障，前腕骨近位端部や遠位端部の骨折など，比較的発生頻度の高い損傷を念頭におき診察する．

（1）患部の変形がみられれば判断は容易であるが，健側と比較しながら触診することで確認できる症例もある．

（2）肘内障でも上肢全体を使用しないことがある．保護者に患児の両脇を把持させた状態で抱きかかえさせ，痛がる様子があれば鎖骨骨折の疑いを強める．

> **MEMO** 遠位端部骨折と上方脱臼の比較
> 肩鎖関節に近い部位での骨折では，ピアノキー症状（反跳現象）も存在し，鑑別に難渋する．詳細はp.209からの肩鎖関節脱臼の項を参照．

3．成人の不全骨折

骨折部が皮膚直下に位置するため，転位がなくても判断は比較的容易である．

（1）患部の腫脹，限局性圧痛がみられる．

（2）鎖骨のレリーフが目立たない患者は，健側と比較しながら診察を進める．

（3）不全骨折でも転位のある症例と同じように，疼痛のため機能障害は明らかなことが多い．

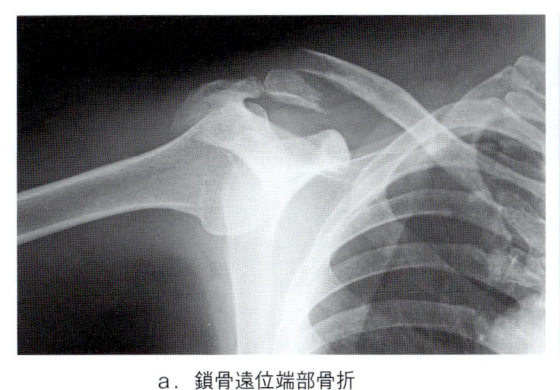

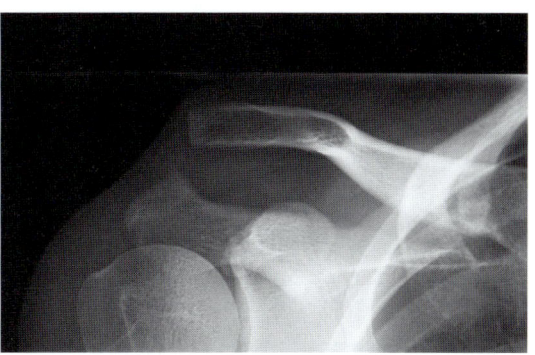

a．鎖骨遠位端部骨折　　　　　　　　　　b．肩鎖関節上方脱臼

図 2-1A・4　鑑別を要する損傷

c）鑑別を要する損傷との鑑別の要点

1．鎖骨遠位端部骨折（**図 2-1A・4a**）

（1）限局性圧痛のみられる部位が鎖骨遠位端部である．

（2）烏口鎖骨靱帯断裂を伴うものではピアノキー症状に類似した症状がみられる．

2．肩鎖関節脱臼（**図 2-1A・4b**）

（1）肩鎖関節部の変形の有無で鑑別する．

（2）肩鎖関節部に圧痛がある．

[●肩鎖関節脱臼と鎖骨遠位端部骨折の鑑別は p.211 を参照．]

d）合併症の有無

（1）鎖骨下動脈損傷の有無を橈骨動脈の拍動で評価する．

（2）腕神経叢損傷の有無を上肢の感覚異常および手指の運動で評価する．

3）治療法の提示

　12 〜 13 歳までの骨折は転位があっても骨癒合が良好でリモデリングが起こりやすく，保存療法が適用されることが多い．

　成人以降でも転位のない，または転位が軽度な場合は，保存療法で骨癒合が良好なことが多い．転位が大きい場合は，整復位を保持することが困難なことから観血療法を勧める場合や，偽関節形成を考慮し，変形治癒を容認して保存療法を行う場合がある．神経損傷や血管損傷を合併している場合，開放性骨折や皮膚を突き破りそうな場合などは観血療法が行われることが多い．女性の場合は，整容的な配慮が必要となる．観血療法の髄内釘は偽関節になりづらく，抜釘後の脆弱化がないとされている．プレート plate 固定は回旋に対する固定性がよく，早期の復帰を必要とするスポーツ選手などで選択される．

　遠位端部骨折で，烏口鎖骨靱帯断裂を合併する場合などは肩鎖関節を通過するキルシュナー Kirschner 鋼線（K-ワイヤー）での固定やスクリュー screw 固定などが行われる．

a.　　　　　　　　　　　b.　　　　　　　　　　　c.

d.　　　　　　　　　　　e.　　　　　　　図2-1A・5　坐位整復法

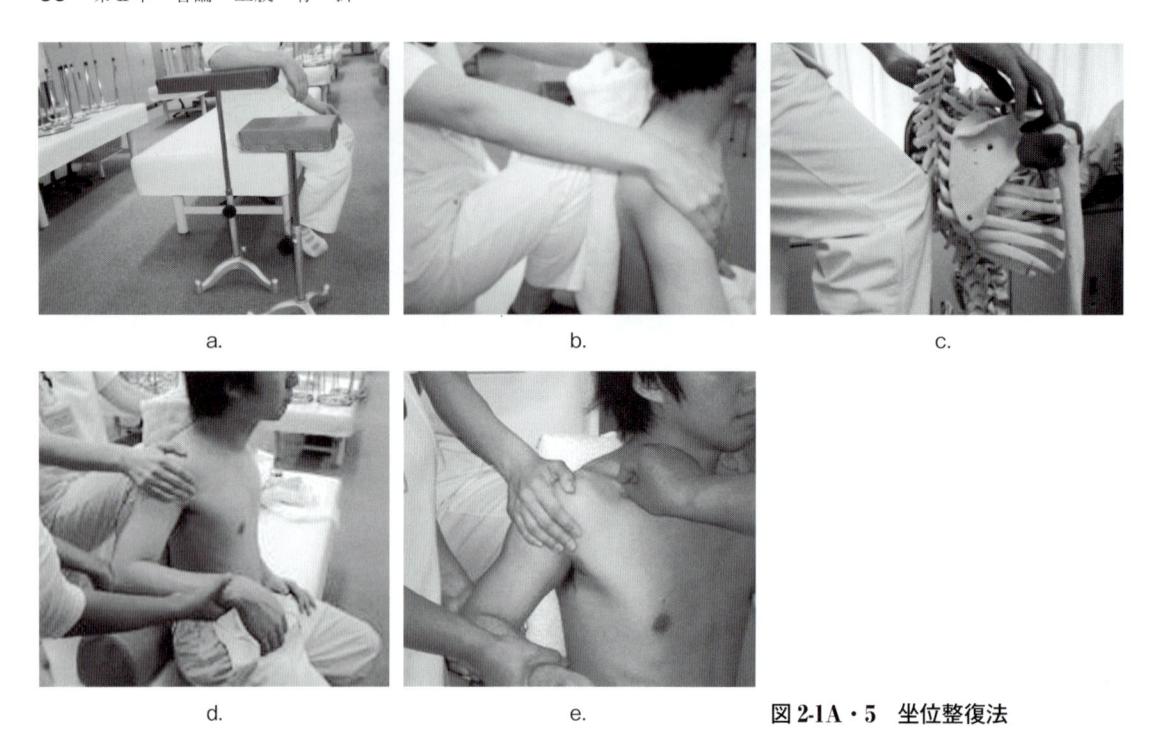

■整　復

医科に転送するための応急手当では疼痛のコントロールを主目的にした固定を行う．

1）坐位整復法

❶患者を診察台または椅子に端坐位とする（**図2-1A・5a**）．患肢は肘関節屈曲位で上肢台にのせ，上肢の重量を十分に除去する．患者の頭部を患側に傾け，筋の緊張を緩める．

❷第1助手に患者の後方に位置し，膝頭をタオルなどで保護した脊柱部にあてさせる（**図2-1A・5b，c**）．両肩部の上前面から，あるいは両腋窩部に手を入れて両肩部を後外方へ引き，短縮転位を取らせる．この際，肩甲骨の内転を妨げないように第7胸椎付近に膝頭から下腿近位端部が全体的にあたるようにする．適切な位置にあたらないときは台などで調整する．

❸第2助手には，患側に位置し，患肢の上腕部および前腕部を把持して上腕骨軸を上外方に持ち上げ（肩甲骨の挙上と内転），下方に転位している遠位骨片を近位骨片に近づけさせる（**図2-1A・5d**）．

❹術者は，患者の前方に位置し，両手で両骨折端部を把持する．第2助手の操作時に遠位骨片を近位骨片に適合させる（**図2-1A・5e**）．

［●図2-1A・5eは鎖骨がみえるように術者の片手のみとした．］

2）臥位整復法（鎖骨整復台使用）

❶診察台と同じ高さにした鎖骨整復台に，患者を背部が診察台から十分出る位置で寝かせる（**図2-1A・6a，b**）．

❷患者に頭部を患側に傾け，両肩関節を外転・外旋させ，力を抜き，後方に自然伸展し，体全

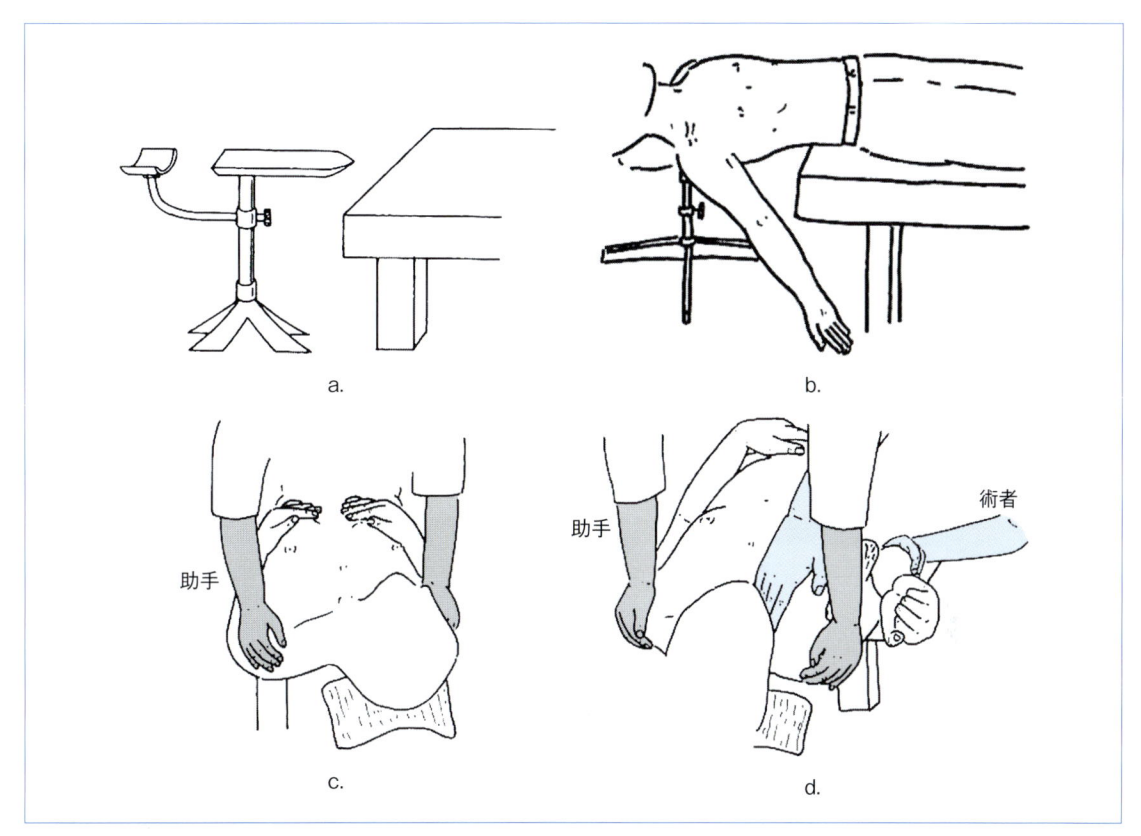

図 2-1A・6　臥位整復法（鎖骨整復台使用）

体の力を抜くように指示する（このとき両肩関節がバランスよく外転・外旋・伸展するように注意する）（図 2-1A・6b）．
❸しばらくこの状態にしておくと，筋の緊張が緩み整復される．
❹整復不十分な場合は患側腋窩に枕子を入れ，患者の両肩関節を軽度外転・内旋・伸展位で両手部を両側腹部に位置させる．この位置で助手に患者の前方からバランスよく両肩部を後外方に圧迫させ短縮転位を取る（図 2-1A・6c）．
❺術者は一方の手で患側上肢を外旋し，上腕部を内転するとともに上方に突き上げ，肩甲骨を上方に移動させる．このとき，他方の手で近位骨折端を下方に圧迫し，近位骨片と遠位骨片とを適合させ整復する（図 2-1A・6d）．次いで徐々に上腕部を内旋軽度外転位にし固定に移る．

> ●鎖骨整復台を使用した場合，整復肢位のまま固定に移れる利点がある（患者の体位を変えることで起こる再転位を防止できる）．

3）臥位整復法(診察台の上での整復)
❶診察台の上で，患者の肩甲間部に円柱状の枕などをあて，背臥位とする（図 2-1A・7a）．
❷上肢は患部の状態に応じ，診察台上ないし診察台よりやや低い椅子の上におくか，助手に保持させる．しばらくこの状態にしておくと筋の緊張が緩み整復される．

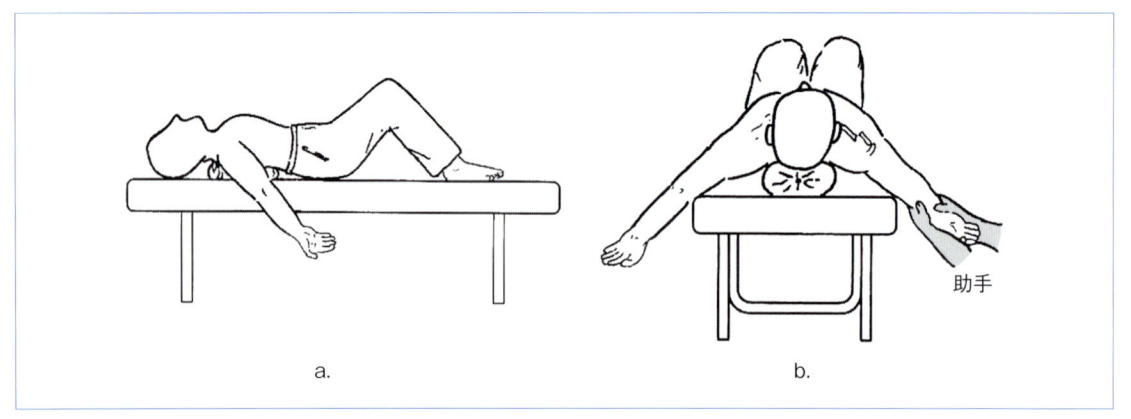

図 2-1A・7　臥位整復法（診察台の上での整復）

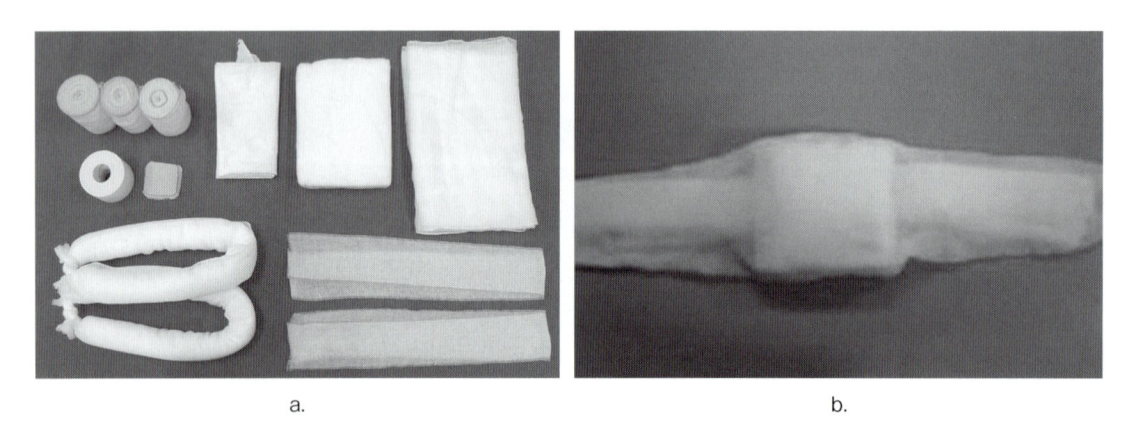

図 2-1A・8　固定材料

❸整復不十分な場合は助手に患側上肢を後上方に牽引させ（図 2-1A・7b），術者は頭側から手指で両骨折端部を把持し整復する．

[●両肩部を後上方に引いた姿勢を保ったまま体を起こし固定する．]

■固　定

　固定には，三角巾，背側8字帯，リング，鎖骨バンド，デゾー包帯，ギプス，そしてこれらを複合して用いる様々な固定法に加え，厚紙や綿花を用いた局所副子が用いられる．医科への転送時には，疼痛の軽減や二次的損傷の予防はもとより，医科におけるスムーズな診察への移行を主目的に選択すべきである．

1）固定材料（図 2-1A・8a）

　局所副子，絆創膏，リング，綿花，巻軸包帯など．

　リング作製時に，左右の腋窩部にあたる位置に綿花を部分的に加えることがある（図 2-1A・8b）．これには，胸郭拡大した肢位の保持や，腋窩部を締めつけすぎないようにするねらいがある．リングの代わりに鎖骨バンドを用いることもある．

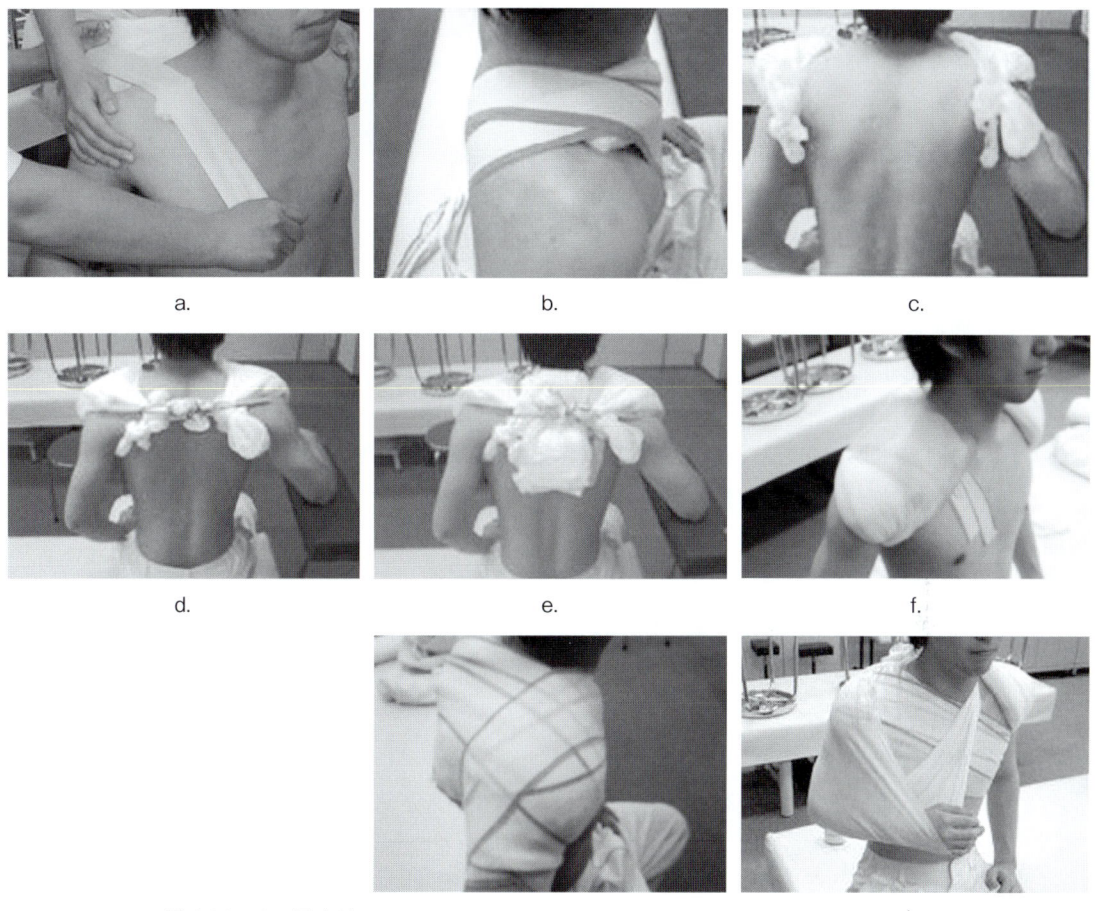

A ● 鎖骨骨折(中央・遠位1/3境界部骨折)

図2-1A・9 固定法

2）固定法

❶整復後ただちに近位骨折端に綿花枕子をあて，絆創膏を貼付する．この際，絆創膏は事前に適切な長さに切ったうえで，両端を持ち下方に圧迫しながら貼付する（**図2-1A・9a, b**）．

❷両腋窩部に長方形の枕子をあて両肩部にリングをかけ，胸郭拡大を保持しリングを縛る．結び目が背中にあたらないように綿花などの緩衝材を入れる（**図2-1A・9c, d, e**）．

❸湿布をあて，麦穂帯を実施する（**図2-1A・9f, g**）．

❹胸郭拡大を保持し三角巾で提肘する（**図2-1A・9h**）．

> **MEMO**
> リング固定が緩んだら背部に枕子を足し胸郭拡大を維持する．

■整復・固定後の確認

1）全身状態の確認
総論を参照.

2）整復後の確認
（1）整復直後に鎖骨のレリーフを触診し変形の消失を確認する.
（2）手指の運動障害および感覚障害の有無を確認し，整復に伴う神経損傷が発生していないことを確認する.

3）固定後の確認
（1）固定作業中に患者が「骨がずれた感じがした」など訴える場合があるが，この場合は整復位が保持できていないことが多い.
（2）固定による二次的な痛み（腋窩部，背部，上腕部，肘頭部など）を確認する.
（3）腋窩神経損傷や手指部の血流障害の有無を確認する.

■固定期間

1）固定期間の決定要件
年齢，性別，骨折の程度，第三骨片の有無，合併損傷の有無などを加味して判断するが，最終的には経過によって変化する.

2）固定期間

a）小児の場合
約3週でリング，体幹包帯固定を除去し，背側8字帯と三角巾を実施する. 4週で三角巾を除去し背側8字帯のみとする. 5〜6週ですべての固定を除去する.

b）成人の場合
約4週でリングと包帯固定を除去し，背側8字帯と三角巾を実施する. 5〜6週で三角巾を除去し背側8字帯のみとする. 8〜9週ですべての固定を除去する.

■後療法

1）固　定

a）固定の継続
（1）胸郭拡大の維持と患側の上肢の重みがかからないように包帯交換する.
（2）絆創膏を使用する場合は，皮膚の状態に十分注意する.
（3）胸郭拡大の維持による腋窩部の皮膚変化，上肢の浮腫には十分注意する.

【患肢を保持する上肢台】
（1）診察台での端坐位，椅子での坐位で患側上肢をのせて，骨折部に上肢の重みのかからない安定した上肢台を用意する（**図 2-1A・10**）.
（2）体幹が側屈しないように上肢をのせる（**図 2-1A・11**）.

b）再転位

1．再転位の評価
（1）鎖骨の長さを健側と比較しながら評価する.
（2）鎖骨の形状を健側と比較しながら評価する.

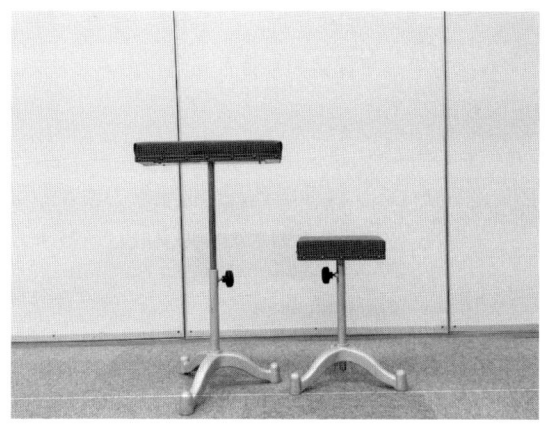

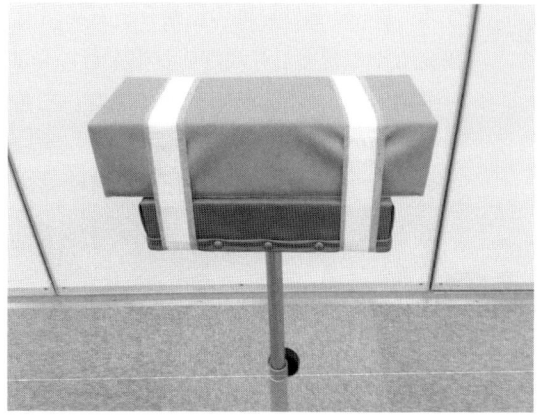

図 2-1A・10 上肢台の選択
a. 市販のもので十分な高さがあるもの． b. 一般的な上肢台に角枕をのせ固定したもの．

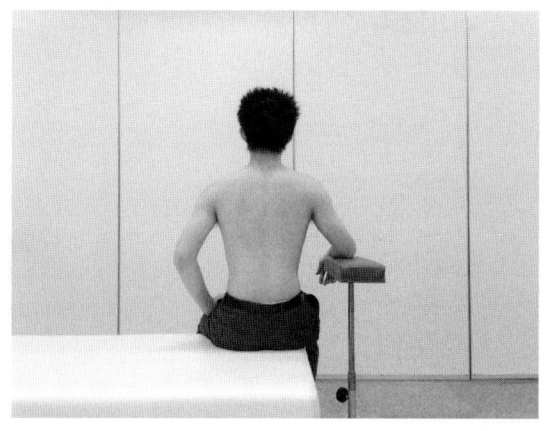

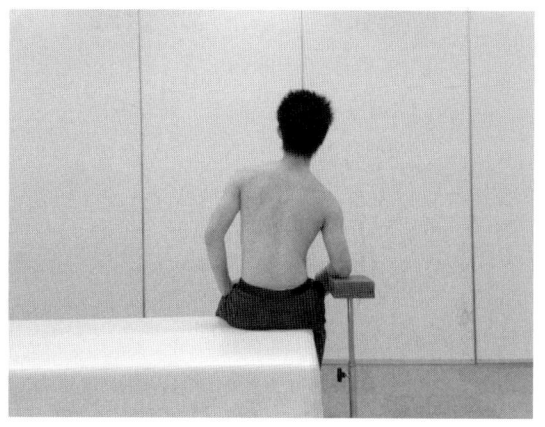

a. よい例　　　　　　　　　　　b. 悪い例（上肢をのせるが体幹が側屈する）
図 2-1A・11 上肢台使用例

（3）第三骨片を有する場合は，皮膚損傷の可能性に配慮しながら評価する．
（4）患者が「骨がずれた感じがした」など異常を訴える場合もある．

2．再整復の必要性
成人例で上方凸あるいは前方凸変形がみられる場合は，胸郭拡大の程度，局所副子の大きさやあてる部位の変更，局所副子を固定する絆創膏の再実施などで調節する．

c）固定の変更
1．固定肢位の変更
胸郭拡大（肩甲骨内転）の程度は，2～3週以降徐々に小さくしていく．

2．固定範囲の変更
成人の場合，受傷後2週までは骨折部の安定と疼痛のコントロールを主目的とした固定を実施

する．2～4週は脊椎の運動を一定範囲内で許す目的で胸郭の固定を少し緩める．また，肘部の固定もやや緩くし等尺性筋収縮を行いやすくする．約4週で背側8字帯と三角巾のみとする．5～6週で上肢の運動が安定してきたら三角巾を除去する．

d）固定の除去

8～9週で骨癒合の進行に伴い背側8字帯固定を除去する．屈曲や外転の徒手筋力検査が4以上あることを目安とする．固定をすべて外すことによる不安感を訴えるようであれば継続する．

2）異常経過

a）考えられる異常経過

局所の疼痛が継続する場合，2週経過しても骨折部に異常可動性や軋轢音が存在する場合，経過中に二次的神経障害が疑われる場合，固定による皮膚損傷（褥瘡）や強い循環障害が発生した場合など．

b）転　医

とくに女性で再転位により整容的問題が予測される場合や，第三骨片が皮膚を突き破りそうな場合などで考慮する．

異常が出現した場合，あるいは改善しない場合などは医科に転送する．異常が出現しなくても定期的に医科での診察を受けるのが理想である．

3）物理療法，手技療法，運動療法

a）物理療法

1．冷湿布

1週を目安として実施する．

2．温罨法

1週後を目安として開始するが，患部の炎症が軽減していることを確認して実施する．

b）手技療法

1．軽擦法

炎症がある期間は骨折部を避け，固定外の後頭部から頸部に，また包帯交換時に手指部，手部，前腕部，肘部，上腕部，背部などに実施する．

2．揉捏法，強擦法，圧迫法，伸長法など

同一姿勢の継続による異常な筋緊張などを緩和させる目的で骨折部に影響のない範囲で開始する（僧帽筋，菱形筋，広背筋，大胸筋など）．

c）運動療法

1．患部以外の運動

（1）不全骨折では翌日から，転位のあるものは数日後から開始させる．

（2）健側を含め固定から外れている部位の運動は早期に開始させる．

2．患部を含めた運動

患者を坐位あるいは背臥位として行わせる．一般に骨折部が安定するまでは坐位で行わせることが多い（背臥位では体位変換時に，再転位が起こりやすいため）．

（1）2週頃から包帯交換時に肩甲骨挙上の介助運動を開始する．

（2）3週頃から包帯交換時の肩関節介助運動を開始する．
（3）3～4週で管理下での輪転器運動や壁押し運動を開始する．
（4）約4週で肩関節外転の自動運動可動域が90°前後になることを目標とする．
（5）その後は積極的に肩関節の可動域訓練を進めていく．

[●医科との連携により運動内容の指示を得て実施することが肝要である．]

4）後療法の適否の判定

a）固定肢位，範囲が適切かどうかの判定
患者が疼痛や上肢のシビレ感を訴える場合，骨折部に凸変形がみられる場合，上肢の循環障害が出現した場合などは不適切と評価し改善する．

b）物理療法，手技療法，運動療法が適切かどうかの判定
患者の自覚症状（疼痛など），骨折部や関節部に疼痛などの炎症症状が再度出現したり，増強したりした場合などは不適切と評価し改善する．

■治癒の判定
X線評価，肩関節可動域や徒手筋力検査，下肢や体幹との協調運動の安定化などを総合的に評価し判断する．可能な限り医師の診断を仰ぐことが望ましい．

■注意事項
（1）解剖学的な整復位の保持は困難なことが多く，最終的に変形が目立つ可能性があることを説明し理解してもらう．
（2）肩甲骨内転・挙上位にする（胸を張る）ことの意味を理解し協力してもらう（近位骨片と遠位骨片を平行に保持し肩峰部が下がることによる上方凸変形などを予防する目的がある）．
（3）患者の体質，生活環境に適した固定法を選択する．
（4）患者が自覚する軋轢音は2週頃まで続く場合があることを説明する．
（5）成人において上方凸変形が改善しない場合は固定法などを再考する．
（6）仮骨形成の進行による遅発性の神経障害も起こり得るので注意する．

■指導管理
（1）固定によると考えられる手部のシビレ，腋窩部や肘部の疼痛など，軽度の不具合や不安でも訴えるよう指導する．
（2）固定時の下着の着用は，季節や体調，個人差を加味して指導する．また，腹巻きの使用など習慣は変えないよう指導する．
（3）日常生活において胸を張ることを心がけさせることや，肘部が前方に押されないよう指導する（とくに就寝時や椅子着座時など）．なお，この指導は2～3週までとする．

■予　後
（1）骨癒合は比較的良好である．転位を残したままの骨癒合は整容上問題を残すことがあり女性の場合注意が必要となる．肩関節機能は良好なことが多い．
（2）長期間固定したものでは，関節拘縮，筋萎縮などの改善に日数を要する．
（3）ごくまれに偽関節を形成するものがある．
（4）小児では旺盛な自家矯正力が期待でき，多くは形態的，機能的な問題は残さない．

74　第Ⅱ章　各論・上肢—骨　折

■ 全体のプログラム（小児の場合）

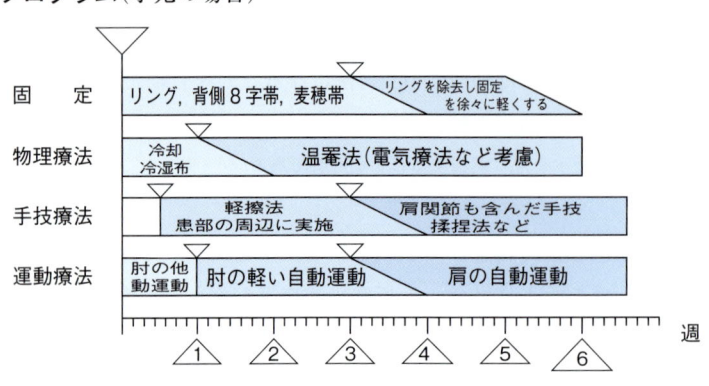

固　定	リング，背側8字帯，麦穂帯 → リングを除去し固定を徐々に軽くする
物理療法	冷却・冷湿布 → 温罨法（電気療法など考慮）
手技療法	軽擦法 患部の周辺に実施 → 肩関節も含んだ手技 揉捏法など
運動療法	肘の他動運動 → 肘の軽い自動運動 → 肩の自動運動

週：1　2　3　4　5　6

注）斜線については，療法終了の"おおよその週"を示した．

B ● 上腕骨外科頸骨折

● B-1．外転型骨折

高齢者に発生することが多い骨折である．

■ 症例の提示

1）典型的症例

(1) 受傷時の外観(**図 2-1B・1**)

(2) 受傷時のX線像(**図 2-1B・2**)

2）その他の注意すべき症例

上腕骨頭骨折，上腕骨解剖頸骨折，上腕骨大結節骨折を合併したもの．

骨折線は外科頸のみならず，骨頭や解剖頸にいたる場合もあり，診察に注意を要する．

■ 柔道整復施術適応の判定

1）応急手当の段階での判定

a）施術の実施についてとくに慎重な判断が求められるもの

(1) 開放性骨折または損傷部付近に創傷があり出血のあるもの(応急手当として創の洗浄や滅菌ガーゼなどによる止血などの処置を行う場合を除く)．

(2) 高血圧症などの疾患があり整復操作で生命に危険がおよぶ可能性があるもの．

(3) 腋窩神経・腋窩動脈などの損傷を合併しているもの．

(4) 高度な転位などで整復後に骨折部の安定が得にくいことが予想されるもの．

(5) 外来治療では再転位が防止できず骨癒合不全が予想されるもの．

(6) 早期職場復帰などの希望があり保存療法では患者の希望に応えられないもの．

(7) 徒手整復に不安を訴えるもの．

(8) 高齢者で厳重な外固定に耐えられないと予想されるもの．

(9) その他．

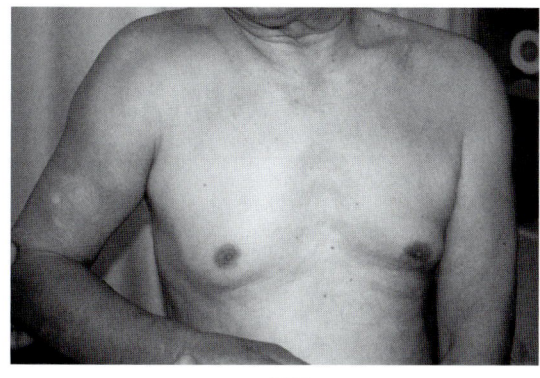

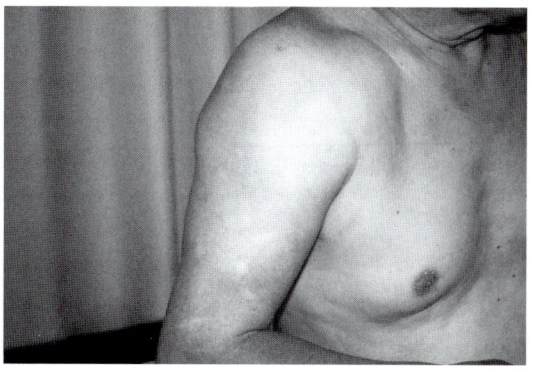

a．正面　　　　　　　　　　　　b．側面

図 2-1B・1　受傷時の外観

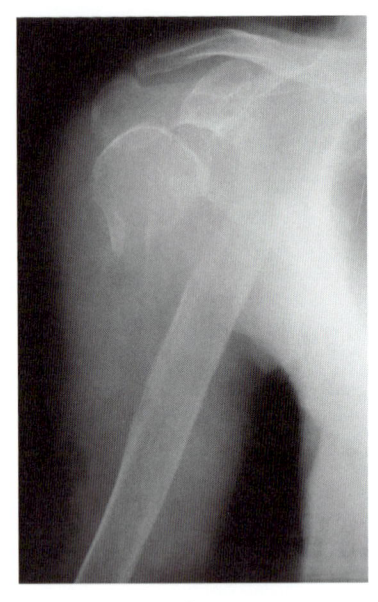

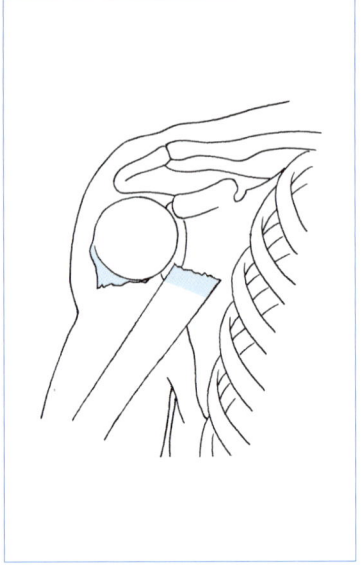

a.　　　　　　　　　b.　　　　　　　図2-1B・2　受傷時のX線像

　　b）施術を実施してもよいと考えられるもの
　　　（1）医科への転送あるいは医科での受診を前提とし，患肢の安静を目的に簡易な固定や提肘などを行うもの．
　　　（2）ただちに整復，固定することが患者に有利だと考えられるもの．
　　　　　［●腋窩神経損傷，腋窩動脈損傷などが発生した場合はただちに医科に転送する．］
　　　（3）変形治癒などのリスクを十分説明し，患者が理解したうえで，なお施術を希望するもの．
　　　（4）転位が軽度で整復後の骨折部安定性が確保できると予想されるもの．
　　　（5）医師から施術を指示されたもの．
　2）**後療を継続する段階での判定**
　　a）施術の適応がないもの
　　　施術に医師の同意が得られないもの．
　　b）施術の適応があるもの
　　　（1）固定継続などの後療法実施に医師の同意が得られ患者が強く希望するもの．
　　　（2）医師から関節拘縮改善などに関する施術を指示されたもの．
■損傷の診察
　1）**全身状態の観察および問診**
　　a）患者の姿勢をみる
　　　患肢の動揺を防ぐ目的で上腕部を胸壁に密着させ，上肢全体の重さを軽減させるため患肢を健側の手で保持している．
　　b）全身状態を観察する
　　　総論を参照．

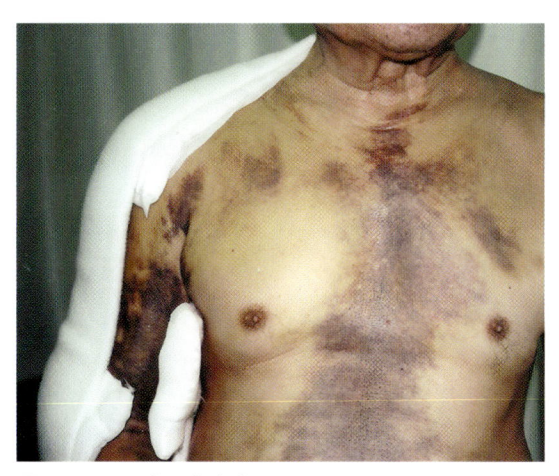

図 2-1B・3　皮下出血斑

表 2-1B・1　外転型骨折と肩関節前方脱臼の鑑別

	外転型骨折	肩関節前方脱臼
1. 三角筋部	骨折血腫による腫脹著明	三角筋膨隆消失
2. 骨頭の位置	肩峰下に触知	骨頭の位置異常（肩峰下空虚）
3. 関節運動	ある程度保たれる	弾発性固定

c）主訴を聴取する

　骨折部の疼痛，肩関節の機能障害を訴える．

d）原因を聴取する

（1）肩関節外転位で肘部または手掌部を衝いて転倒した際に発生する．また，直接肩部を衝いて転倒し三角筋部を強打して発生する場合もある．

（2）肩関節内転位での受傷では内転型骨折を考慮する．

e）既往歴などを聴取する

（1）高齢者では骨粗鬆症により外力の大きさと損傷程度が比例しない場合があり，注意が必要である（比較的小さな外力によって骨折を起こす場合がある）．

（2）高血圧症，糖尿病，心臓疾患など加療中の疾患があり，全身状態の急変が予想されるものは，転医が必要となる場合がある．

2）患部の観察

a）診察環境を整える

　総論を参照．

b）損傷部にみられる典型的な所見

（1）上腕遠位部が外転し外科頸部に前内方凸の隆起がみられる．

（2）上腕近位部の腫脹著明（肩関節血腫を伴う場合もある），経時的に上腕部内側から肘部，胸部にかけて広範囲に皮下出血斑が出現する（図 2-1B・3）．

（3）肩関節の可動域が制限される．

（4）骨折部の限局性圧痛が著明にみられる．

（5）肘関節屈曲位で軸圧痛を認める．

c）鑑別を要する損傷との鑑別の要点

　外転型骨折と肩関節前方脱臼の鑑別（表 2-1B・1）．

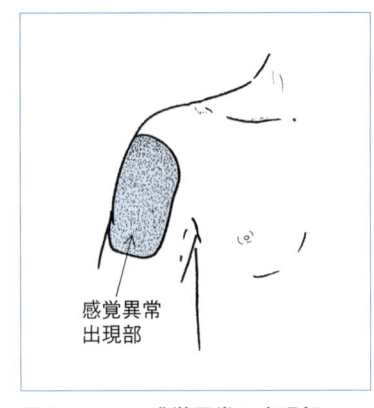

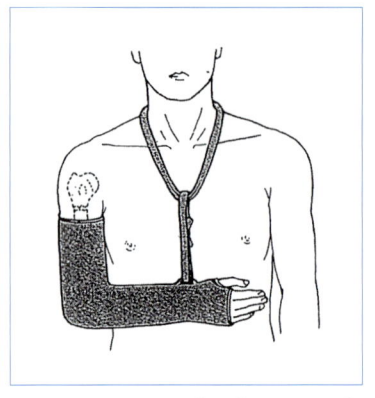

図2-1B・4　感覚異常の出現部　　図2-1B・5　ハンギングキャスト法

d）合併症の有無
　（1）腋窩動脈損傷の有無を橈骨動脈の拍動で評価する．
　（2）腋窩神経損傷の有無を神経分布領域（三角筋部）の感覚異常で評価する（図2-1B・4）．
3）治療法の提示
　保存療法か観血療法かの決定は骨折部の状態，患者の全身状態，年齢，職業，患者の希望などを考慮する．
a）保存療法
　（1）徒手整復と外固定．
　（2）ハンギングキャスト hanging cast 法（図2-1B・5）．
b）観血療法
　（1）観血療法の適用にあたってはニアーの分類などが利用される．
　（2）スクリュー固定，キルシュナー鋼線固定，エンダーピン ender pin 固定，プレート固定，人工関節置換術など．

■整　復
1）整復前の注意事項
　整復を行うにあたっては転位の状況，循環障害や神経障害，その他の合併症の有無に十分に配慮して行わなければならない．
2）整復法
❶患者を背臥位とし，腋窩に握り拳よりやや大きめの枕子を挿入し，第1助手に三角巾または帯などで上内方に牽引・固定させる（図2-1B・6a）．
❷第2助手には肘関節90°屈曲位で上腕遠位部および前腕遠位部を把持させ，術者は両手で遠位骨折端部を把持する（図2-1B・6b）．
❸第2助手に遠位方向へ牽引させながら徐々に上腕部を外転させ，短縮転位を取り，両骨折端を離開させる（図2-1B・6c）．
❹第2助手に牽引を緩めずに遠位骨片を内転させ，同時に術者は両手で遠位骨折端部を外方へ引き出し，内方転位を取る（図2-1B・6d）．

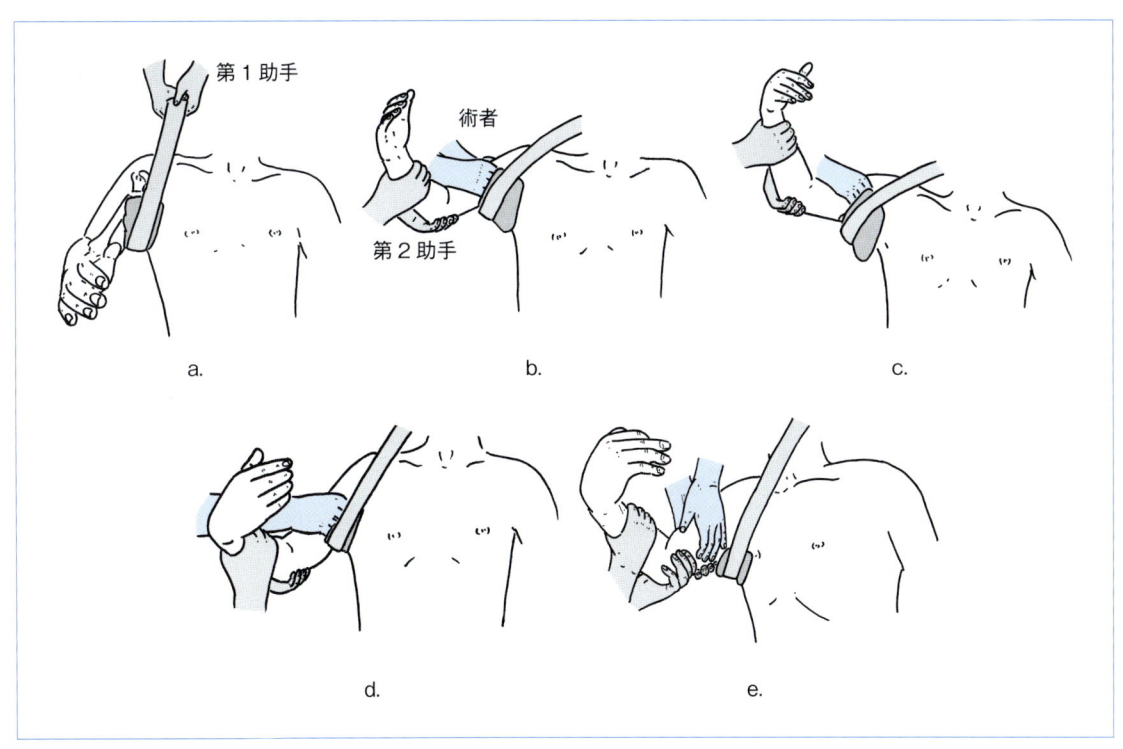

図2-1B・6　整復法

❺第2助手に牽引を持続し，遠位骨片を前方挙上させると同時に，術者は小指球で遠位骨折端部を前方から直圧し前方転位を整復する（**図 2-1B・6e**）．

3）整復後のX線像（**図 2-1B・7**）

固　定

1）固定材料

　　金属副子，スダレ副子，綿花枕子，巻軸包帯など（**図 2-1B・8**）．

2）固定肢位

　　肩関節約30°（可能な限り内転する）外転・30〜40°水平屈曲位，肘関節90°屈曲位，前腕回内回外中間位．

3）固定範囲

　　肩関節部を含め手MP関節部手前まで．

4）固定法

❶腋窩枕子を挿入，外側遠位に綿花枕子をあて，内外側からスダレ副子で固定する（**図 2-1B・9a**）．

❷骨折部前面に綿花枕子をあて，スダレ副子で前後側から固定する（**図 2-1B・9b**）．

❸金属副子を肩関節部から手MP関節部手前まであてる（**図 2-1B・9c**）．

❹固定材料とともに患肢を包帯で巻く（**図 2-1B・9d**）．

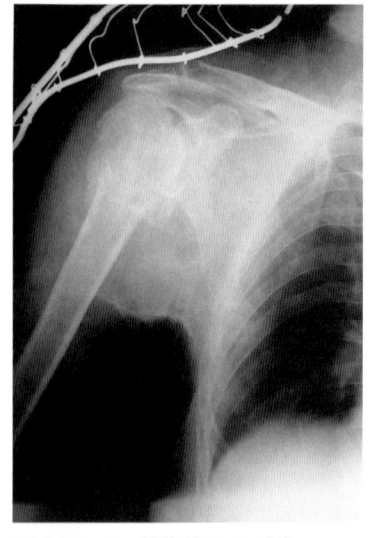

80　第Ⅱ章　各論・上肢―骨　折

図 2-1B・7　整復後の X 線像

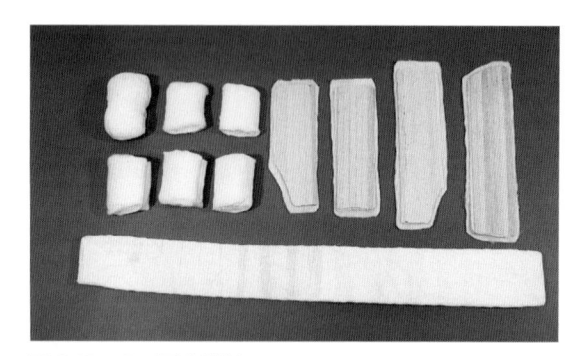

図 2-1B・8　固定材料

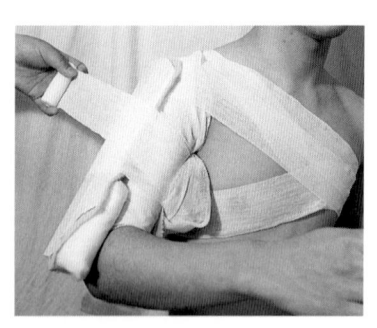

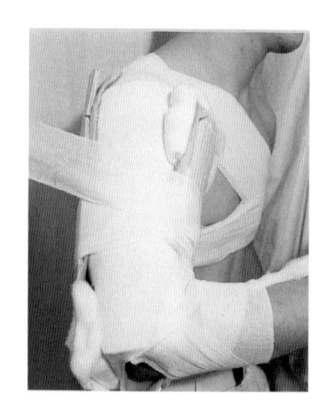

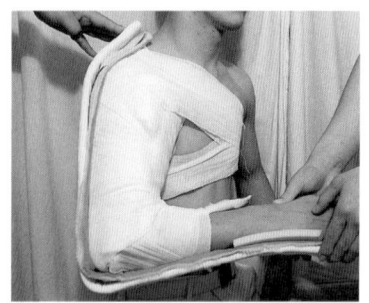

a.

b.

c.

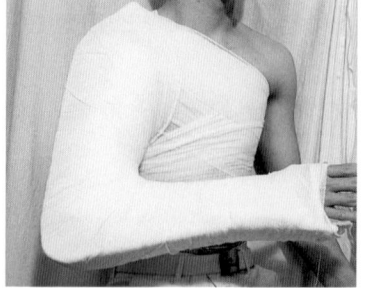

d.

図 2-1B・9　固定法

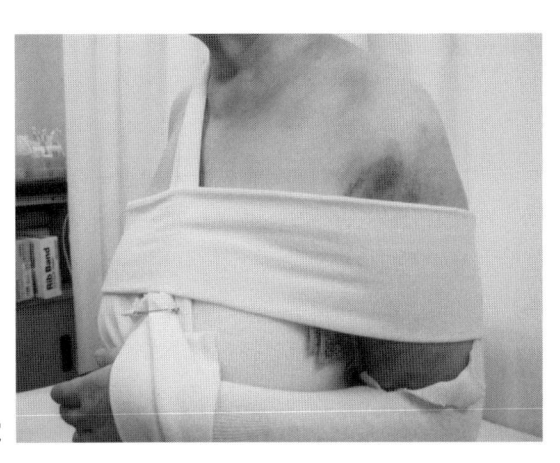

図 2-1B・10　ストッキネット固定

■整復後の確認
　1）全身状態の確認
　　とくに，高齢者では整復操作実施後の変化を注意深く観察する．
　2）整復後の確認
　　（1）外観の観察や局所の触診により変形が消失していることを確認する．
　　（2）整復操作に伴う腋窩神経損傷や腋窩動脈損傷が発生していないことを確認する．
　3）固定後の確認
　　（1）腋窩神経や腋窩動脈を圧迫していないことを確認する．
　　（2）解剖学的な整復位を保持するのが理想であるが，強固すぎる固定や長期固定は肩関節，肘関節の拘縮をきたしやすく，拘縮予防に配慮する．

■整復を行わないで医科へ転送する場合
　（1）転位が大きい場合，または腫脹が著明な場合は金属副子や合成樹脂製キャスト材を使い，肩関節内転位で肩関節部から手MP関節部手前まで固定し，三角巾などで提肘する（医科での診察を受けるまでの時間経過に配慮する）．
　（2）転位が小さい場合，不全骨折または腫脹軽度な場合は三角巾やストッキネット固定（**図 2-1B・10**）で提肘する．

■固定期間
　1）固定期間の決定要件
　　年齢，性別，骨折の程度，骨折型，合併症の有無などを加味して判断するが，最終的には経過によって変化する．
　2）固定期間
　　4〜5週．その後，肘関節90°屈曲位にして三角巾などで提肘する．

後療法

1）固　定
a）固定の継続
　包帯交換時は再転位防止の観点から，整復後の固定と同様，適切に助手を配置して行うことが望ましい．とくに，スダレ副子と綿花枕子の位置に注意を払う．
b）再転位
1．再転位の評価
　外観上，骨折部に再度変形が出現する，包帯交換時に軋轢音が生じる，患部に異常な疼痛が出現するなどがあれば再転位を考える．
2．再整復の必要性
（1）再転位の程度や全身状態を勘案して再整復の可否を判断する．
（2）再整復の適応がないと判断した場合，医科での再診が必要となる．
（3）再転位の有無の確定は医科での画像診断による．再転位しても上腕骨頭体角（130〜140°）の上下20°以内は許容範囲とする説などがある．
c）固定の変更
（1）受傷後2週で外転位（70〜90°）の固定に変更する．
（2）高齢者では受傷後3週で金属副子を除去し，局所副子と三角巾で固定する．
d）固定の除去
　4〜5週で固定除去する．骨癒合状態の判定には医科でのX線評価が必要となる．

2）異常経過
a）考えられる異常経過
　固定後も疼痛が軽減しない，経過に従って腫脹が軽減しないなどが考えられる．とくに，高齢者では骨頭の下方への亜脱臼や脱臼が挙げられる．突発的な全身状態の変化が起こる可能性も考慮する．
b）転　医
　突発的な変化発生時はただちに医科に転送する．

3）物理療法，手技療法，運動療法
　骨癒合と早期の可動域確保のため適切な後療法が不可欠である．

【固定期間中】
a）物理療法
　1週を目安として冷湿布を，2週目頃から温熱療法（ホットパック，極超短波，超音波など）を実施する．
b）手技療法
（1）初期は骨折部を避け，包帯外の頸部から項肩部に，包帯交換時に手指部から上腕部，前胸部，背部などに軽擦法を実施する．
（2）異常な筋緊張などを緩和させる目的で，骨折部に影響のない範囲で実施する（僧帽筋，菱形筋，広背筋，大胸筋など）．

c）運動療法

　初期から手指の自動屈伸運動，急性症状が軽減した受傷後1週から固定内での等尺性筋収縮運動を指示する．

【固定除去後】

　a）物理療法

　温熱療法(ホットパック，極超短波，超音波など)を継続する．

　b）手技療法

　（1）揉捏法，強擦法，圧迫法，伸長法などを実施し，関節可動域の改善を図る．
　（2）上肢の浮腫の改善を目的に，ゆっくりと柔らかい刺激の手技療法を行う．

　c）運動療法

　（1）自動的な関節可動域訓練を行わせる．
　（2）肘関節と肩関節の自動介助運動，関節可動域訓練を行わせる．
　（3）関節可動域訓練では体幹による代償動作に注意し，痛みの起こらない範囲で行わせる．

4）後療法の適否の判定

　a）固定肢位，範囲が適切かどうかの判定

　患者の自覚症状(疼痛，上肢のシビレ感，骨折部の異常感など)の悪化，骨折部の腫脹，発赤，熱感の増悪，上肢の循環障害が出現した場合には不適切と評価し改善する．

　b）物理療法，手技療法，運動療法が適切かどうかの判定

　患者の自覚症状(疼痛の増悪など)，骨折部や関節部に腫脹，発赤，熱感，可動域制限の増悪が出現した場合は不適切と評価し改善する．

■治癒の判定

　原則としてX線評価などに基づく医師の診断による．肩関節可動域や徒手筋力検査，上肢や体幹との協調運動の安定化などを総合的に評価し判断する．

■注意事項

　（1）高齢者の骨折では全身状態の変化，皮膚の状態を観察し，適切に評価や対応をする．とくに，固定肢位や固定材料の選択に注意する．
　（2）肩部外側の感覚(腋窩神経損傷の有無)は経時的に評価する．
　（3）外転位固定中における物理療法(極超短波療法)では，固定材料(主に金属副子)による火傷が起こらないように注意する．
　（4）経過中に上腕骨頭の下方への亜脱臼や，脱臼が起こる可能性があるので定期的な医科での診察を勧める．

■指導管理

　（1）初期には皮下出血斑が著明なことが多く，患者自身が不安を訴えることがあるが，その理由や経時的に移動し，後に消失することなど，わかりやすく説明し不安を解消する．
　（2）固定することに対して違和感などを訴えるときは，肢位を維持することの必要性を説明し理解させ固定を継続するよう指導する．説明後も患者に不安感が残るときは，固定肢位や固定法を変更する．

(3) 固定初期の下着の着替えは，来院時に行い，自宅での着替えはできるだけ控えるよう指導する（再転位の予防）．
(4) 治療継続中の更衣は脱衣時に健側から，着衣時には患側から行うよう指導する．

■予　後
(1) 骨癒合は比較的良好である．
(2) 軽度の可動域制限を残すこともあるが，日常生活に支障をきたすことは少ない．
(3) 内転位固定に終始した例や長期間固定した例では，関節拘縮，筋萎縮などの改善に日数を要する．

■全体のプログラム

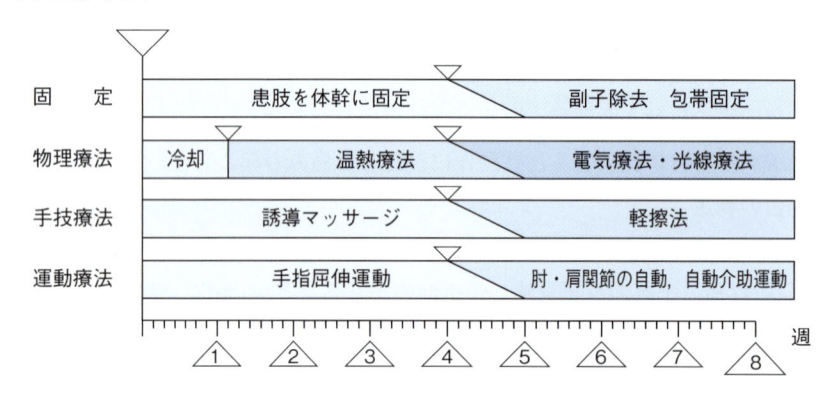

	1	2	3	4	5	6	7	8 週
固　　定	患肢を体幹に固定				副子除去　包帯固定			
物理療法	冷却	温熱療法			電気療法・光線療法			
手技療法	誘導マッサージ				軽擦法			
運動療法	手指屈伸運動				肘・肩関節の自動，自動介助運動			

● B-2. 内転型骨折

■症例の提示
　　　受傷時の X 線像（図 2-1B・11）．

■柔道整復施術適応の判定
　　　外転型骨折に準ずる．

■損傷の診察

1）全身状態の観察および問診
　　　患者の姿勢，全身状態の観察，主訴の聴取，既往歴などの聴取については外転型骨折に準ずる．

【原因を聴取する】
　　　肩関節内転位で肘部を衝いて転倒した際に発生する．

2）患部の観察
　　　診察環境，鑑別を要する損傷と鑑別診断の要点，合併症の有無については外転型骨折に準ずる．

【損傷時にみられる典型的な所見】
(1) 前外方凸の変形を呈し，三角筋は強い腫脹により膨隆する．
(2) 転位高度の場合，上腕部は短縮し，上腕軸は内転位をとる．

3）治療法の提示
　　　外転型骨折に準ずる．

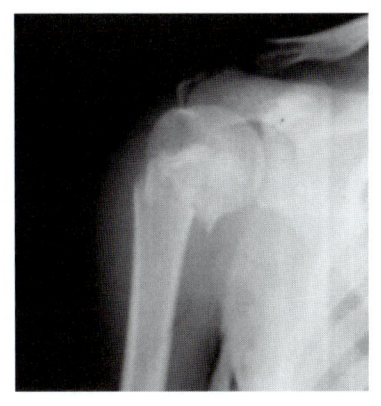

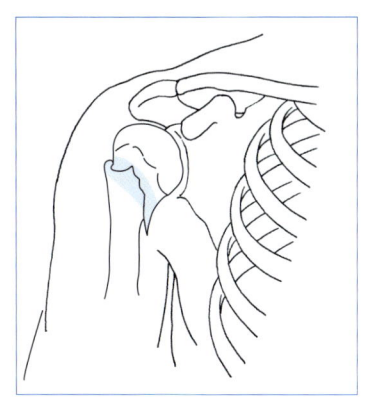

図 2-1B・11　受傷時の X 線像　　　a.　　　　　　　　　　　b.

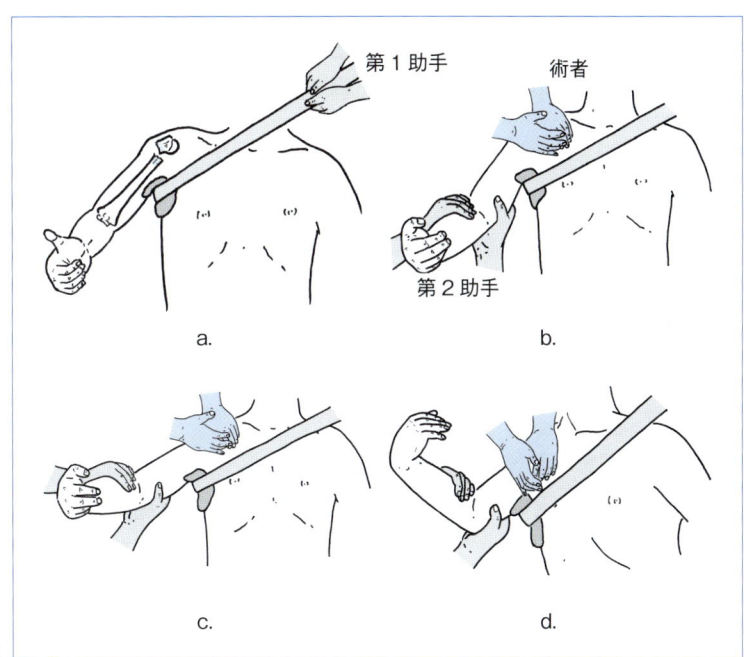

図 2-1B・12　整復法

■整　復

1) 整復前の注意事項
外転型骨折に準ずる．

2) 整復法
❶患者を背臥位とし，腋窩に枕子などをあて（皮膚のスレ防止），第 1 助手にその上から三角巾または帯などで，肩甲骨体部方向に牽引・固定させる（**図 2-1B・12a**）．

❷第 2 助手には肘関節 90°屈曲位で上腕遠位部および前腕部を把握させる．術者は患者の頭側に立ち，一方の手の手掌で近位骨片を前方から圧迫固定し，他方の手の小指球を遠位骨片の外側にあてる（**図 2-1B・12b**）．

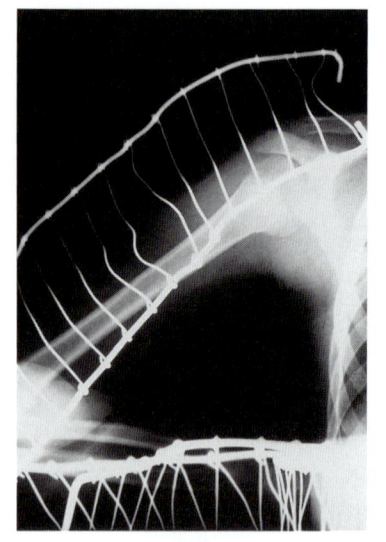

図 2-1B・13　整復後の X 線像　　**図 2-1B・14　固定材料**

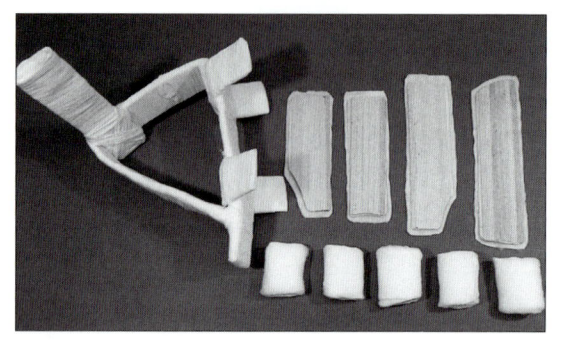

❸第 2 助手に遠位方向へ牽引しながら十分外転させ，肩関節が 70° 程度外転位になったとき，術者は遠位骨折端部に外側から直圧を加える（**図 2-1B・12c**）．

❹第 2 助手に牽引を持続し，遠位骨片を前方挙上させると同時に，術者は小指球で遠位骨折端部に前方から直圧を加え前方転位を整復する（**図 2-1B・12d**）．

3）整復後の X 線像（**図 2-1B・13**）

■固　定

1）固定材料（**図 2-1B・14**）

スダレ副子，ミッデルドルフ Middeldorpf 三角副子，綿花枕子，巻軸包帯．

2）固定肢位

肩関節 70 〜 90° 外転・30 〜 40° 水平屈曲位，肘関節 90° 屈曲位，前腕回内回外中間位．

3）固定範囲

肩関節部を含め手 MP 関節部手前まで．

4）固定法

❶遠位骨折端外側に綿花枕子をあて，内外側からスダレ副子で固定する（**図 2-1B・15a**）．

❷骨折部前面と上腕骨遠位端後面に綿花枕子をあて，スダレ副子で前後側から固定する（**図 2-1B・15b**）．

❸ミッデルドルフ三角副子をあて，患肢をのせる（**図 2-1B・15c**）．

❹固定材料とともに患肢を包帯で巻く（**図 2-1B・15d**）．

■固定期間

4 〜 5 週．

図2-1B・15　固定法

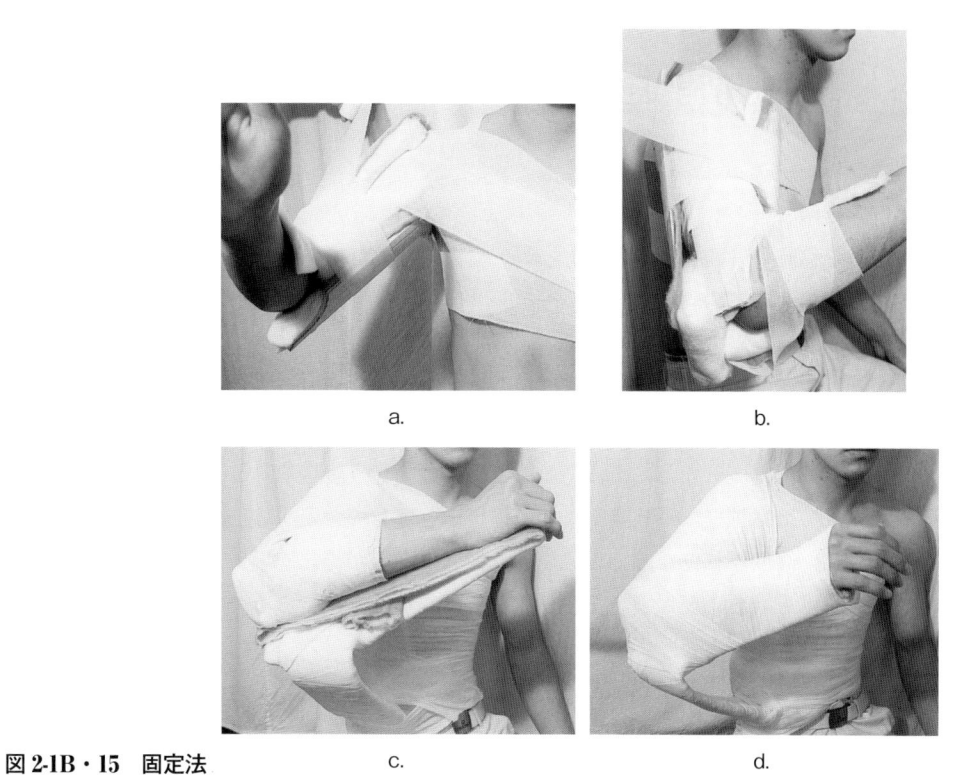

a.　　　　　b.　　　　　c.　　　　　d.

　整復・固定後の確認，後療法，治癒の判定，注意事項，指導管理，予後，全体のプログラムは外転型骨折に準ずる．

C ● 上腕骨近位骨端線離開

■ 症例の提示
　　　受傷時の外観（図 2-1C・1）

■ 柔道整復施術適応の判定
　1）応急手当の段階での判定
　a）施術の実施についてとくに慎重な判断が求められるもの
　　（1）開放性骨折または損傷部付近に創傷があり出血のあるもの（応急手当として創の洗浄や滅菌ガーゼなどによる止血などの処置を行う場合を除く）.
　　（2）腋窩神経，腋窩動脈などの損傷を合併しているもの.
　　（3）高度な転位などで整復後に骨折部の安定が得にくいことが予想されるもの.
　　（4）患者および保護者などが徒手整復に不安を訴えるもの.
　　（5）将来，成長障害が起こる可能性のあるもの.
　　（6）その他.
　b）施術を実施してもよいと考えられるもの
　　（1）医科への転送あるいは医科での受診を前提とし，患肢の安静を目的に簡易な固定や提肘などを行うもの.
　　（2）ただちに整復，固定することが患者に有利だと考えられるもの.
　　　［●腋窩神経損傷，腋窩動脈損傷などが発生した場合はただちに医科に転送する.］
　　（3）変形治癒などのリスクを十分説明し，患者および保護者が理解したうえで，なお施術を希望するもの.

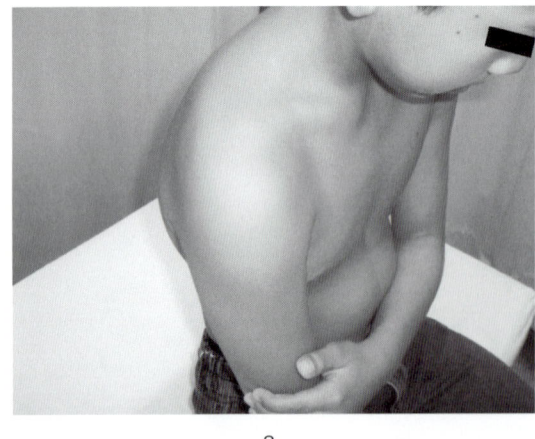

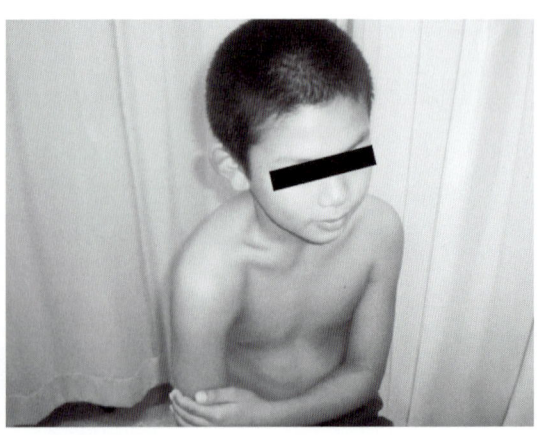

図 2-1C・1　受傷時の外観

図 2-1C・2　患者の肢位　　　　　　　　　　図 2-1C・3　発生機序

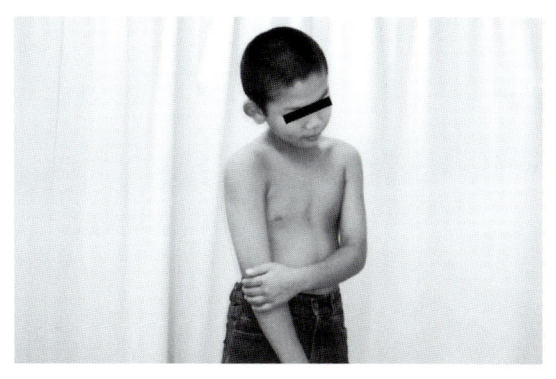

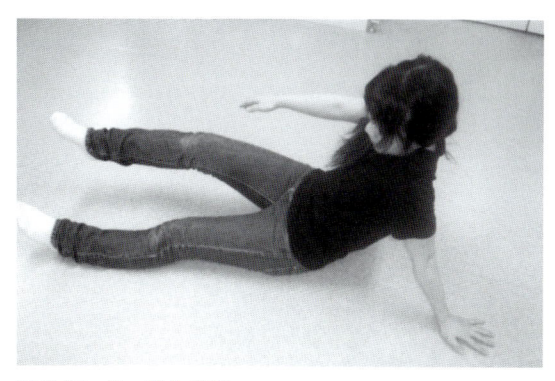

(4) 転位が軽度で整復後の骨折部安定性が確保できると予想されるもの，または整復を要さない程度の転位のもの．
(5) 医師から施術を指示されたもの．

2) 後療を継続する段階での判定

a) 施術の適応がないもの

施術に医師の同意が得られないもの．

b) 施術の適応があるもの

(1) 固定継続などの後療法実施に医師の同意が得られ患者および保護者が強く希望するもの．
(2) 医師から関節拘縮改善などに関する施術を指示されたもの．

■損傷の診察

1) 全身状態の観察および問診

a) 患者の姿勢をみる

患肢を健側の手で保持し，体幹および頭部をやや患側に傾けている（図 2-1C・2）．

b) 全身状態を観察する

(1) ショック状態の有無を確認する．
(2) バイタルサイン（体温，脈拍数，呼吸数，血圧など）の測定を行う．
(3) 幼児の場合，頭部損傷の合併に注意する．

c) 主訴を聴取する

損傷部の疼痛および患肢の機能障害などについて聞く．

d) 原因を聴取する

(1) 直達外力，介達外力により発生する．転落し，肩関節伸展位，肘関節伸展位，手関節背屈位で手掌部を衝いた際に発生するものが多い（図 2-1C・3）．
(2) リトルリーガーズショルダーは，10〜15歳の野球の投手に多くみられ，繰り返しの投球動作により骨端線離開が生じる．

> **MEMO**
> 仮性分娩麻痺の一つとして発生することがある．

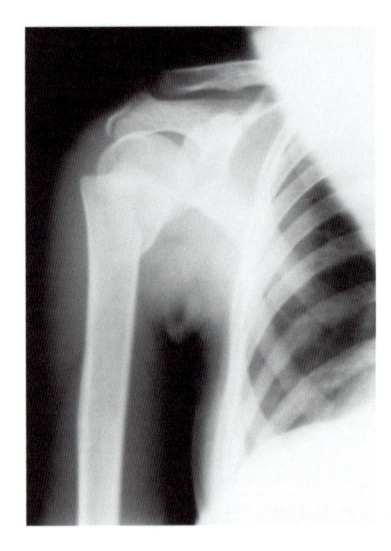

図 2-1C・4　骨片転位

e）既往歴などを聴取する
　総論を参照．
2）患部の観察
a）診察環境を整える
　脱衣時は健側からゆっくり介助し，疼痛が起こらないよう注意して上半身を裸にする．
b）損傷部にみられる典型的な所見
　（1）多くの場合，転位と外観上の変形を認めない．
　（2）患肢肩部に著明な腫脹を認める．
　（3）疼痛のため患肢を動かさず，上肢は内旋して下垂する．
　（4）多くは腋窩部の前上方付近に圧痛を認める．転位が大きい場合は，腋窩部の前上方付近に骨性隆起を認める．
　（5）リトルリーガーズショルダーの場合は肩峰から2〜3横指下部付近に圧痛を認めることが多い．
【転位のある場合】
　（1）近位骨片は屈曲・外転位，遠位骨片は前方もしくは前外方に転位することが多い（**図2-1C・4**）．
　（2）大部分がソルター・ハリス Salter-Harris Ⅱ型を呈する．
　　　［●リトルリーガーズショルダーではソルター・ハリスⅠ型を呈する．］
c）鑑別を要する損傷との鑑別の要点
　転位の大きいものでは肩関節前方脱臼との鑑別を要する．
　発生機序：直達外力による肩関節前方脱臼では肩関節後方からの打撃による．介達外力では肩関節の外転外旋強制により発生する．骨端線離開は上腕骨外科頸骨折の発生機序に似ている．

図 2-IC・5　整復法

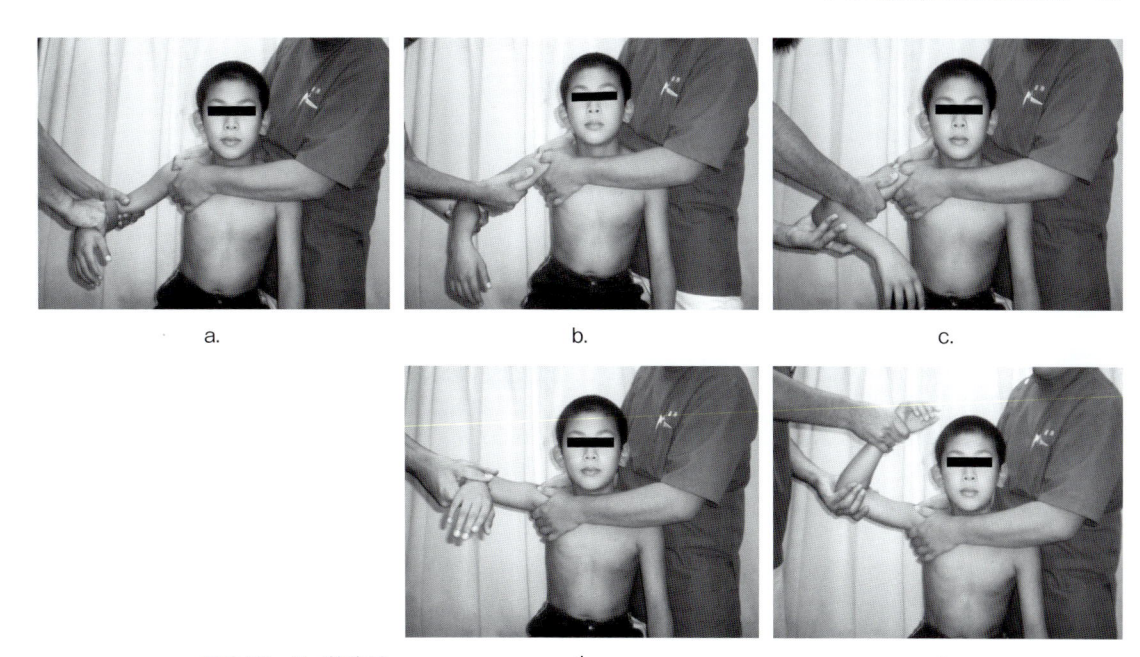

　　好発年齢：骨端線離開の発生する年齢では肩関節脱臼は起こりにくい.
　　臨床所見：肩関節脱臼では弾発性固定がみられ，肩峰下に骨頭を触知せず，肩峰が突出してみ
　　　　　　　えるなど脱臼特有の所見がみられる．骨端線離開では肩関節の可動性がある程度保
　　　　　　　たれ上腕骨近位骨端線部に限局性圧痛がみられる．
　などを根拠にして鑑別する.
d）合併症の有無
　　上腕骨外科頸骨折を参照.
3）治療法の提示
　　上腕骨の近位骨端軟骨は，旺盛な成長力と自家矯正力を有しているため多少の変形治癒は許容
されるので主に保存療法が選択される．しかし，徒手整復が不能で，上腕二頭筋長頭腱などの軟
部組織の介在が疑われる場合，あるいはソルター・ハリス分類のⅢ型やⅣ型の損傷がある場合
は，観血療法の適応となる.

■整　復
1）転位がない，または軽微な場合
　　整復は不要で，三角巾で提肘し患肢の安静を保つ．動揺痛の強いものでは，包帯で肩関節を麦
穂帯かヴェルポー Velpeau 包帯で，上肢を体幹に 2～3 週固定する.
2）転位のある場合
　❶患者を椅子に座らせる.
　❷助手に患側上腕骨頭部に両母指をあて，両四指で腋窩を包み込むように把持させる（図
　　2-IC・5a）.

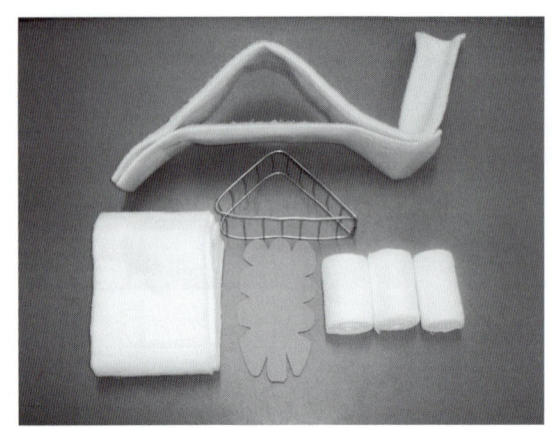

図 2-1C・6　固定材料

> **MEMO　外転副子作製のポイント**
> 合成樹脂製キャスト材を使用する際は，強度と角度を保つため，体幹と上腕部にできるトライアングル部に同角度で作製した金属副子を挿入し補強する．

❸術者は患肢肘関節 90°屈曲位とし，一方の手の母指を遠位骨片の近位部前方にあてて把持，他方の手で遠位骨片の遠位部を把持する（**図 2-1C・5b**）．
❹術者は遠位骨片を緩徐に遠位方向に牽引し，次いで遠位骨折端部にあてた母指で後方に圧迫し，同時に他方の手で把持した遠位部をやや屈曲する（**図 2-1C・5c**）．
❺骨折部を把持した手を前腕遠位部に持ちかえ，徐々に 90～100°まで外転する（**図 2-1C・5d**）．
❻次いで肩関節を外旋し，整復を行う（**図 2-1C・5e**）．

■固　定
　1）固定材料（図 2-1C・6）
　　金属副子，合成樹脂製キャスト材，ミッデルドルフ三角副子など（外転位が保持できるもの）．厚紙副子，綿花，巻軸包帯，タオルなど．
　2）固定肢位
　　肩関節 90～100°外転・45°水平屈曲・外旋位，肘関節 90°屈曲位．
　3）固定法
　　❶あらかじめ作製した外転副子を装着する．
　　❷外転副子の体幹部分はずれが生じないようサラシなどでしっかり固定する（**図 2-1C・7a**）．また，胸部，腹部の圧迫を緩和するため，綿花やタオルなどを使用する．
　　❸前腕近位部から手 MP 関節部手前まで包帯で固定する（**図 2-1C・7b**）．
　　❹肩部から上腕遠位部の前外側に厚紙副子をあてる（**図 2-1C・7c**）．
　　❺固定材料とともに患肢を包帯で巻く（**図 2-1C・7e，f**）．
　　　●不完全な固定は，再転位をきたしやすいので患部と隙間が生じないよう，厚紙副子を密着させる（**図 2-1C・7d**）．

■整復・固定後の確認
　1）全身状態の確認
　　総論を参照．

C ● 上腕骨近位骨端線離開   93

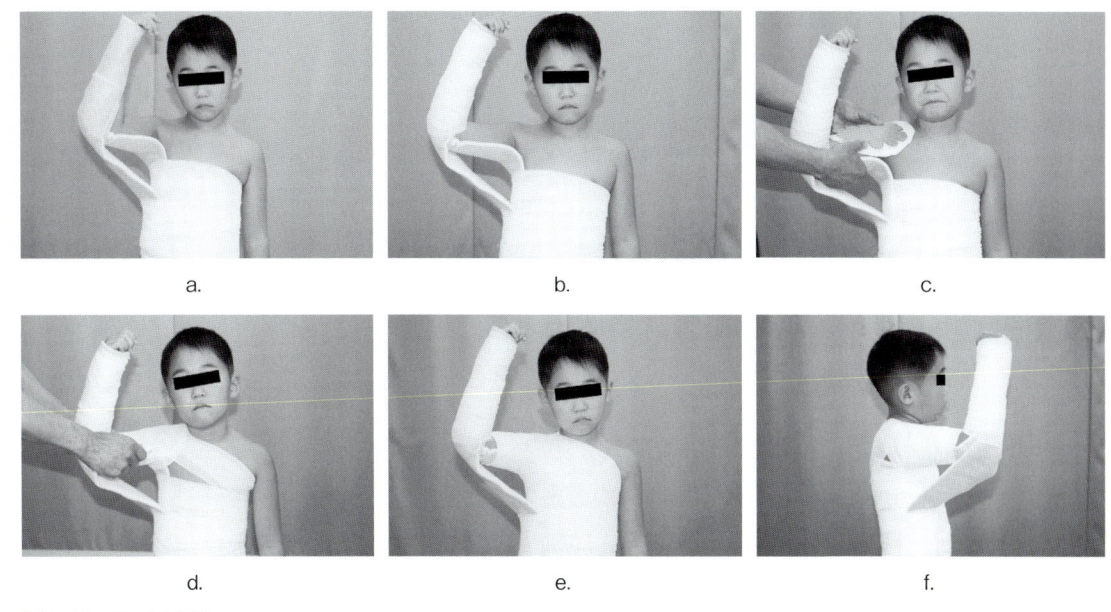

a.　　　　　　　　　　　b.　　　　　　　　　　　c.

d.　　　　　　　　　　　e.　　　　　　　　　　　f.

図 2-1C・7　固定法

> **MEMO**
> ①医科で保存療法の場合はギプスなどを使用して固定することが多い．
> ②観血療法適応の場合はキルシュナー鋼線を用いて固定を施し，その後，腱板修復術保存用に使用する装具を用いることが多い．

2）整復後の確認
(1)上腕骨近位端部（頸部付近）を触診し変形の消失を確認する．
(2)手指の運動障害および感覚障害の有無を確認し，整復に伴う神経損傷が発生していないことを確認する．

3）固定後の確認
(1)手指の循環障害の有無を確認する．
(2)固定による痛み（腋窩部，上腕部，肩関節部など）の有無を確認する．
(3)固定のために圧迫した胸部や腹部の苦痛の有無を確認する．

■固定期間
年齢や損傷程度により異なるが，3～5週の固定を必要とする．

■後療法
1）固　定
a）固定の継続
(1)包帯交換時には整復位を保持するため装着した外転副子は外さず，局所副子のみを除去し，湿布の交換と患部の観察をする．
(2)固定継続中に腋窩部，上腕部，体幹部などに苦痛や違和感を訴える場合は，一時装着した外転副子を除去し観察する．その際，骨片の再転位に留意し，患側の腋窩の高さに調節した上肢台などを使用し肢位の保持に努める（**図 2-1C・8**）．

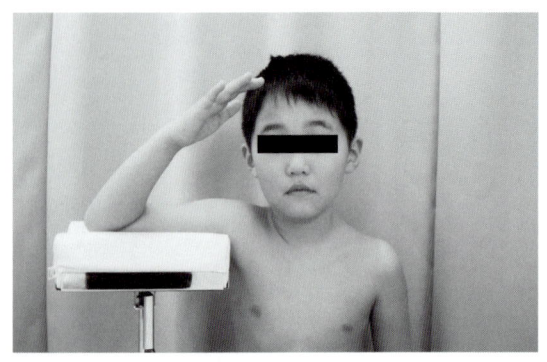

図 2-1C・8　包帯交換時の肢位

> **MEMO**　医科との連携
> 順調な経過であっても，成長障害の有無の確認のため長期間，定期的に医科の診察を受けることが理想である．

b）再転位
1．再転位の評価

　外観上，骨折部に再度変形が出現する，包帯交換時や日常生活で患部に軋轢音を感じたなどの訴えがある，経過に反して患部に異常な疼痛が出現するなどがある場合には再転位を考える．

2．再整復の必要性

　（1）外観上の変形や機能障害を残す可能性がある再転位では再整復を考慮する．
　（2）再整復の適応があるかどうかの最終判断は医科での再診による．

　　［●40°までの屈曲転位，横径の50%までの側方転位は許容するとの報告もある．］

c）固定の変更

　3週程度で仮骨の形成を認めたら，外転副子を除去し，腋窩枕子などを用いて肩関節30°外転・45°水平屈曲位，肘関節90°屈曲位，前腕回内回外中間位として三角巾固定に変更する．

d）固定の除去

　三角巾固定を1週ほど継続した後，骨癒合の状態を見極め，肩関節の屈伸や外転がスムーズに行えることを目安とし，すべての固定を除去する．

2）異常経過

　総論を参照．

3）物理療法，手技療法，運動療法

a）物理療法
1．冷湿布

　1週を目安として実施する．

2．温罨法

　1週後に開始するが，患部の炎症が軽減しているのを確認してから実施する．極超短波，超短波療法は禁忌である．

b）手技療法
1．軽擦法

　固定直後から，湿布交換時や患部観察のため包帯を除去した際，上肢，背部，頸部などに慎重に実施する．

2．揉捏法，強擦法，圧迫法など

　固定姿勢の継続による筋緊張などを緩和させるため，固定部位を除き実施する(僧帽筋，広背筋，菱形筋，大胸筋など).

c）運動療法

　(1) 外転位固定中は手指の屈伸運動を積極的に行わせ血流を促す.
　(2) 2週頃，固定肢位のまま前腕部のみ包帯を一時除去し，肘関節の屈曲介助運動を行わせる.
　(3) 3週頃，外転位固定除去後は手関節，肘関節の自動運動を開始させ，徐々に肩関節の介助運動を行わせる.
　(4) 4〜5週ですべての固定除去後，各関節の自動運動か自動抵抗運動を行わせる.

4）後療法の適否の判定

a）固定肢位，範囲が適切かどうかの判定

　上肢の疼痛，シビレ感などの自覚症状，および上肢の循環障害が出現した場合などは不適切と判断し改善を図る.

b）理学療法，手技療法，運動療法が適切かどうかの判定

　上肢の疼痛，シビレ感などの自覚症状や骨折部や関節部に炎症症状が出現した場合などは不適切と判断し改善を図る.

■治癒の判定

　X線評価，肩関節可動域や徒手筋力検査などを総合的に評価，判断する.

■注意事項

　(1) 骨端線損傷分類の的確な判断を行う.
　(2) 二次的損傷を避けるため粗暴な操作を慎み，愛護的に行う.
　(3) 整復はできる限り1回で成功させるようにし，繰り返しの操作は避ける.
　(4) 特異な固定肢位のため，患者の理解を得るよう説明する.
　(5) 固定が緩み，肢位に変化が生じないよう常に配慮する.

■指導管理

　(1) 就寝時の姿勢を指導する．背臥位では患肢の背側にタオルなどをあて，肩関節の水平屈曲位を保つよう指導する.
　(2) 日常生活における転倒や衝突などに注意する．とくに，固定肢位が外力に遭遇しやすいため，外出は混雑時を避けるなど指導する.
　(3) 三角巾での固定の際は，患者自身の判断で外さないよう指導する.

■予　後

　予後は良好であり，成長障害を生じることは少ないが，この部位は長径成長の80%に関与しているため，慎重な対応が求められる.

■ **全体のプログラム**

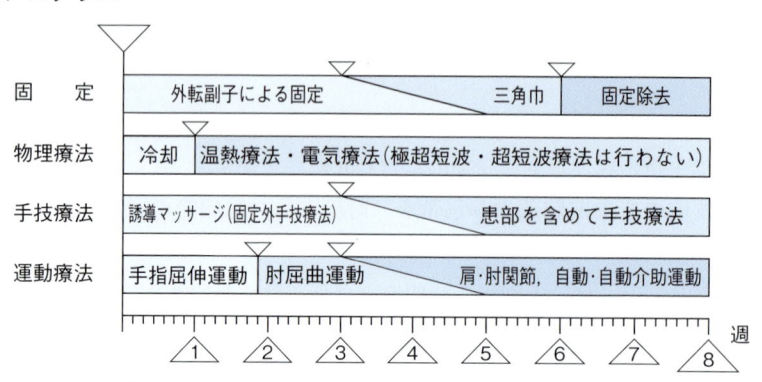

固　定	外転副子による固定　→　三角巾　→　固定除去
物理療法	冷却　→　温熱療法・電気療法（極超短波・超短波療法は行わない）
手技療法	誘導マッサージ（固定外手技療法）　→　患部を含めて手技療法
運動療法	手指屈伸運動　→　肘屈曲運動　→　肩・肘関節，自動・自動介助運動

週: 1　2　3　4　5　6　7　8

D ● 上腕骨骨幹部骨折

　上腕骨骨幹部骨折は骨折線の走行や合併症の有無を考慮して，治療法を選択することが多い．完全骨折では外観上の変形，異常可動性など著明な骨折固有症状から骨折を看過することはない．不全骨折でも綿密な診察で受傷機序，限局性圧痛などから骨折を疑うことは比較的容易である．

　本骨折の中央 1/3 ～遠位 1/3 部の骨折では，橈骨神経損傷を合併する頻度が高いので，初検時には橈骨神経損傷の有無を，手関節ならびに MP 関節伸展障害，手背橈側の感覚を詳細に健側と比較し判断することが重要で，損傷が認められる場合はただちにそれらの情報を添えて，専門医へ転送する必要がある．応急的な固定は，近位 1/3 部であれば，肩関節下垂位での金属副子固定，三角巾による提肘などを行う．中央 1/3 ～遠位 1/3 部で疼痛が強いものや橈骨神経損傷のあるものでは，ミッデルドルフ三角副子を用いた肩関節外転位固定が，それらの症状を軽減させる可能性があり有効である．また，ハイエネルギー損傷による開放性骨折の頻度も高いので，転送する前に開放創に対する処置が必要なことがある．

　医科での保存療法はギプス固定のほか，ハンギングキャスト法，ファンクショナルブレース functional brace による固定などが行われる．観血療法ではスクリューやプレートによる固定のほか，インターロッキングネイル interlocking nail，エンダーピンによる固定などが行われる．

■症例の提示
　受傷時の X 線像（三角筋付着部より近位の骨折：**図 2-1D・1**，三角筋付着部より遠位の骨折：**図 2-1D・2**，螺旋状骨折：**図 2-1D・3**）．

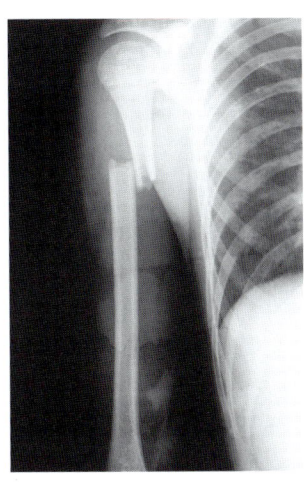

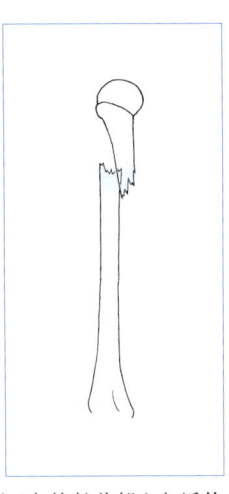

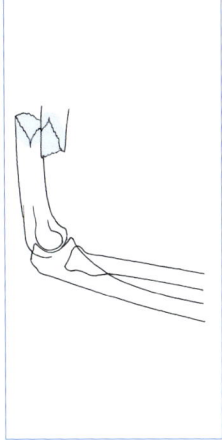

図 2-1D・1　受傷時の X 線像（三角筋付着部より近位の骨折，正面像）

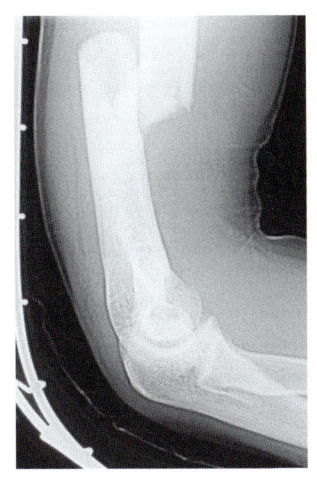

図 2-1D・2　受傷時の X 線像（三角筋付着部より遠位の骨折，側面像）

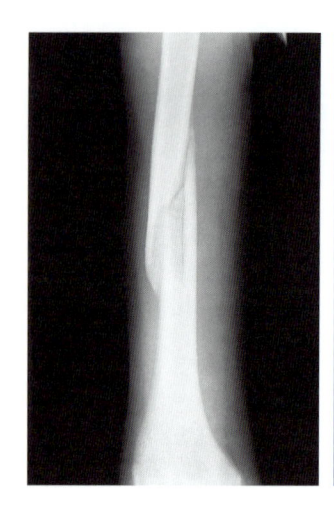

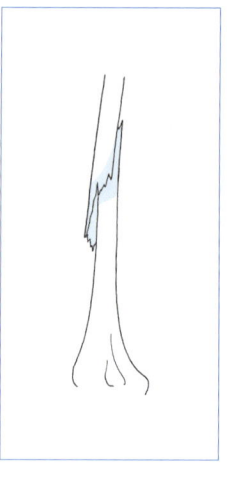

図 2-1D・3　受傷時の X 線像（螺旋状骨折）

■ 整復などを行わない場合の患者の搬送
　1）搬送にあたっての注意事項
　　（1）患部の動揺を防ぎ患者の苦痛を軽減させる．
　　（2）二次的に開放性骨折に移行させない．
　　（3）二次的な橈骨神経損傷を発生させない．
　2）搬送時の固定例
　　❶上腕部全体を綿花などで被覆したうえで，内外側に副木などをあて上腕部全体を包帯で固定する（図 2-1D・4a，b）．
　　❷❶の固定をしてもなお骨折部の不安定性がある場合には，上記の固定に加えクラーメル金属副子などを用いて，肘関節 90°屈曲位で肩関節部から手関節部を含めて固定する（図 2-1D・4c）．
　　❸❶または❷の固定後，三角巾で提肘する（図 2-1D・4d）．

　以下，整復，固定法の一例を示すが，不用意な整復，固定により二次的損傷の可能性があるため，とくに，専門医との連携が重要な損傷である．

■ 整　復
　1）整復前の注意事項
　a）合併症の有無
　　（1）橈骨神経損傷が比較的多くみられるので，手関節伸展（背屈）運動障害や手背橈側の感覚異常の有無を検査する．
　　（2）血管損傷がまれにみられるので，橈骨動脈の拍動の有無を検査する．
　b）保存療法の限界
　　（1）整復後の安定性が悪く，整復位保持が困難な場合．
　　（2）骨折端間の間隙が大きく，接近しない場合．

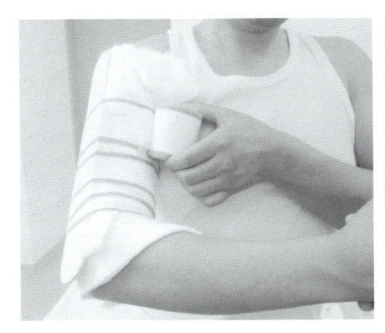

a. 上腕部のみの副木固定 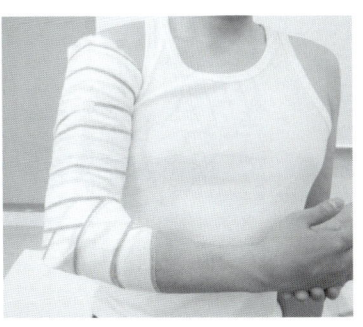　　b. 上腕部のみの固定

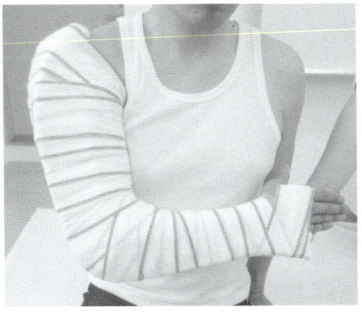

c. 前腕を含めた固定 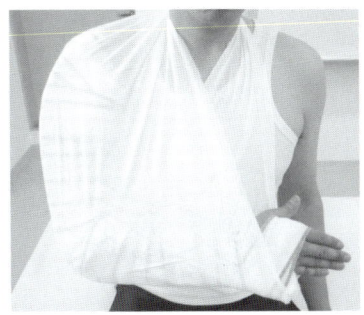　　d. 三角巾による提肘

図2-1D・4　搬送時の固定

（3）粉砕骨折，開放性骨折の場合．
（4）骨折端間へ軟部組織が介入した場合．

2）整復法

本骨折は三角筋付着部より近位の骨折，遠位の骨折および螺旋状骨折など様々な骨折型を呈し，それぞれに整復法が異なる．

三角筋付着部より近位の骨折，遠位の骨折（横骨折）の整復法には牽引直圧整復法と屈曲整復法があるが，本骨折では短縮転位が取れない例も多い．ここでは屈曲整復法を応用した方法を記載する．ただし，整復にあたっては，橈骨神経の二次的損傷を起こす危険性が高いので，観血療法も考慮して治療にあたるべきである．

> **MEMO**
> 骨折端間に軟部組織が介入していると，整復操作で，骨折部を手で圧迫したとき，骨片は接近するが骨折面の適合する整復音を感知せず，整復後はじき出されるように容易に再転位し適合しない．

a）三角筋付着部より近位の骨折

❶患者を背臥位とし，第1助手に近位骨片を固定させ，第2助手に肘関節屈曲位で肘部と前腕部を把持させる．術者は一方の手を近位骨片内側にあて，他方の手の小指球部を遠位骨片の外側にあてる（図では第1助手の手は省略されている）（**図2-1D・5a**）．

❷第2助手に遠位骨片を外転させ，術者は小指球部で外側から遠位骨片を下方へ圧迫する（**図2-1D・5b**）．

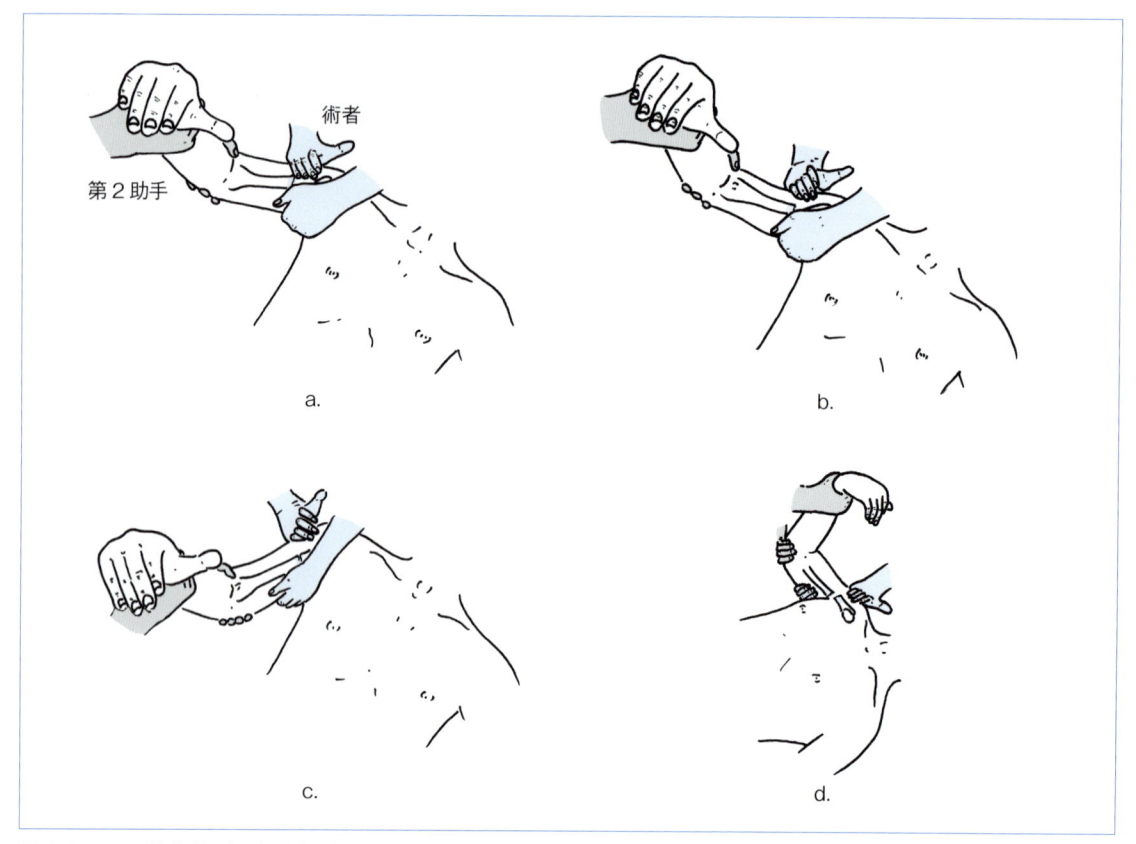

図 2-1D・5　整復法（三角筋付着部より近位の骨折）

❸術者はさらに内下方へ圧迫すると同時に，第2助手に遠位方向への牽引とともに遠位骨片を内転させる（側方転位は整復されたので，次いで前方転位を整復する）（**図 2-1D・5c**）．

❹術者は一方の手を遠位骨片後面にあて固定し，他方の手を近位骨片前面にあて前方から圧迫し，同時に第2助手に前方挙上させる（これにより前方転位も整復される）（**図 2-1D・5d**）．

b）三角筋付着部より遠位の骨折

❶患者を背臥位とし，第1助手に近位骨片を固定させ，第2助手に肘関節屈曲位で遠位骨片と前腕部を把持させる．

❷第2助手には近位骨片の骨軸にあわせるように遠位骨片を外転させる（**図 2-1D・6a**）．

❸術者は一方の手を近位骨折端外側にあて固定し，他方の手の前腕部を遠位骨折端内側に支点としてあてる．

❹第2助手に，遠位骨片の牽引と内転をさせると同時に，術者は自分の前腕を利用して外下方へ直圧する（図では第1助手の手は省略されている）（**図 2-1D・6b**）．

❺さらに遠位骨片を外転し内転転位の整復をする（側方転位は整復されたので，次いで後方転位を整復する）（**図 2-1D・6c**）．

❻術者は一方の手を近位骨片前面にあて固定し，他方の手を遠位骨折端後面にあて，後方から圧迫し，同時に第2助手に前方挙上させる（**図 2-1D・6d**）．

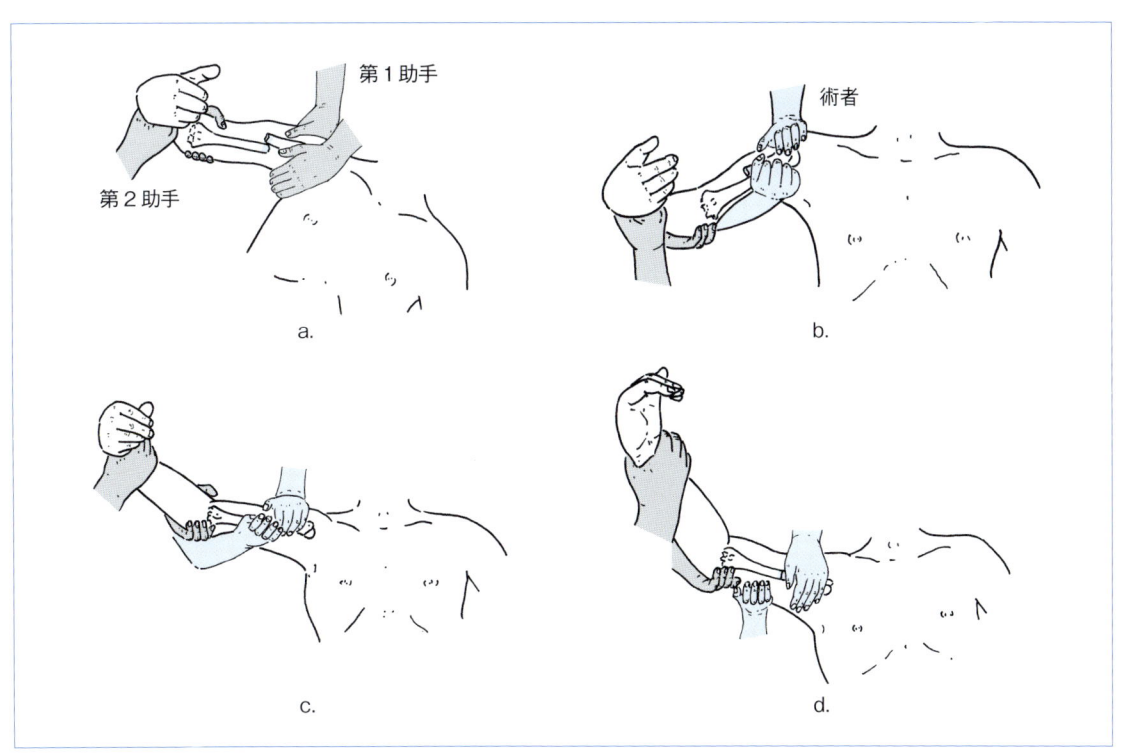

図 2-1D・6　整復法（三角筋付着部より遠位の骨折）

　　c）螺旋状骨折（牽引直圧整復法）
　　❶患者を背臥位とし，第1助手に近位骨片を固定させ，第2助手に肘関節から遠位骨片を保持させる（肘関節90°屈曲位，前腕回内回外中間位）．
　　❷第2助手に遠位方向に徐々に力強く牽引（短縮転位の除去）させる（**図 2-1D・7a**）．
　　❸さらに第2助手に内転（外転転位整復）・内旋（外旋転位整復）させる（**図 2-1D・7b**）．
　　❹術者は両四指を近位骨折端前面に，母指を遠位骨折端後面にあて，母指で遠位骨片を圧迫（後方転位整復）する（図では第1助手の手は省略されている）（**図 2-1D・7c**）．
　　❺術者は手掌で側方圧迫を加え骨折面間隙を整復する（**図 2-1D・7d**）．
　　❻第2助手に静かに回旋しながら遠位方向に牽引させ骨折部の適合を図る（**図 2-1D・7e**）．

固　定
1）固定材料（図 2-1D・8）
　　綿花および綿花枕子，厚紙副子，スダレ副子，金属副子，ミッデルドルフ三角副子（外転副子），巻軸包帯（ギプス，各種装具などによる固定も行われている）．

102　第Ⅱ章　各論・上肢—骨　折

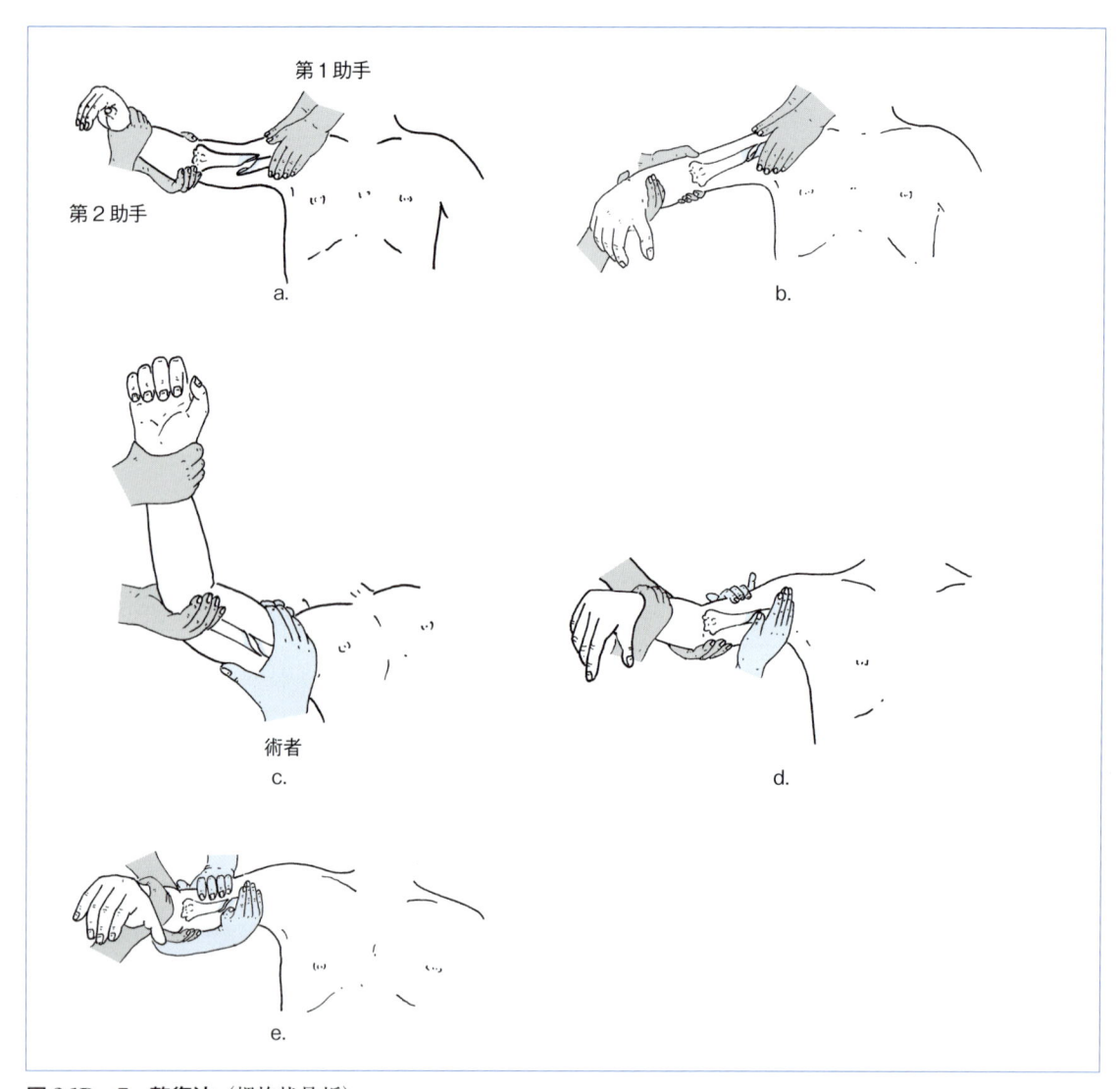

図 2-ID・7　整復法（螺旋状骨折）

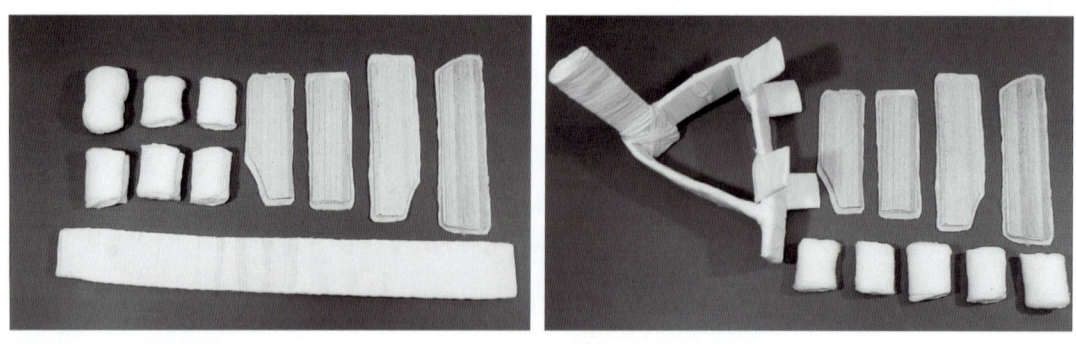

図 2-ID・8　固定材料

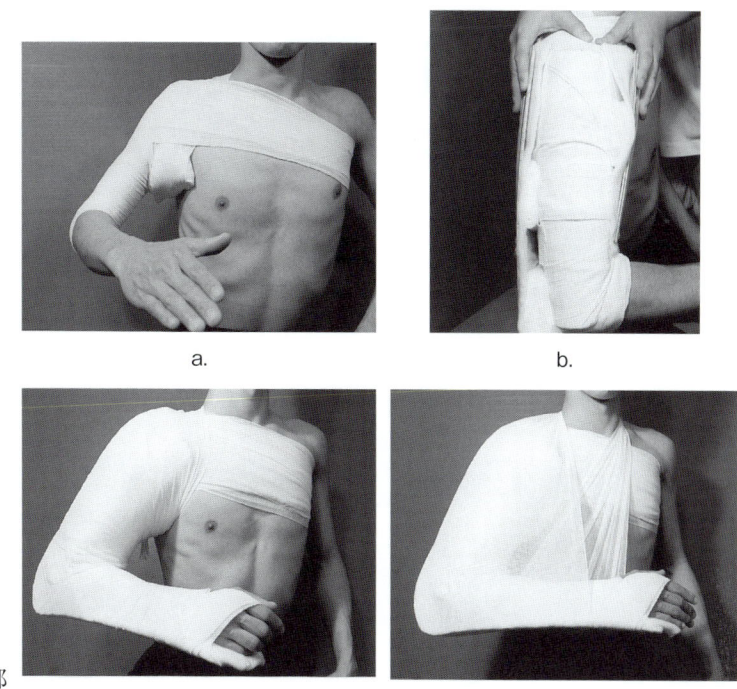

図 2-1D・9 固定法（三角筋付着部より近位の骨折）

2) 固定法

a) 三角筋付着部より近位の骨折（図 2-1D・9）

肩関節 0 ～ 30°外転・0 ～ 30°内旋位，肘関節 90°屈曲位，前腕回内回外中間位．

❶腋窩枕子を挿入する（図 2-1D・9a）．
❷近位骨折端前面と遠位骨折端後面および肘頭に綿花枕子をあて，前後側および内外側からスダレ副子をあて固定する（図 2-1D・9b）．
❸金属副子をあて，その上から包帯で巻く（図 2-1D・9c）．
❹三角巾で提肘する（図 2-1D・9d）．

b) 三角筋付着部より遠位の骨折（図 2-1D・10）

肩関節 70 ～ 80°外転・30 ～ 45°水平屈曲・軽度外旋位，肘関節 90°屈曲位，前腕回内回外中間位．

❶近位骨片外側と遠位骨片内側および内顆に綿花枕子をあて，前後側および内外側からスダレ副子で固定する（図 2-1D・10a）．
❷スダレ副子で四面を固定後，ミッデルドルフ三角副子にのせる（図 2-1D・10b）．
❸固定材料とともに患肢を包帯で巻く（図 2-1D・10c）．

c) 螺旋状骨折（図 2-1D・11）

上腕下垂位として肘関節 90°屈曲位，前腕回内回外中間位．

❶近位骨片内側と遠位骨片外側に綿花枕子をあて，スダレ副子で内外側から固定する（図 2-1D・11a）．

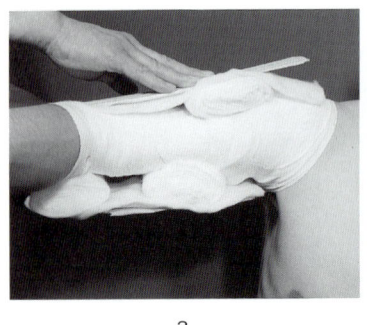

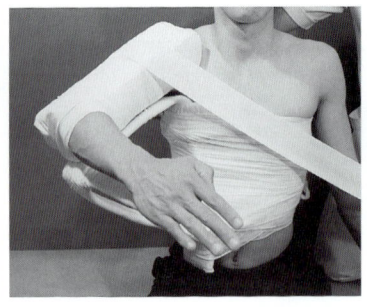

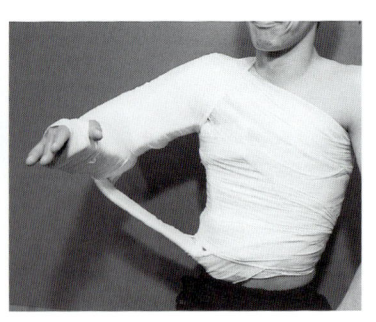

a.　　　　　　　　　　　b.　　　　　　　　　　　c.

図 2-1D・10　固定法（三角筋付着部より遠位の骨折）

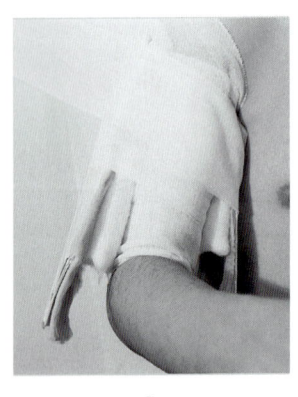

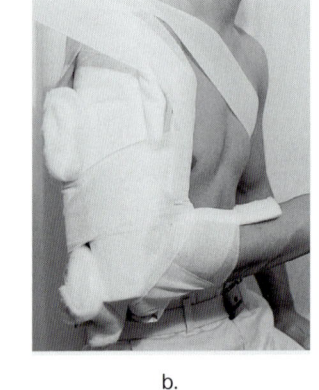

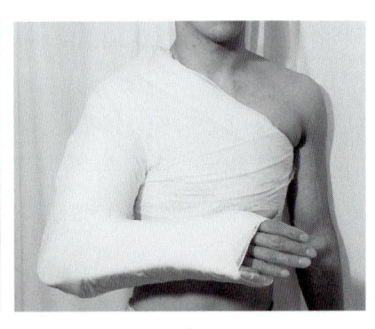

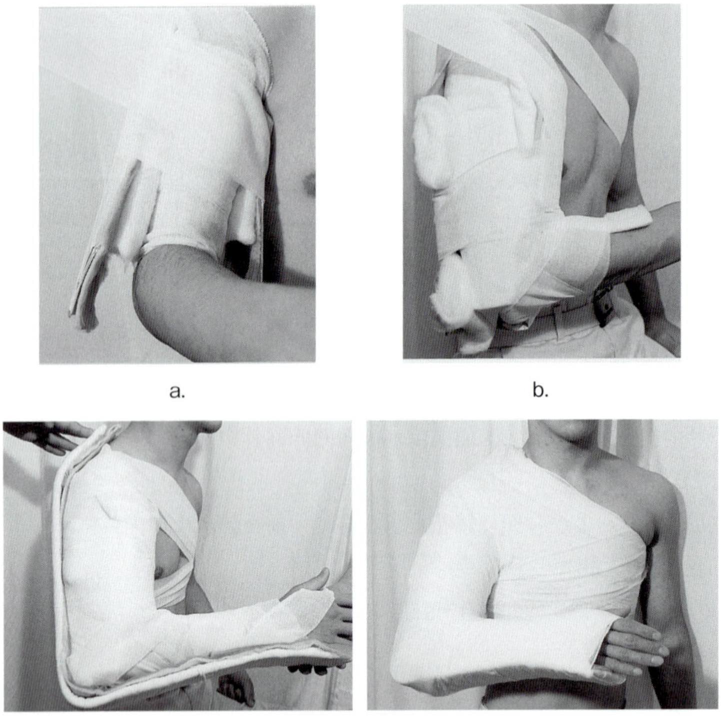

a.　　　　　　　　　　　b.

c.　　　　　　　　　　　d.　　　　　　**図 2-1D・11　固定法**（螺旋状骨折）

❷近位骨片前面，遠位骨片後面に綿花枕子をあて，スダレ副子で前後側から固定する（**図 2-1D・11b**）．
❸金属副子をあてる（**図 2-1D・11c**）．
❹固定材料とともに患肢を包帯で巻く（**図 2-1D・11d**）．
❺三角巾で提肘する．

■固定期間

7〜10週（螺旋状骨折8週，横骨折10週）．

■注意事項
　（1）骨幹部骨折は整復位の保持が難しいため，骨片転位の状態をよく把握し，固定肢位を選定しなければならない．
　（2）遷延治癒になりやすく，とくに横骨折では偽関節を生じやすい．
　（3）肩関節や肘関節の拘縮を残しやすく，とくに中年以降では肩関節周囲炎を続発することがある．
　（4）橈骨神経支配筋の運動麻痺や支配領域の感覚異常に十分注意する［受傷時の一次的橈骨神経損傷と仮骨形成による圧迫に伴う遅発性橈骨神経麻痺（二次的橈骨神経損傷）がある］．
　（5）骨折部が肘部に近いほど内反変形を起こしやすい．

■指導管理
　（1）固定による痛み（とくに腋窩部，肘部，前腕部，腸骨部）や上肢のシビレ感などがあれば，ただちに訴えるよう指導する．
　（2）患側上肢全体を固定し，また体幹より突出する肢位のため，次の指導を行う．
　　・体位変換動作や歩行時のバランスが不安定になるので，ゆっくりとした動作を心がけるように注意する．
　　・自宅の壁や柱，人混みなどで患肢へ二次的外力が加わらないように注意する．
　（3）睡眠時の姿勢は半坐位とするよう指導する．

■予後
　（1）幼少年期では骨癒合も良好であるが，中年以降になると骨癒合に長期を要し，とくに横骨折の場合は偽関節を生じやすい．
　（2）偽関節および高度の橈骨神経損傷を合併しているものは予後不良である．
　（3）多少の変形を残しても機能障害は少ないことが多い．

■全体のプログラム

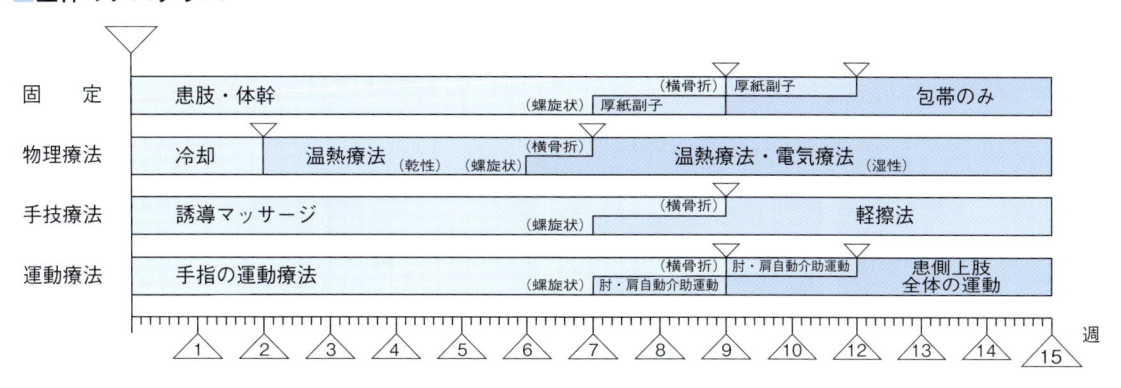

E 上腕骨顆上骨折

■ 症例の提示
1）典型的症例
（1）受傷時の外観（図 2-1E・1）
（2）受傷時の X 線像（図 2-1E・2）
2）その他の注意すべき症例
　発生頻度は低いが，上腕骨遠位骨端線離開（ソルター・ハリスⅡ型）（図 2-1E・3）や，上腕骨通顆骨折は発生機序，外観ともに似ているので注意を要する．

■ 柔道整復施術適応の判定
1）応急手当の段階での判定
　現在ではほとんどの症例で柔道整復施術の適応はないと考えられている．

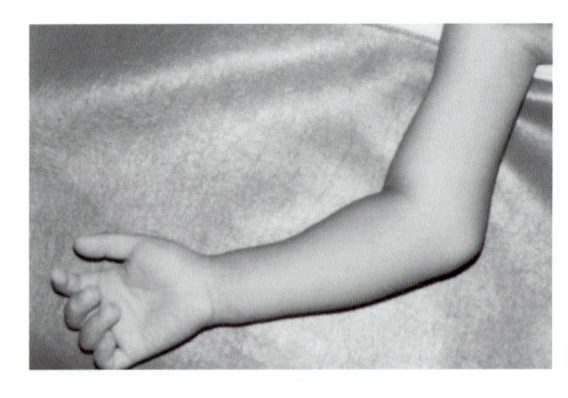

図 2-1E・1　受傷時の外観

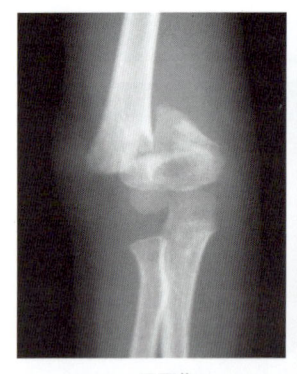

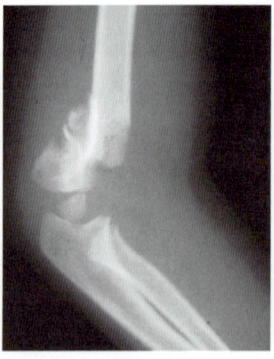

　　a. 正面像　　　　b. 側面像　　　　　a. 正面像　　　　b. 側面像
図 2-1E・2　受傷時の X 線像　　　図 2-1E・3　上腕骨遠位骨端線離開の X 線像

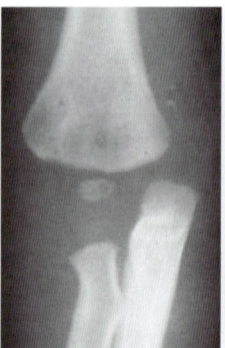

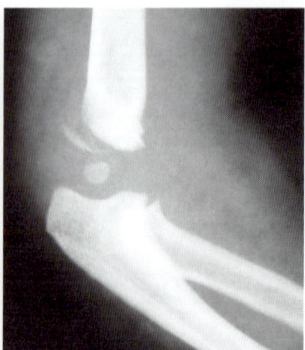

a）施術の実施についてとくに慎重な判断が求められるもの
　（1）開放性骨折または損傷部付近に創傷があり出血のあるもの（応急手当として創の洗浄や滅菌ガーゼなどによる止血などの処置を行う場合を除く）．
　（2）骨片が皮下に突出するなど，整復操作により皮膚損傷の危険があり開放性骨折に移行する可能性があるもの．
　（3）橈骨・正中・尺骨神経，上腕動脈などの損傷を合併しているもの．
　（4）比較的年長児で粉砕骨折などが疑われ，徒手整復では許容範囲内の整復位が得られる可能性が低いもの．
　（5）整復後に骨折部の安定が得にくいことが予想されるもの．
　（6）保護者などが徒手整復に不安を訴えるもの．
　（7）内反肘変形を残す可能性のあるもの．
　（8）その他．
b）施術を実施してもよいと考えられるもの
　（1）医科への転送あるいは医科での受診を前提とし，患肢の安静を目的に簡易な固定や提肘などを行うもの．
　（2）ただちに整復，固定することが患者に有利だと考えられるもの．
　　　［●橈骨・正中・尺骨神経，上腕動脈損傷などが発生した場合はただちに医科に転送する．］
　（3）転位が軽度で整復後の骨折部安定性が確保できる，または整復を要さない程度の転位と予想されるもの．
　（4）医師から施術を指示されたもの．

2）後療を継続する段階での判定

a）施術の適応がないもの
　施術に医師の同意が得られないもの．
b）施術の適応があるもの
　（1）固定を含め，後療法実施に医師の同意が得られ患者および保護者などが強く希望するもの．
　（2）医師から関節拘縮改善などに関する施術を指示されたもの．

■損傷の診察

1）全身状態の観察および問診

　全身状態の観察，既往歴などの聴取については総論を参照．
a）患者の姿勢をみる
　患肢の前腕部または肘部を健側の手で保持して来院することが多い．
b）主訴を聴取する
　患者の年齢を考慮し，圧痛部位，運動痛，神経損傷の有無，受傷後の経過などをわかりやすい言葉を使い，具体的に聴取する必要があるが，患者自身からの聴取は難しい場合がある．
c）原因を聴取する
　主訴の聴取と同様，患者自身からの聴取は困難な場合があり，付き添いで来院している保護者などから聴取する必要があるが，不明な場合は，症状から推測する場合もある．

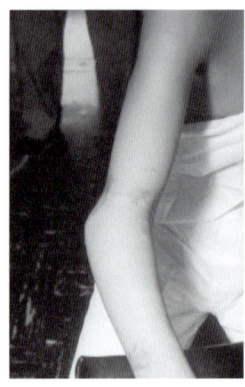

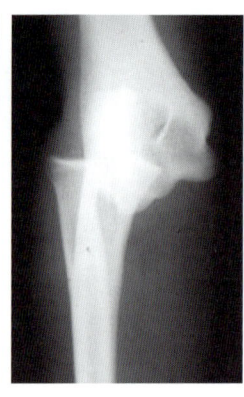

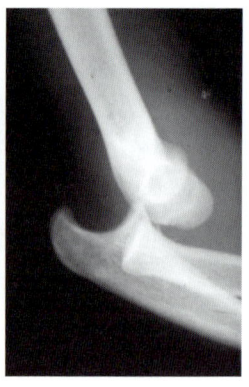

図2-1E・4　肘関節後方脱臼の外観とX線像
a. 外観　　b. 正面像　　c. 側面像

2）患部の観察

a）診察環境を整える

　患部の診察に際して，健側との比較や他部位（鎖骨や肋骨）の損傷の有無の確認，さらに固定の範囲が肩関節を含むことなどから，上半身の着衣をすべて脱がせることが多く，体温の保持を考慮すると同時に他者の目から患者を遮る工夫が必要である．

b）損傷部にみられる典型的な所見

（1）限局性圧痛（上腕骨内外顆の直上部），動揺痛，運動痛，自発痛が著明にみられる．
（2）腫脹は肘関節全周にわたって高度に出現し，内側または外側に偏在することは少ない．
（3）皮下出血斑が上腕遠位端部の前内側または前外側（近位骨片の転位した位置）にみられることが多い．
（4）肘関節の屈伸運動障害がみられる．

【転位がみられる場合】

（1）伸展型骨折では遠位骨片が肘頭とともに後上方に転位するため，肘頭がなだらかに後方変位し，肘関節後方脱臼の外観（図2-1E・4a）に類似している．
（2）遠位骨片が転位している場合，後方から観察すると肘頭はヒューター Hüter 線上にあるが，ヒューター線そのものが上腕軸に対して傾斜している．
（3）遠位骨片の後方転位により前後径が，側方転位により横径が増大し，遠位骨片の回旋や軸の転位は前腕軸の変位を起こすので，健側との比較を入念に行う必要がある．

例：内反肘変形を呈しやすい症例では，骨折線はX線側面像では前下方から後上方に，正面像では橈側遠位から尺側近位へ傾斜しているものが多く，遠位骨片は後方に転位するとともに尺側に変位し内転・内旋位となる．そのため外観上は肘部が後方に変位し上腕部は短縮，前腕軸が内方に移動し軽度内転位となり，ヒューター線は上腕軸に対し傾斜している．

> **MEMO**
> 転位の著しいものでは，安易な肘関節の伸展により開放創（上腕掌側に位置する近位骨折端が突出）を作る危険性がある．

c）鑑別を要する損傷との鑑別の要点
　（1）他の肘関節部骨折とは腫脹の特徴を踏まえ，注意深く触診を行い鑑別する．
　（2）肘関節後方脱臼との鑑別は理論編を参照のこと．
d）合併症の有無
　（1）上腕動脈損傷の有無を橈骨動脈の拍動で評価する．
　（2）橈骨・正中・尺骨神経損傷の有無を手指の運動および手部の感覚障害で評価する．

3）治療法の提示

　顆上骨折は発生頻度が高く，骨折の程度も不全骨折から高度の転位をきたすものまで様々で，治療法の選択肢も多肢にわたるため，その決定には患者への十分な配慮が必要である．さらに好発年齢が幼小児期であるため，保護者への十分な情報提示，意見交換，さらに医科との綿密な連携が不可欠である．

　初期には，骨折の治療はもとより，フォルクマン拘縮を続発させないことが最優先となる．

　また本骨折は，発症年齢と発症部位から後遺変形の危険性と旺盛なリモデリング能力をあわせ持っている．そのため完全整復を望み整復操作を繰り返したり，またそれが粗暴であると上腕骨遠位骨端成長軟骨板の損傷を起こし，成長障害をもたらす危険がある．その一方，骨癒合時にみられた変形が種類によっては将来自家矯正される（内反肘は自家矯正されない）ことも知られている．そのため最近では，リモデリング能力を利用した治療法（内旋転位，内反や伸展などの屈曲転位を中心に整復を行い，尺側転位や後方転位の整復は最小限とする）なども行われている．

a）保存療法
１．徒手整復と外固定
　患部への侵襲も少なく，皮膚の切開もなく望ましい方法であるが，徒手整復と固定には習熟が必要で統計的には変形治癒の危険性がもっとも高いといわれている．
２．介達牽引療法（肘関節軽度屈曲位でのダンロップ牽引など）
　効果的な方法であるが一定期間の臥床が必要で入院または往診での対応となる．

b）観血療法
１．直達牽引療法（肘頭などにキルシュナー鋼線を刺入しての牽引）
　治療成績は良好であるが入院期間が長くなり，鋼線刺入部の感染の危険性もある．
２．麻酔下で徒手整復後経皮的にキルシュナー鋼線で固定（経皮ピンニング）
　最近よく行われている方法で治療成績も良好であるが徒手整復と経皮的なピンニングには習熟が必要であり，鋼線刺入部の感染が皆無ではない．
３．観血的整復固定術（直視下で整復とキルシュナー鋼線やねじきり鋼線などで固定）
　確実性が高く治療成績も比較的よいが患部への侵襲度がもっとも高い．

整　復

　不全骨折と判断した場合，疼痛が強い場合，その他の理由で固定のみでよいと判断した場合は行わないこともある．

1）整復を行わない金属副子固定（図 2-1E・5）

　肘関節は腫脹や骨片の転位が許す範囲で軽度屈曲位とする．とくに遠位骨片が後方に肘頭を伴

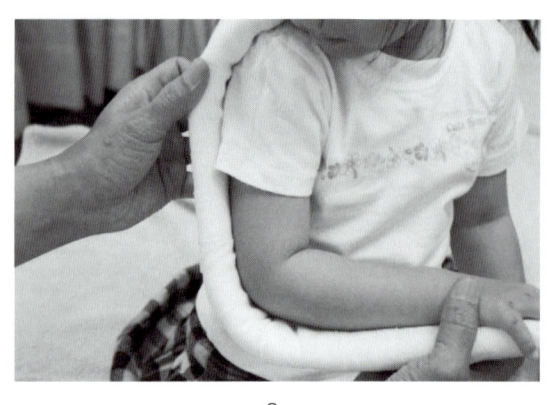

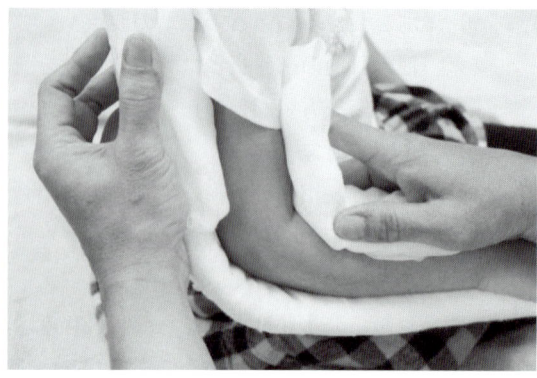

図 2-1E・5　整復を行わない金属副子固定

い突出している場合は，副子で直接圧迫しないように綿花やスポンジなどで保護する．今後さらに増加する腫脹を考慮し包帯はできるだけ緩く巻く必要があるが，患部が不安定にならないように注意する（受傷からの経過時間や医科で診察を受けるまでの時間を考慮する）．

2）術者が一人で行う整復法（内転・内旋転位の場合）
❶一方の手の母指で遠位骨片尺側部を，他四指で近位骨片橈側部を保持し，他方の手で前腕遠位部を保持して前腕回外位で十分に牽引する（**図 2-1E・6a**）．
❷牽引を緩めず母指で遠位骨片を橈側に，他四指で近位骨片を尺側に圧迫する（**図 2-1E・6b**）．
❸牽引を緩めず遠位骨片の尺側転位と内転転位を取る（**図 2-1E・6c**）．
❹牽引を緩めず母指を遠位骨片後方に他指を近位骨片前方に移動し，近位骨片前面を支えつつ後方から母指で遠位骨片を直圧しながら肘関節を屈曲する（**図 2-1E・6d**）．
❺整復感を触知したら静かに肘関節を鋭角屈曲位とする（**図 2-1E・6e**）．
❻前腕を回内位とし整復を完了する（**図 2-1E・6f**）．

3）屈曲整復法（内転・内旋転位の場合）
❶患者を診察台に背臥位とし，肩関節 60°外転位とする．助手に上腕近位端部を固定させる．
❷術者は一方の手で前腕遠位端部，他方の手で上腕遠位端部を保持し，肘関節を静かに屈曲位（疼痛が増悪しない程度）とし，軽度の牽引を行う（**図 2-1E・7**）．

a）回旋転位の除去
　肘窩が前面を向くまで患肢を外旋させ（**図 2-1E・8a**），遠位骨片の内旋転位を取り，前腕を回内位とする（**図 2-1E・8b**）．

b）側方，内転転位の除去
　母指を肘頭部内側，他四指を近位骨片外側部にあて，軽く牽引をしながら遠位骨片を外方に直圧し，肘関節を外転させる（**図 2-1E・9**）．

E ● 上腕骨顆上骨折　111

a.

b.

c.

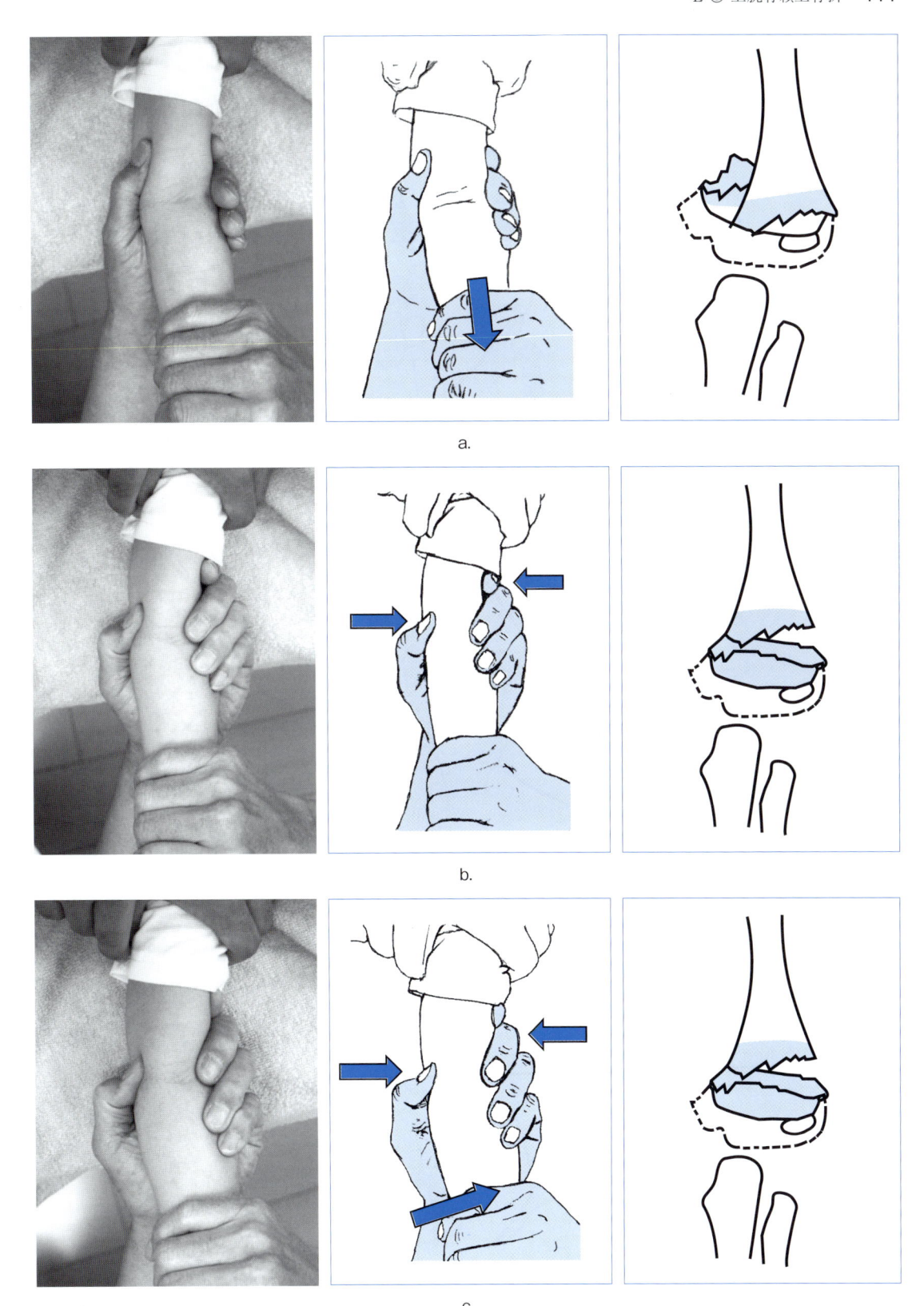

図 2-1E・6　整復法（術者が一人で行う整復法）

112　第Ⅱ章　各論・上肢—骨　折

d.

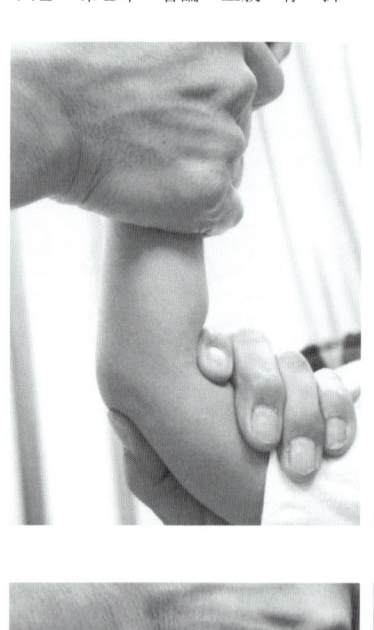

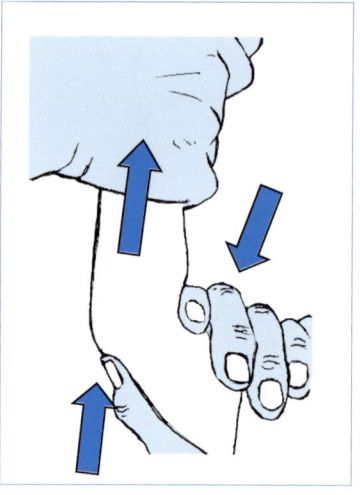

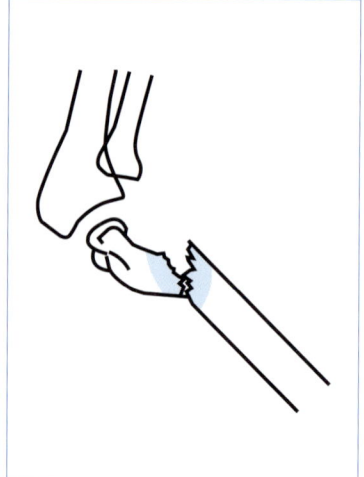

e.

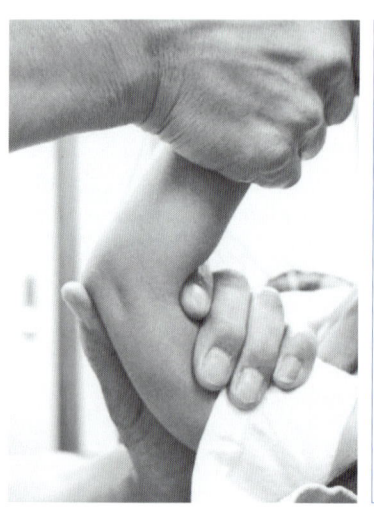

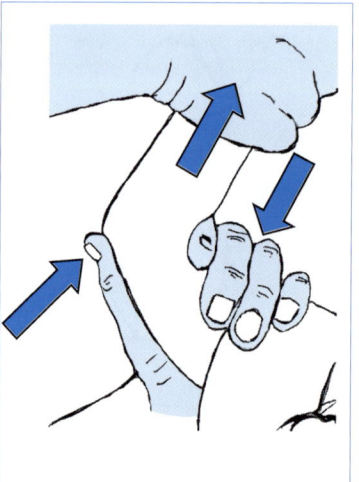

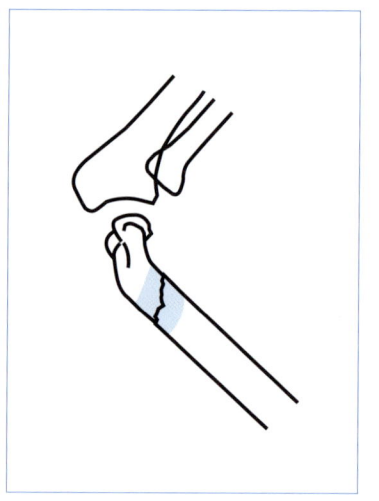

f.

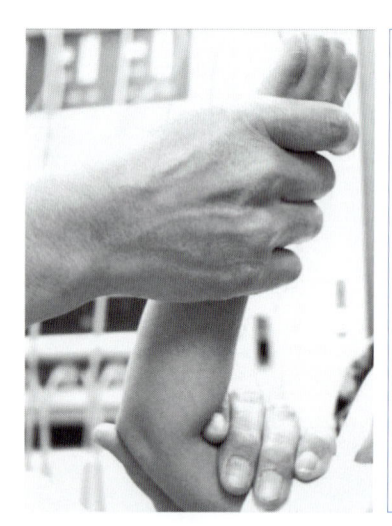

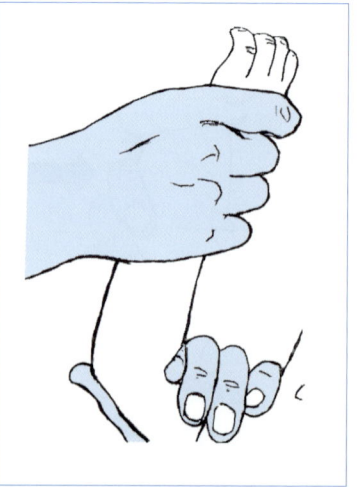

図2-ⅠE・6　整復法（つづき）

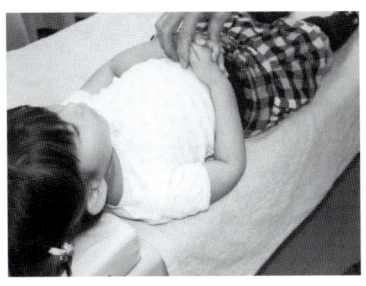

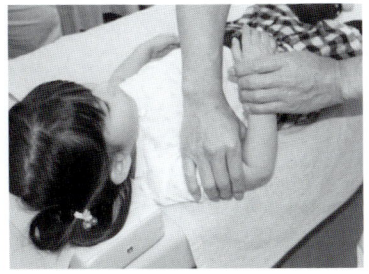

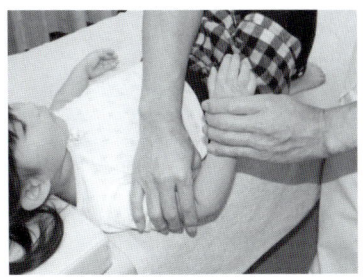

E ● 上腕骨顆上骨折　113

　　　a. 患者肢位　　　　　　　　　　　b. 患肢を保持　　　　　　　　　　　c. 患肢を外転

図 2-1E・7　屈曲整復法（整復に入る前の準備）

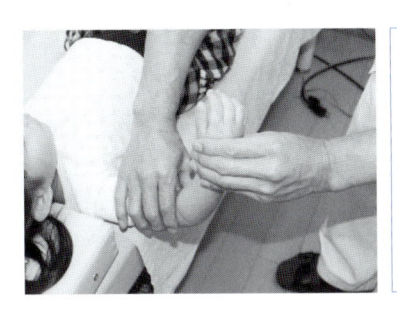

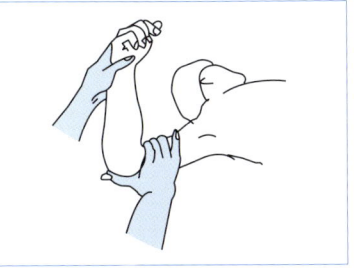

a.

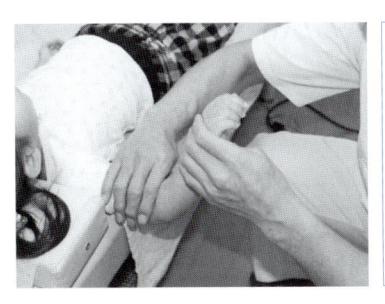

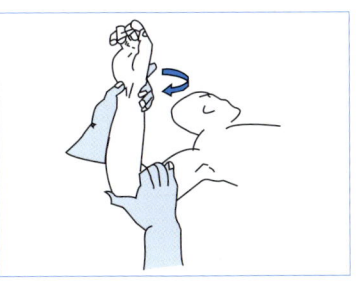

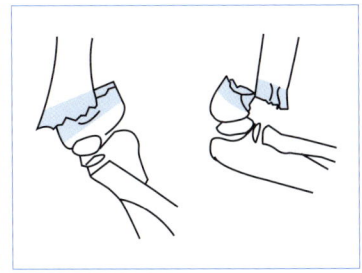

b.

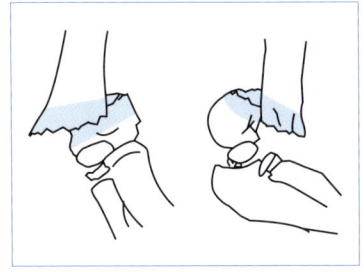

図 2-1E・8　屈曲整復法（回旋転位の除去）

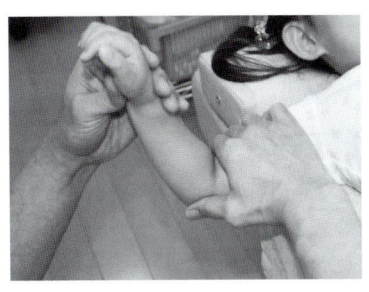

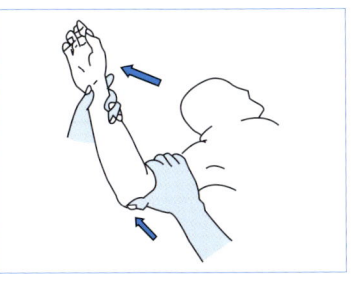

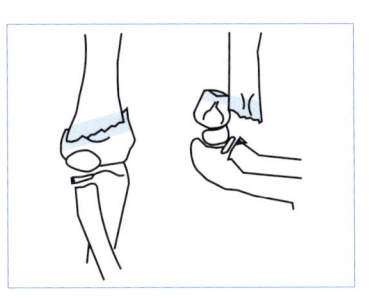

図 2-1E・9　屈曲整復法（側方，内転転位の除去）

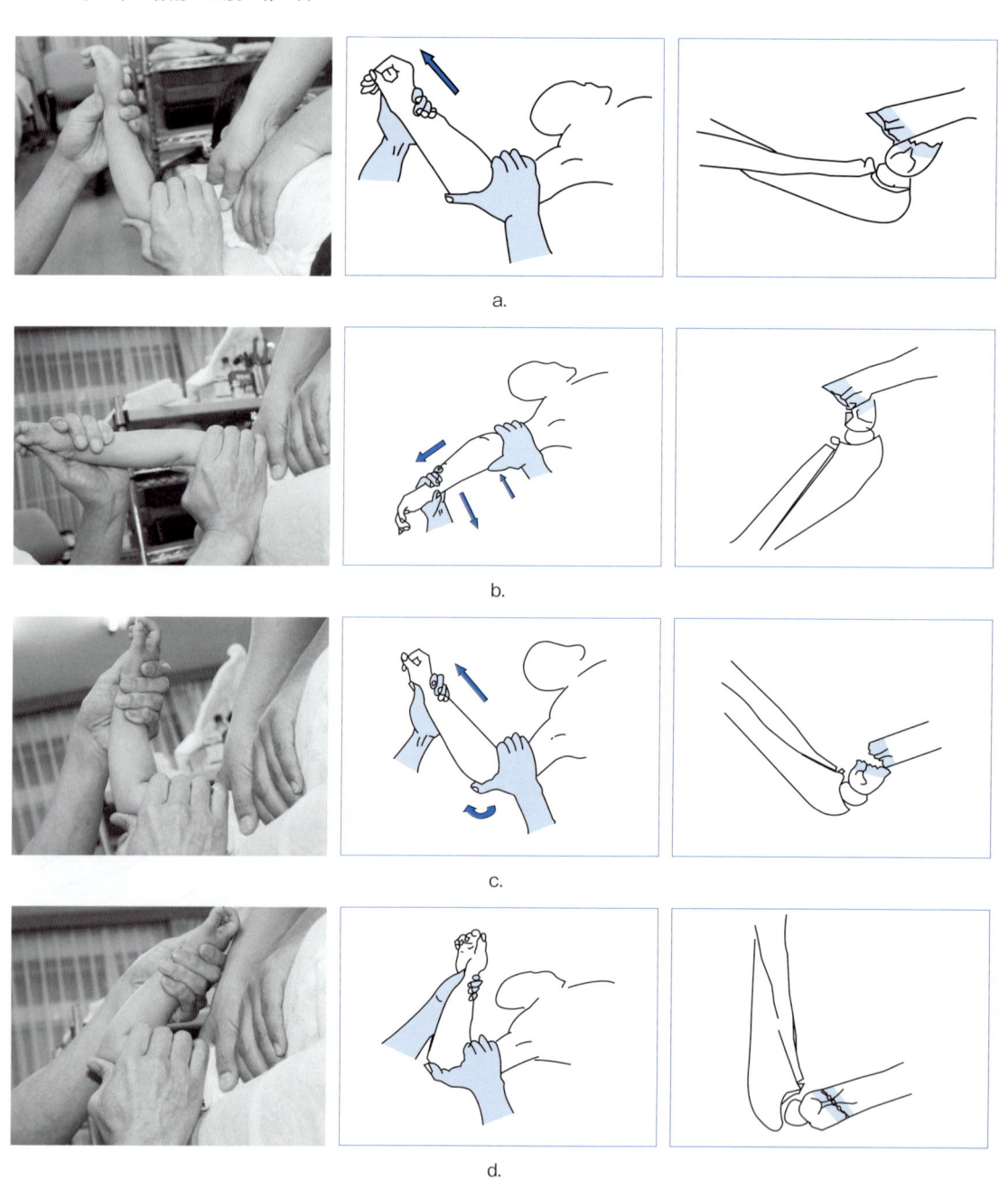

図2-1E・10 屈曲整復法(後方転位の除去)

c) 後方転位の除去

❶母指を肘頭後面に,他四指を近位骨片前面に滑らせるように移動する(**図2-1E・10a**).
❷持続的な牽引を加え肘頭後面にあてた母指を支点にして骨折部をゆっくりと過伸展させる(**図2-1E・10b**).
❸後方に短縮転位した遠位骨片を,肘頭を介して母指で遠位方向に押しながら,持続牽引を強

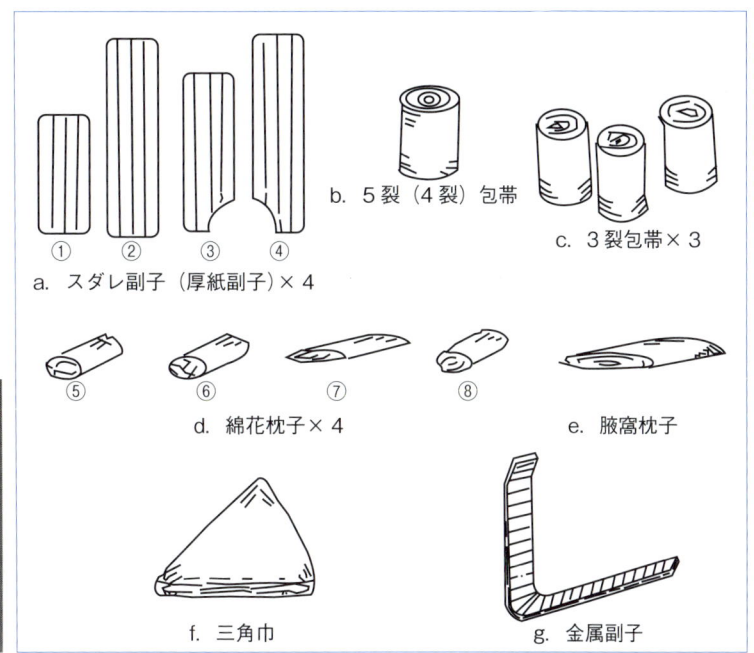

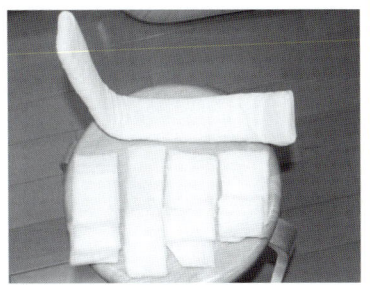

図 2-1E・11　固定材料

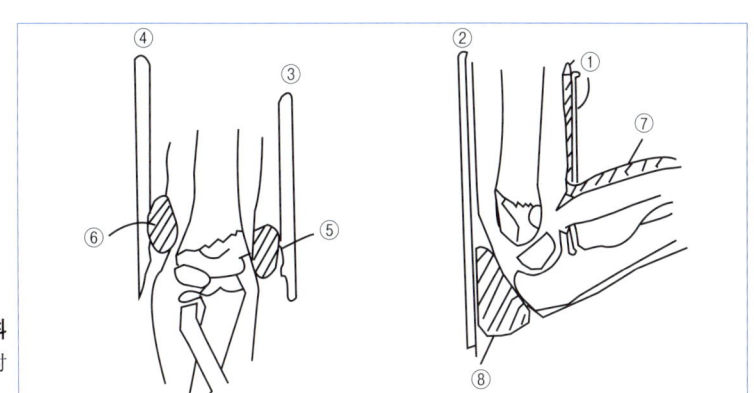

a. スダレ副子（厚紙副子）×4　①②③④
b. 5裂（4裂）包帯
c. 3裂包帯×3
d. 綿花枕子×4　⑤⑥⑦⑧
e. 腋窩枕子
f. 三角巾
g. 金属副子

図 2-1E・12　局所と固定材料
①〜⑧は図 2-1E・11 の数字と対応する．

め，肘関節を円を描くように屈曲し，強牽引下で母指で肘頭部を後方から，他四指で近位骨折端を前方から直圧する（**図 2-1E・10c**）．

❹ 整復感を触知（肘関節 90°付近）したら，ゆっくりと肘関節を鋭角屈曲位とし整復を完了する（**図 2-1E・10d**）．

■固　定
1）固定材料（図 2-1E・11）
　　金属副子，ギプス，スダレ副子，綿花，巻軸包帯など．
2）固定肢位
　　肘関節 90〜100°屈曲位とする．ただし，腫脹が著しく，阻血性拘縮のおそれがある場合は，一時，肘関節を鈍角屈曲位で固定し，腫脹軽減後（1週後ぐらい）に鋭角屈曲（100°）位にする．前

116　第Ⅱ章　各論・上肢—骨　折

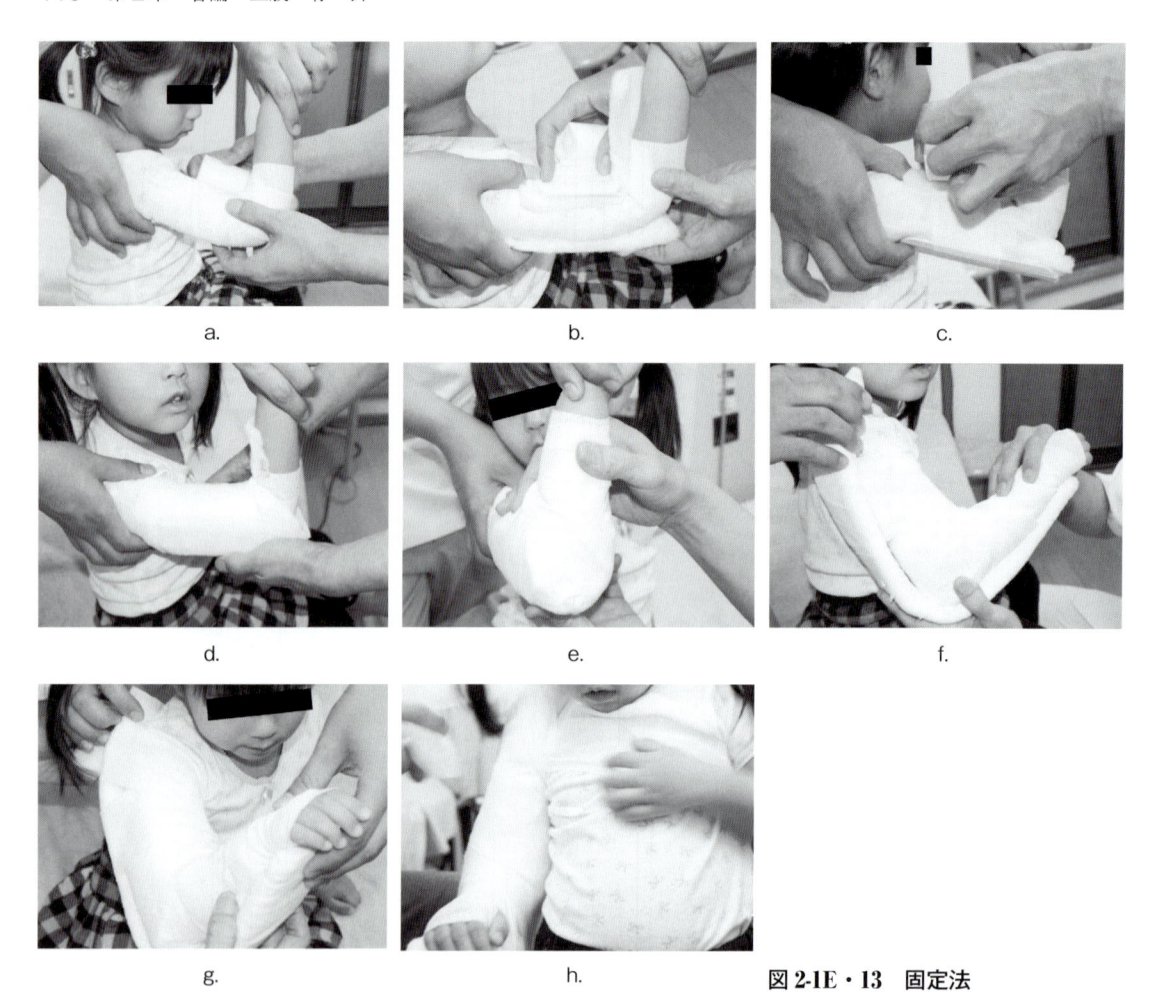

a.　　　　　　　　　　　　　b.　　　　　　　　　　　　　c.

d.　　　　　　　　　　　　　e.　　　　　　　　　　　　　f.

g.　　　　　　　　　　　　　h.　　　　　　　図 2-1E・13　固定法

　腕部は一般的に回内位とするが，骨片転位などにより選択する．
3）固定範囲
　肩関節部を含み手MP関節部手前まで．
4）固定法
❶下巻（図 2-1E・13a）を巻く．
❷スダレ副子で前・後面から固定する（枕子の位置に注意）（図 2-1E・13b，c）．
❸スダレ副子で側面から固定する（枕子の位置に注意）（図 2-1E・13d）．
❹スダレ副子を用いて綿花枕子を圧迫する（再転位の予防．包帯の走行に注意）（図 2-1E・13e）．
❺金属副子とともに包帯で巻く（図 2-1E・13f〜h）．

■整復・固定後の確認
1）全身状態の確認
　総論を参照．

2）整復後の確認

整復直後に変形の消失，前後径・横径増大の解消，肘関節の最終屈曲が無理なく可能かなどを確認する．

3）固定後の確認

固定下での循環障害を中心とした患肢の確認（手指の機能，色調，パッシブストレッチ，爪圧迫検査）を行う．とくに固定下では橈骨動脈の拍動を触知できないので，手指の色調や爪圧迫検査（毛細血管再充満時間：爪床を5秒間圧迫し爪床の赤みが回復するまでの時間が2秒未満なら循環に関しては問題ないと判断される）などが重要な所見となる．

■固定期間

1）固定期間の決定要件

骨折型（骨折線の走行から判断して再転位を起こしやすい骨折型かなど），初診時の骨片転位の大きさ，合併症の有無などを考慮する．

2）固定期間

ほとんど小児であり，完全骨折の場合，固定期間は4～5週，不全骨折の場合で3～4週，成人の場合は，さらに1～2週長く固定する必要がある．

■後療法

1）固　定

a）固定の継続

（1）固定期間中は常に前述の循環障害を中心とした患肢の確認を行う必要がある．
（2）整復から2週は再転位に十分注意する必要がある．
（3）再転位防止の目的で包帯交換は毎日行わず，患部や患肢，全身状態の観察に努める．

> ●冷湿布ガーゼの中に細めのゴム管を入れて包帯と一緒に巻き込み，ゴム管の一方の端を肩部側に出しておき，ここから冷湿布水を注入することにより患部の消炎に努める方法もある．

（4）包帯交換時には固定肢位の保持に注意し，包帯除去時には助手に持続的に牽引させるなど患部の安定に努める．

b）再転位

（1）とくに伸展型骨折では遠位骨片の尺側部が不安定になりやすく，後方へ再転位すると遠位骨片が内転・内旋する．そのため，とくに肘関節の内反変形と上腕遠位部後面の形状の変化に注意する．
（2）再転位の徴候が確認できたら早急に医科での診察を依頼する．

c）固定の変更

（1）整復から3週で金属副子を除去し，その後1～2週は厚紙副子を実施する．
（2）固定範囲も金属副子では，肩関節，肘関節，手関節を固定するが，変更後は肘関節部を厚紙副子で固定し包帯実施範囲を上腕部から手関節部までとする．

d）固定の除去

（1）固定除去時には骨折部の安定性が確保できているかを確認する（たとえば骨折部に軽度の屈曲・伸展・内転・外転・回旋などのストレスを与え疼痛や不安定性がないかを検査する）．

（2）固定の完全除去は医師の指示を仰ぐ．

2）異常経過

a）フォルクマン拘縮

　上腕骨顆上骨折や肘関節部付近の外傷に続発する動脈性血行障害により発症するもので，典型的なものは手関節掌屈，第1指内転，第2から5指のMP関節伸展，IP関節屈曲拘縮を呈する．これは前腕屈筋群の阻血による変性と，それに続く正中神経や尺骨神経の麻痺によるもので，不可逆性の変化であるため予防が最重要であり，その徴候を見落としてはならない．初期には前腕部および手指部に腫脹が現れ，圧迫痛と激しい自発痛，シビレ感，橈骨動脈の拍動が減弱または消失し，血行障害により皮膚は暗紫色を呈する．良好に整復固定され安静を保った患部は，著しい疼痛や感覚障害はないのが普通であり，この阻血性拘縮の初期症状の疼痛増悪と感覚障害には十分な注意が必要である．受傷後数時間から数日の間にもっとも発生しやすいので初期の徴候について患者や保護者に十分な説明が必要である．

> **MEMO**　フォルクマン拘縮時にみられる5P徴候
> ① pain：自発痛（burning pain：堪えがたい痛み）
> 　　　　　圧痛（罹患筋を圧迫あるいは把持すると疼痛が増悪する）
> 　　　　　誘発痛（罹患筋を伸長すると疼痛が増悪→passive stretch test）
> ② paresthesia：感覚異常（感覚麻痺から感覚脱失，灼熱感，チクチク感）
> ③ paralysis：運動麻痺
> ④ pulselessness：末梢動脈の拍動消失（拍動減弱の場合があるため拍動を触知しても阻血症状を否定できない）
> ⑤ pallor：蒼白，チアノーゼ，紅斑
> ※5Pにpuffiness（腫脹）を加えて6P徴候とすることもある．

b）骨化性筋炎

　幼児・若年者の肘関節付近の骨折に好発する．挫滅した筋組織内に血腫を形成し，異所性骨化を生じたもので損傷部周辺に急速に増大する圧痛を伴う異常な硬結を触れるため，後療法中に疼痛の増悪や可動域制限の増加が現れたら，本障害を疑いただちに後療法を中止し患部の安静・冷却に努めながら医科に受診させる．

c）成長障害

　一般的には定型的骨折で骨端成長軟骨板が温存されているものは成長障害の危険性は比較的少ないが，骨折線が骨端成長軟骨板におよんでいるものや，骨片骨折などでは成長障害を残す危険性が高くなる．しかしながら，一見して成長軟骨板の損傷がみられない症例でも常に成長障害の危険性を持つ部位であることを念頭におかなければならない．

3) 物理療法，手技療法，運動療法
【固定期間中】
a) 物理療法
1．冷湿布
　受傷後7日程度を目安として実施する．
2．温罨法
　1週経過後から温罨法を行うが，実施にあたっては患部の急性症状が軽減していることを確認する．
　[●患者が小児であるためマイクロウェーブの照射は禁忌である．]
b) 手技療法
　包帯交換時に患部より近位側に誘導マッサージとして軽擦法を実施する．
c) 運動療法
（1）固定直後から手指の自動運動を行わせる．
（2）2週経過後から包帯交換時に肩関節の自動運動を開始させる．
（3）3週経過後から包帯交換時に肘関節の自動運動を開始させる．

【固定除去後】
a) 物理療法
　固定中と同様に温罨法を中心にして実施する．
b) 手技療法
　運動療法を行わせる前に上肢全体に軽擦法，揉捏法などを実施して筋の柔軟性を高める．
c) 運動療法
　肘関節を含め上肢の可動域訓練を積極的に行わせる．
　[●患者が小児であるため関節拘縮を残しにくく，運動療法を必要としない場合が多い．また，過剰な運動療法や他動運動は骨化性筋炎の発生を助長するので注意が必要である．]

4) 後療法の適否の判定
（1）固定中の初期で，包帯交換後に疼痛を訴える場合や指先の血流が悪い徴候が現れたときには，包帯の緊縛が考えられ，ただちに巻き直す必要がある．
（2）運動療法開始後で，経過に反して腫脹，疼痛，熱感，発赤，機能障害の増悪がみられる場合は骨化性筋炎の発症が考えられ，ただちに施術を中止し安静を図る．

■治癒の判定
　X線評価，肘関節の可動域や徒手筋力検査，または運動時の疼痛などを総合的に評価し判定する．可能な限り医師の診断を仰ぐことが望ましい．

■注意事項
（1）小児に特有な骨折であり主訴や発生機序がはっきりしないことが多いので，初期評価が重要である．
（2）初期に適切な対応が行われないと重篤な合併症や後遺症など予後に大きな影響を与える．
（3）フォルクマン拘縮や神経障害などの合併症は，受診時のみの確認では不十分なことがある

ので，その前兆などは保護者によく説明する必要がある．
（4）徒手整復は患者の不利益になってはならない．応急手当として徒手整復を行う場合は，その功罪をよく検討する必要がある．
（5）内反肘変形の主な原因は整復不十分や再転位で，医科との連携が重要である．
（6）後療法における関節可動域訓練は自動運動中心で十分効果があり，矯正操作や強い他動運動などはマイナスとなる．

■指導管理
（1）初診から数日間は，自宅での疼痛増悪や患肢遠位部の冷感，色調の変化，手指の運動の障害などがみられた場合にはただちに連絡をするよう指導する（フォルクマン拘縮など）．
（2）就寝時に患肢に負担がかからないように，枕やタオルなどを使って患肢が内旋しないよう指導する．
（3）幼稚園，保育園，小学校などは腫脹がおさまるまで極力休むよう指導する．また通園や通学を開始しても，しばらくの間はできるだけ送り迎えをするよう指導する．
（4）患部を固定することにより全身のバランスが崩れ，転倒しやすくなることを説明する．
（5）初期には入浴は控えさせる．中期以降も入浴方法に関して指導を行う．
（6）患肢使用の可否や使用方法およびADL上の注意点を初期，中期，後期などの期間別に指導する．

■予　後
（1）正しく整復，固定された場合は良好である．
（2）内反肘や屈曲制限，過度伸展などがみられるがとくに内反肘を起こしやすい．
（3）肘関節の可動域はしばらくの間，屈曲に制限を残しやすいが，年単位の経過でほとんどが改善する．

■全体のプログラム

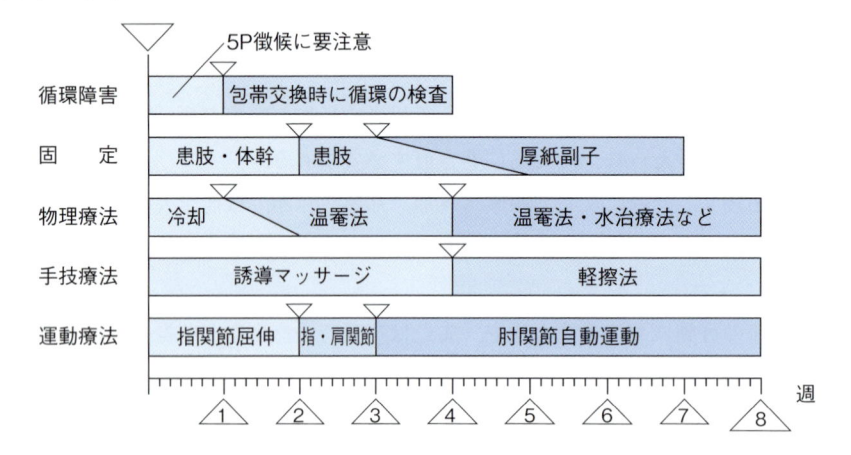

	1	2	3	4	5	6	7	8 週
循環障害	5P徴候に要注意／包帯交換時に循環の検査							
固　定	患肢・体幹	患肢		厚紙副子				
物理療法	冷却	温罨法		温罨法・水治療法など				
手技療法		誘導マッサージ			軽擦法			
運動療法	指関節屈伸	指・肩関節		肘関節自動運動				

> **MEMO**　接骨院における対応の流れ
> ①患者の来院
> 　保護者が同行している場合もあるが，幼稚園や学校の先生が同行している場合もある．
> ②来院時の状況
> 　肘関節軽度屈曲位で健側の手で患肢前腕部を支えているが，ときにはありあわせの物で腕を吊っていることもある．
> ③診　察
> 　主訴，問診（患者が泣いていて主訴の聴取や問診不能のことがあるので同行者からも話を聞く），外観などから顆上骨折を念頭に，触診などにより患部の状態や鑑別，合併症の有無を確認する（このとき，肘関節部にのみとらわれず鎖骨などの他の部位の損傷や全身の状況も確認する）．
> ④応急手当を施し医科へ診察依頼する
> 　応急手当として整復を行うこともあるが，本骨折は正確な骨片転位の状況を確認せず安易に患部に操作を加えるべきでないことや，それを嫌う医科も多いので通常は患部の固定のみを行い症状の悪化を防ぐ手当を施したうえで医科への受診準備をする．
> ⑤医科受診
> 　医科へは患者に同行する場合と同行しない場合が考えられるが，できるだけ同行し受傷や経過，応急手当の状態を口頭で説明することが望ましい．またその場合でも施術情報提供書（紹介状）は必ず作成し，文書でこれらの情報を残すようにする．
> 　医科で診察，X線検査などを行った後，患部の状態や患者の状況を考慮し治療方針が決定する．

> **MEMO**　自家矯正
> 一般的に自家矯正力は若年であるほど旺盛であるが，他の長骨骨端付近の骨折と比べると上腕骨顆上骨折の自家矯正力は比較的弱い．これは側方への屈曲転位には，自家矯正が期待できない遠位骨片の回旋を伴いやすいためである．前方凸の屈曲転位はある程度の自家矯正が期待できるが，臨床上許容できる屈曲転位は10°以内といわれている．
> ①橈側または尺側転位：自家矯正が期待できる．
> ②回旋転位：自家矯正は期待できない．とくに発生頻度の高い内旋転位は，遠位骨片の内側部が近位骨片の後方へ転位するため，内方への屈曲転位を合併し内反肘を引き起こす．
> ③前後転位：許容範囲であれば自家矯正可能である．骨幅の1/2では肘関節の屈曲制限は残らないといわれている．骨幅1/3であれば許容限度内にある．

F 上腕骨外顆骨折

　　上腕骨外顆骨折は小児での発生が多く偽関節，外反肘，遅発性尺骨神経麻痺といった，一連の不幸な経過をたどる頻度が高い．この要因は，①受傷直後の機能障害が比較的軽微なことが多く初検時に骨折を疑わなかった，②保存療法における未熟な整復と固定，③不適切な後療法および経過観察などがあげられる．転位のないものや転位軽度なものでは，腫脹や圧痛を健側と慎重に比較して骨折の有無を判断することが重要である．

　　骨折を疑った際の対応として重要なのは，適切な固定を施し，ただちに専門医へ転送することであり，早期に正しい診断に基づいた治療を受ける機会を奪わないことである．転位のないものや転位軽度なものに対し転位を増大させる可能性のある行為を行ってはならない．搬送にあたっては二次的な損傷や障害が起こらないような配慮をした，適切な固定手段を講じるべきである．

　　観血療法は骨片を整復しキルシュナー鋼線でのピン固定をするのが一般的である．

■症例の提示

（1）7歳，男子，右上腕骨外顆骨折の初検時外観（**図2-1F・1**）．
　　外顆部の限局性圧痛はみられたが，骨片の異常可動性や軋轢音は確認できなかった．自動運動で肘関節可動域は，屈曲85°〜伸展−10°で，疼痛の増強はなかった．本症例はヤコブJakobⅡ型であった．

（2）受傷時のX線像（**図2-1F・2**）．

■整復などを行わない場合の患者の搬送

1）搬送にあたっての注意事項

（1）患部の動揺を防ぎ患者の苦痛を軽減させる．

　　　　　　　　　　　　　　　　　　a. 正面像　　　　　　　　b. 側面像

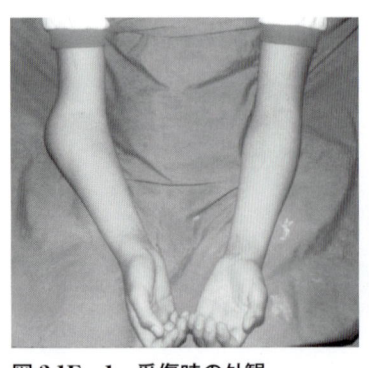

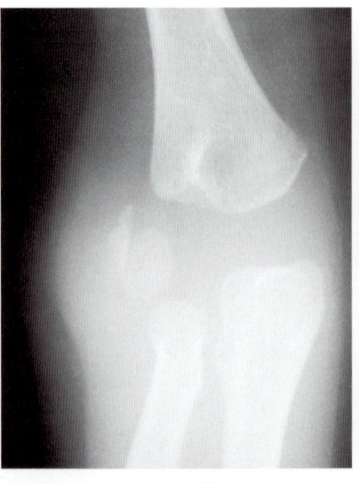

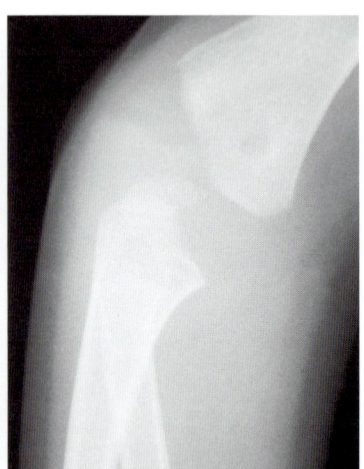

図2-1F・1　受傷時の外観　　**図2-1F・2　受傷時のX線像**（回転転位，外観とは異なる症例）

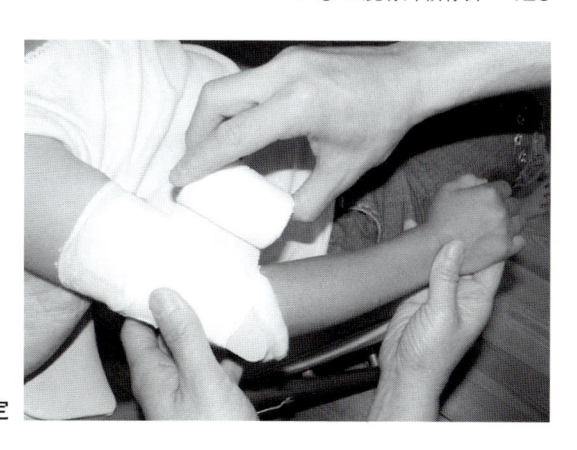

図 2-1F・3　搬送時の固定

　　(2) 患部の局所的な圧迫による褥瘡を発生させない．
　　(3) 不適切な固定による二次的な尺骨神経損傷を発生させない．
2) 搬送時の固定例
　❶固定肢位は肘関節 90°屈曲位を基本に疼痛が出現しない範囲を目安にし，前腕は回内回外中間位を基本に疼痛が出現しない範囲を目安とする．
　❷骨折部を広く綿花などで被覆し，上腕近位部から手関節部を含めてクラーメル金属副子などを背側にあて包帯で固定する．または，肘関節内外側に局所副子をあて，肘部を固定してもよい(図 2-1F・3)．
　　[●金属副子固定では患部の近位側と遠位側だけが包帯で覆われていて，骨折部が被覆されていなくてもよい．]
　❸固定後，三角巾で提肘する．

　以下，整復，固定法の一例を示すが，偽関節などの後遺症を残す可能性があるため，とくに，専門医との連携が重要な損傷である．

■ 整　復
　1) 整復前の注意事項
　　(1) 肘関節脱臼を合併する場合がある．
　　(2) 回転転位し徒手整復不可能な場合や固定による整復位保持が困難な場合は，保存療法の適応外である．
　　(3) 外顆骨片の転位が前方・外方・後方・回転のいずれかを確認する．
　2) 整復法
　a) 転位が軽度または中等度の場合(図 2-1F・4)
　❶患者を背臥位，肘関節伸展位，前腕回外位とし，助手に患肢上腕近位部を固定させる．
　❷術者は一方の手で患肢手関節部を伸展位で把持(伸展により前腕伸筋群が弛緩)し，他方の手を肘関節部にあてる．
　❸手関節部を遠位方向に牽引し，母指で外顆骨片を外上方から内下方へ圧迫して整復する．

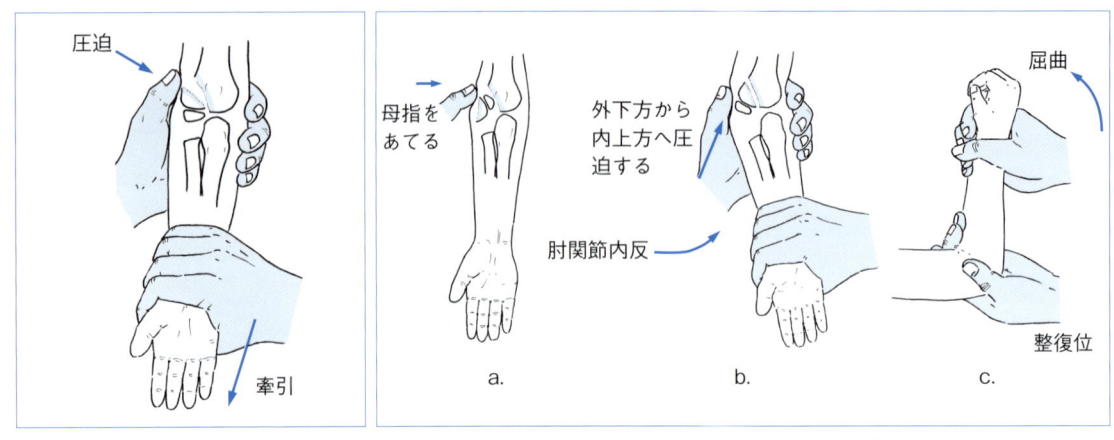

図 2-1F・4 整復法（転位が軽度または中等度の場合）　図 2-1F・5 整復法（転位が高度の場合, 回転転位）

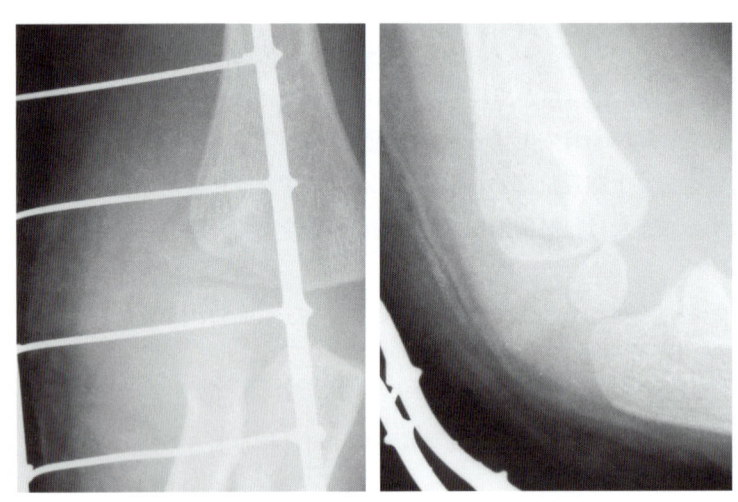

a. 正面像　　b. 側面像　　図 2-1F・6 整復後のX線像（回転転位）

b）転位が高度の場合（回転転位）

❶患者を背臥位とし，助手に肘関節伸展位，前腕回外位で，患肢上腕近位部を固定させる．

❷術者は一方の手の母指を外顆骨片にあて（**図 2-1F・5a**），他方の手で伸展位にした患肢手関節部を把持（伸展により前腕伸筋群が弛緩）する．

❸手関節部を遠位方向に牽引し，肘関節を伸展し，内反強制することにより肘関節の外側を開き，前方に転位している外顆骨片を後方に圧迫して矢状面の転位を整復し，外顆骨片を外下方から内上方に圧迫する（**図 2-1F・5b**）．

❹この際，滑車面を先に関節内に押し込むように回転させて整復し，肘関節を 80〜90°屈曲する（**図 2-1F・5c**）．

3）整復後のX線像（図 2-1F・6）

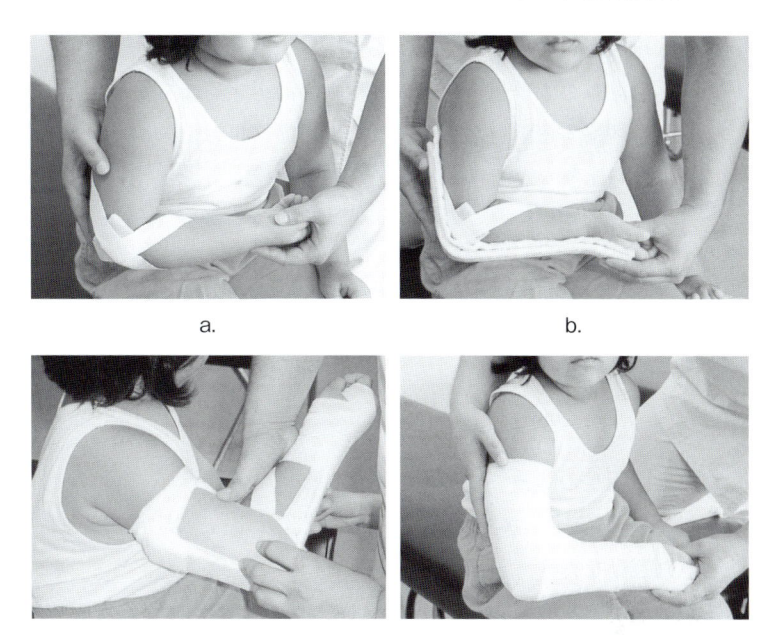

図 2-1F・7　固定法

■固定
1）固定材料
　　ギプス，クラーメル金属副子，厚紙副子，綿花枕子，フェルトパッド，テープ，巻軸包帯．

2）固定肢位
　　肘関節 80～90°屈曲位，前腕回外位，手関節軽度伸展位．

3）固定範囲
　　上腕近位端部から手 MP 関節部手前まで．

4）固定法
❶外顆骨片の整復位保持のため綿花枕子あるいはフェルトパッドなどをあててテープで固定する（**図 2-1F・7a**）．

❷肘関節 80～90°屈曲位，前腕回外位，手関節軽度伸展位で上腕近位端部から手 MP 関節部手前まで背面にギプス副子あるいはクラーメル金属副子をあてる（**図 2-1F・7b**）．

❸上腕遠位端部の内・外・前面に厚紙副子をあてる（**図 2-1F・7c**）．

❹固定材料とともに患肢を包帯で巻く（**図 2-1F・7d**）．

■固定期間
　　4～5 週．

■後療法
1）目的
　　骨癒合の促進，患肢の機能回復．

2）方法
　　整復固定後 48 時間は氷嚢などで冷却するよう保護者に指導する．

a）冷湿布および包帯交換

冷湿布および包帯交換は，腫脹が消退するまで毎日実施し，患部の腫脹，変形，皮膚の変化などを観察する．ただし，包帯交換の際に再転位のおそれがあるときは，冷湿布を使用せず固定の上から氷嚢などで冷却する．

b）温罨法

整復後10〜14日経過すると，骨折部は安定し腫脹が消退する．この頃から固定の上から温罨法を実施する．包帯交換時には軽い誘導マッサージを行う．

c）固定の変更

4〜5週後，金属副子を除去し，厚紙副子に変えて固定する．包帯交換時に軽い自動運動を開始する．

d）固定の除去

4〜5週後，X線像で骨癒合を確認した後，固定を除去し，温罨法，水治療法，手技療法，自動運動を行う．

■注意事項

1）保存療法と観血療法

回転転位し徒手整復が不可能な場合，または回転転位のない外顆骨折でも幼児（4歳ぐらいまで）で固定の困難な場合は観血療法の適応となる．

一般に小児の骨折は保存療法を原則としているが，本骨折などは例外の一つである．

2）後遺症

整復固定が完全でないと偽関節をきたす．偽関節があっても機能は比較的良好である．しかし年数の経過とともに成長障害が発生し，外反肘はさらに増強し，屈伸運動制限や遅発性尺骨神経麻痺（尺骨神経領域のシビレ感，握力の低下）が出現する．骨折発生から麻痺発現までの期間は4ヵ月〜60年で平均22年といわれ，大きな個人差がある．症状は，骨折後年月を経て発生する手部のシビレ感，または手部の固有筋が萎縮すると，中手骨間の陥凹が起こり握力も低下する．原因としては，外反肘により尺骨神経が運動時に常に異常な牽引を受けることによるといわれている．

■指導管理

（1）保護者に，偽関節を残しやすいことや成長障害による肘部の変形が起こり得ることを認識させ，長期にわたる観察が重要であることを指導する．

（2）固定による痛みがあれば，ただちに訴えるよう指導する．

（3）肘の運動療法は無理な他動的矯正運動が問題を起こしやすいことを認識させ，腕立て伏せや物にぶら下がるなどをしないよう指導する．

■予　後

完全な整復位とその固定が継続できれば骨癒合は比較的良好である．ただし，骨癒合後も成長障害の可能性があり経過観察が必要となる．

■全体のプログラム

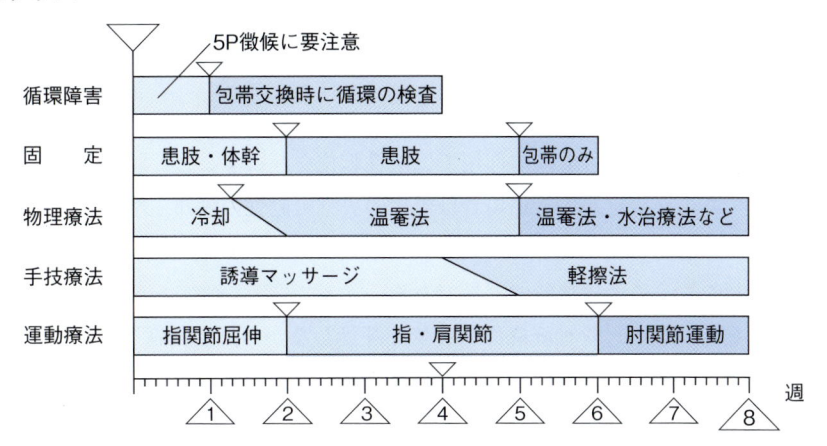

循環障害		5P徴候に要注意 包帯交換時に循環の検査				
固　定	患肢・体幹	患肢		包帯のみ		
物理療法	冷却	温罨法		温罨法・水治療法など		
手技療法	誘導マッサージ		軽擦法			
運動療法	指関節屈伸	指・肩関節		肘関節運動		

週　①　②　③　④　⑤　⑥　⑦　⑧

G　上腕骨内側上顆骨折

　上腕骨内側上顆骨折は，付着筋の作用で二次性転位を起こすこと，肘関節屈曲拘縮を残しやすいことが特徴である．転位が大きい場合は骨片の異常可動性の触知，解剖学的位置に内側上顆を触知しないなど，骨折の発見は容易である．転位がないものでも，腫脹の出現部位や限局性圧痛などにより骨折を疑うことは比較的容易である．

　患肢は，疼痛の状態と尺骨神経麻痺の有無を評価しながら，金属副子で肘関節90°屈曲位から鈍角屈曲位で固定することが一般的である．保存療法で転位があるものを治療するには，整復位を保持するために骨片を継続的に圧迫することが必要で，その圧迫力が疼痛の増強や軟部組織のトラブル（壊死 necrosis）の要因となる．このため初期の対応では，患肢の安静を目的にした固定にとどめ，専門医へ転送すべきである．

　一般に，医科では転位のあるものに対し早期に可動域訓練を開始する目的で，骨折部をテンションバンドワイヤリング tension band wiring・ツークグルツング Zuggurtung 法[注]などで強固に固定する観血療法が行われる．

■症例の提示
　　（1）受傷時の外観（図 2-1G・1）．
　　（2）受傷時のX線像（図 2-1G・2）．

■整復などを行わない場合の患者の搬送
　1）搬送にあたっての注意事項
　　（1）患部の動揺を防ぎ患者の苦痛を軽減させる．
　　（2）患部の局所的な圧迫による褥瘡を発生させない．
　2）搬送時の固定例
　　三角巾で提肘する程度にとどめ，搬送することが望ましい．

　　注）tension band wiring 法と Zuggurtung 法とは，ほぼ同一の術式で英語表記とドイツ語表記との相違と考えてよい．

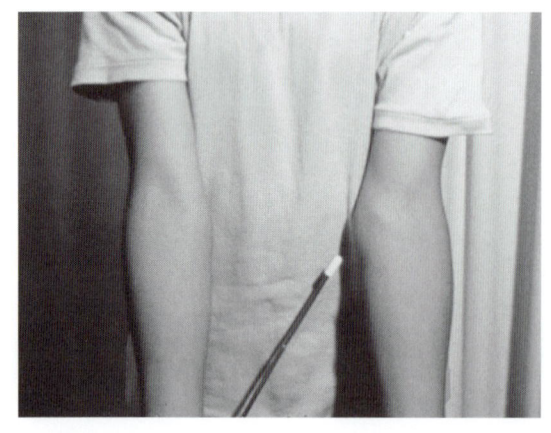

図 2-1G・1　受傷時の外観

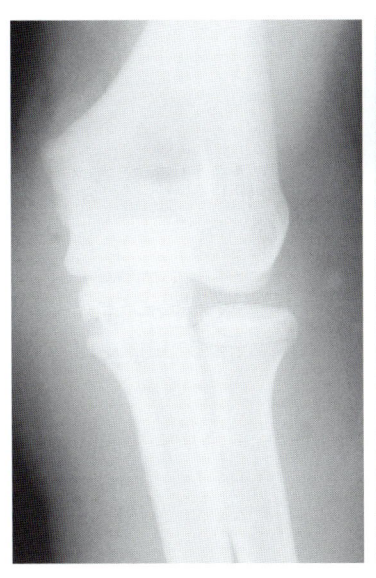

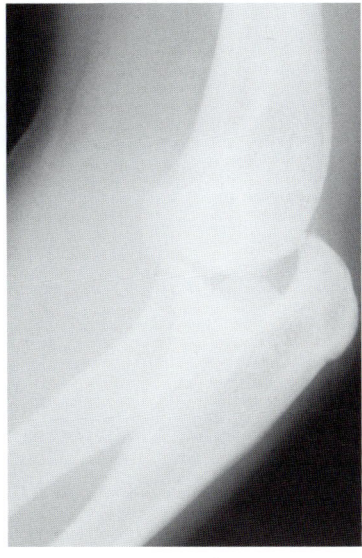

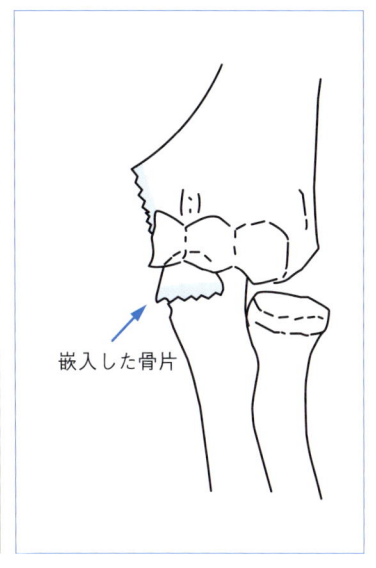

G ● 上腕骨内側上顆骨折　129

　　　a. 正面像　　　　　　　　　b. 側面像　　　　　　　　　c.

図2-1G・2　受傷時のX線像（骨片が関節内に嵌入している場合）

　以下，整復，固定法の一例を示すが，再転位やそれに伴う関節拘縮を考慮し，治療は専門医との連携のもとで行われるべきものである．

■ 整　復
1）整復前の注意事項
a）合併症の有無
　肘関節脱臼，尺骨神経損傷など．
b）保存療法の限界
　骨片が回転転位している場合，または関節内に嵌入している場合で徒手整復で整復されないときは観血療法に委ねる．
2）整復法
a）転位が軽度の場合
　❶患者を背臥位とし，肩関節60〜80°外転位，肘関節90°屈曲位，前腕回内位で手関節を掌屈する．
　❷術者は骨片に両母指頭をあて，上腕骨体部に向けて上外側に圧迫して整復する．このとき，骨片を元位置より少し上方に整復したほうがよい（固定期間中に下方へ移動することが多いため）．
b）脱臼骨折または骨片が関節内に嵌入している場合
　❶患者を背臥位とし，助手に肩関節60〜80°外転位，肘関節伸展位，前腕回内位で上腕近位部を固定させる．

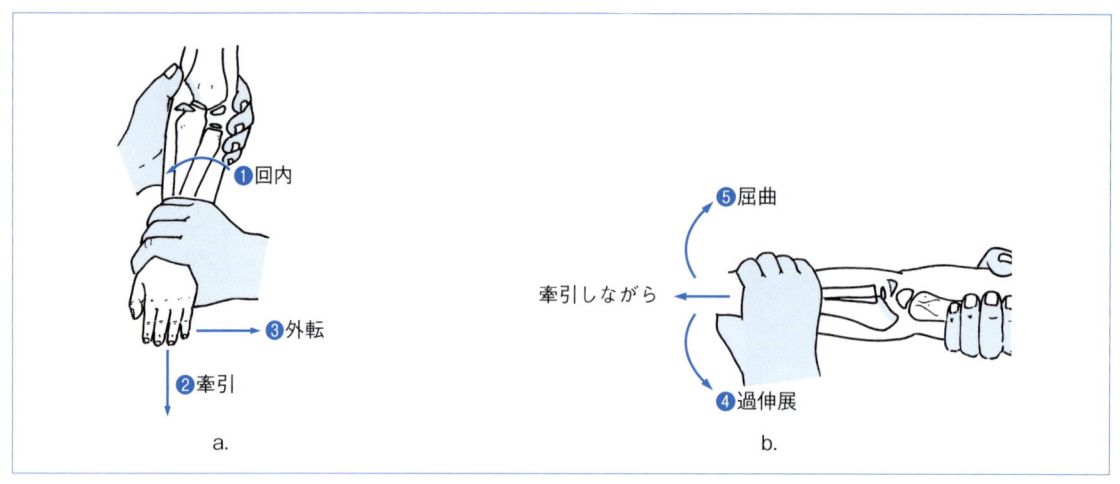

図 2-1G・3　整復法（脱臼骨折または骨片が関節内に嵌入している場合）

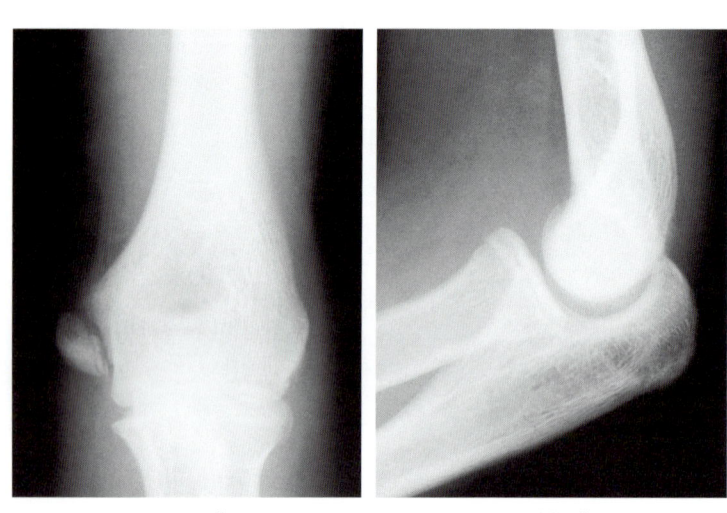

a. 正面像　　　　b. 側面像　　　図 2-1G・4　整復後の X 線像

❷術者は一方の手で前腕遠位部を把持し，他方の手の示指から環指を肘関節部外側にあて，前腕部を遠位方向に牽引しながら肘関節を外転する（**図 2-1G・3a**）．
❸内側部を拡大し，肘関節を過伸展した後，屈曲して整復する．関節内に嵌入した骨片は肘関節の外転・過伸展により関節外に脱出し元位置に整復されることがある（**図 2-1G・3b**）．

3）整復後の X 線像（図 2-1G・4）

■固　定
　1）固定材料
　　ギプス，金属副子，厚紙副子，綿花枕子，フェルトパッド，テープ，巻軸包帯．

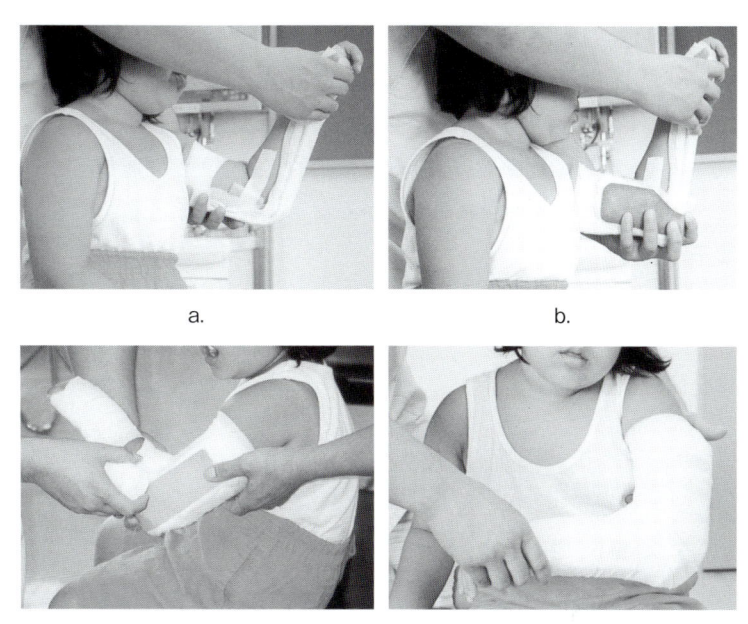

図 2-1G・5　固定法

2）固定法

❶内側上顆骨片の整復位保持のため綿花枕子あるいはフェルトパッドなどをあててテープで固定する．肘関節 90°屈曲位，前腕回内位，手関節 10 〜 20°掌屈位で上腕近位部から手 MP 関節部手前までギプス副子あるいは金属副子で固定する（**図 2-1G・5a**）．

❷上腕遠位端部の内側面に厚紙副子をあてる（**図 2-1G・5b**）．

❸上腕遠位端部の外側・前面に厚紙副子をあてる（**図 2-1G・5c**）．

❹固定材料とともに患肢を包帯で巻く（**図 2-1G・5d**）．

■ 後療法

　　冷湿布を 1 週程度続ける．この間，綿花枕子をあてている内側上顆部に圧迫による褥瘡を起こしやすい．なお，内側上顆部の骨折も外顆骨折と同様，骨折面に圧迫力が作用しにくい．骨片は前下方へ転位しやすいため，整復後 5 〜 6 日経過したときの X 線再検査が重要である．腫脹消退後（1 週程度），固定の上から温罨法を実施する．約 3 週後から軽い手技療法を実施し，6 〜 7 週で X 線像で骨癒合を確かめた後，固定を除去する．固定除去後も温罨法（音波浴など）と自動屈伸運動を行い肘関節機能の回復に努める．

　　内側上顆骨折の場合は肘関節の屈曲よりも，伸展の機能回復が遅れる．これに対し，強力な徒手矯正法や他動的伸展運動を行うと再骨折を起こすことがある．

■ 注意事項

　　骨片が回転転位している場合，または関節内に嵌入して徒手整復で整復されない場合は観血療法の適応となる．

■指導管理
(1) 固定による痛み，とくに骨折部には継続的な圧迫を加えるため，褥瘡などの皮膚障害に注意し上肢のシビレ感などがあればただちに訴えるよう指導する．
(2) 肘の運動療法は無理な他動的矯正運動が問題を起こしやすいことを認識させ，自宅で腕立て伏せや物にぶら下がるなどをしないよう指導する．

■予　後
新鮮時に的確な治療を行ったものは予後は良好である．ときに機能障害を残すこともあるが軽度である．

■全体のプログラム

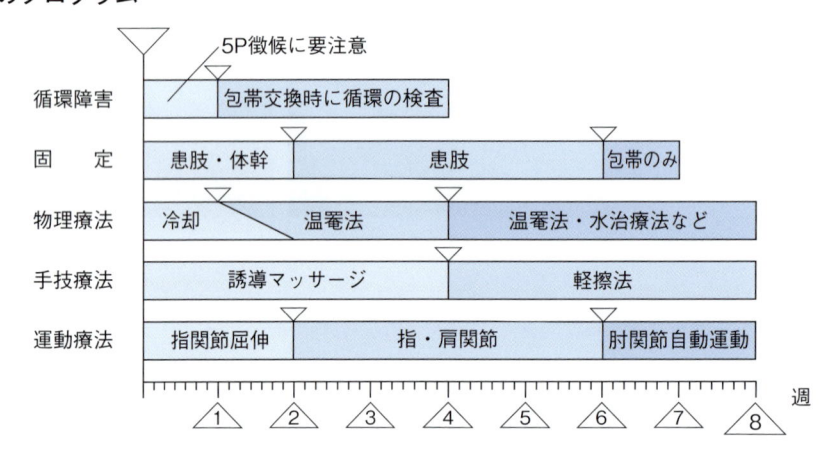

	1週	2	3	4	5	6	7	8
循環障害	5P徴候に要注意 / 包帯交換時に循環の検査							
固　定	患肢・体幹		患肢				包帯のみ	
物理療法	冷却	温罨法			温罨法・水治療法など			
手技療法	誘導マッサージ			軽擦法				
運動療法	指関節屈伸		指・肩関節			肘関節自動運動		

H ● 橈骨近位端部骨折

　橈骨近位端部骨折は，肘関節部の骨折や靱帯損傷を伴うことが多い．主に外反外力が肘関節に加わった損傷では，肘関節内側に牽引性の骨折や靱帯損傷を合併する．また，小児では，さらに肘頭の縦骨折を合併することもある．青壮年期で主に橈骨長軸圧が加わった損傷では，前腕骨間膜損傷を合併し，経時的に橈骨の近位移動が起こり予後不良な例もみられる．

　合併損傷を伴うものは腫脹や機能障害の程度から骨折の重症度が予測できるが，転位のない単独骨折では，健側と比較しながら腫脹や圧痛の程度を詳細に診察し，骨折の有無を判定することが重要である．この場合，とくに，被覆する筋の少ない肘後方からの観察がポイントとなる．また，前腕部の回外を強制すると疼痛の増強とともに，最終回外位に達するときにわずかな抵抗感を感じる．

　骨折が疑われるものは，原則として肘関節良肢位で専門医へ転送する．転位が大きいものの医科での治療は，小児の頸部骨折では徒手整復し保存療法を行うもの，観血的に整復固定を行うものがある．成人の骨頭骨折では，ほとんどが観血療法の適応となり，整復後内固定するもの，骨片切除を行うもの，人工骨頭置換術を行うものなど様々である．

■症例の提示
　　（1）受傷時の外観（**図 2-1H・1**）．
　　（2）受傷時の X 線像（**図 2-1H・2**）．

■整復などを行わない場合の患者の搬送
　1）搬送にあたっての注意事項
　　患部の動揺を防ぎ患者の苦痛を軽減させる．
　2）搬送時の固定例
　　三角巾で提肘する程度にとどめ，搬送することが望ましい．

　以下，整復，固定法の一例を示すが，治療は専門医との連携のもとで行われるべきものである．

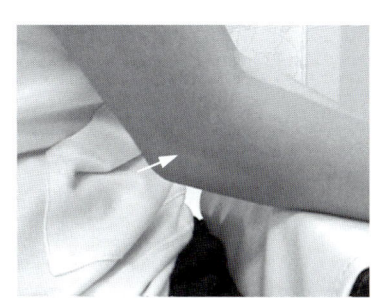

図 2-1H・1　受傷時の外観（矢印は腫脹の部位）

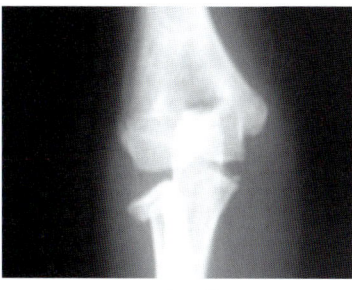

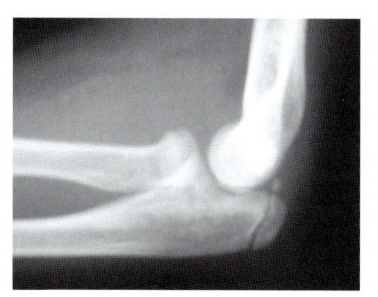

a. 正面像　　　b. 側面像
図 2-1H・2　受傷時の X 線像（橈骨頸部骨折）

図2-1H・3 整復法　　図2-1H・4 整復後のX線像（橈骨頸部骨折）

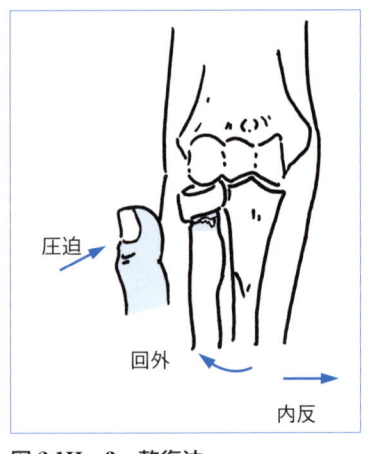

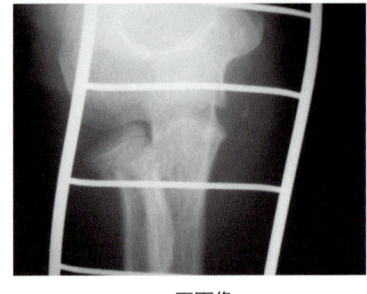

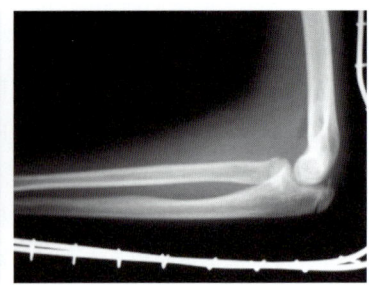

a. 正面像　　b. 側面像

■整　復
　1）整復前の注意事項
　　a）小児の場合
　　　解剖学的整復が望ましいが，橈骨骨軸に対する橈骨頭の骨軸が30°以内の屈曲は許容できるといわれている．この程度の屈曲転位が残っても，軽度の屈曲と回外運動制限を残すが日常生活への影響は少ない．
　　b）成人の場合
　　　機能障害を残しやすいため，小児とは異なり解剖学的整復でなければならない．
　　c）合併症の有無
　　　上腕骨小頭骨折，上腕骨内側上顆骨折，肘頭骨折，肘関節後方脱臼など．
　2）整復法（図2-1H・3）
　　❶患者を背臥位とし，肩関節約60°外転位とする．
　　❷助手に上腕近位部を固定させる．
　　❸術者は一方の手で母指が橈骨側にくるように後方から肘関節部を把持し，他方の手は前腕遠位端部を持ち，前腕部を回外，肘関節を伸展・内反させて肘関節の外側を拡大するようにする．そこを母指で骨片を前方または外方から圧迫して内上方へ押し込む．この際，前腕部に軽い回内回外を繰り返しながら行うと整復されやすい．
　3）整復後のX線像（図2-1H・4）

■固　定
　1）固定材料
　　金属副子，ギプス，厚紙副子，綿花枕子，巻軸包帯，三角巾．
　2）固定法
　　a）転位のない場合（図2-1H・5a）
　　　❶肘関節90°屈曲位，前腕回外位とする．
　　　❷背側に金属副子またはギプス副子を上腕近位部から手MP関節部手前まであてる．

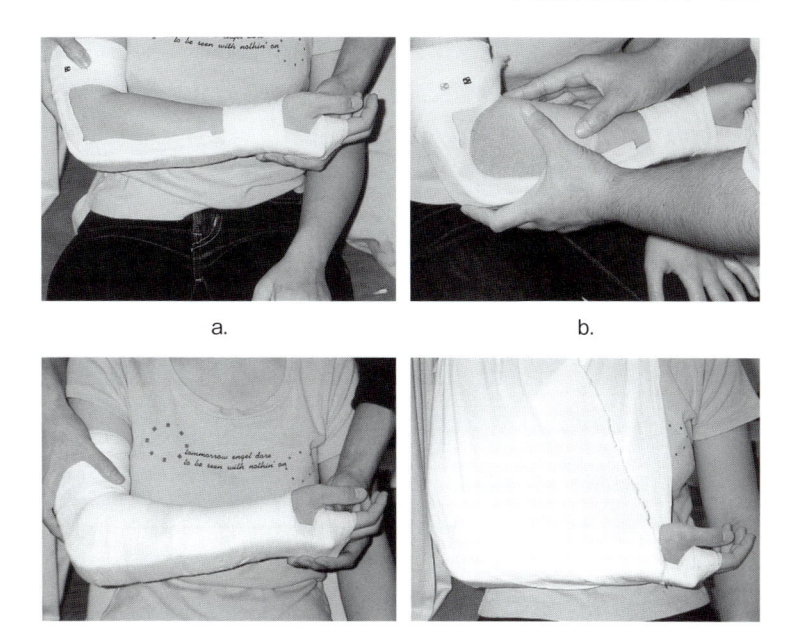

図2-1H・5 固定法

　b）転位のある場合
　❶，❷は転位のない場合に準ずる．
　❸前腕掌側に厚紙副子をあてる（**図2-1H・5b**）．
　❹固定材料とともに患肢を包帯で巻く（**図2-1H・5c**）．
　❺三角巾で提肘する（**図2-1H・5d**）．

■**固定期間**
　　3～4週．

■**後療法**
　　受傷後1週は冷湿布，その後は固定の上から温罨法を行う．強い手技療法は禁忌である．3～4週後X線検査で骨癒合を確かめてから自動運動を行う．はじめは屈曲方向の運動のみ行い，経過をみて徐々に伸展方向の運動や前腕回内運動を行う．

■**注意事項**
　　成人において橈骨頭の転位が大きなものや圧潰されているものでは骨間膜損傷も念頭におく必要がある．

■**指導管理**
　　（1）固定による痛みや手指のシビレ感などがあれば，ただちに訴えるよう指導する．
　　（2）運動療法における肘関節の伸展や最終伸展，前腕部の回内回外は慎重に進める必要があることを認識させ，自宅で腕立て伏せや物にぶら下がるなどしないよう指導する．

■**予　後**
　　（1）小児では，20～30°の傾斜であればリモデリングが起こるといわれているが，年齢や個人差もあり経過観察が必要となる．

（2）成人では骨間膜損傷により橈骨が経過とともに近位移動し，肘関節はもとより手関節の可動域制限や疼痛を訴えるものもあるので経過観察が必要となる．

■ **全体のプログラム**

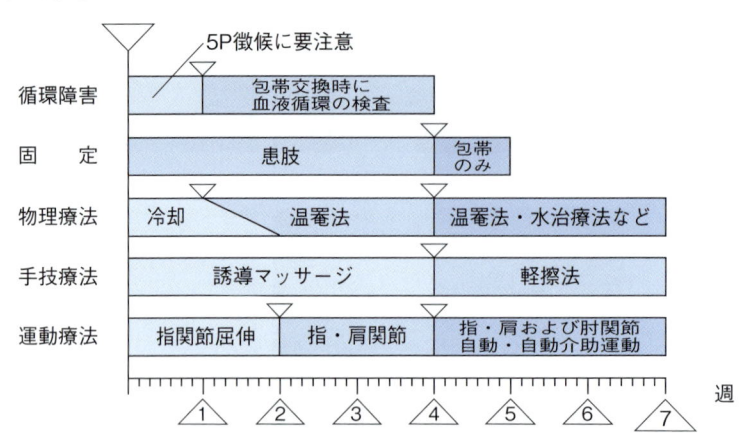

循環障害	5P徴候に要注意 → 包帯交換時に血液循環の検査
固定	患肢 → 包帯のみ
物理療法	冷却 → 温罨法 → 温罨法・水治療法など
手技療法	誘導マッサージ → 軽擦法
運動療法	指関節屈伸 → 指・肩関節 → 指・肩および肘関節　自動・自動介助運動

週：1　2　3　4　5　6　7

I ● 肘頭骨折

　肘頭骨折は膝蓋骨骨折と同様に，付着筋（上腕三頭筋）による二次性転位を起こしやすいこと，関節面の広範囲が小骨片側に含まれることが特徴である．骨折部に離開転位がみられるものはもとより，転位がないものでも限局性圧痛，肘関節伸展力の低下などの症状から骨折を疑うことは比較的容易である．

　転位のないものの保存療法は疼痛の増強を評価しながら，肘関節鈍角屈曲位で金属副子固定を行う．この際，転位の発生を予防する目的で肘頭部を持続的に圧迫する場合や骨折部周辺の皮膚にトラブル（壊死）が起こることが予想される場合は，掌側に金属副子をあてることも考慮する．とくに，直達外力で発生したものや高齢者では，金属副子などの固定具が局所に支持面としてあたらない工夫が必要になる．転位があるものには様々な固定法を用いて，専門医の受診までの安静に努める．

　転位のあるものは，関節面の正確な整復と強固な内固定による早期可動域訓練を目的とし，テンションバンドワイヤリング法やキャンセラススクリュー cancellous screw による固定などの観血療法が行われる．

> ●観血療法を行ったものでは術式によって，内固定材料による皮膚刺激症状，骨折部の固定力低下による再転位を生じる症例が報告されているため，可動域訓練などの後療依頼を受けた際，念頭におく必要がある．

■症例の提示
　　受傷時のX線像（**図 2-II・1**）

■整復などを行わない場合の患者の搬送
　1）搬送にあたっての注意事項
　　（1）患部の動揺を防ぎ患者の苦痛を軽減させる．
　　（2）骨片転位を増大させない．

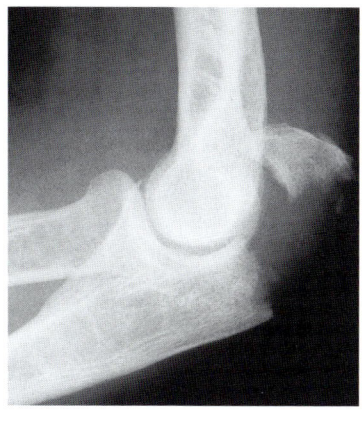

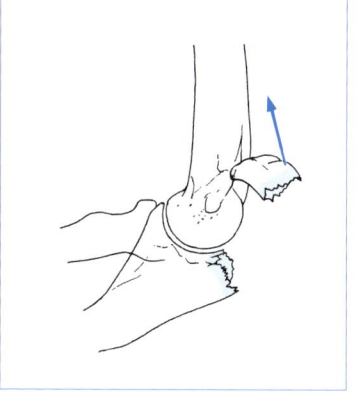

図 2-II・1　受傷時のX線像（側面像）　　a.　　b.

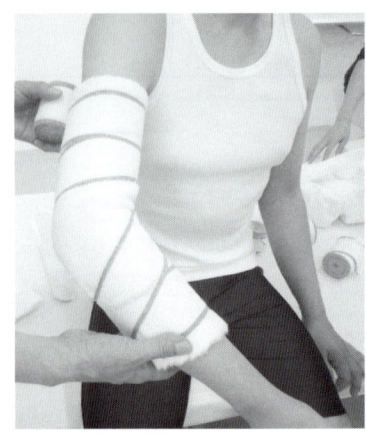

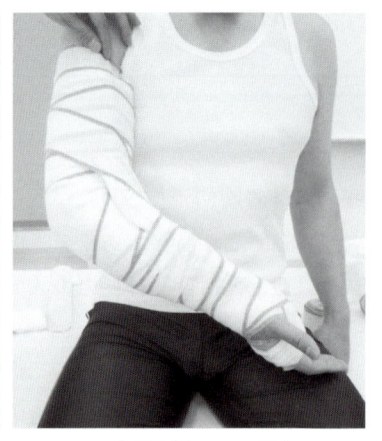

a. 患部の被覆　　　　b. 金属副子による固定　　　図 2-II・2　搬送時の固定

（3）患部の局所的な圧迫による褥瘡を発生させない．
（4）不適切な固定による二次的な尺骨神経損傷を発生させない．

2）搬送時の固定例

❶ 固定肢位は肘関節鈍角屈曲位を基本に疼痛が出現しない範囲を目安にし，前腕部は回外位を基本に疼痛が出現しない範囲を目安とする．
❷ 骨折部を広く綿花などで被覆し，上腕近位部から手関節部を含めてクラーメル金属副子などを掌側にあて包帯で固定する（**図 2-II・2**）．
　［●患部の近位側と遠位側だけが包帯で覆われていて，骨折部が被覆されていなくてもよい．］
❸ 固定後，三角巾で提肘する．

　以下，整復，固定法の一例を示すが，ほとんどは関節内骨折であり観血療法が選択されることが多いため，最低限の固定で専門医へ転送すべきである．

■ 整　復

1）整復前の注意事項

a）合併症の有無
　尺骨神経の損傷に注意する（手指の外転・内転運動，手掌部尺側の感覚をチェックする）．

b）治療法選択のポイント
（1）肘関節を屈曲することで 1cm 以上の離開転位を示すものは観血療法の適応となる．
（2）離開が 1cm 未満の場合か，重力に抗して肘関節の伸展が可能であれば，保存的に治療する．

2）整復法

❶ 患者を背臥位とする．
❷ 助手に肩関節軽度外転位で，上腕近位部から上腕三頭筋を下方に引き下げるように保持させる（**図 2-II・3a**）．
❸ 術者は前腕回外位で母指と示指で近位骨片の上面を保持し前下方に直圧し，徐々に肘関節を

図2-II・3 整復法

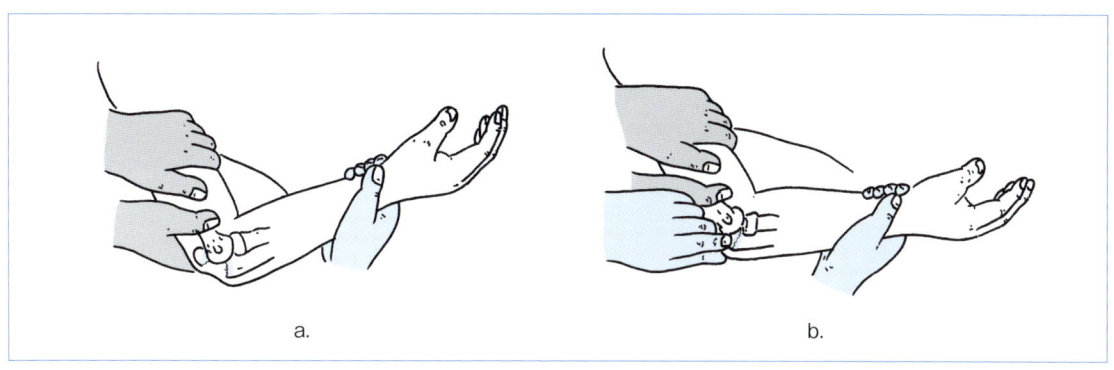

伸展させ，遠位骨折端に適合させる（**図2-II・3b**）．

3）整復確認
（1）肘頭部の触診を注意深く行い，骨折部の連続性を確認する．
（2）整復位での肘頭とヒューター線との位置関係を確認する．

■固 定

1）固定材料

金属副子，U字状副子（針金），絆創膏，スダレ副子，綿花，巻軸包帯．

2）第1法

❶整復位の肘頭形状にあわせたU字状副子で，近位骨片を遠位方向に圧迫するようにあて（**図2-II・4a**），近位骨片の再転位および副子が肘頭部から移動しないように包帯で固定する．

❷上腕部から前腕部全体を綿花で包み，肘関節20°屈曲位になるように曲げた金属副子を，前腕回外位で背側にあて包帯で仮止めする（**図2-II・4b**）．

❸上腕部および前腕部掌側にスダレ副子をあてる（**図2-II・4c**）．

> ●肘関節90°屈曲で離開転位の起こらないものは90°屈曲位で固定するが，軽度屈曲位で固定する場合は掌側にスダレ副子をあてることで，金属副子の遠位方向へのずれを防止できる．
> ●掌側に上腕部から前腕部までの連続した副子をあて，肘関節の屈曲角度が変化しないようにする工夫もある．

❹上腕部，肘部，前腕部の順に包帯で巻く（**図2-II・4d**）．

[●尺骨神経圧迫に注意する．]

3）第2法

❶円柱状に作った綿花枕子を肘頭上方に強くあて，U字状および枕子と平行な絆創膏を貼付し固定する（**図2-II・5a**）．

❷絆創膏で固定した綿花枕子の凸部にあわせ金属副子側に綿花で凹部を作る（**図2-II・5b**）．

❸❷で作製した金属副子を前腕回外位で背側にあて，上腕部および前腕部掌側に綿花をあてる（**図2-II・5c**）．

❹肘関節部の内外側に厚紙副子をあてる（**図2-II・5d**）．

❺上腕部，肘部，前腕部の順に包帯で巻く．

140　第Ⅱ章　各論・上肢―骨　折

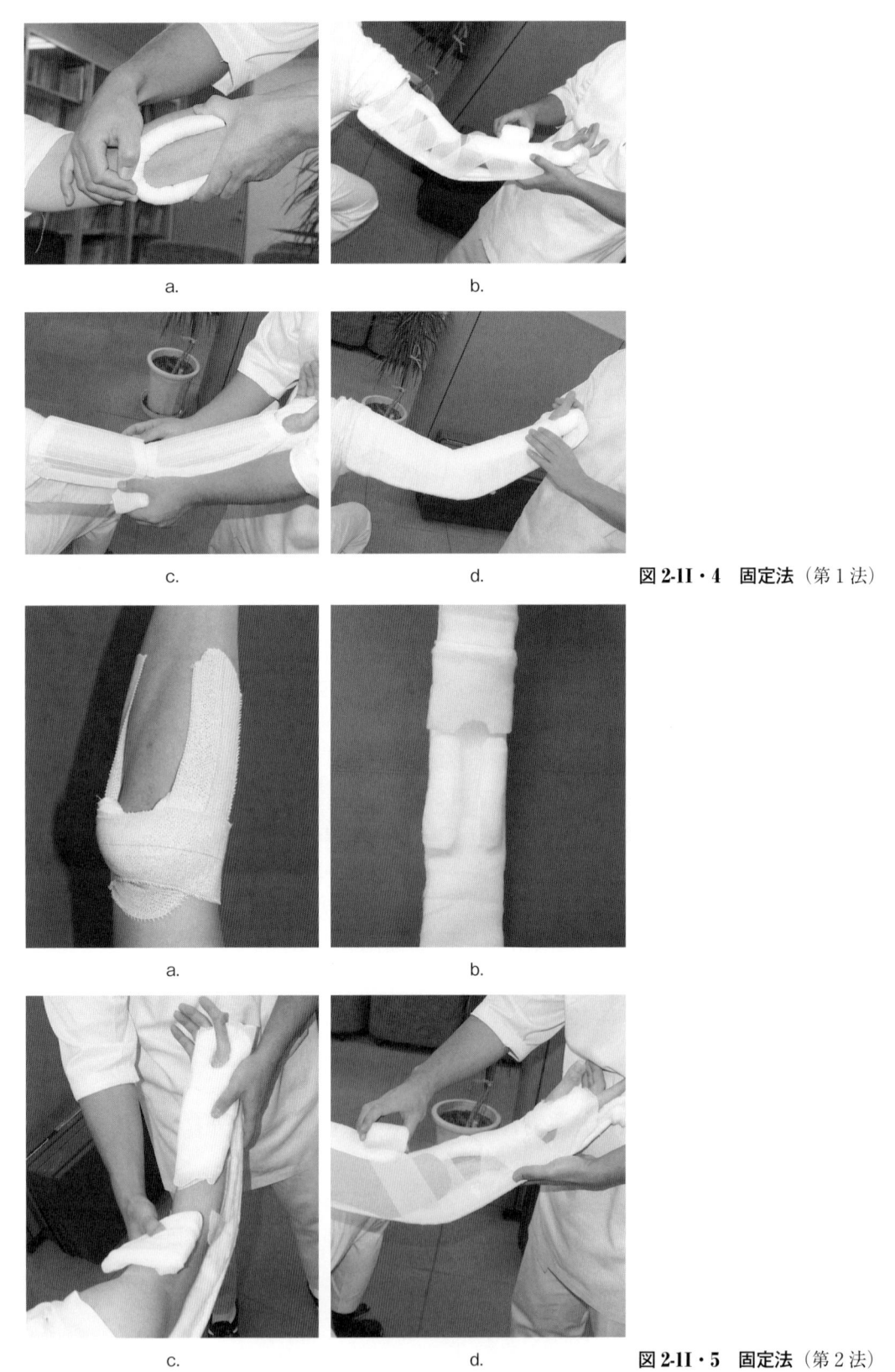

a.

b.

c.

d.

図 2-Ⅱ・4　固定法（第1法）

a.

b.

c.

d.

図 2-Ⅱ・5　固定法（第2法）

■固定期間
　　4〜6週.
■後療法
　（1）再転位，患部の疼痛に配慮しながら肩関節，手指関節の自動介助運動を徐々に行わせる．
　（2）2週経過を目安に肘頭部のU字状副子や綿花を除去する．その後，骨癒合の進行にあわせ肘関節固定の屈曲角度を徐々に増加していく．
　（3）4〜5週経過を目安に指導下（監視下）で副子除去時の前腕回内回外自動運動を行い，温浴療法を実施する．
　（4）5〜6週経過を目安に指導下（監視下）で固定除去時の肘関節屈伸自動運動を開始させる．
■注意事項
　　医科では観血療法が選択されることが多く，観血療法の術式や経過なども理解しておく．
■指導管理
　（1）固定による痛み，とくに骨折部には継続的な圧迫を加えるため，褥瘡などの皮膚障害に注意し，手指のシビレ感などがあれば，ただちに訴えるよう指導する．
　（2）初期には肘関節を伸展位で固定するため，歩行時，就寝時などADLにおける上肢の保持方法を指導する．
　（3）肘部の運動療法には無理な他動的矯正運動が問題を起こしやすいことを認識させ，自宅で腕立て伏せや健側を使って他動的に肘関節を屈曲するなどしないよう指導する．
■予　後
　　肘関節伸展制限が残存することが多い．
■全体のプログラム

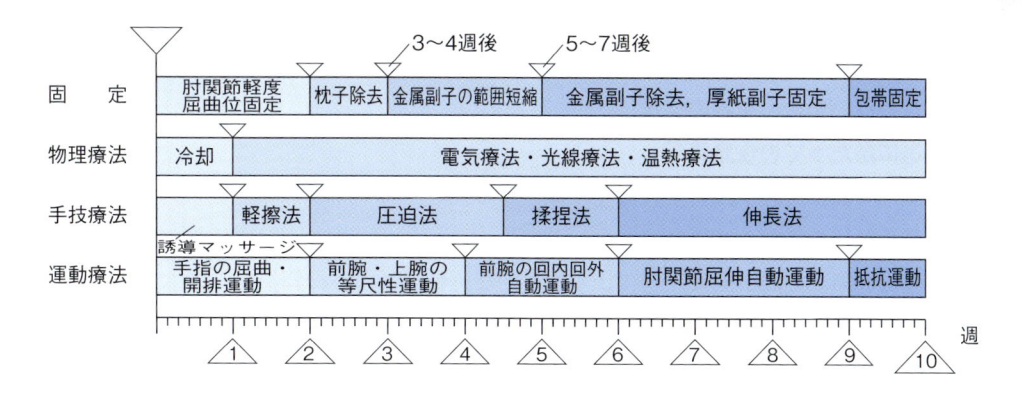

J モンテギア骨折

　一般に，この損傷では橈骨頭脱臼の看過が後遺障害の観点から問題となるが，幼小児の場合，尺骨の急性塑性変形で橈骨頭が脱臼するタイプがある．発症年齢に関係なく，専門医による正確な診断と治療が必須である．

　成人の場合では受傷機序や尺骨骨幹部の変形を触知するなど，臨床症状から骨折を疑うことは容易である．幼小児で受傷機序が不明な場合や不全骨折（急性塑性変形を含む）の場合には，前腕両骨骨幹部骨折と同様に慎重な診察により，骨折部の状態とともに橈骨頭部の状態を調べ判断することが重要である．とくに，尺骨骨折部の所見に目を奪われ，後遺機能障害の主たる原因となる橈骨頭の脱臼を看過することがあってはならない．ワトソン・ジョーンズ Watson-Jones は「転位のある尺骨骨幹部単独骨折はない」といって，近位橈尺関節または遠位橈尺関節脱臼，橈骨骨幹部骨折の存在を必ず確認するよう注意を促している．

　本骨折が疑われる場合は，前腕両骨骨幹部骨折と同様に，疼痛を軽減させる固定を行い，一刻も早く専門医に転送する．

　医科での観血療法では骨折部を整復したうえで，プレートやキルシュナー鋼線などで固定し，脱臼骨頭を整復する．骨頭が整復位に安定しないものでは，上腕骨小頭と橈骨頭をキルシュナー鋼線で貫通させ固定（少なくとも3週後には抜去）することもある．受傷後骨折部が癒合して橈骨頭の脱臼だけが残存したものは，尺骨の矯正骨切術により橈骨頭の整復を試みるが，年月が経過し，すでに橈骨頭の著しい変形が認められる場合には，橈骨頭切除手術を行うこともある．

■ 症例の提示
　　受傷時のX線像（図 2-1J・1, 2）．

■ 整復などを行わない場合の患者の搬送
　1）搬送にあたっての注意事項
　　（1）患部の動揺を防ぎ患者の苦痛を軽減させる．
　　（2）骨片転位を増大させない．
　　（3）脱臼骨頭部の局所的な圧迫による二次的な橈骨（後骨間）神経損傷を発生させない．
　　（4）不適切な固定による二次的な尺骨神経損傷を発生させない．

> **MEMO** モンテギア骨折の原文（訳）
> 「私は，尺骨近位の骨折だけであると考えてしまった少女の症例を覚えている．尺骨骨折の転位に気を取られ，はじめの治療を誤ったのか，あるいははじめから橈骨の脱臼を合併しているのに見過ごしたのかはわからない．1ヵ月経ってギプスを外したとき，肘の腫れは引いていた．私は肘を伸ばすと橈骨頭がとび出してきて，肘の前方に醜い膨隆ができているのを発見した．橈骨頭を圧迫すればもとの位置に整復できるが，放すとすぐに脱臼し，肘を伸展するとさらに前方に脱臼してくる．私は圧迫を加え，その位置を保持するようにギプスを巻いたが整復位を保持することはできなかった．」

a．正面像　　　　　　　　　　　　　　　　b．側面像

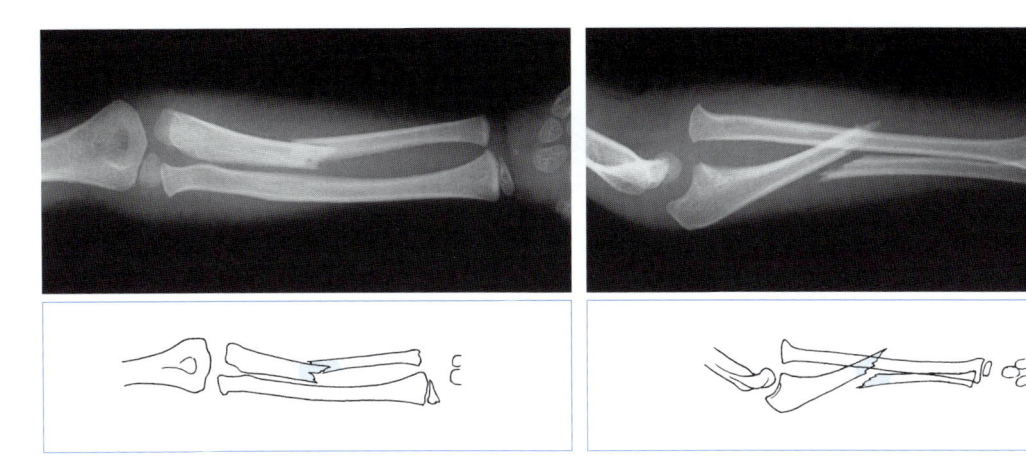

図 2-1J・1　受傷時の X 線像（伸展型）

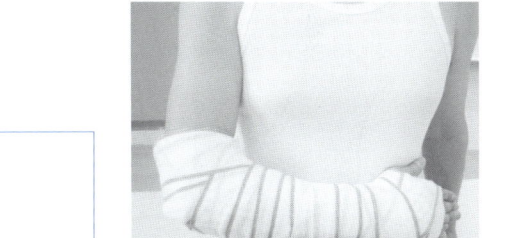

図 2-1J・2　受傷時の骨片転位（屈曲型）

図 2-1J・3　搬送時の固定
副木による固定.

2）搬送時の固定例

❶固定肢位は肘関節 90°屈曲位を基本に疼痛が出現しない範囲を目安にし，前腕部は回内回外中間位を基本に疼痛が出現しない範囲を目安とする．

❷骨折部を広く綿花などで被覆し，肘関節部で内・外側，手関節部で掌・背側にあたるよう副木をあて，包帯で肘関節部から手関節部まで固定する（**図 2-2J・3**）．

[●肘関節内側で尺骨神経を圧迫しないように注意する．]

❸固定後，三角巾で提肘する．

　以下，整復，固定法の一例を示すが，損傷の性質（脱臼骨折など）から治療は専門医との連携のもとで行われるべきものである．

■整　復

1）整復前の注意点

　合併症として橈骨頭脱臼による後骨間神経麻痺があげられるが，受傷時と整復時に発生する可能性があるため，整復の前後に必ず神経損傷の有無を確認する．

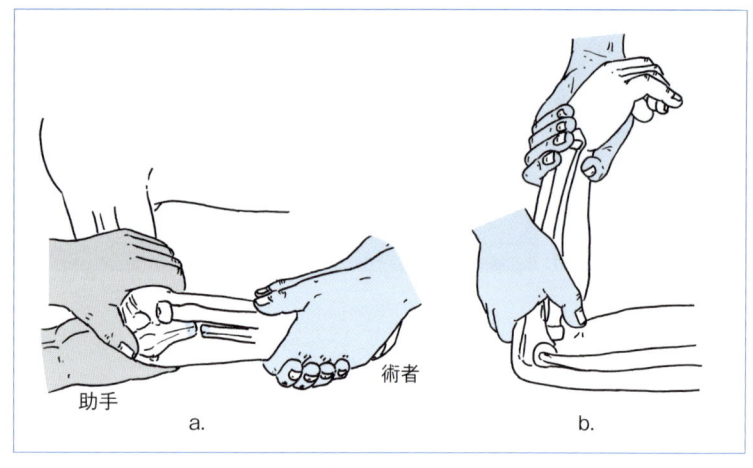

図 2-1J・4　整復法（伸展型）

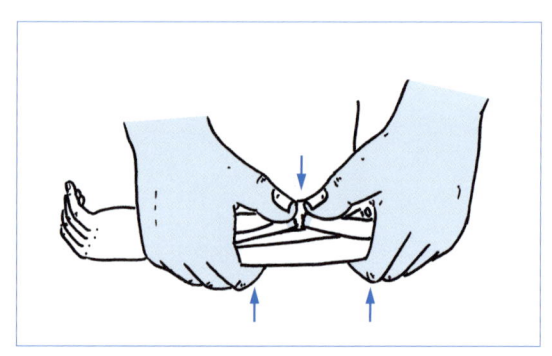

図 2-1J・5　整復法（小児の伸展型）

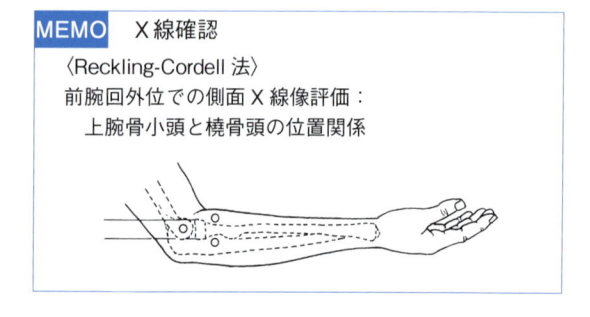

MEMO　X線確認
〈Reckling-Cordell 法〉
前腕回外位での側面 X 線像評価：
　上腕骨小頭と橈骨頭の位置関係

2）整復法
a）成人の伸展型
❶患者を背臥位とし，助手に肩関節外転位，肘関節 90°屈曲位で肘関節部付近の上腕部を固定させる．術者は前腕回外位で手関節部を把持し対牽引を行う（**図 2-1J・4a**）．

❷牽引を持続したまま肩関節をゆっくり外旋位とする．尺骨骨折部を後方に圧迫し整復を行い，次いで肘関節を鋭角屈曲位にしながら橈骨頭を後内側に押し込み整復する（**図 2-1J・4b**）．

b）小児の伸展型
❶患者を背臥位とし，術者は両母指で前方に突出した尺骨骨折部を，両四指で尺骨近位と遠位骨片を把持し，ゆっくり背側に圧迫して整復する（**図 2-1J・5**）．

❷次いで，肘関節を鋭角屈曲位にしながら橈骨頭を後内側に圧迫し整復する．

3）整復確認
（1）尺骨骨折は尺骨後縁部を注意深く触診し，骨の連続性や掌側凸転位の消失を確認する．
（2）橈骨頭脱臼は肘関節部後外方から上腕骨外側上顆との位置関係を触診し確認する．

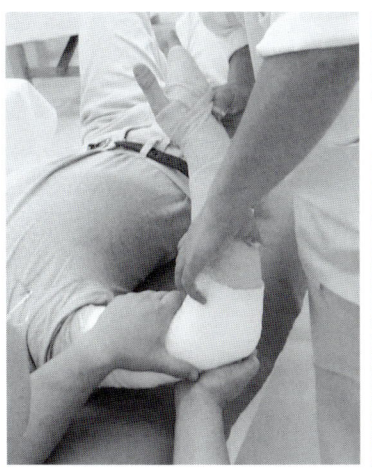

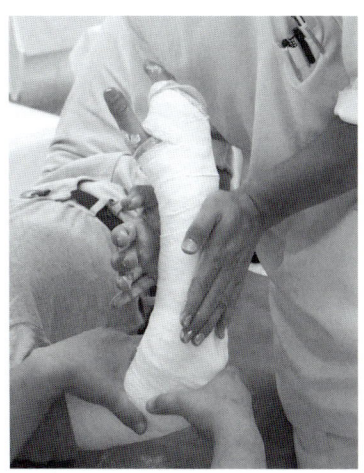

図 2-1J・6　固定法（ギプス固定）　　　　a.　　　　　　　　　　　b.

■固　定

【ギプス固定（伸展型）】

1）固定材料

ギプス．

2）固定法

❶整復位を保持（肘関節鋭角屈曲位，前腕回外位）したまま，ギプスを近位側から巻くことにより助手の保持が容易となる．このため，まず上腕部から肘関節部まで巻く．この際，肘関節が伸展しないように注意する（**図 2-1J・6a**）．

❷少しギプスが固まったところで前腕部および手部に巻く．橈尺骨間を開くようにしっかりと擦り込む（**図 2-1J・6b**）．

【金属副子固定（伸展型）】

1）固定材料（図 2-1J・7）

背側金属副子（図中ⓐ），巻軸包帯（5裂）（図中ⓑ），前腕尺側用副子（図中ⓒ），橈骨頭用副子（図中ⓓ）．

2）固定法

❶整復位を保持したまま，背側からⓐの金属副子をあてる（**図 2-1J・8a**）．

❷前腕尺側用副子ⓒを尺骨に沿って掌側からあてる（**図 2-1J・8b**）．

❸橈骨頭用副子ⓓを橈骨頭部に掌側からあてる（**図 2-1J・8c**）．

❹固定材料とともに患肢を包帯で巻く（**図 2-1J・8d**）．

❺三角巾で提肘する．

■注意事項

（1）再転位に注意する．

（2）関節可動域訓練時に肘関節の伸展運動は注意深く行う．

a. b.

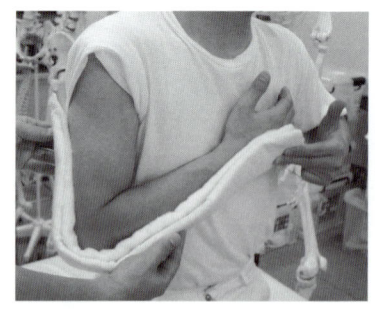

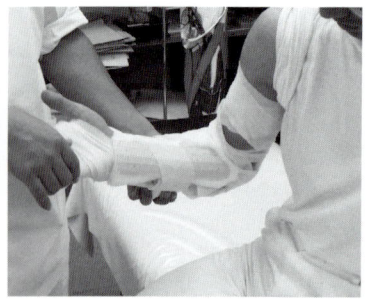

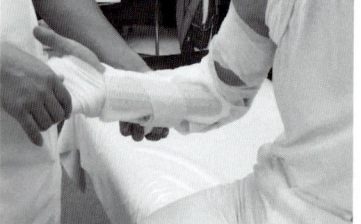

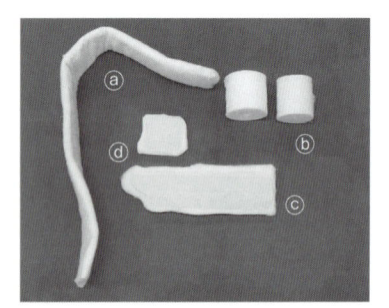

図 2-IJ・7　固定材料（金属副子固定）

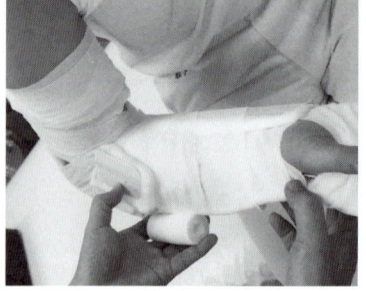

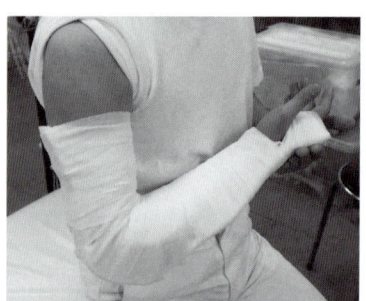

c. d.

図 2-IJ・8　固定法（金属副子固定）

■指導管理
（1）固定による痛みや指のシビレ感などがあれば，ただちに訴えるよう指導する．
（2）肘関節鋭角屈曲位の固定肢位にあわせた上肢の保持方法を指導する．
（3）肘部の運動療法は無理な他動的矯正運動が問題を起こしやすいことを認識させ，自宅で体重をかけて肘を伸展させたり健側で肘を伸展させるなどをしないよう指導する．

■全体のプログラム

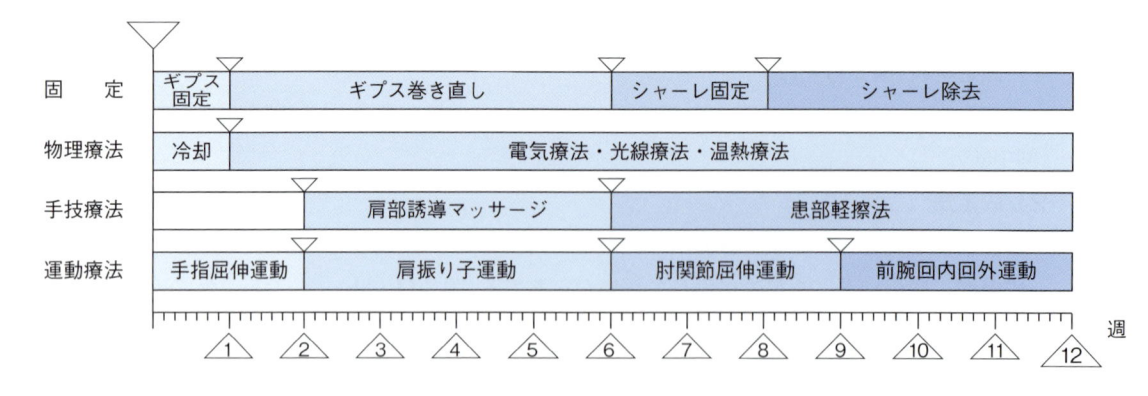

固定	ギプス固定	ギプス巻き直し	シャーレ固定	シャーレ除去
物理療法	冷却	電気療法・光線療法・温熱療法		
手技療法		肩部誘導マッサージ	患部軽擦法	
運動療法	手指屈伸運動	肩振り子運動	肘関節屈伸運動	前腕回内回外運動

週　1　2　3　4　5　6　7　8　9　10　11　12

K ● 橈・尺両骨骨幹部骨折

　本骨折の治療で機能障害を残さず治癒させるためには，橈・尺骨を相対的位置関係も含めて解剖学的に整復することが必要であるが，保存療法では橈・尺骨をともに整復することが困難で，整復位の保持も困難である．また，骨幹部はともに海綿質の割合が低く骨髄腔が狭い，骨幹部の遠位部は筋の被覆が少なく血流が少ないといった諸条件から，遷延治癒や偽関節に陥りやすいことが治療上の問題となる．さらに，再転位に伴う変形治癒や長期の固定に伴う回内回外運動障害を残すものが多い．とくに，橋状（架橋）仮骨形成を原因とする橈尺骨癒合は回内回外運動を不能にする．これらの障害を残した場合，日常生活における前腕部の使用頻度から，患者への負担が大きくなる可能性が高い損傷である．

　成人では受傷機序や骨折部の変形（☞ p.12 図 1-2・7 参照），限局性圧痛，異常可動性などの臨床症状から骨折を看過することは少ない．小児でも明らかな転位があれば骨折の存在を疑うことは容易であるが，急性塑性変形や若木骨折にみられる変形などの骨折所見が乏しい症例には注意が必要である．健側との比較を十分に行うとともに，尺骨後縁と橈骨外側縁の触診などから得られる所見を中心に判断することになる．

　骨折が疑われる場合は阻血性拘縮の予防が最優先され，未熟で粗暴な徒手整復操作やその繰り返し，固定を行う際の緊縛包帯には十分注意する．医科に転送する場合は初検時の変形状態や受診までの時間などを勘案し，二次的損傷発生の可能性や疼痛を最小限にする金属副子固定，三角巾のみの提肘などを実施する．

　医科での観血療法では，それぞれの骨を整復しプレート固定やキルシュナー鋼線による髄内釘固定が行われる．

■ 症例の提示
　（1）受傷時のX線像（円回内筋付着部より近位の骨折：**図 2-1K・1**）．
　（2）受傷時の外観およびX線像（小児の骨折：**図 2-1K・2**）．

■ 整復などを行わない場合の患者の搬送
　1）搬送にあたっての注意事項
　　（1）患部の動揺を防ぎ患者の苦痛を軽減させる．
　　（2）骨片転位を増大させない．
　　（3）二次的に開放性骨折に移行させない．
　　（4）不適切な固定による二次的な神経損傷を発生させない．
　2）搬送時の固定例
　　❶固定肢位は肘関節90°屈曲位を基本に疼痛が出現しない範囲を目安にし，前腕は回内回外中間位を基本に疼痛が出現しない範囲を目安とする．

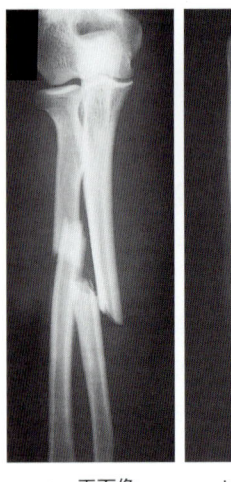

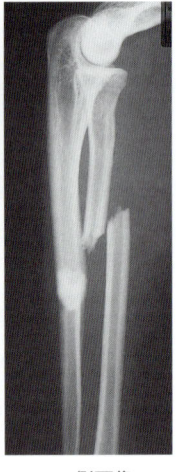

a. 正面像　　b. 側面像

図 2-1K・1　受傷時の X 線像
（円回内筋付着部より近位の骨折）

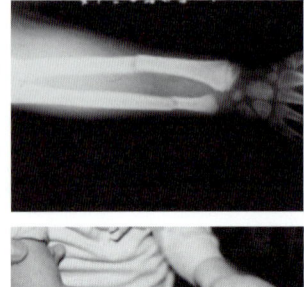

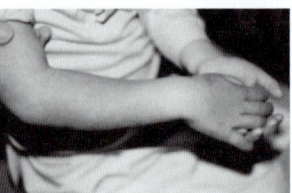

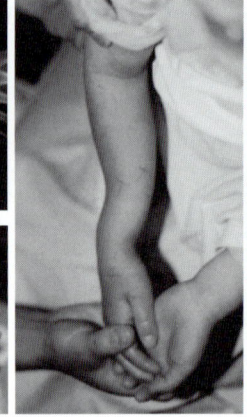

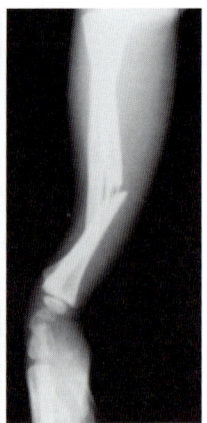

a. 正面像　　b. 側面像

図 2-1K・2　受傷時の外観および X 線像（小児の骨折）

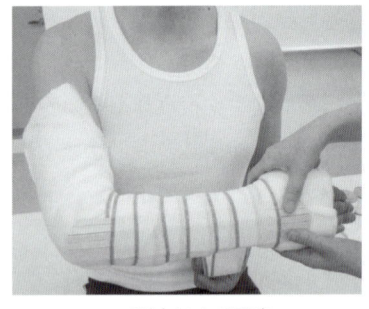

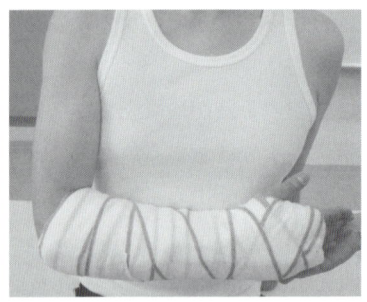

a. 副木による固定　　b. 固定終了　　**図 2-1K・3　搬送時の固定**

❷骨折部を広く綿花などで被覆し，肘関節部で内・外側，手関節部で掌・背側にあたるよう副木をあて，包帯で肘関節部から手関節部まで固定する（**図 2-1K・3**）．
　　［●肘関節内側で尺骨神経を圧迫しないように注意する．］
❸固定後，三角巾で提肘する．

　以下，整復，固定法の一例を示すが，後遺症を生じる可能性が高い骨折であることを考慮し，疼痛などに配慮した固定で専門医に転送することが望ましい．

■ 整　復
1）整復前の注意事項
　循環障害の有無を必ず調べる．また，尺骨遠位部での骨折では受傷時に尺骨神経が損傷されている可能性があり，注意が必要である．

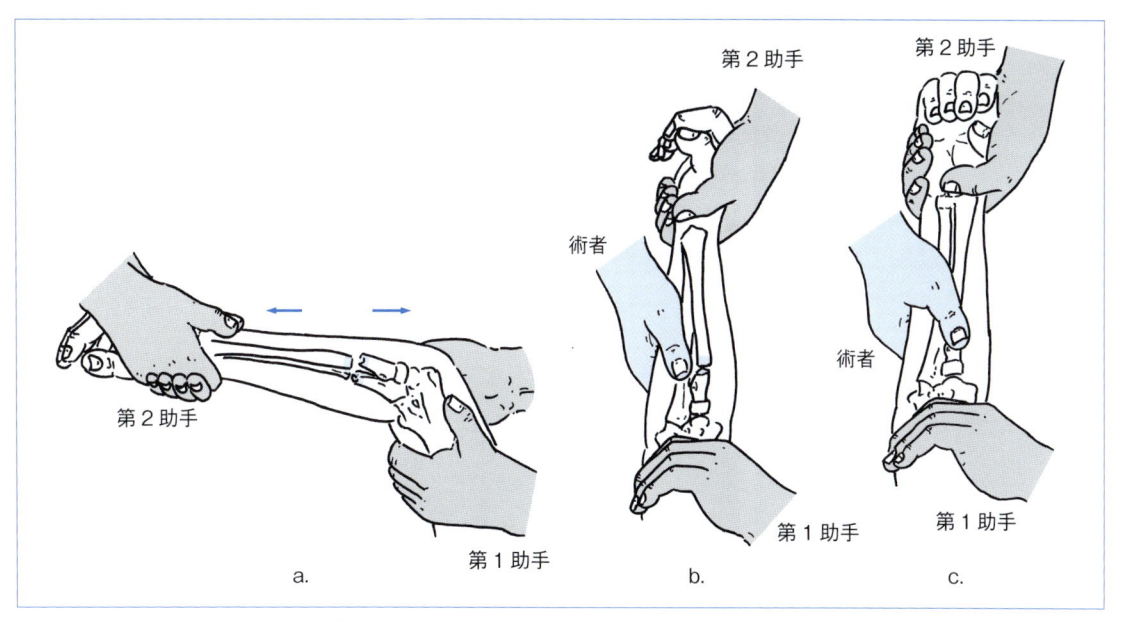

図 2-1K・4　整復法（成人の場合）

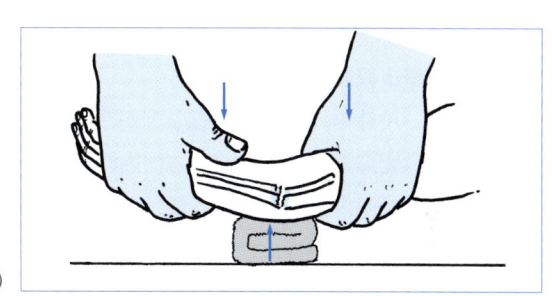

図 2-1K・5　整復法（小児の場合）

2）**成人の整復法**（円回内筋付着部より近位の骨折）
　❶患者を背臥位とし，肩関節 90°外転位，肘関節 90°屈曲位，前腕回内回外中間位で，第 1 助手に一方の手で上腕部を，他方の手で前腕近位部を把持し，対牽引させる．第 2 助手には両手で手関節部をしっかり把持し，ゆっくりと強く遠位方向に牽引させて短縮転位を取る（**図 2-1K・4a**）．
　❷短縮転位が取れた状態で術者は，まず尺骨の近位骨片を掌側から，遠位骨片を背側から圧迫し整復する（**図 2-1K・4b**）．
　❸橈骨は，近位骨片に対して遠位骨片が回内方向に転位しているため，牽引したまま遠位骨片に掌側から圧迫を加えながら前腕を回外位にし整復する（**図 2-1K・4c**）．

3）**小児の整復法**
　❶患者を背臥位とし，骨片転位の凸方向の部分（この場合は背側）にタオルなどをおく．
　❷術者はゆっくりと両手で圧迫し，3 点支持により整復する（**図 2-1K・5**）．

a.

b.

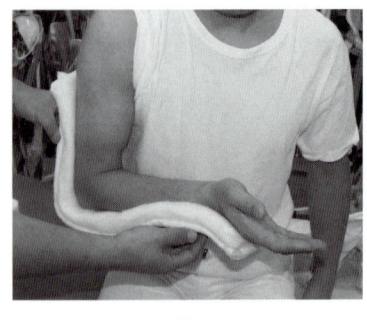

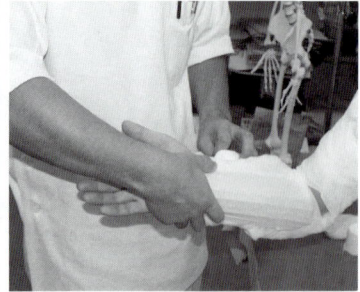

c.

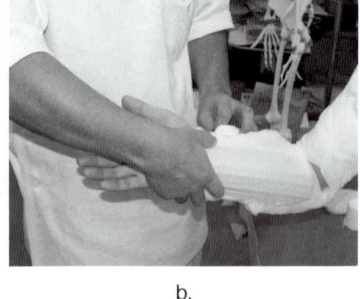

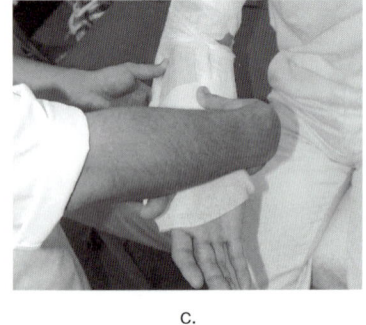

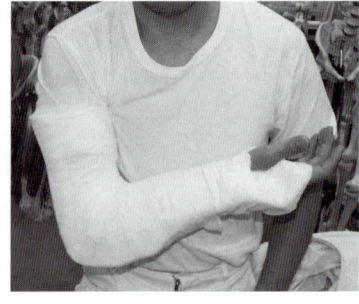

d.

図2-IK・6 固定法（金属副子固定）

4）整復確認
(1) 尺骨の尺側面を皮膚の上から触れ，そのアライメントが矯正されているか確認する．
(2) 変形治癒による前腕の回内回外運動障害をきたさないために①橈・尺両骨の長さの均衡，②回内回外に関する橈・尺骨の生理的位置，③橈骨の生理的彎曲，④橈・尺骨間隙の維持に注意する．

■固　定
【ギプス固定】
　固定肢位を除き，モンテギア骨折伸展型のギプス固定に準ずる．

【金属副子固定】
1）固定材料
　金属副子，スダレ副子，厚紙副子，綿花枕子，巻軸包帯．
2）固定法（図2-IK・6）
❶肘関節90°屈曲位，前腕回内回外中間位もしくは回外位とし，上腕近位部から手MP関節部手前まで金属副子を背側からあてる．
❷橈尺骨間に綿花で作製した棒状の枕子をあて包帯固定する．
❸蛇行帯や螺旋帯を用いて包帯固定する．この際，枕子のずれを防止する目的でスダレや厚紙を巻き込むこともある．
❹三角巾で提肘する．

■固定期間
　5～6週．

■ **注意事項**
（1）強固な固定を行うため固定後の循環障害には十分な注意が必要である．
（2）関節可動域訓練は自動運動中心に行い，無理な他動運動は避ける．
（3）前腕骨はその直径が小さく，とくに横骨折の場合は遷延治癒や偽関節を生じる危険性がある．
（4）同高位の骨折では橋状仮骨が発生する危険性がある．

■ **指導管理**
（1）固定による痛みや手指部のシビレ感などがあればただちに訴えるよう指導する．
（2）再転位をしやすいため，歩行時，就寝時などADLにおける上肢部の保持方法を指導する．
（3）前腕部の運動療法は回内回外運動の回復が重要であることを認識させ，自宅で腕立て伏せや物にぶら下がるなど患部に負荷がかかるようなことをしないよう指導する．

■ **全体のプログラム**

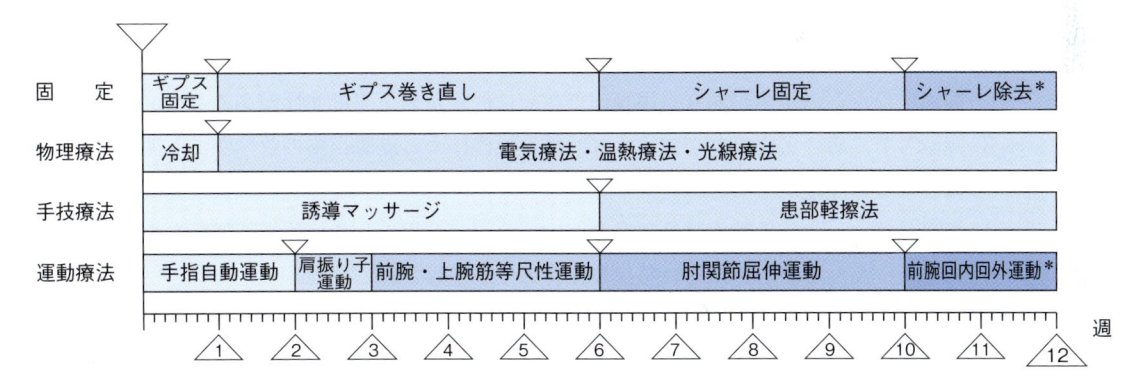

週	1	2	3	4	5	6	7	8	9	10	11	12
固定	ギプス固定	ギプス巻き直し					シャーレ固定			シャーレ除去*		
物理療法	冷却	電気療法・温熱療法・光線療法										
手技療法	誘導マッサージ						患部軽擦法					
運動療法	手指自動運動	肩振り子運動	前腕・上腕筋等尺性運動				肘関節屈伸運動			前腕回内回外運動*		

*ただし，骨癒合が完全ではない場合は，装具による固定として骨癒合が完全となった時点で前腕回内回外運動開始とする．

> **MEMO**
> 前腕部および肘関節部は日常生活動作において手指部が対象物に到達するためのreacherとして重要な役割をなしている．上肢部のADLには肩関節，手関節の動きが重要な役割を果たしている．食事・洗面・洗髪などの動作には肘関節の可動域が90°以上必要であり，前腕部の保持，肘関節の十分な屈曲の獲得が重要である．

L ● コーレス骨折（定型的骨折）

■ 症例の提示
　1）典型的症例
　　（1）フォーク状変形（図 2-1L・1a）．
　　（2）銃剣状変形（図 2-1L・1b，c）．
　2）その他の注意すべき症例
　　　舟状骨骨折，小児前腕両骨骨幹部遠位骨折，小児骨端線離開．

■ 柔道整復施術適応の判定
　1）応急手当の段階での判定
　a）施術の実施についてとくに慎重な判断が求められるもの
　　（1）開放性骨折または損傷部付近に創傷があり出血のあるもの（応急手当として創の洗浄や滅菌ガーゼなどによる止血などの処置を行う場合を除く）．
　　（2）高血圧症などの疾患があり整復操作で生命に危険がおよぶ可能性があるもの．
　　（3）高齢者で皮膚の劣化などが認められ，整復操作による皮膚損傷の危険があり開放性骨折に移行する可能性があるもの．
　　（4）粉砕骨折などで徒手整復では許容範囲内の整復位が得られる可能性が低いもの．
　　（5）外観上，高度な変形がみられ整復後に再転位が予想されるもの．
　　（6）徒手整復に不安を訴えるもの．
　　（7）その他．

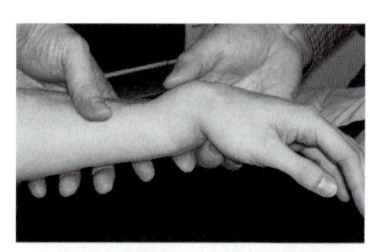

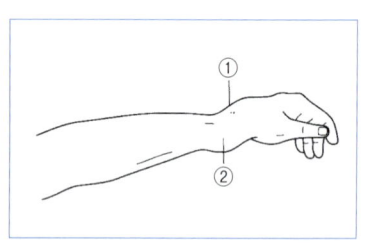

a. 側面：フォーク状変形

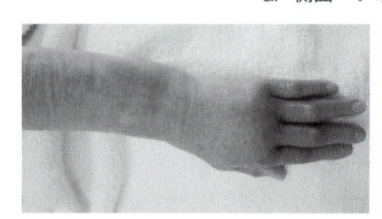

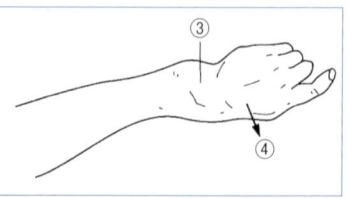

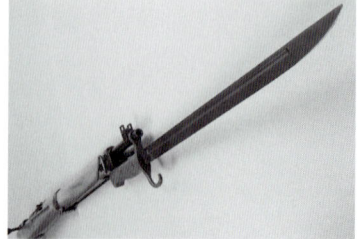

b. 正面：銃剣状変形　　　　　　　　　　c. 銃　剣

図 2-1L・1　受傷時の外観
典型的変形①急峻な背側の突出，②なだらかな円形の掌側突出，③手関節の横径の増大，④手の橈側変位．

b）施術を実施してもよいと考えられるもの
（1）医科への転送あるいは医科での受診を前提とし，患肢の安静を目的に簡易な固定や提肘などを行うもの．
（2）ただちに整復，固定することが患者に有利だと考えられるもの．
（3）保存療法のリスクを十分説明し，患者が理解したうえで，なお施術を希望するもの．
（4）転位が軽度で整復後の骨折部安定性が確保できると予想されるもの．
（5）医師から施術を指示されたもの．

2）後療を継続する段階での判定
a）施術の適応がないもの
施術に医師の同意が得られないもの．
b）施術の適応があるもの
（1）固定継続などの後療法実施に医師の同意が得られ患者が強く希望するもの．
（2）医師から関節拘縮改善などに関する施術を指示されたもの．

■損傷の診察
1）全身状態の観察および問診
全身状態の観察，主訴の聴取，既往歴などの聴取については総論を参照．
a）患者の姿勢をみる
骨折部の動揺による疼痛を防ぐため，健側の手で骨折部あるいは患側の手部を保持している．
b）原因を聴取する
転倒時に手掌部を衝いて発生するが，その際の転倒にいたった経緯，衝き方を可能な限り詳しく聴取する．これは発生外力の大きさを判断する要素となる．

2）患部の観察
a）診察環境を整える
総論を参照．
b）損傷部にみられる典型的な所見
1．骨片転位によりみられる典型的変形
（1）骨折部は橈骨遠位関節面から1～3cm近位で，背側転位，短縮転位，捻転（回外）転位，橈側転位により，図2-1L・1のようなフォーク状変形，銃剣状変形を呈する．
（2）変形は骨片転位の度合いにより異なる．橈側への骨片転位がみられないものでは手関節横径の増大，銃剣状変形はみられない．外観上の変形がみられない場合でも骨折の存在を否定することはできない．
2．腫　脹
骨折部より遠位側に高度な腫脹が現れる．これは骨折端や周辺軟部組織からの出血による．転位のない不全骨折や，小児の若木骨折では腫脹が著明でない場合もあるので他の所見とあわせてみる必要がある．

3．疼　痛
（1）限局性圧痛，介達痛が著明である．
（2）手関節運動に伴う疼痛のため可動域の制限もみられる．
（3）転位のない骨折では，限局性圧痛，介達痛は骨折の有無を判断する重要な指標となるので，橈骨に軸圧・牽引・回内回外などの負荷を骨折部の状態を悪化させないように加え，限局性圧痛部に照らして確認する．
（4）周囲に合併した外傷に注意し，尺骨遠位端部や手根部および，遠位橈尺関節部の圧痛の有無を確認する．

4．機能障害
（1）骨折痛や変形による運動障害．とくに回内回外運動は強く制限される．
（2）受傷時にまれに神経損傷を合併することがある．正中神経麻痺では，第1指の対立運動，第2，3指手掌側の感覚障害を確認する．尺骨神経麻痺では，指の内・外転運動，第5指および手掌・手背尺側の感覚障害を確認する．神経障害に起因する運動障害や感覚障害は予後の観点からも確認が必要である．

c）鑑別を要する損傷との鑑別の要点
（1）小児の骨端線離開や橈骨遠位骨幹部骨折では，外観上フォーク状変形をみる．これらの骨折では，尺骨遠位部の骨折を合併していることがあるので注意深く触診をする必要がある．
（2）ショウファー chauffeur 骨折はX線像により鑑別するが，発生機序，限局性圧痛の部位，骨片転位を触知することで，ある程度鑑別できる．
（3）尺骨頭が掌側に脱臼したガレアジ Galeazzi 骨折は限局性圧痛の部位で鑑別する．

d）合併症の有無
（1）尺骨茎状突起骨折が合併することがあるので，尺骨茎状突起部の触診を行う．
（2）高齢者で骨粗鬆症が考えられる患者では，舟状骨骨折の合併もあるので橈側小窩部（スナッフボックス）の限局性圧痛の有無を確認する．

3）治療法の提示
観血療法の適応を考えるのは，整復後の再転位の可能性が高い不安定型骨折であり，X線像での判断が必要となるため専門医に委ねる．しかし，本骨折は多少の変形治癒でも，大きな機能障害を残さないとされていることから，インフォームド・コンセントを十分にしたうえで患者の諸条件（社会活動，日常生活など）を考慮する．

> **MEMO　不安定型コーレス骨折の定義**
> ①高度な粉砕，関節内骨折，高度な転位［dorsal angulation（背側傾斜角）20°以上，橈骨短縮 10mm 以上］があり，ギプス固定のみでは整復位を維持することが困難と予想されるもの．
> ②整復後，ギプス固定内で再転位を起こしたもの［dorsal angulation 5°以上，橈骨短縮 5mm 以上］．
> 　　　　　　　　　　　　　　　　　　　　　　　　Cooney による

■整　復

1）牽引直圧整復法（術者1名，助手1名）（図 2-1L・2）
転位軽度の骨折に適用する．牽引だけでもかなり整復される．

a.

b. 肘部を助手が保持する場合

c.

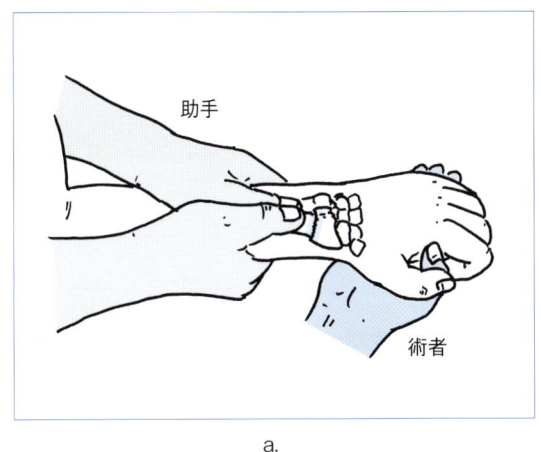

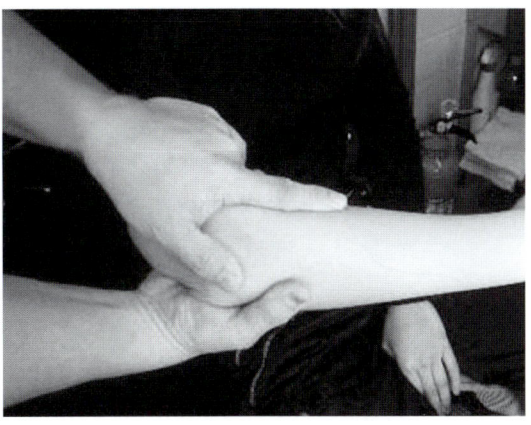

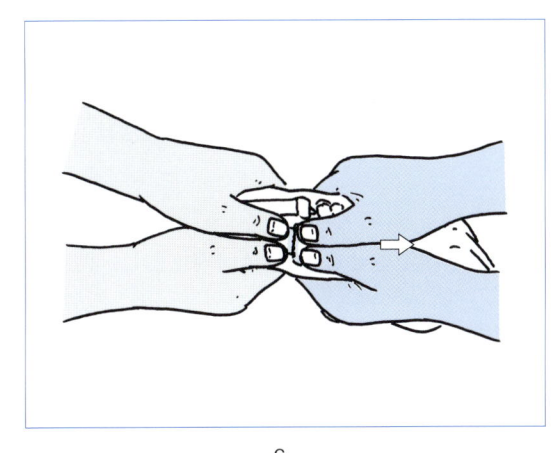

d.

図 2-1L・2 牽引直圧整復法

❶患者を坐位または背臥位とする.
❷患者の肘関節を90°屈曲して,助手に骨折部の近位部を固定させる(患肢は回内位とし,助手に橈骨部を固定させる).
　[●助手が患肢を把持しにくい場合,患肢肘部に手がかかるようにして把持してもかまわない(**図2-1L・2b**).]
❸術者は両母指を背側に,両四指を掌側にあて,手根部とともに遠位骨片を把持して,回内位で遠位方向に牽引する(術者の母指は橈骨部にあてて,強く牽引する).
　[●目的:捻転転位,橈側転位,短縮転位の除去.]
❹牽引を緩めず,両示指で近位骨折端を掌側から背側に向かって圧迫し,同時に両母指で背側から掌側に向けて遠位骨片を直圧し整復する(遠位骨片を掌屈するように行い,遠位橈尺関節離開を合併する場合は,この際に尺側から直圧を加え整復する).

> **MEMO**
> 遠位骨片の牽引では第1指が橈骨軸の延長に一致する方向とする.

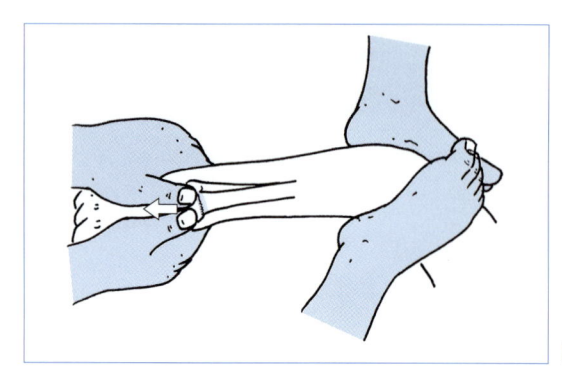

図 2-1L・3　術者が一人で行う整復法

2）術者が一人で行う整復法（図 2-1L・3）

患者を背臥位とし，前腕回内位で患肢の肘関節部直下に術者の足底をあて，固定して牽引直圧整復法で整復する．

3）屈曲整復法（術者1名，助手1名）（図 2-1L・4）

転位高度の骨折に適用する．高齢者で関節内に骨折がおよぶものでは，この整復法は不適当である．

❶患者を坐位または背臥位とする．
❷肘関節を90°屈曲して，助手に骨折部の近位部を固定させる（患肢は回内位とし，助手に橈骨部を固定させる）（図 2-1L・4a）．
❸術者は両母指を背側に，両四指を掌側にあて，手根部とともに遠位骨片を把持して，回内位で軽く橈側から遠位骨片を圧迫する（図 2-1L・4b）．

　　［●目的：捻転転位，橈側転位の除去（軸をあわせる）．］

❹術者は遠位骨片を手とともに過伸展させ，その肢位のまま両母指で遠位骨折端を前腕長軸方向に圧迫して，近位骨折端に近づける（術者の母指は橈骨部にあてる．過伸展は，軽く牽引して行う）（図 2-1L・4c）．

　　［●目的：腕橈骨筋の弛緩，短縮転位の除去．］

❺両示指で近位骨折端を掌側から固定して，その肢位（角度のまま）で前腕長軸遠位方向への牽引を継続し，両骨折端の背側どうしが適合したところで，手を含み遠位骨片を掌屈させて，同時に掌側から近位骨折端を圧迫して整復する（掌屈する際は，軽く遠位方向に牽引しながら行う）（図 2-1L・4d）．

　　［●目的：背側転位の除去．］

4）整復位の維持（図 2-1L・5）

（1）固定をするまでの間，整復位を維持するために手関節を軽度掌屈・尺屈位で，橈骨の長軸上に軽度の牽引をかけ整復位を維持する．
（2）この肢位は包帯交換時においても同様である．

> **MEMO**
> 整形外科では保存療法の対象となるコーレス骨折は徒手整復後，手関節を機能肢位に戻し再転位が起こらない場合に限るとする考え方がある．

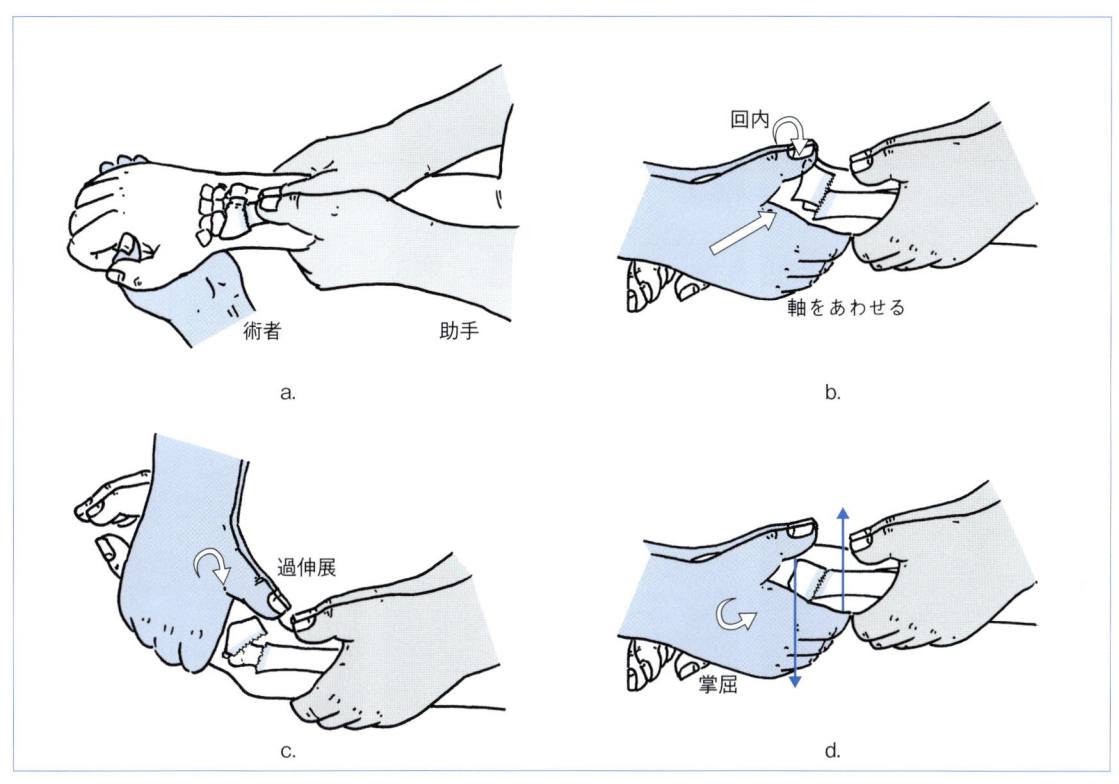

L ● コーレス骨折（定型的骨折）　157

図 2-1L・4　屈曲整復法

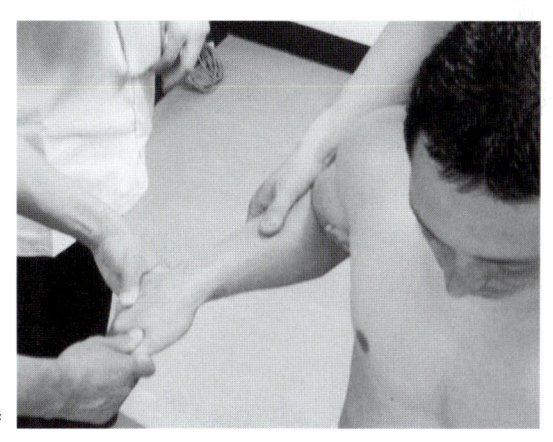

図 2-1L・5　整復位の維持

固　定

1）固定材料

金属副子（またはクラーメル，合成樹脂製キャスト材），厚紙副子（またはスダレ副子），綿花，巻軸包帯．

2）固定肢位

肘関節 90°屈曲位，前腕回内位，手関節軽度屈曲（掌屈）・軽度尺屈位とし，約 2 週後から徐々に良肢位に近づける．

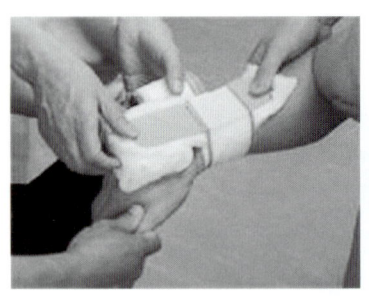

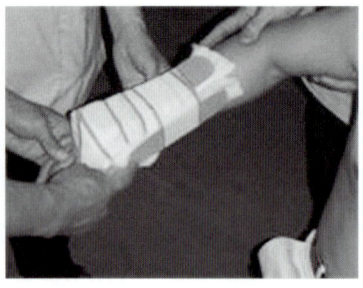

a.　　　　　　　　　　　　b.　　　　　　　図 2-1L・6　固定法（局所副子固定）

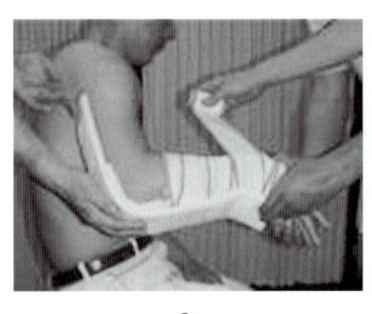

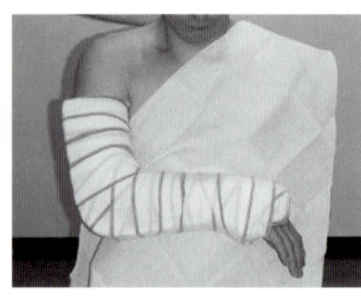

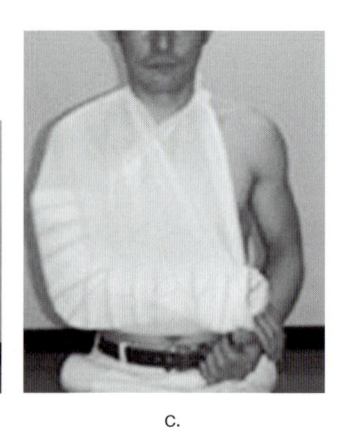

a.　　　　　　　　　　　　b.　　　　　　　　　　　　c.

図 2-1L・7　固定法（金属副子固定・提肘法）

3）固定範囲

上腕近位部から手 MP 関節部手前まで（骨折の程度・治療の経過により異なる）．

4）固定法

a）局所副子による固定（図 2-1L・6）

❶背側に局所副子をあて，枕子を手背と副子の間に入れ，掌屈位を維持する．手 MP 関節部を越えないように注意する．

❷橈側に局所副子をあて，枕子を入れて尺屈位を維持する．局所副子辺縁は皮膚を圧迫するため綿花を広めに適量あてる（綿花の量が多すぎると固定力が低下する）．

b）クラーメル金属副子固定と三角巾による提肘（図 2-1L・7）

❶クラーメル金属副子を患肢にあわせて成形する．

❷きつくなりすぎないように注意しながら包帯で固定する（MP 関節屈曲時にクラーメル金属副子や包帯が運動を制限しないよう注意する）．

❸三角巾で提肘する．

c）クラーメル金属副子による固定（図 2-1L・8）

クラーメル金属副子で固定した後に，局所副子をあて固定する．

a.　　　　　　　　　　　　　b.

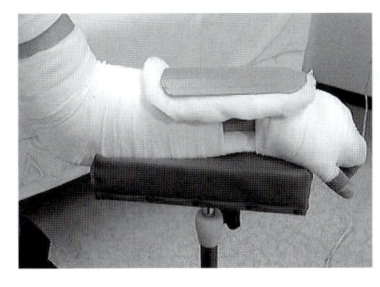

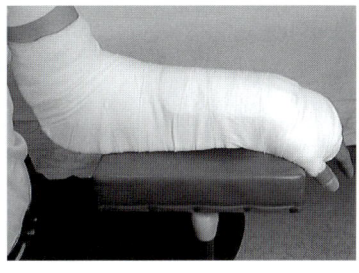

図 2-1L・8　固定法（クラーメル金属副子固定）

■整復・固定後の確認

1）全身状態の確認
　　総論を参照.

2）整復後の確認
（1）橈掌側もしくは背側皮下で整復後の骨折部の状態を触診で確認する．骨折部に乱れがあれば，再整復をするか，その旨を紹介状に記載し医科に転送する．
（2）整復操作により神経・血管損傷が発生していないかを確認する．

3）固定後の確認
（1）MP関節とIP関節の運動が可能であるか確認する．これは関節拘縮の防止と，固定期間中の運動療法をするための固定範囲の確認である．
（2）固定具の不具合を確認する．固定具の不具合による圧迫は，神経絞扼，血行障害，褥瘡などの原因となるため，固定後に固定具の圧迫による疼痛を確認する．
（3）包帯の緊縛度を確認をする．また，骨折後数時間は腫脹が増強することが考えられるため，帰宅後に緊縛包帯の症状が現れたときの処置も患者に指導する．
（4）一般に，徒手整復で転位が整復され，適切な固定が実施できた場合には，整復前の疼痛は格段に軽減し，手指の屈伸運動に伴う疼痛や運動の不自由さも格段に改善される．したがって，整復，固定後にこの改善がみられない場合は整復または固定のいずれかに不具合があると考える．

> **MEMO**　緊縛包帯による血行障害・神経障害の簡便な検査法
> ①指先を圧迫して離したとき直後に赤みを帯びれば血流は維持されている（爪圧迫検査）．
> ②手指の運動としてジャンケンのグー・パーが正常に行えれば運動性神経機能は維持されている．
> ③指先の感覚に異常がなければ感覚性神経機能は維持されている．
> 　いずれにしても健側と比較をして確認する．

■固定期間

1）固定期間の決定要件
　　年齢，性別，骨折の程度，合併症の有無，骨癒合に関係する全身疾患の有無など様々な要件が骨癒合に関与するため考慮する．

2）固定期間

通常 4〜5 週で骨癒合を認め，固定を除去する．高齢者で骨粗鬆症が考えられる場合には固定期間を 1〜2 週延長する．

■後療法

1）固　定

a）固定の継続

（1）固定の継続の意義は，骨折部を外力から守り再転位を防ぐことにあるが，湿布交換，患部の観察，固定具の変更の際に，一時的に固定を外すことがある．このとき，再転位が発生する可能性があるため，十分に注意する．

（2）包帯交換時の最初から最後まで患肢を整復終了時の肢位に維持することが重要である．

（3）固定法の工夫として骨折部の近位部と遠位部を包帯固定し，患部のみを開放できるようにすることで，湿布交換や患部の観察時に，すべての固定具を外す機会を少なくする方法も行われている（**図 2-IL・8 参照**）．

b）再転位

1．再転位発生の徴候

　総論を参照．

2．再整復の必要性の判定

　総論を参照．

> **MEMO　包帯交換**
> ①第 1 助手に肘関節付近で近位骨片を把持させ，第 2 助手には遠位骨片を含めた手部を手関節掌屈・尺屈・回内位に保持するとともに遠位方向への牽引を持続させる．このときの牽引力は整復位の保持を目的としているので再転位が起こらない程度の軽い牽引とする．
> ②術者はこの状態で包帯を外していくが，患部に衝撃的な力が働かないように十分注意する．また，助手は両手で把持しているが，包帯通過時には片方の手だけを交互に離して（両手を同時に離さないように工夫する）牽引が緩まず，肢位が変わらないようにしなければならない．
> ③術者はなるべく短時間で患部の処置を済ませ，整復後の固定と同じ手順で再度包帯固定を実施する．

3．転医の必要性の判定

　不安定型で再整復を試みてもさらに再転位が予想される場合は，観血療法（プレート，創外固定など）の選択肢もあるので，患者のニーズにあわせて転医も検討する．

c）固定の変更

　固定の変更に際しては医科との連携により X 線像での評価を受けることが望ましい．

1．固定肢位の変更

　2 週程度で骨折部に形成された仮骨が安定してくるので，整復直後の固定肢位から，機能肢位に変更する（目安は総論参照）．

2．固定範囲の変更

　肘関節部を含めた固定を行っている場合には固定肢位の変更と同時期に，骨折部の安定がみられたら，前腕近位部から手 MP 関節部手前までの固定に変更する．

d）固定の除去

固定期間は通常4～5週である．固定の除去を決定するには，医科との連携によりX線像での評価を受けることが望ましい（目安は総論参照）．

2）異常経過

a）考えられる異常経過

（1）順調な経過をたどるものでは腫脹も2週程度で軽減するのが一般的である．
（2）2週を経過しても腫脹が軽減しない原因に包帯の縛めすぎによる循環障害があり，包帯を緩め，患肢の高挙，誘導マッサージ，固定具装着のまま手指の自動屈伸運動を試みる．
（3）腫脹を消退させるための治療を行っても改善せず，手背側の皮膚が緊張し鏡面状にツルツルになり，手指の関節の可動域制限と運動痛を認める場合はズデックSudeck骨萎縮（RSDなど）の発生を考慮する．

b）転　医

症状が改善しない場合には転医を考慮する．

3）物理療法，手技療法，運動療法

【固定期間中】

a）受傷～2週程度

（1）運動は固定具を装着したままで手指の屈伸運動を行わせる．手指の屈伸運動は，疼痛のない可動範囲全域で確実に行わせる．
（2）固定に含まれない肩関節部は，肘関節部や手関節部を固定した状態で振り子運動や挙上運動を行わせる．
（3）固定の近位側に対しての誘導マッサージを実施する．

b）固定肢位と範囲を変更した後

（1）包帯交換で固定を外している間に実施する．

> ● 手関節部に温熱療法と軽擦法などを行う．運動療法は，術者が患部を支えながら手関節の掌背屈，橈尺屈運動と回内・回外運動を，疼痛のみられない可動範囲で行わせる．

（2）患肢の肩関節と，固定から外れた肘関節は痛みのでない範囲で自動運動を行わせる．
（3）このときに腫脹が残存している場合には骨折部より近位側に誘導マッサージを実施する．

【固定除去後】

（1）固定除去後には手関節と肘関節に拘縮が残っている．肩関節にみられるものもある．
（2）高齢者や更年期を過ぎた女性では，受傷後1～2ヵ月の間に行う運動療法で長母指伸筋腱断裂が発生する危険性が高いので，第1指の屈伸を伴う運動の実施には注意を要する．
（3）受傷後2ヵ月程度を経過した後には，関節可動域訓練に加え筋力向上を目的に自動抵抗運動も行わせる．

4）後療法の適否の判定

総論を参照．

表 2-1L・1　注意事項

受傷からの経過週	注意事項
1週まで	経過に伴い腫脹が軽減しているかを注意する． 長母指伸筋腱が正常に機能しているかを注意する．
1～2週まで	2週までは再転位の危険性が高いので包帯交換時再転位の発生に注意する． 手指の運動が確実に行われているかを常にチェックする．
2～4週まで	固定を外している間の可動域訓練は，疼痛を訴えない範囲にとどめる．
4～8週まで	手根管症候群および長母指伸筋腱断裂の発症に注意する． 可動域訓練は回外と尺屈に重点をおいたものにする．
8～12週まで	骨癒合が完成するリモデリング過程は数ヵ月から数年を要するので，全体重をかけるなどの患肢の荷重の許可は慎重に行う．

表 2-1L・2　指導管理

受傷からの経過週	指導管理
1週まで	就寝時に患肢を高挙しておくよう指導する． 手指の可動範囲全域を確実に屈伸させるよう指導する． 肩関節の自動運動を指導する．
1～2週まで	患部の疼痛が軽減するため，油断して日常生活で患肢を使用しないよう指導する．
2～4週まで	骨折部は捻転力に対する抵抗性が低いので，自宅での前腕の回内回外運動を行わないよう指導する．
4～8週まで	骨癒合が完成していないことを伝え，慎重に日常生活を行い転倒などに十分注意するよう指導する． 患肢に体重をかける動作は禁止する． 6週以降では患肢使用の開始について指導する（文字を書く，ドアノブを回す，入浴時に身体を洗う，トイレ動作を行うなど）．
8～12週まで	受傷後10週以降に患肢に軽く体重をかけるなどの指導をする． 大きな負荷がかかる作業は行わないよう指導する．

■治癒の判定

　　コーレス骨折は骨癒合が順調に経過すれば，3ヵ月程度で日常生活に障害とならない程度までに回復するので，治癒を判断するときにはこの期間を目安にする．この時期に手指部，手関節および前腕部の可動域制限が消失していれば治癒と判定する．

　　ただし，スポーツ活動など大きな負荷がかかる作業は4ヵ月を経過するまで禁止する．

■注意事項（表 2-1L・1）
■指導管理（表 2-1L・2）
■予　後

　　（1）一般に，骨癒合に関する予後は良好である．
　　（2）ズデック骨萎縮（RSDを含む）を起こしたものでは手指の頑固な関節拘縮を残す．
　　（3）長母指伸筋腱断裂を起こしたものは自然治癒しない．
　　（4）手根管症候群を発症したものでは手部の筋萎縮と運動障害が残る．

■全体のプログラム

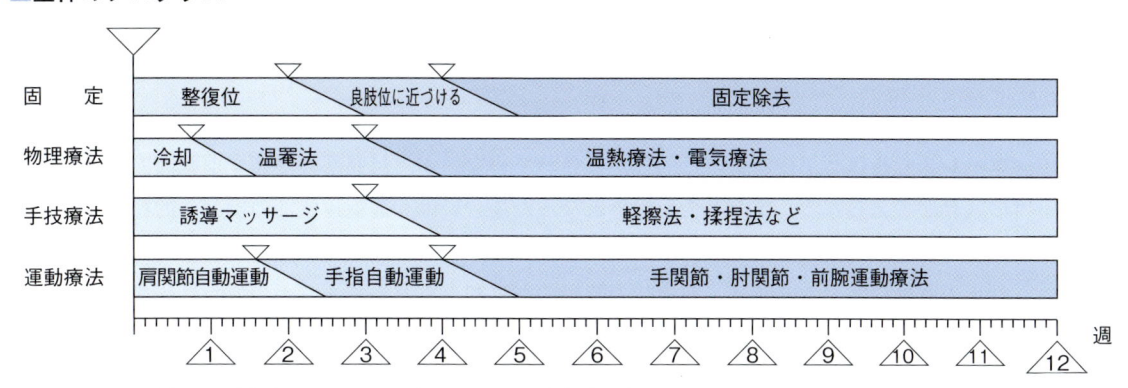

固　定	整復位	良肢位に近づける		固定除去	
物理療法	冷却	温罨法		温熱療法・電気療法	
手技療法	誘導マッサージ			軽擦法・揉捏法など	
運動療法	肩関節自動運動	手指自動運動		手関節・肘関節・前腕運動療法	

週：①②③④⑤⑥⑦⑧⑨⑩⑪⑫

*受傷時・受傷後1～2週および4～5週にX線検査が必要である．

> **MEMO　RSDとは？**
> ①RSDはreflex sympathetic dystrophy（反射性交感神経性萎縮症）の略であり，CRPSはcomplex regional pain syndrome（複合性局所疼痛症候群）の略である．CRPSはタイプⅠとタイプⅡに分けられる．
> ②CRPSタイプⅠは多くがRSDと重なる．
> ③臨床上の問題は損傷にみあわない強い疼痛，暗紫赤色で皮膚光沢を伴う腫脹をみる場合は，RSDを発症している場合があるので注意し専門医の診療を視野に入れる．

M スミス骨折

　コーレス骨折ほど予後について明らかにされていないが，尺側部の疼痛や前腕回内回外運動障害の残存が考えられる．また，変形治癒となった場合には，前腕遠位部の解剖学的特徴からコーレス骨折に比べ外観上の変形が目立つ．

　骨折の有無に関する判断は，初検時の特徴的な外観から容易であるが，似た外観を呈する掌側バートン Barton 骨折と X 線像を用いないで鑑別するのは困難である．

　本骨折であることが判明すれば，バートン骨折と異なり徒手整復，外固定で治癒に導くことは困難ではない．骨折を疑い医科に転送する際には，疼痛のコントロールを目的に応急的な固定を行うが，疼痛の状況によっては，固定せず患者本人に患肢を保持させてもよい．一般に，保存療法では整復位を保持する目的で，前腕を回外位で固定するが，移送時の固定では，回内回外中間位が疼痛軽減に効果的である．手背部から指背部にかけての高度な腫脹は，MP 関節伸展位拘縮の要因の一つとなることから，初期の段階でも高度な腫脹が出現しないように配慮すべきである．とくに，患部の包帯が緊縛となり血流を阻害しないよう注意するとともに，患部を心臓よりも高い位置に保持するような配慮が重要である．

　本骨折は整復後の骨折部安定性がコーレス骨折より低いといわれていて，医科での観血療法はプレートやキルシュナー鋼線による固定のほか，近年では創外固定も行われている．

■ 症例の提示
　　（1）受傷時の外観（図 2-1M・1）．
　　（2）受傷時の X 線像（図 2-1M・2）．

■ 整復などを行わない場合の患者の搬送
　1）搬送にあたっての注意事項
　　（1）患部の動揺を防ぎ患者の苦痛を軽減させる．
　　（2）骨片転位を増大させない．
　　（3）手背部の浮腫を増大させない．

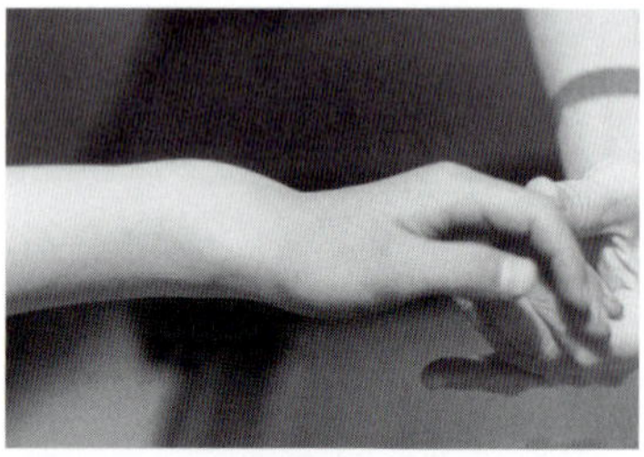

図 2-1M・1　受傷時の外観

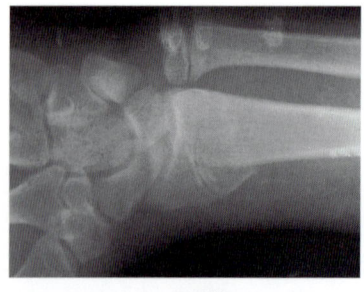

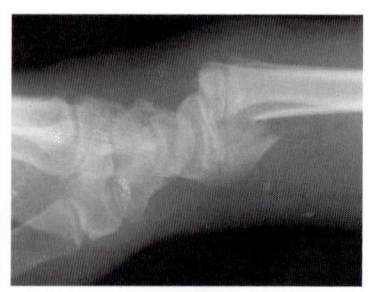

a. 正面像　　　　b. 側面像

図 2-1M・2　受傷時の X 線像

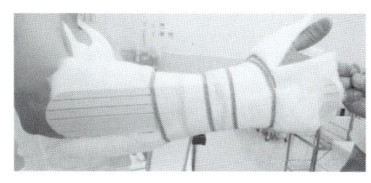

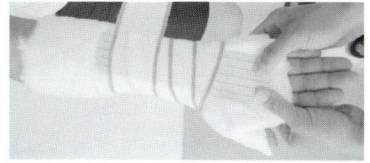

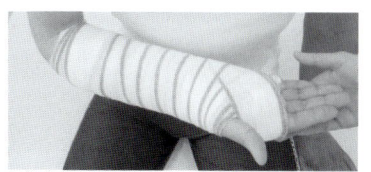

a．副木固定（背側）　　　　　b．副木固定（掌側）　　　　　b．固定終了

図 2-1M・3　搬送時の固定

2）搬送時の固定例

❶固定肢位は肘関節 90°屈曲位を基本に疼痛が出現しない範囲を目安にし，前腕は中間位または回外位を基本に疼痛が出現しない範囲を目安とする．

❷骨折部を広く綿花などで被覆し，前腕近位部から手関節部を含めて副木を掌・背側にあて，包帯で前腕部全体を固定する（**図 2-1M・3**）．

[●手背部には厚めの枕子をあて軽く圧迫してもよい．]

❸固定後，三角巾で提肘する．

以下，整復，固定法の一例を示すが，後遺症を生じる可能性が高い骨折であることを考慮し，応急的な固定で専門医に転送することが望ましい．

整　復

転位のないもの，あるいは整復位が保持できるものは保存療法が可能であるが，粉砕骨折で関節面の転位を伴うものや，整復位保持が困難なものは，観血療法の適応となる．

1）整復法

a）牽引直圧整復法（術者 1 名，助手 1 名）

転位軽度の骨折に適用する．

❶患者を坐位または背臥位とする．

❷患者の肘関節を 90°屈曲位にし，助手に骨折部の直近を固定させる（患肢は回外位とし，助手に橈骨部を固定させる）（**図 2-1M・4a**）．

❸術者は両母指を掌側に，両四指を背側にあて，手根部とともに遠位骨片を把持して，回外位で遠位方向に牽引する（術者の母指は橈骨部で橈骨動脈を避けてあて，徐々に力強く牽引する）（**図 2-1M・4b**）．

[●捻転転位，橈側転位，短縮転位の除去．]

❹牽引を緩めず，両示指で近位骨折端を背側から掌側に向かって圧迫し，同時に両母指で掌側から背側に向けて遠位骨片を直圧し整復する（両母指で遠位骨片に圧迫を加えるときは，橈骨動脈の損傷に注意する．遠位骨片を背屈するように行う）（**図 2-1M・4b**）．

b）術者が一人で行う整復法（**図 2-1M・5**）

患者を背臥位とし，術者は前腕回外位で患肢の肘関節直下に両足底をあて固定して整復する（遠位方向への牽引のみでもかなり整復される）．

a. 助手動作　　　b. 術者動作

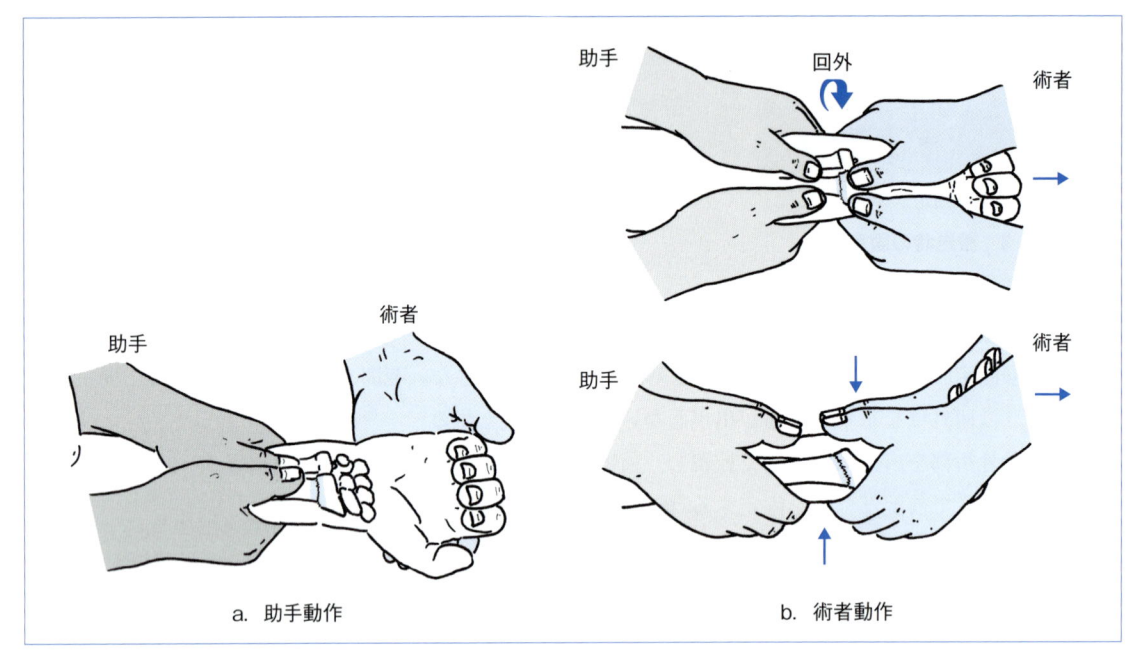

図2-1M・4　牽引直圧整復法

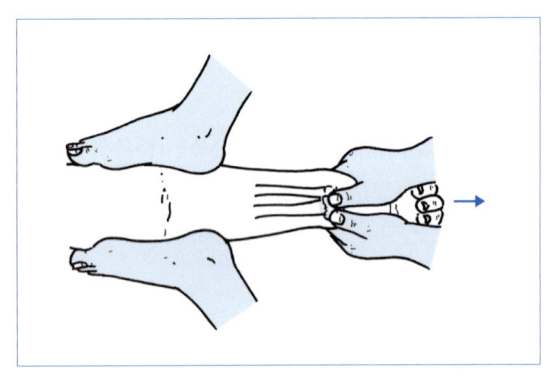

図2-1M・5　術者が一人で行う整復法

2）整復確認
　（1）外観上，変形の消失を確認する．
　（2）骨折部を触診し，整復を確認する．
3）整復後のX線像（図2-1M・6）
■ 固　定
1）固定材料
　クラーメル金属副子または合成樹脂製キャスト材，厚紙副子，巻軸包帯．
2）固定法（図2-1M・7）
❶肘関節90°屈曲位，前腕回外位，手関節軽度伸展・尺屈位とし，上腕部から手MP関節部手前まで金属副子を背側からあてる．この際，金属副子の背屈の位置は手関節の2〜3cm近位とする．骨折部の安定度や年齢などによって固定範囲（上腕部あるいは前腕部から）を選択

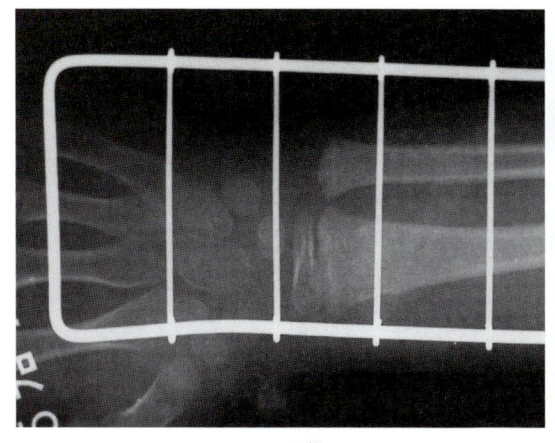

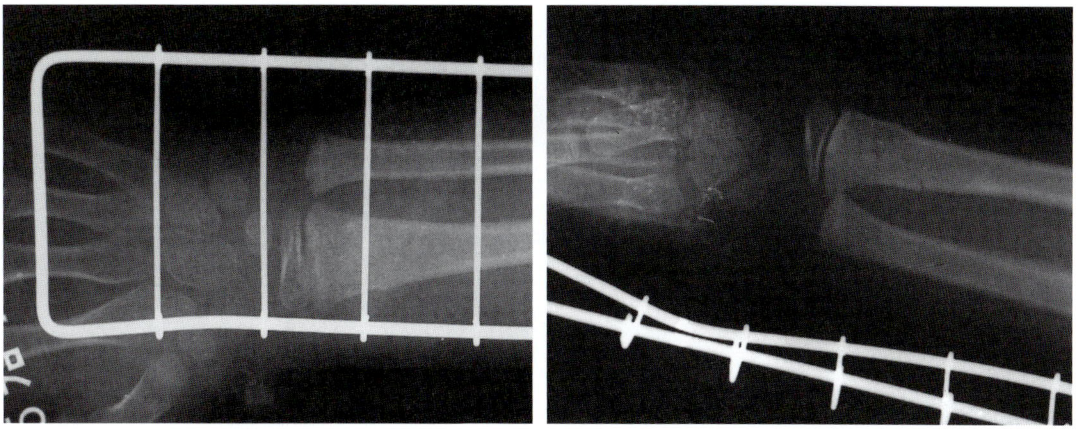

a. 正面像　　　　　　　　　　　　　b. 側面像

図2-1M・6　整復後のX線像

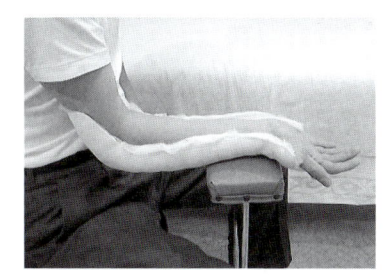

a. 合成樹脂製キャスト材による固定 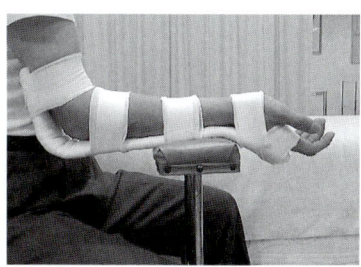　　b-①. クラーメル金属副子による上腕部からの固定 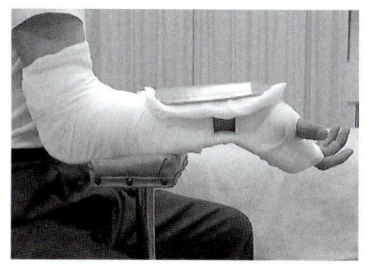　　b-②. 厚紙副子を補助的に使用

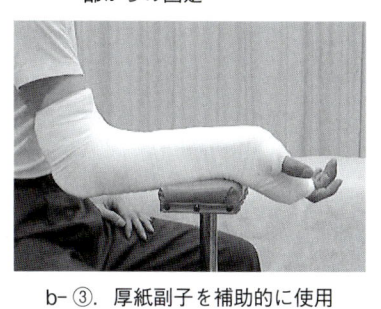

b-③. 厚紙副子を補助的に使用 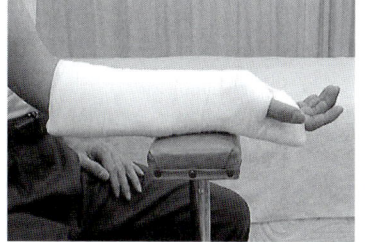　　c. クラーメル金属副子による前腕部からの固定

図2-1M・7　固定法

する．
　❷蛇行帯，螺旋帯などを用いて包帯固定する．この際，厚紙副子を掌側にあてることもある．
■**固定期間**
　4〜5週．
■**後療法**
　コーレス骨折に準ずる．

■**注意事項**
　　（1）コーレス骨折に準ずるが，再転位の可能性の高い骨折であることを説明する．
　　（2）MP関節は伸展位拘縮を起こしやすいので固定範囲や経時的な手指の腫脹に注意する．
■**指導管理**
　　（1）固定による痛みや手指のシビレ感などがあればただちに訴えるよう指導する．
　　（2）手指の腫脹も強いため，歩行時，就寝時などADLにおける上肢の保持方法を指導する．
　　（3）固定下における手指の把持運動や肩の挙上運動を安全に行うよう指導する．
■**全体のプログラム**
　　コーレス骨折に準ずる．

N ● 舟状骨骨折

　　偽関節形成や骨壊死の発生頻度が高く，変形性関節症や手根不安定症などを基盤として，長期にわたり疼痛が残存するものや握力低下を訴えるものがみられる．

　　近年，初期のX線像では骨折線を確認しにくいことから，早期のMRI診断が行われるようになり，従来に比べ骨折の看過が少なくなっていると考えられる．しかし，臨床症状が比較的軽度なこともあり，詳細な検査を受けず放置され，長期間疼痛が残存することで受診する陳旧例も依然としてみられる．

　　初検時には，スナッフボックスを的確に触診し，橈骨茎状突起部と舟状骨を峻別することが重要である．手関節尺屈時に橈骨茎状突起尖端の遠位に出現するのが舟状骨で，手関節橈屈位では触知しにくいので注意が必要である．また，コーレス骨折に合併して発生するものもあり，橈骨遠位端の骨折部にばかり目を奪われないように注意する．

　　柔道整復師に求められるのは骨折の疑いを軽視せず，早期の専門医受診の機会を奪わないことである．

　　医科での保存療法は前腕以下，第1指IP関節手前までのギプス固定を比較的長期間行うのが一般的である．観血療法では陳旧性骨折も含めてハーバートスクリュー Herbert screw での固定が多用されている．

■症例の提示
　　受傷時のX線像（図 2-1N・1）．

■整復などを行わない場合の患者の搬送
　1）搬送にあたっての注意事項
　　患部の動揺を防ぎ患者の苦痛を軽減させる．
　2）搬送時の固定例
　　三角巾で提肘する程度にとどめ，搬送することが望ましい．

　　以下，整復，固定法の一例を示すが，後遺症を生じる可能性が高い骨折であることを考慮し，応急的な固定を行い専門医に転送することが望ましい．

■整　復
　1）整復前の注意事項
　　（1）限局性圧痛，腫脹の部位がスナッフボックスに一致する場合は，X線像で骨折線が認められなくても骨折として扱う．安定型の骨折は保存療法の適応であるが，不安定型の骨折や背側凸変形を合併するものは観血療法の適応となる．
　　（2）舟状骨の栄養血管が結節部と腰部から入るものでは，血管より近位側に骨折線が入ると近位骨片は壊死に陥る可能性があり，背側凸の変形のある場合は偽関節となることが多い．

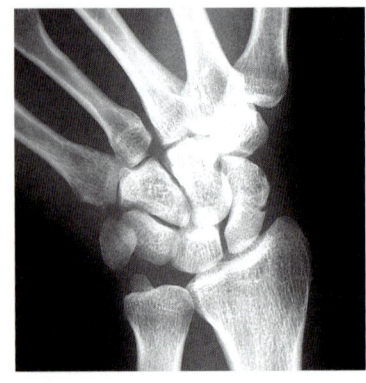

図 2-1N・1　受傷時のX線像 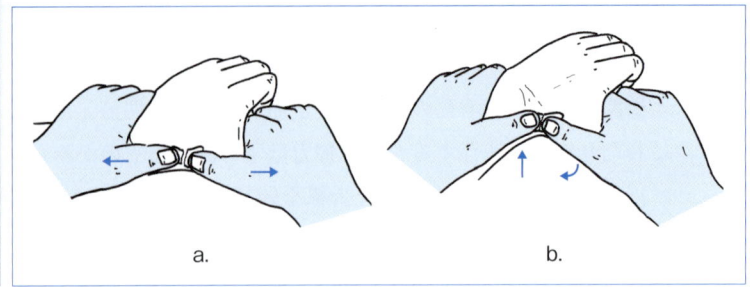　　図 2-1N・2　整復法

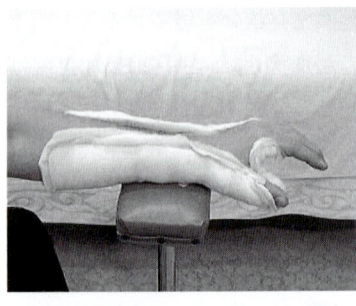

a. 合成樹脂製キャスト材による固定 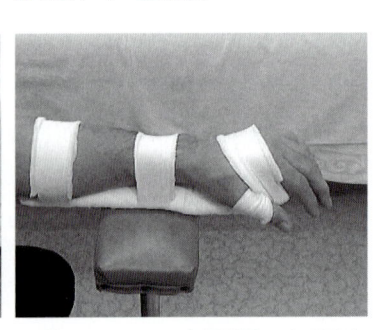　　b-①. クラーメル金属副子による固定

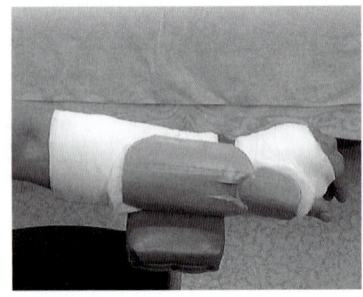

b-②. 厚紙副子を補助的に使用 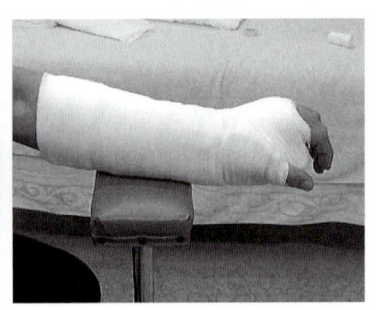　　b-③. クラーメル金属副子固定完成　　図 2-1N・3　固定法

2）整復法
❶第1指を長軸遠位方向に牽引（**図 2-1N・2a**）する（手が滑りやすいので，包帯などを滑り止めに使用する）．
❷母指で舟状骨部を圧迫しながら，手を軽度橈屈（**図 2-1N・2b**）することにより整復される．

■固　定
1）固定材料
クラーメル金属副子または合成樹脂製キャスト材，厚紙副子，巻軸包帯．
2）固定法（図 2-1N・3）
手関節軽度伸展・橈屈位，第1指掌側外転位とし，前腕近位部から第1指IP関節部の手前（他指はMP関節部手前）までクラーメル金属副子を掌側からあてる．

■固定期間
　　　　8～12週（遠位，中央部は8～10週）．
■後療法
　　（1）固定が長期におよぶので，拘縮予防のため後療法は翌日から行い，血行障害を防止する．
　　（2）固定以外の肩部，肘部などの積極的な運動療法を行わせる．
　　（3）固定除去は骨癒合にあわせて慎重に決定する．
■注意事項
　　（1）受傷直後のX線像では骨折を確認できないことが多いので，医師との連携のもと，臨床症状で骨折が疑わしい場合は固定を実施し，数週後に再度医師の診断を仰ぐ．
　　（2）関節包内・包外骨折，また，転位の程度により固定期間が異なるので骨折の本態を見極めたうえで適切な固定が必要となる．
　　（3）固定が長期におよぶので，患者の生活環境に則した固定材料を選択する．
■指導管理
　　（1）固定による痛みや手指のシビレ感などがあればただちに訴えるよう指導する．
　　（2）歩行時，就寝時などADLにおける上肢の保持方法を指導する．
　　（3）固定が長期におよぶことを理解させ，患者自身の判断で固定を外したり通院を止めたりしないよう指導する．また，経過によっては観血療法が必要になることも理解させる．
　　（4）固定下における手指部の把持運動や肘部や肩部の運動が安全に行えるよう指導する．
■予　後
　　中央部より近位部の骨折は関節包内骨折であるため仮骨形成が遅れることがある．
■全体のプログラム

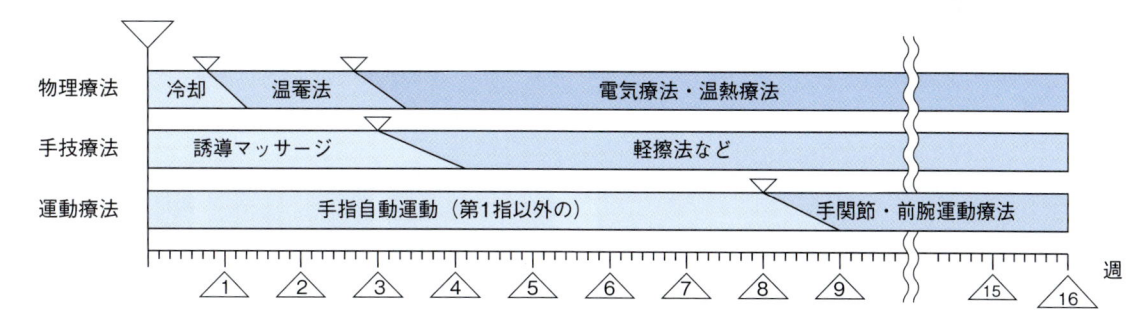

物理療法	冷却	温罨法	電気療法・温熱療法
手技療法	誘導マッサージ		軽擦法など
運動療法	手指自動運動（第1指以外の）		手関節・前腕運動療法

週：①②③④⑤⑥⑦⑧⑨　⑮⑯

O ベネット骨折

　第1指CM関節部の損傷であり，本態は脱臼骨折である．手の機能の要となる第1指にかかわる損傷で，疼痛や可動域制限が残存しない治療のゴール設定が必要となる．本骨折の診察にあたっては，損傷部の変形や腫脹の状態に加えて第1指CM関節の位置を正確に把握し，中手骨基部の背側への突出，母指球を介した掌側からの圧痛などを調べ判断のポイントとする．臨床的な所見のみでCM関節単独脱臼と鑑別することは困難である．

　本骨折が疑われる場合は，背側アルミ副子固定，あるいは他指を含めて良肢位に包帯で固定などを行い，心臓より高い位置に患肢を保持するよう指導し，専門医へ転送する．

　医科での保存療法で損傷部の整復後の安定性が良好なものは，第1中手骨を外転位にギプス固定する．不安定なものはスクリューやキルシュナー鋼線で観血的に固定する．

■症例の提示
　（1）受傷時の外観（図2-10・1）．
　（2）受傷時のX線像（図2-10・2）．

■整復などを行わない場合の患者の搬送
　1）搬送にあたっての注意事項
　　患部の動揺を防ぎ患者の苦痛を軽減させる．
　2）搬送時の固定例
　　三角巾で提肘する程度にとどめ，搬送することが望ましい．

　以下，整復，固定法の一例を示すが，変形治癒や第1指の機能障害を残す可能性が高い骨折で

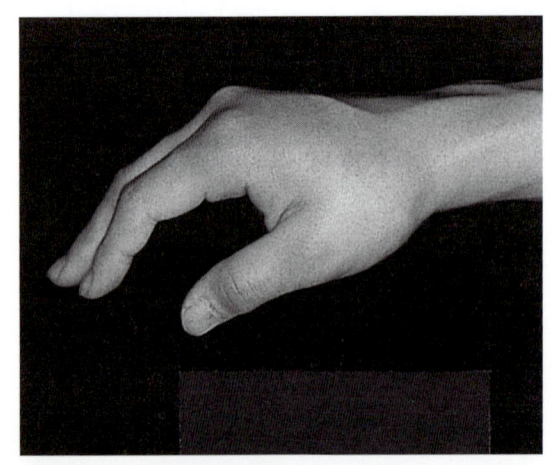

図2-10・1　受傷時の外観

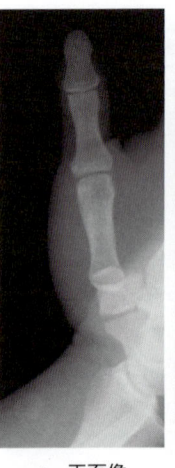

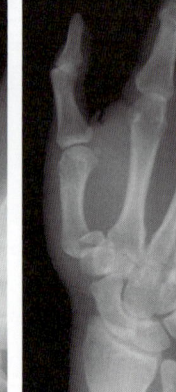

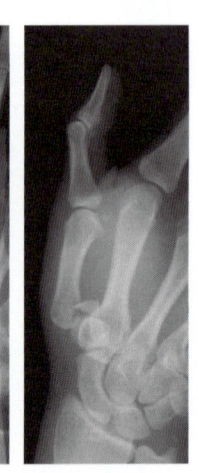

a．正面像　　b．側面像　　c．斜位像
図2-10・2　受傷時のX線像（外観とは異なる症例）

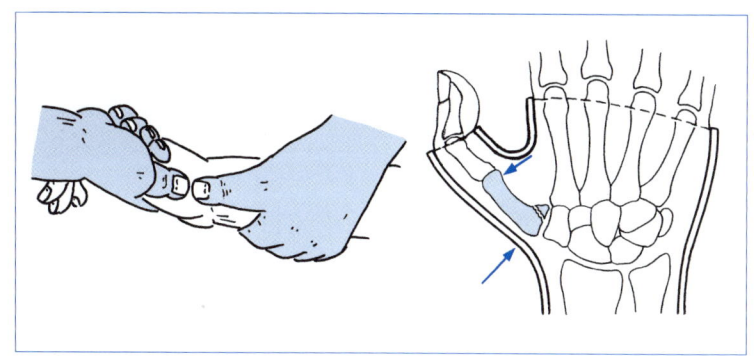

図 2-10・3　整復法（第 1 法）

あることを考慮し，応急的な処置を行う場合でも，簡単な固定にとどめ専門医に転送することが望ましい．

■ 整　復

1）整復前の注意事項
整復は容易であるが，整復位の保持は困難である．

2）整復法

a）第 1 法（図 2-10・3）
❶患側の手関節を伸展（背屈），橈屈させる．
❷第 1 指を把持し，長軸遠位方向に牽引する．
❸牽引しながら橈側外転する．
❹橈側に突出した基部を尺掌側に向けて圧迫して整復する．

> ● 整復は容易であるが，牽引力と圧迫力を緩めると長母指外転筋によりただちに再転位する．
> ● MP 関節における伸展・外転のみでは整復されない．

b）第 2 法（牽引整復・固定法）（図 2-10・4）
❶第 1 指を伸展・外転させて遠位方向に牽引する．
❷牽引しながら中手骨の基部を橈・背側から圧迫して整復する．

3）整復後の X 線像（図 2-10・5）

■ 固　定

牽引整復・固定法は整復位を保持することに重点がおかれる．

1）固定材料（図 2-10・6）
クラーメル金属副子，ギプス，伸縮性テープ，下巻き材，巻軸包帯．

2）固定肢位
固定肢位は手関節軽度伸展位，第 1 指対立位で第 1 中手骨を最大外転位．

3）固定法（牽引整復・固定法）
❶伸縮性テープを第 1 指の背側および掌側に貼り，アンカーテープではがれないようにしっかりと固定する（図 2-10・7a）．

174　第Ⅱ章　各論・上肢―骨　折

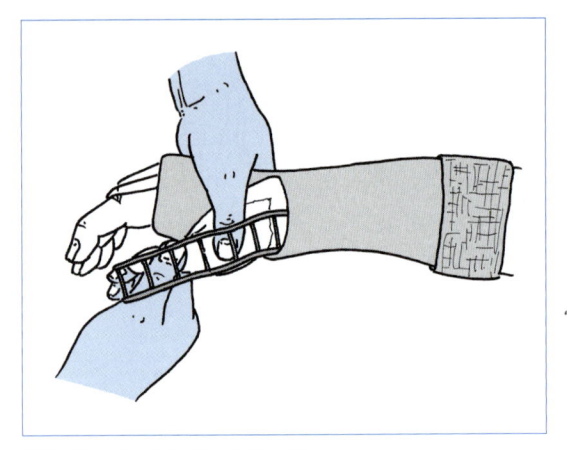

図 2-10・4　整復法（第 2 法）

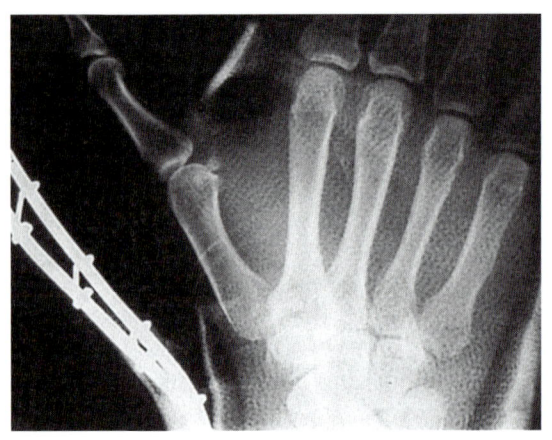

図 2-10・5　整復後の X 線像

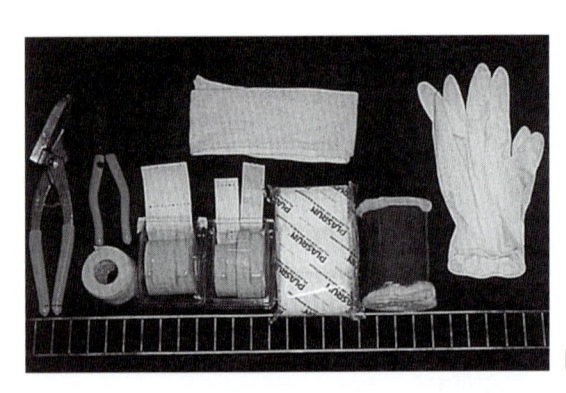

図 2-10・6　固定材料

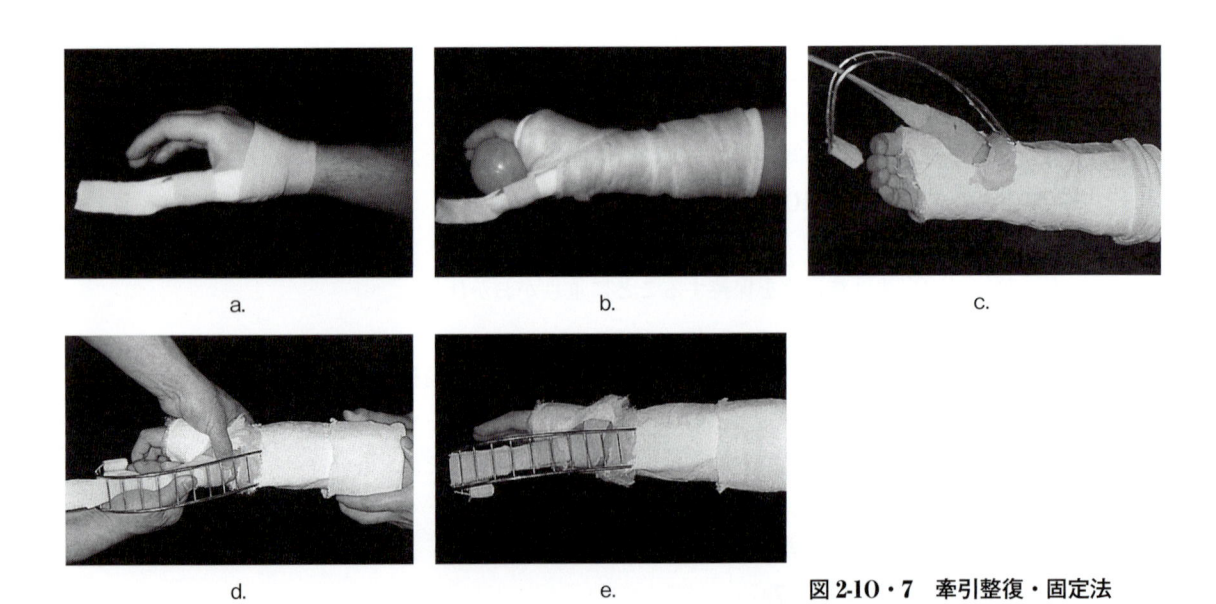

a.
b.
c.
d.
e.

図 2-10・7　牽引整復・固定法

❷機能肢位を保持するためボールを握らせ下巻き材を巻く(図2-10・7b).
❸ギプスを前腕中央部から巻き,次にギプス内にクラーメル金属副子を巻き込む.第1中手骨基部が露出するようにギプスを切割する(図2-10・7c).
❹ギプス固定終了後,前述の整復法を行う(図2-10・7d).
❺整復終了後,牽引を緩めずにテープを緊張させたままクラーメル金属副子に固定する(図2-10・7e).

■固定期間

固定期間は6週とし,牽引は3〜4週で除去,その後クラーメル金属副子またはギプス固定に変更する.

■後療法

1) 目 的

ベネット骨折は整復位保持が困難で,早期に運動させると再脱臼や変形治癒を生じやすく,運動痛,つまみ力や握力の低下をきたす.第1指の機能解剖学的特性を十分理解して後療法を行う.

2) 方 法

後療法中は肩部,肘関節部の運動を継続する.

a) 受傷〜1週

患部冷却に努める.近位側での誘導マッサージを実施する.

b) 1〜4週

固定上からの温熱療法と誘導マッサージを継続する.

c) 4〜6週

固定が外れている時間に患部の温熱療法,軽擦法,手関節自動運動を実施する.

d) 6週以後

前腕部以下に温熱療法,軽擦法,揉捏法,圧迫法などの手技療法を実施する.手関節,第1指の自動運動,自動抵抗運動を行わせる.日常生活で無理のない範囲で手指を使用させる.

■注意事項

(1)固定期間中の再転位に注意する.
(2)関節可動域改善,骨折部の骨癒合の状態をX線像で確認し固定を除去する.
(3)固定時の圧迫痛や牽引痛に注意する.
(4)関節拘縮を起こしやすいので,根気よく関節可動域訓練などの運動療法,後療法を行う必要性を説明する.

■指導管理

(1)固定により患部に強い圧迫感や疼痛が出現した場合は,ただちに連絡するよう指導する.
(2)牽引による固定をしている場合で牽引に緩みが生じた場合は,患者自身で調整せず,ただちに連絡するよう指導する.
(3)就寝中に患肢を高挙するなどの保持法について指導する.
(4)再転位しやすいので患者自身の判断で固定を外さないよう指導する.
(5)固定除去後の患指の運動法(他動運動を行わないことなど)を指導する.

■予　後
　　第1CM関節部の変形を残すものが多い．
■全体のプログラム

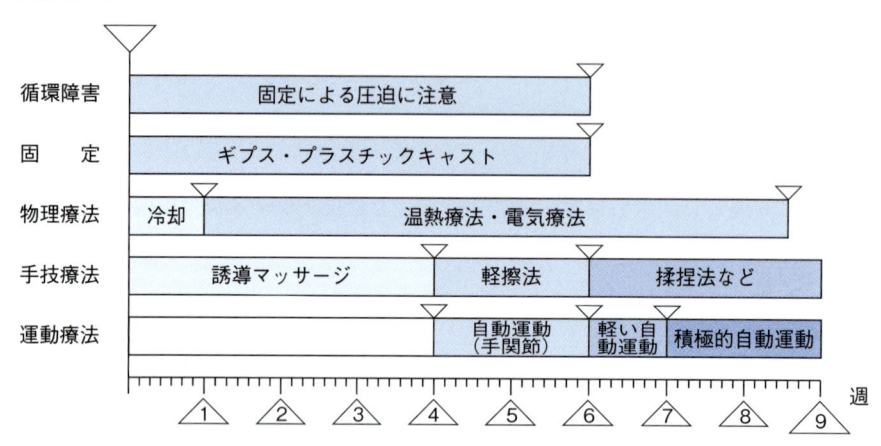

週	1	2	3	4	5	6	7	8	9
循環障害	固定による圧迫に注意								
固　定	ギプス・プラスチックキャスト								
物理療法	冷却	温熱療法・電気療法							
手技療法	誘導マッサージ					軽擦法		揉捏法など	
運動療法						自動運動（手関節）		軽い自動運動	積極的自動運動

P ● 中手骨骨幹部骨折

　　中手骨頸部骨折と同様に，オーバーラッピングフィンガーやMP関節伸展障害を残存させないことが，治療上の重要な注意点になる．皮下の浅い位置にある骨で骨折部の状況を触知しやすいことや受傷機序を詳細に聴取することで骨折を疑うことは比較的容易である．本骨折の直達外力による多発骨折では，周辺軟部組織が圧挫されていることが考えられ，比較的近い将来，損傷部を中心とした軟部組織の壊死が発生する可能性があることにも注意する．

　　本骨折が疑われる場合には，疼痛に配慮した応急的な固定を行う．具体的には，固定範囲を前腕遠位部から手関節部を含み指尖までにすること，疼痛が増強しない肢位を選択し，ジャスJahss固定のようなMP関節の強い屈曲位に拘らないこと，捻転転位に配慮し損傷指と隣接指とを一緒にバディー固定を行うなどがポイントになる．その他，初期の腫脹を可能な限り少なくすることは後の拘縮予防に効果があると考えられ，高度な圧挫損傷がないものでは適度な患部の圧迫も考慮する．ただし，専門医受診前に圧迫障害が出現する場合を考え，手指部の包帯のみ患者自身で除去できる工夫が必要である．

　　医科での観血療法はキルシュナー鋼線やスクリューによる固定，多発骨折では創外固定も行われる．

■症例の提示
　　（1）受傷時の外観（第2・3・4中手骨骨幹部骨折：**図2-1P・1**）．
　　（2）受傷時のX線像（第2中手骨骨幹部骨折：**図2-1P・2**）．

■整復などを行わない場合の患者の搬送
　1）搬送にあたっての注意事項
　　患部の動揺を防ぎ患者の苦痛を軽減させる．
　2）搬送時の固定例
　　三角巾で提肘する程度にとどめ搬送することが望ましい．

　　以下，整復，固定法の一例を示すが，後遺症や軟部組織の壊死を起こす可能性が高い骨折であ

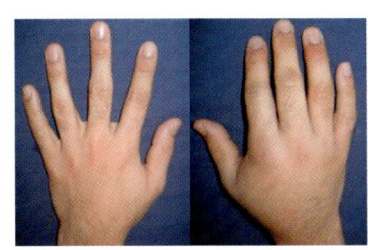

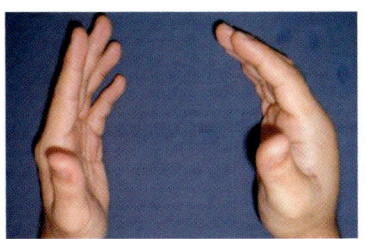

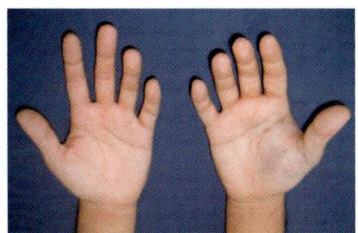

　　　　a. 背面　　　　　　　　　　　　b. 橈面　　　　　　　　　　　　c. 掌面

図 2-1P・1　受傷時の外観（患肢：右）

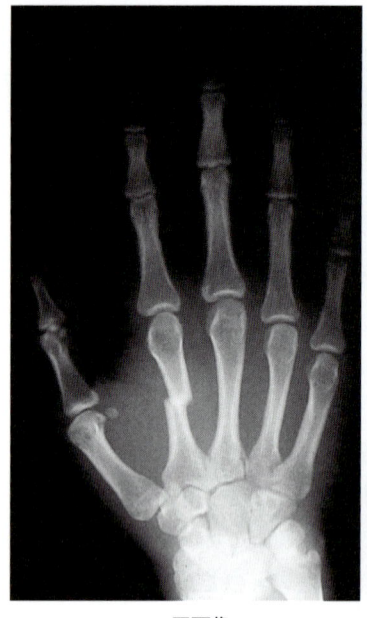

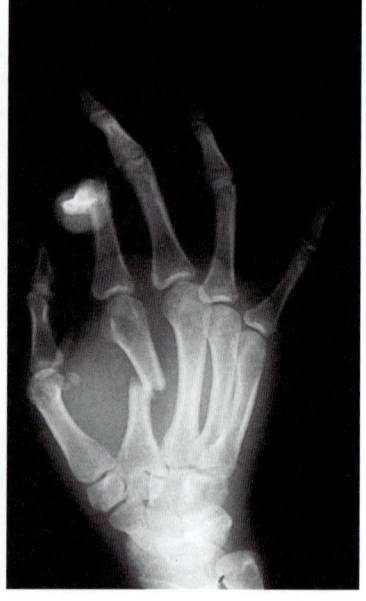

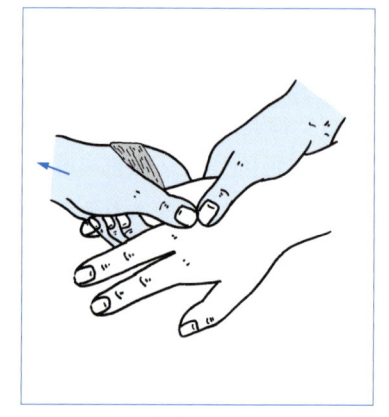

a. 正面像　　　　　　　b. 斜位像　　　　図2-1P・3　整復法（第1法）

図2-1P・2　受傷時のX線画像（外観とは異なる症例）

ることを考慮し，応急的な処置を行う場合でも，簡単な固定にとどめ専門医に転送することが望ましい．

> **MEMO**
> 捻挫や不全脱臼と誤診しない．X線検査では斜位撮影が必要となる．

■ 整　復

1）整復前の注意事項

（1）背側凸変形の確認をする（第2・3中手骨の場合はとくに注意）．
（2）捻転転位の確認（指を屈曲させて交叉や離開の程度を確認．とくに第2・5中手骨は注意する），短縮転位の確認をする．

2）整復法

a）第1法（図2-1P・3）

❶一方の手でその列の手指（第4中手骨なら第4指）を長軸遠位方向に牽引する．
❷他方の手で骨折部を把持し，その母指で遠位骨片を手背側から掌側へ圧迫する．
❸他四指で近位骨片を手掌から圧迫して骨片を整復する．

b）第2法（図2-1P・4）

❶一方の手で中手骨をつかみ，他方の手で同列の指をつかむ．
❷手関節を伸展し，MP関節を70°屈曲する．
❸患指を牽引し，中手骨の長さをもとに戻す．
❹変形の頂点を直圧する．
❺MP関節屈曲位のまま遠位骨片を押し上げる．

a.　　　　　　　　　　　　　　　　　　b.

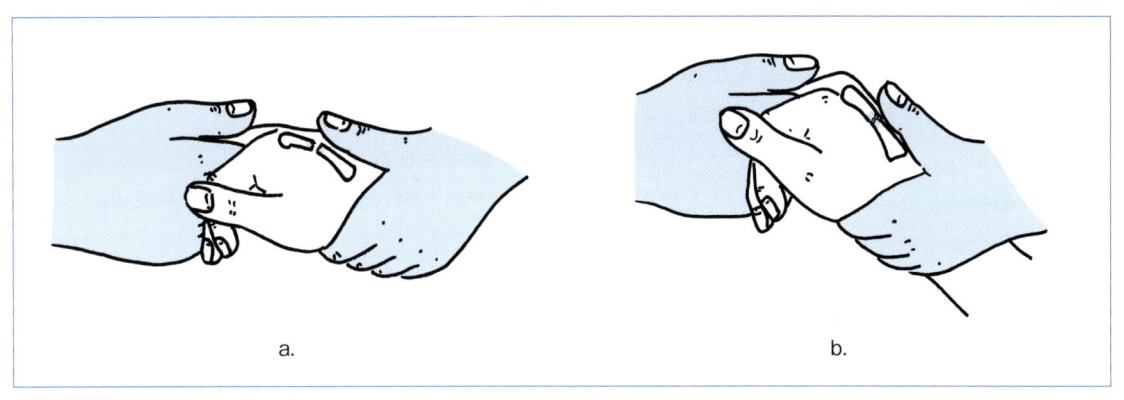

図 2-1P・4　整復法（第 2 法）

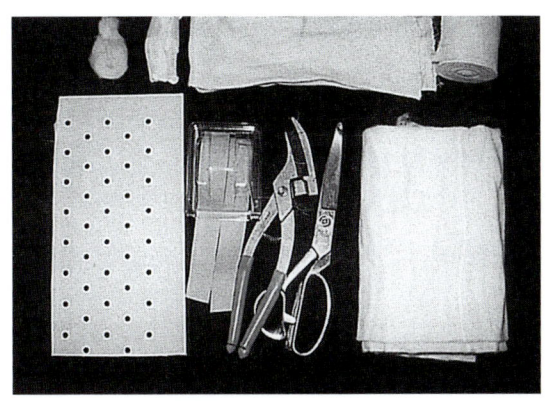

図 2-1P・5　固定材料　　　　　　　　**図 2-1P・6　固定肢位**

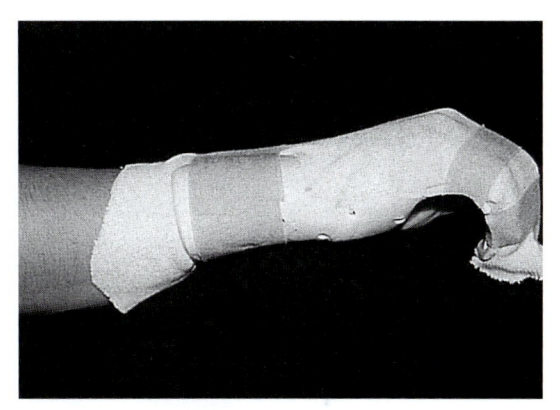

3）整復確認
（1）背側凸変形の消失の確認をする．
（2）骨折部の捻転転位により指屈曲に際し隣接指と交叉していないかを確認するため，MP 関節を 90°まで屈曲してみる．

■固　定
　横骨折は比較的安定性がよいが，斜骨折や螺旋状骨折では捻転と短縮に十分な注意を払い固定する．ただし，関節拘縮を起こさないよう不必要な固定はできるだけ避けるべきである．

1）固定材料（図 2-1P・5）
　合成樹脂製キャスト材，ストッキネット，伸縮性テープ，巻軸包帯．

2）固定肢位
　手関節軽度伸展（背屈）位，MP 関節 20 ～ 45°屈曲位，PIP 関節 90°屈曲位，DIP 関節 45°屈曲位で固定する（**図 2-1P・6**）．MP 関節を強く屈曲すると遠位骨片が背側凸の変形を起こしやすく，屈曲が不足すると MP 関節が伸展位拘縮を起こすのでコントロールが難しい．骨片転位を確認しながら，安定した肢位で固定をする．

3）固定法

❶合成樹脂製キャスト材を患部および固定肢位にあわせ，必要な形に切り取る．
❷前腕遠位部から指先までストッキネットで保護する．
❸切り取った合成樹脂製キャスト材を湯で加熱し軟化させる．
❹軟化した合成樹脂製キャスト材をストッキネットの上からあて，固定肢位にあわせる．
❺合成樹脂製キャスト材の上から包帯を巻く．
❻硬化した合成樹脂製キャスト材をシーネとして，湿布などを行い固定する．このとき，シーネの前腕部と手指部を伸縮性テープで固定しておくと包帯交換時に便利である．

■固定期間

5週を過ぎる頃から骨折部の安定を確認し固定を除去するが，隣接指との固定（バディーテープなど）は数週続ける．

■後療法

1）目　的

（1）手指の繊細な機能を回復するためにも，できる限り患指以外の手指の拘縮を予防する必要があり，関節運動を早期から行わせる．
（2）早期の社会復帰には積極的に手指を動かすことが大変重要であり，手指の自動運動が必要なことをよく説明し指導する．

2）方　法

（1）自動運動を中心に行わせ，固定期間中の腫脹を早期に取り除くように誘導マッサージを積極的に実施する．
（2）固定は手関節から指先までとなるので固定除去後はすべての関節の運動を丁寧に改善させる必要がある．
　　ⓐ初期治療：外傷性炎症を抑えるため，冷罨法を実施する．
　　ⓑ中期治療：仮骨は脆く再転位を起こしやすいので，他動運動は禁止する．
　　ⓒ後期治療：骨折部の圧痛は軽減または消失するので，積極的に手技療法を実施する．
　　　　　　　　運動療法は自動運動を積極的に行わせる．

■注意事項

（1）斜骨折は捻転転位と短縮転位を生じるが，転位は中央にある第3・4中手骨では軽度であるのに対して，内側および外側にある第2・5中手骨では強く出現する．これは第3・4中手骨が深横中手靱帯により両側から支持されているからである．
（2）短縮転位は機能的にはさほど問題ないが，捻転転位はごく軽度でもオーバーラッピングフィンガーとなり，障害が大きいので注意する．

■指導管理

（1）関節拘縮を防ぐため，原因となる浮腫が発生しないよう，手はできるだけ長時間高挙し，損傷部以外は早期に動かすよう指導して局所の循環の改善を図る．
（2）固定初期はテープによる皮膚のかぶれなどに十分注意し，痒みなど出現した場合はただちに訴えるよう指導する．

（3）関節拘縮防止を目的に自動運動に努めるよう指導する．

■変形残存による障害
背側凸変形を残すと下記の問題が生じる．
（1）整容上の問題．
（2）骨折の部位によっては，物を強くつかんだときに掌側に突き出た中手骨骨頭があたって疼痛が出現する．
（3）患指の伸展障害．骨折部が基部に近いほど，また橈側の中手骨になるほど高度となる．

■予　後
CM関節に可動性のある第4・5中手骨よりも，可動性のない第2・3中手骨における機能障害は大きい．斜骨折，螺旋状骨折では捻転転位と短縮転位を残しやすい．

■全体のプログラム

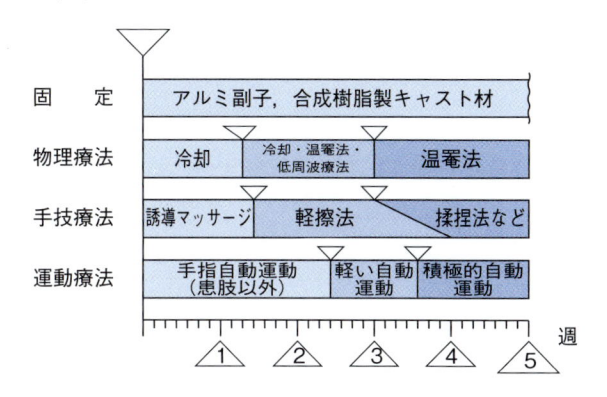

固　定	アルミ副子，合成樹脂製キャスト材				
物理療法	冷却	冷却・温罨法・低周波療法	温罨法		
手技療法	誘導マッサージ	軽擦法	揉捏法など		
運動療法	手指自動運動（患肢以外）	軽い自動運動	積極的自動運動		
週	1	2	3	4	5

Q ● 中手骨頸部骨折

■ 症例の提示
　（1）受傷時の外観（図 2-1Q・1）
　（2）受傷時の X 線像（図 2-1Q・2）

■ 柔道整復施術適応の判定
　1）応急手当の段階での判定
　a）施術の実施についてとくに慎重な判断が求められるもの
　　（1）開放性骨折または損傷部付近に創傷があり出血のあるもの（応急手当として創の洗浄や滅菌ガーゼなどによる止血などの処置を行う場合を除く）.
　　（2）捻転転位が高度で徒手整復では十分な整復位を得ることが困難で，オーバーラッピングフィンガーを残す危険性が高いもの.
　　（3）外観上，高度な変形がみられ整復後に再転位が予想されるもの.
　　（4）徒手整復に不安を訴えるもの.
　　（5）その他.
　b）施術を実施してもよいと考えられるもの
　　（1）医科への転送あるいは医科での受診を前提とし，患部の安静や保護を目的に簡易な固定などを行うもの.
　　（2）ただちに整復，固定することが患者に有利だと考えられるもの.
　　（3）保存療法のリスクを十分説明し，患者が理解したうえで，なお施術を希望するもの.
　　（4）転位が軽度で整復後の骨折部安定性が確保できると予想されるもの.

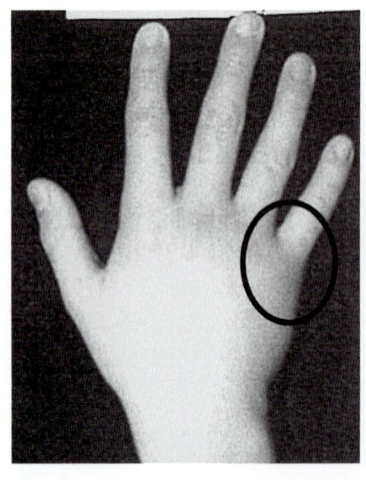

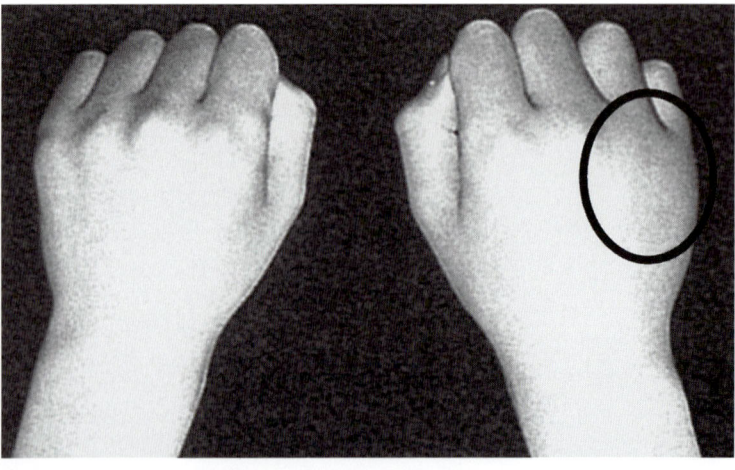

a.　　　　　　　　　　　　　　　b.

図 2-1Q・1　受傷時の外観

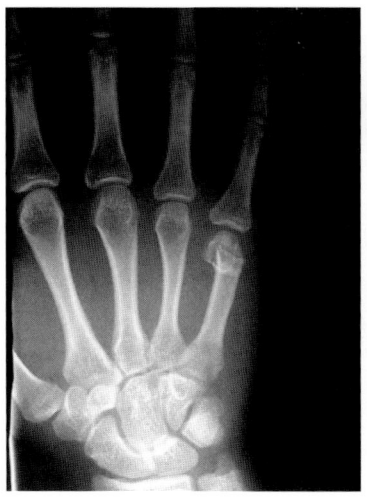

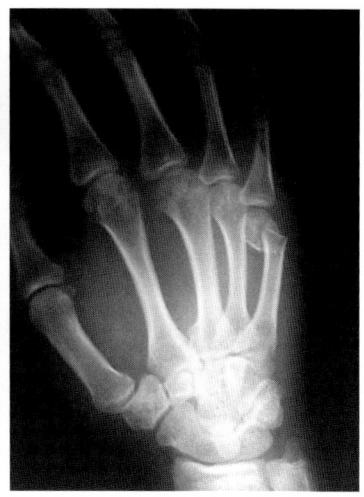

図 2-1Q・2　受傷時の X 線像　　a. 正面像　　b. 斜位像

　　（5）医師から施術を指示されたもの．
2）後療を継続する段階での判定
a）施術の適応がないもの

　施術に医師の同意が得られないもの．

b）施術の適応があるもの

　（1）固定継続などの後療法実施に医師の同意が得られ患者が強く希望するもの．
　（2）医師から関節拘縮改善などに関する施術を指示されたもの．

■損傷の診察
1）全身状態の観察および問診
　患者の姿勢，全身状態の観察，既往歴などの聴取については総論を参照．

a）主訴を聴取する

　骨折部の疼痛と，それによる指関節の機能障害が主になる．

b）原因を聴取する

　手を握って強打するのが一般的である．

2）患部の観察
a）診察環境を整える

　総論を参照．とくに指輪をしている場合は外す．

b）損傷部にみられる典型的な所見

1．完全骨折で定型的転位を呈する場合（**図 2-1Q・2**）

　（1）近位骨折端の突出による患部の変形では骨頭の隆起消失が確認できる．これにより背側凸の変形を呈する．
　（2）疼痛のため患指の機能障害が生じる．とくに MP 関節の最終伸展が制限される．
　（3）介達痛が著明である．

（4）中手骨頚部を中心とする著明な腫脹がある．
（5）オーバーラッピングフィンガーを呈することがある．
2．転位が著明でない骨折の場合
（1）患部の変形が著明でないこと，機能障害は完全骨折より著明でないため，捻挫や打撲と見誤らないように注意する．
（2）受傷機序，圧痛，軸圧痛，腫脹から骨折の有無を判断する．
c）鑑別を要する損傷との鑑別の要点
　基節骨基部骨折との鑑別は p.193 を参照．
d）合併症の有無
　神経・血管損傷の合併を考慮して手指部の感覚を調べる．また，爪圧迫検査を行い血流障害の有無を調べる．
3）治療法の提示
　整復位の保持が良好な例には保存療法が選択されているが，斜骨折や整復位保持が不良な例では経皮ピンニングや髄内鋼線固定などが行われる．

■整　　復
　不全骨折の疑い，強い疼痛，その他の理由で固定のみと判断した場合は整復を行わない場合もある．また，伸筋腱の脱臼を合併していることがあるので注意する．

1）初期に整復せずに行う固定（図 2-1Q・3）
　手部の包帯と手指部の包帯を分けて巻くことで，固定による障害が出現した場合でも固定全体を外すことなく患部を観察できる．自宅などで障害が出現した場合に有効である．
❶アルミ副子を疼痛のない範囲で採型し固定する（図 2-1Q・3a）．
❷前腕部から手部までを包帯で固定する（図 2-1Q・3b）．
❸手部から手指部までを包帯で固定する（図 2-1Q・3c）．
　　［●巻軸包帯の上からアイシングをする（図 2-1Q・3d）．］

2）第1法
❶助手に手関節を軽度伸展（背屈）位で保持させる．
❷患指を MP 関節で 90°に屈曲する（図 2-1Q・4）．
❸中手骨を長軸遠位方向に牽引し，遠位骨片を背側に突き上げる．
❹一方の手で背側凸の近位骨折端を圧迫し整復する．

3）第2法（転位高度の場合：角状変形と屈曲および短縮転位がある場合）
❶助手に患指の中手骨基部を把持させる．
❷術者は患指の基節骨と中手骨骨頭を把持し，遠位方向に牽引しながら，短縮転位を取り，捻転転位があれば，遠位骨片を内旋または外旋する（図 2-1Q・5a）．
❸MP 関節を屈曲して中手骨骨頭部の掌側に基節骨基部の関節面がくるようにする（図 2-1Q・5b）．
❹手掌側から母指で基節骨を介して中手骨骨頭を圧迫するとともに，近位骨折端を他四指で背側から圧迫し整復する（図 2-1Q・5c）．

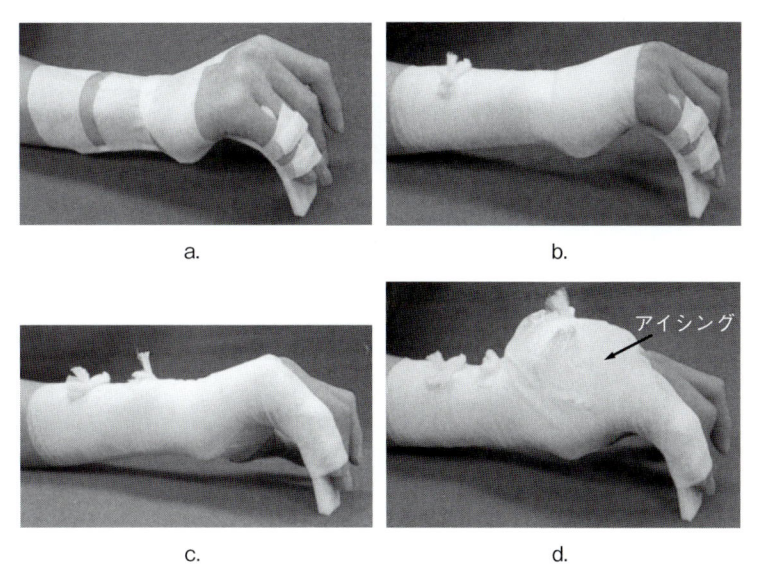

図 2-1Q・3　初期に整復せずに行う固定

図 2-1Q・4　MP 関節 90°屈曲時の側副靱帯

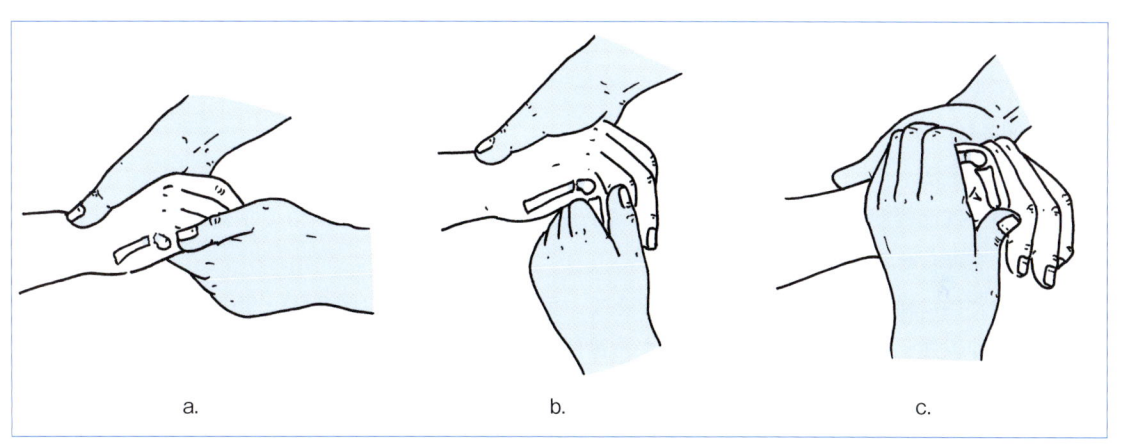

図 2-1Q・5　整復法（第 2 法）
助手は除いてある．

■ 固　定

【第 1 法：背側部に合成樹脂製キャスト材と掌側部にアルミ副子を使用した固定】

1）固定材料

　　アルミ副子，合成樹脂製キャスト材，綿花，巻軸包帯（**図 2-1Q・6**）．

2）固定法

❶アルミ副子を掌側にあて，手関節軽度伸展位，MP 関節 40～70°屈曲位，IP 関節軽度屈曲位に固定する（**図 2-1Q・7a**）．

　　［● MP 関節，IP 関節ともに 90°屈曲位に固定すると PIP 関節の屈曲拘縮が生じるため避ける．］

❷合成樹脂製キャスト材を背側にあて，患指の中手骨から末節骨まで固定する（**図 2-1Q・7b，c**）．

❸固定材料とともに包帯で巻く（**図 2-1Q・7d**）．

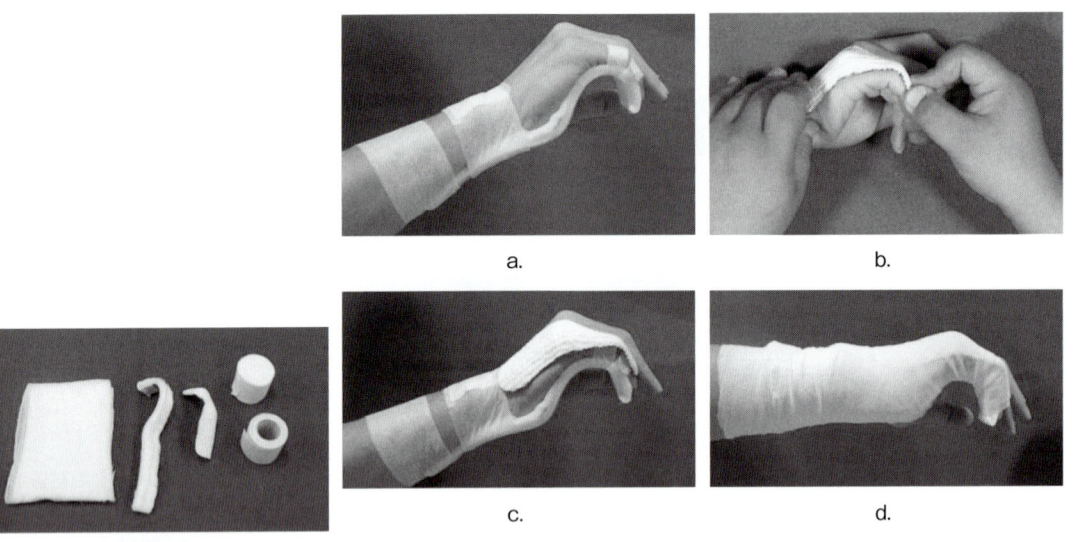

図 2-1Q・6　固定材料（第 1 法）　　図 2-1Q・7　固定法（第 1 法）

【第 2 法：背側部にアルミ副子と合成樹脂製キャスト材を使用した固定】
1）固定材料
　　アルミ副子，合成樹脂製キャスト材，テープ，伸縮性テープ，綿花，巻軸包帯，ストッキネット（**図 2-1Q・8**）．
2）固定法
❶手関節軽度伸展位，MP 関節 40 ～ 70°屈曲位，IP 関節軽度屈曲位で掌側にロール状の枕子を握らせる（**図 2-1Q・9a**）．
❷背側に綿花を敷き，アルミ副子をあて，テープで固定する（**図 2-1Q・9b**）．
❸伸縮性テープを前腕背側中央部から遠位方向に向かって貼布し，指先をまわって前腕掌側中央部まで貼る（**図 2-1Q・9c**）．
　　［●テープにかぶれやすい患者，高齢者では注意する．］
❹ストッキネットおよび下綿を巻き，隣接指を含めて合成樹脂製キャスト材で固定する（**図 2-1Q・9d**）．

■整復・固定後の確認
　1）**全身状態の確認**
　　総論を参照．
　2）**整復後の確認（図 2-1Q・10）**
　　（1）整復直後，固定時に変形の消失や中手骨のレリーフが正常に戻っているか確認する．
　　（2）整復位でオーバーラッピングフィンガーを起こしていないか確認する．
　3）**固定後の確認**
　　（1）固定による痛みの有無を確認する．
　　（2）手指部の循環障害の有無を確認する（感覚，機能など）．

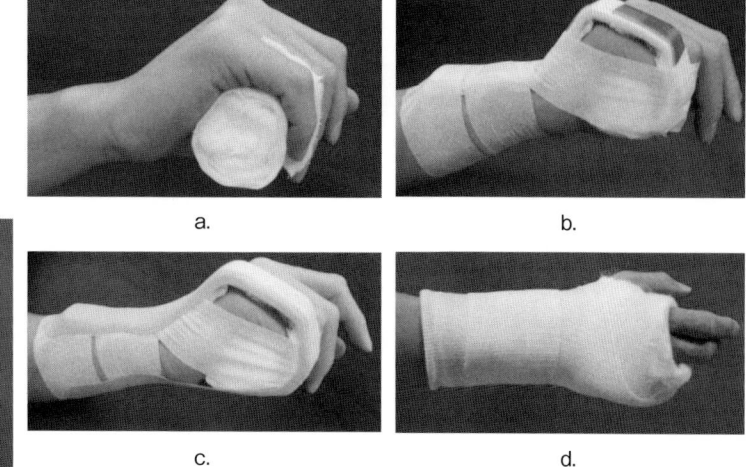

図 2-1Q・8　固定材料（第 2 法）　　図 2-1Q・9　固定法（第 2 法）

■固定期間

1）固定期間の決定要件

掌側に骨片が存在する場合などに固定期間が長くなることがある．

2）固定期間

5 〜 6 週．

■後療法

1）固　定

a）固定の継続

（1）テープを使用する場合は，十分に皮膚の状況に注意する．とくに手指部背側の皮膚は薄く，屈曲により皮膚血流が悪くなりやすい．

（2）ガーゼなどを使用することで，皮膚の保護に十分注意する．

（3）浮腫に注意する．

（4）アルミ副子固定の場合，手関節部や MP 関節部で固定肢位が変化する場合があるので注意する．

b）再転位

1．再転位の評価

とくに，捻転転位（オーバーラッピングフィンガー）に注意する．

2．再整復の必要性

捻転転位が出現した場合は速やかに再整復が必要になる．再整復は医科との連携下で行う．

c）固定の変更

3 週でアルミ副子を除去し，バディーテープ（図 2-1Q・11）に変更する．

d）固定の除去

固定の除去は医科との連携により X 線像での評価を受けることが望ましい．除去の時期を決めるにあたっては総論を参照のこと．

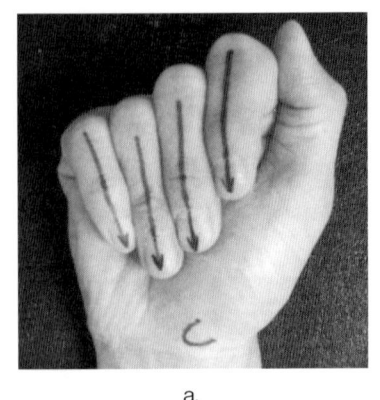

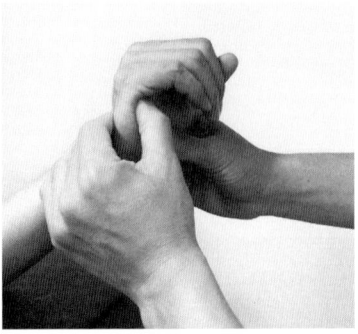

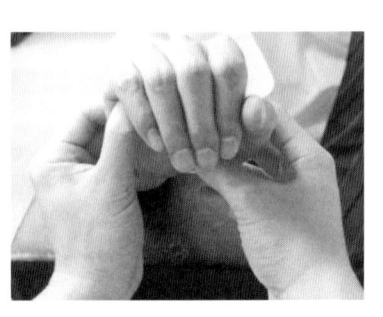

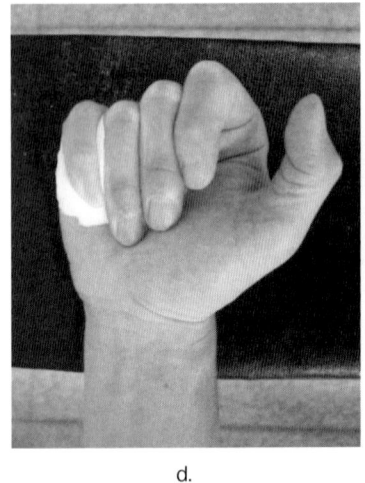

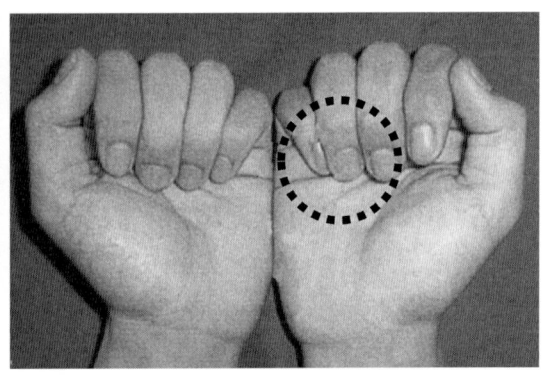

図 2-IQ・10　整復後の確認
a．正常では指先は舟状骨に向く．b．c．整復後，患部を保持して確認する（患部をしっかり保持できれば，軽く握らせても転位することは少ない）．d．固定時の確認．e．オーバーラップしている．
[e.：加藤佑吾；実践の骨折治療，47 頁，金原出版，2004]

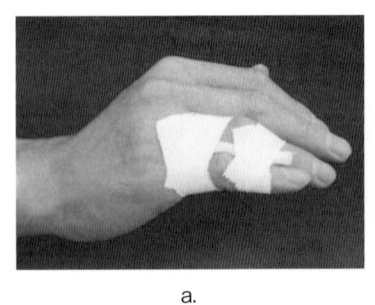

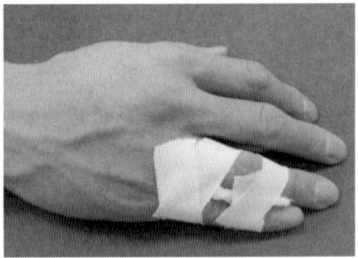

図 2-IQ・11　バディーテープ

2）異常経過
a）考えられる異常経過
(1) オーバーラッピングフィンガーが疑われる場合
(2) 二次的神経障害が疑われる場合
(3) 局所の疼痛が継続する場合

(4)固定による皮膚損傷や循環障害が発生した場合
など.

b) 転　医

異常が出現した場合，あるいは改善しない場合などは医科に転送する(異常が出現しない場合でも定期的に医科での診察を受けるのが理想である).

3) 物理療法，手技療法，運動療法

a) 物理療法

1．冷湿布

1週を目安として実施する.

2．温罨法

1週後を目安とし，腫脹など患部の炎症が軽減していることを確認して実施する.

b) 手技療法

1．軽擦法

炎症がある期間は局所を避け，固定上から前腕部，患部外の手指部に，包帯交換時に手指部，手部，前腕部などに実施する.

2．揉捏法，強擦法，圧迫法など

同一肢位の継続による異常な筋緊張などを緩和させる目的で骨折部に影響のない範囲で実施する.

c) 運動療法

1．患部以外の運動

不全骨折では翌日から，転位のあるものは数日後から開始させる.

2．患部の運動

(1)3週頃から自動運動を開始させる.
(2)5〜6週から固定を除去し，徐々に日常生活で手指を使用させながら機能回復を図る.
(3)積極的に手指を動かすことが重要であることを説明する.
(4)輪ゴムなどを用いての自動運動を行わせることも有効である.

　　　［●医科との連携により運動内容の指示を得て実施することが肝要である.］

4) 後療法の適否の判定

a) 固定肢位，範囲が適切かどうかの判定

患者の自覚症状(疼痛，手指部のシビレ感など)，骨折部の他覚所見(凸変形など)，手指部の循環障害が出現した場合などは不適切と評価し改善する.

b) 物理療法，手技療法，運動療法が適切かどうかの判定

患者の自覚症状(疼痛など)，骨折部や関節部の炎症症状が増加傾向にある場合などは不適切と評価し改善する.

■治癒の判定

X線評価，指関節可動域や徒手筋力検査などを総合的に評価し判断する．可能な限り医師の診断を仰ぐのが望ましい．

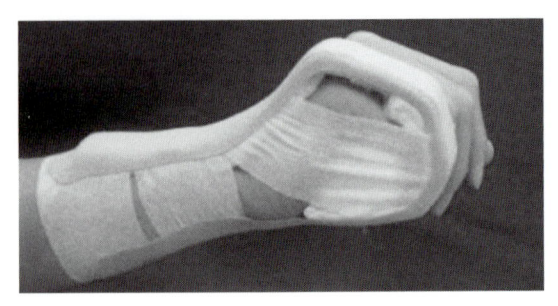

図 2-1Q・12　褥瘡防止
スポンジを使用する.

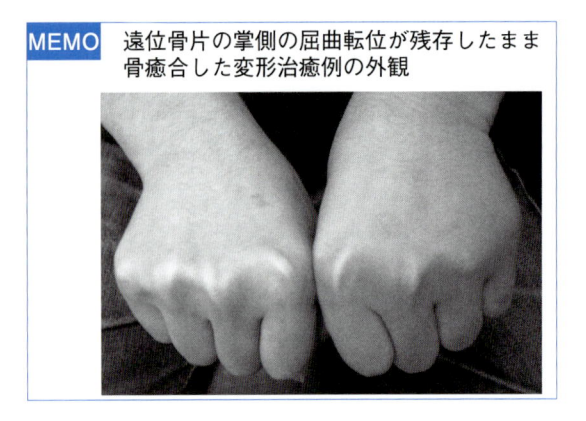

MEMO　遠位骨片の掌側の屈曲転位が残存したまま骨癒合した変形治癒例の外観

■注意事項
(1) 捻転転位整復の確認は，MP関節を伸展した状態では看過することがあるので，必ずMP関節とPIP関節を90°近く屈曲して確認する．
(2) PIP関節を90°近く屈曲して固定を行う際は，PIP関節の屈曲位拘縮や背側固定による褥瘡のおそれがあるので十分注意する(**図 2-1Q・12**).
(3) アルミ副子固定では，固定肢位(とくに手関節部，MP関節部)が変化することがあるので常に肢位に注意するとともに，爪の回旋方向や指先が舟状骨に向かっているかを評価する．
(4) アルミ副子による掌側固定で，副子が皮膚に直接あたると掌側皮膚の白色化を起こすことがあるので，ガーゼを敷くなどして対応する(**図 2-1Q・7a** 参照).

■指導管理
(1) PIP関節の背側皮膚に違和感がでたり，シビレ感，感覚異常などがあれば，ただちに訴えるよう指導する．
(2) 固定がずれたり肢位が変化したら，患者自身で修正するのではなく，ただちに訴えるよう指導する．

■予後
(1) 骨癒合は比較的良好である．
(2) 転位を残したままの骨癒合は物を強く把持した際，掌側に突出した骨頭にあたって痛みが生じることがある．また，手を握った際の中手骨骨頭部の隆起が消失する．

■全体のプログラム

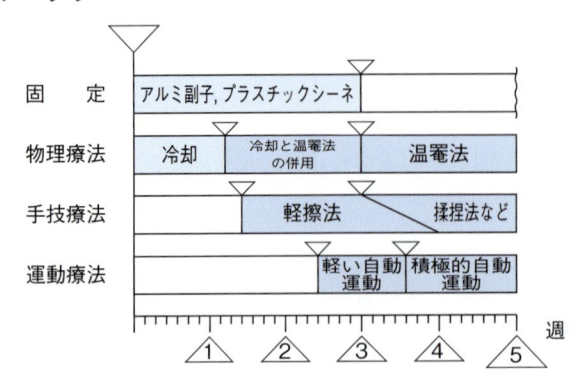

固定	アルミ副子，プラスチックシーネ	
物理療法	冷却／冷却と温罨法の併用／温罨法	
手技療法	軽擦法／揉捏法など	
運動療法	軽い自動運動／積極的自動運動	週

1　2　3　4　5

R ● 指骨の骨折

● R-1．基節骨基部骨折

■症例の提示

1）典型的症例（図 2-1R・1）
（1）患部から手背部にわたり腫脹が著しく，限局性圧痛，軸圧痛が著明に認められる．
（2）圧痛を確認しているときに，軋轢音を触知することが多い．
（3）皮下出血斑の多くは掌側にみられ，時間の経過とともにはっきり出現するものが多い．

2）その他の注意すべき症例

【病的骨折】（図 2-1R・2）
（1）軽微な外力により骨折が起こる．
（2）X線検査で骨嚢腫などが発見されることが多い．

■柔道整復施術適応の判定

1）応急手当の段階での判定

a）施術の実施についてとくに慎重な判断が求められるもの
（1）開放性骨折または損傷部付近に創傷があり出血のあるもの（応急手当として創の洗浄や滅菌ガーゼなどによる止血などの処置を行う場合を除く）．
（2）捻転転位が高度で徒手整復では十分な整復位を得ることが困難で，オーバーラッピングフィンガーを残す危険性が高いもの．
（3）外観上，高度な変形がみられ整復後に再転位が予想されるもの．

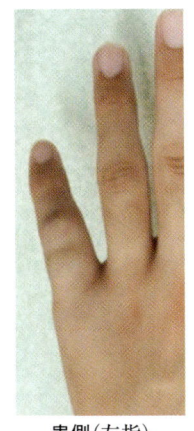

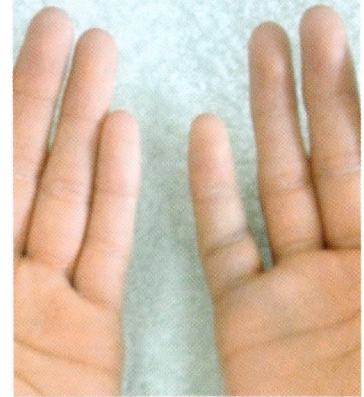

患側（左指）　　健側（右指）　　　　　　患側（左指）　　　　健側（左指）　　患側（右指）
　　　a．背面　　　　　　　　　　b．側面　　　　　c．掌面（a．b．とは異なる症例）

図 2-1R・1　受傷時の外観

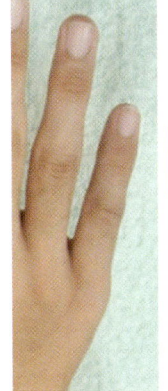

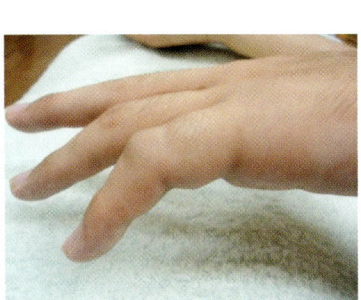

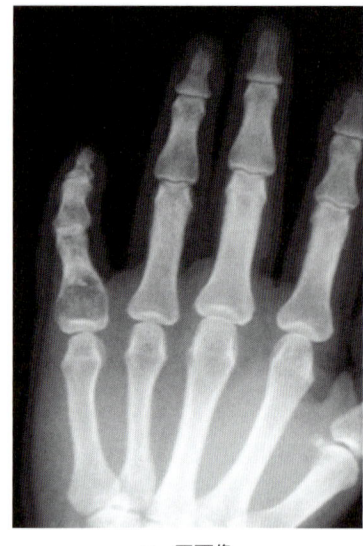

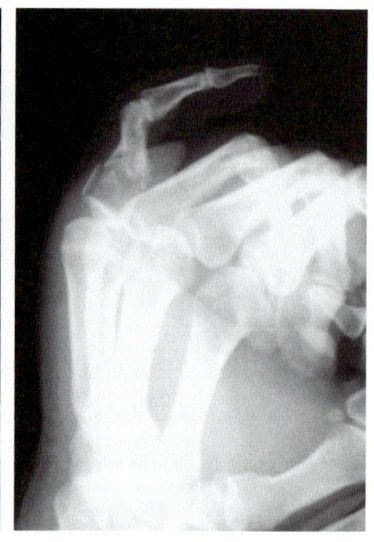

a. 正面像　　　b. 側面像　　　図 2-1R・2　病的骨折の X 線像

(4) 徒手整復に不安を訴えるもの.
(5) 骨端線離開が疑われるもの.
(6) 骨折線が関節内にいたっていることが考えられ，関節可動域制限を残す可能性があるもの.
(7) その他.

b) 施術を実施してもよいと考えられるもの
(1) 医科への転送あるいは医科での受診を前提とし，患部の安静や保護を目的に簡易な固定などを行うもの.
［●できれば転送は「手の専門医」が望ましい.］
(2) ただちに整復，固定することが患者に有利だと考えられるもの.
(3) 保存療法のリスクを十分説明し，患者が理解したうえで，なお施術を希望するもの.
(4) 転位が軽度で整復後の骨折部安定性が確保できると予想されるもの.
(5) 医師から施術を指示されたもの.

2) 後療を継続する段階での判定
a) 施術の適応がないもの
施術に医師の同意が得られないもの.
b) 施術の適応があるもの
(1) 固定継続などの後療法実施に医師の同意が得られ患者が強く希望するもの.
(2) 医師から関節拘縮改善などに関する施術を指示されたもの.

■損傷の診察
1) 全身状態の観察および問診
a) 患者の姿勢をみる
健側の手で患側の手を保持し，患部の動揺を防いでいる.

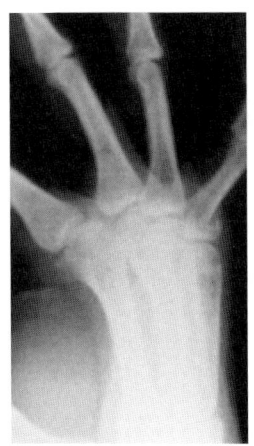

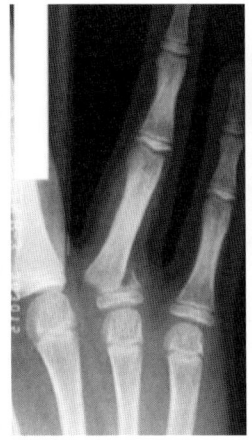

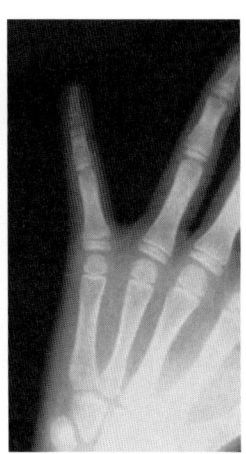

図 2-1R・3　受傷時の X 線像　　a.　　　　　　b.　　　　　　c.

　b）全身状態を観察する
　　（1）ショック状態の有無を確認する．
　　（2）バイタルサインの測定を行う．
　c）主訴を聴取する
　　（1）疼痛の部位および状況，関節の可動域制限などの状態を聴取する．
　　（2）患部以外に疼痛や感覚の異常，機能障害などがみられる部位はないかについても聴取する．
　d）原因を聴取する
　　（1）球技でのキャッチミス（過伸展）などスポーツによる損傷が多い．
　　（2）受傷時の状況・外力の加わり方について詳しく聴取する．
　e）既往歴などを聴取する
　　手指への受傷の既往，他の部位での損傷，全身疾患などの既往について聴取する．

2）患部の観察
　a）診察環境を整える
　　上肢に装着しているものを外し，患側と健側とを比較できるようにする．
　b）損傷部にみられる典型的な所見（**図 2-1R・3**）
　　（1）第 4，5 指基節骨基部に多く，遠位骨片は背側，尺側に屈曲転位し，骨折部は掌側凸の変形を呈する．
　　（2）手指部から手背部にわたる腫脹が著しく，掌側凸の変形，軋轢音，異常可動性，限局性圧痛，軸圧痛などを認める．また，小児では骨端線離開をみることが多い．
　c）鑑別を要する損傷との鑑別の要点
　　（1）中手骨頸部骨折では受傷原因，限局性圧痛の部位，患部の変形などにより鑑別する．
　　（2）MP 関節捻挫では限局性圧痛の有無，変形の有無，可動域制限の程度などにより鑑別する．
　　（3）第 4，5 指 MP 関節での脱臼は少ない．
　　（4）確定診断は X 線検査による．

a.　　　　　　　　　　　　b.

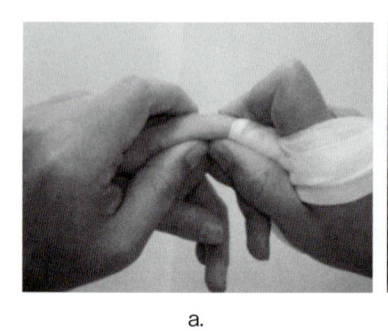

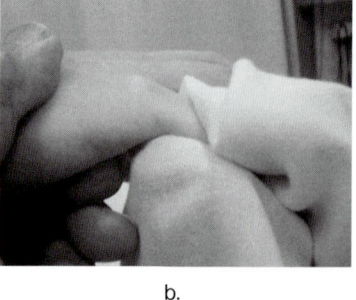

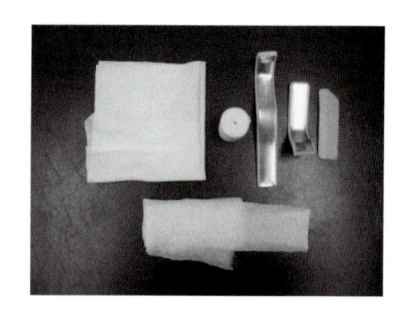

図2-1R・4　整復法

図2-1R・5　固定材料

　　d）合併症の有無

　神経・血管損傷の合併を考慮して損傷部より遠位側の感覚を調べる．また，爪圧迫検査を行い血流障害の有無を調べる．

3）治療法の提示

　ほとんど保存療法が行われるが，開放性骨折は専門医に委ねる．

■整　復

❶手関節を伸展（背屈）し，基節骨遠位部をガーゼや包帯など滑らないもので押さえる．

❷一方の手の母指と示指で患部の近位側を押さえ，他方の手の母指と示指でガーゼなどの上から遠位骨片を把持する（**図2-1R・4a**）．

［●近位骨片を的確に把持するのが困難な場合が多く，MP関節を含め把持し，近位骨片を固定する．］

❸遠位方向に牽引しながら，捻転転位，側方転位による尺側または橈側への屈曲変形を圧迫して整復し，MP関節を屈曲させる．両母指で基節骨を掌側から圧迫しながら，PIP関節を屈曲させて掌側凸の変形を整復する（**図2-1R・4b**）．

■固　定

1）固定材料（図2-1R・5）

　アルミ副子，スダレ副子，伸縮性テープ，巻軸包帯など．

2）固定肢位

　手関節30°背屈位，MP関節30°屈曲位，PIP関節70°屈曲位，DIP関節20°屈曲位．

3）固定範囲

　前腕中央部から手指部まで．

4）固定法

❶アルミ副子を掌側からあて，隣接指と一緒に伸縮性テープで前腕部，手根中手部，手指部を押さえる（**図2-1R・6a～c**）．

❷包帯で固定する（**図2-1R・6d，e**）

❸スダレ副子を手根中手部から手指部まで背側にあて，包帯で固定する（**図2-1R・6f～k**）．

❹前腕中央部から指先まで包帯で固定する（**図2-1R・6l～n**）．

R ● 指骨の骨折   195

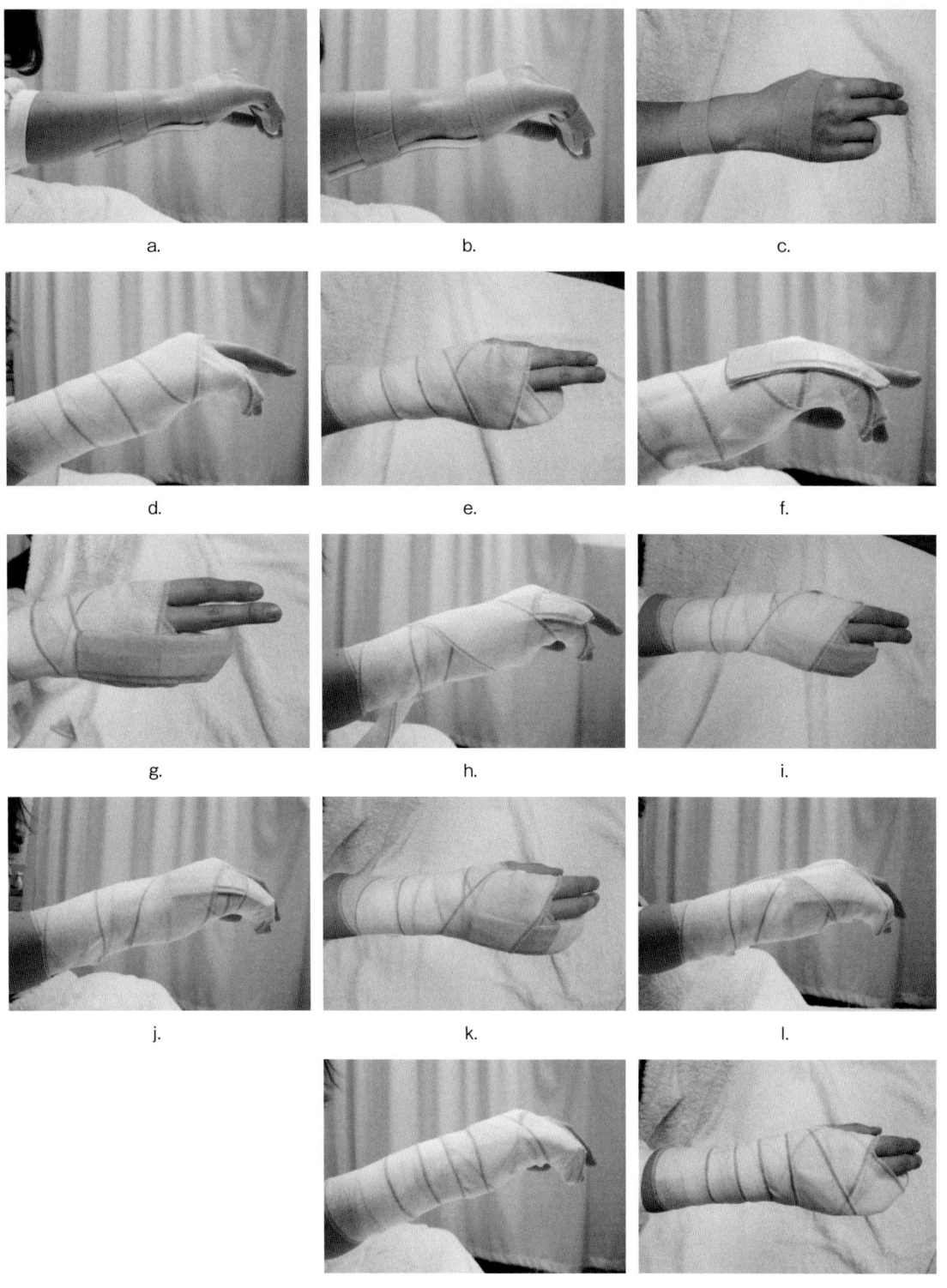

図 2-1R・6　固定法

■整復・固定後の確認
1）全身状態の確認
総論を参照.
2）整復後の確認
骨片転位の消失を触診で確認するとともに，手指を屈曲して爪が平行に並び，捻転転位が完全に整復されているかを確認する.
3）固定後の確認
包帯の緊縛や不適切な固定による痛み，循環障害，感覚障害がないことを確認する.

■固定期間
1）固定期間の決定要件
年齢，骨折の程度，骨癒合状況などを考慮する.
2）固定期間
転位が軽度で骨折部が安定しているものは2〜3週の固定，転位が著しいもの，骨折部の安定性の悪いものは3〜4週の固定とする.

■後療法
1）固　定
a）固定の継続
（1）可能な限り整復後1週は掌側にあてたアルミ副子および隣接指との間のテープを外さず，再転位に注意して包帯の交換を行う.
（2）やむを得ずアルミ副子およびテープの交換を行う場合は，患部に異常な外力が働かないように注意する.
（3）固定期間中は遠位骨片の転位による患指の捻転を，常に観察しておかなければならない.
b）再転位
（1）損傷部の変形が再出現する.
（2）手指を屈曲した状態で指先の方向が舟状骨結節部に向いていない.
（3）手指を伸展した状態で爪の方向が隣接指と平行でなくなる.
（4）損傷部の疼痛や腫脹が増大する傾向にある.
c）固定の変更
骨折部の安定がみられたら，手関節の固定を除去し，手根中手部から手指部の固定とする．固定期間中に肢位の変更はしない.
d）固定の除去
固定除去の決定にはX線像による評価が望ましいが，骨折部の疼痛および安定性，周囲関節の運動に伴う疼痛，患者自身の固定除去への不安感の有無など総合的に判断する.

2）異常経過
（1）固定中の初期で包帯交換後に疼痛を訴えるもの.
（2）固定中の初期で指先の色が悪いなど血流悪化の徴候が出現したもの.
　　［●包帯の緊縛が考えられ，ただちに巻き直す必要がある.］

（3）経過に反して腫脹，疼痛が軽減しないもの．
　　　　[●整復不十分や固定肢位の不良が考えられる．]
（4）物理療法，運動療法実施中に患肢の浮腫が増大するあるいは軽減しないもの．
（5）経過に反して物理療法，運動療法実施中に関節可動域が減少するもの．
　　　　[●施術を中止して経過をみるとともに医科との連携により原因を究明する．]

3）物理療法，手技療法，運動療法

【固定期間中】
（1）患部が安定してきたら，可能な限り早期から動揺を与えない程度の自動運動を行わせる．
（2）手指の他動運動は禁止する．
（3）損傷程度により異なるが，1～2週から軽い自動運動が可能となる．

【固定除去後】
　温浴，パラフィン浴などの温熱療法や自動運動を行い，関節可動域と手指の筋力回復に努める．そして手指が不自由なく使えるよう日常生活動作訓練を行わせる．

4）後療法の適否の判定

a）固定肢位，範囲が適切かどうかの判定
（1）固定による疼痛，感覚異常がなく，患部が安定していること．
（2）経過とともに腫脹，疼痛が軽減していること．

b）物理療法，手技療法，運動療法が適切かどうかの判定
　順調な経過では腫脹・疼痛軽減とともに関節可動域の改善がみられる．

■治癒の判定

　骨が硬化し，関節可動域が改善され，日常生活で手指の機能に支障がなくなったものを治癒と判定する．

■注意事項

（1）遠位骨片の捻転転位の残存はオーバーラッピングフィンガーを生じるので，正確な整復，固定が行われているか常に観察が必要である．
（2）関節拘縮を残さないように，骨折部が安定したら早期から徐々に自動運動を開始させる．
（3）掌側は深・浅指屈筋腱が密接しているため，掌側凸の変形を生じると，屈筋腱鞘が癒着し腱の滑動障害を起こしやすい．
（4）若年者の骨端線離開は，解剖学的整復が必要である．

■指導管理

（1）患者自身の判断で固定を外さないよう指導する．
（2）自動運動だけを行い，他動的な運動はしないよう指導する．
（3）腫脹，疼痛が早期に軽減するものがあるが，不完全な治療の終了，手指の関節拘縮などによる痛みの残存は長期に障害を残すおそれが大きいことを説明し，治療に協力するよう指導する．

■予　後
　　（1）整復，固定，後療法が適切に行われて拘縮が残らないものは，予後良好である．
　　（2）手指の関節拘縮や骨折部の変形残存は長期にわたり，最終屈曲，伸展運動での痛みや可動域制限がみられる．

■全体のプログラム

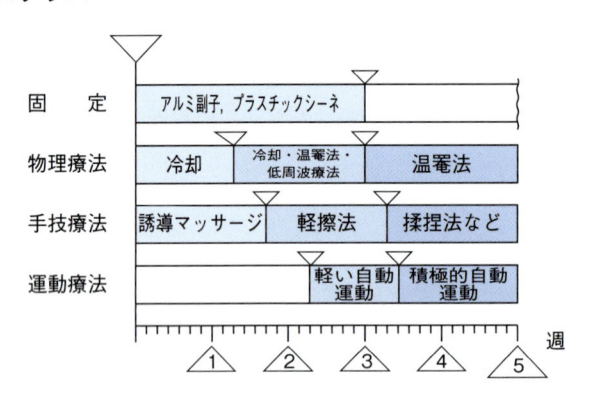

固　定	アルミ副子，プラスチックシーネ
物理療法	冷却 / 冷却・温罨法・低周波療法 / 温罨法
手技療法	誘導マッサージ / 軽擦法 / 揉捏法など
運動療法	軽い自動運動 / 積極的自動運動

週　1　2　3　4　5

● R-2. 基節骨骨幹部骨折

■損傷の診察
　　1）全身状態の観察および問診
　　　患者の姿勢，全身状態の観察，主訴の聴取，既往歴などの聴取については基節骨基部骨折に準ずる．
　　【原因を聴取する】
　　　ボールのキャッチミスなど，手指部に過伸展の外力が加わったときや，直達外力によって起こる（図2-1R・7）．
　　2）患部の観察
　　a）診察環境を整える
　　　基節骨基部骨折に準ずる．
　　b）損傷部にみられる典型的な所見
　　（1）定型的な掌側凸の変形を示す（屈曲変形の程度は骨片転位により様々である）．
　　　　［●近位骨片は虫様筋や骨間筋の牽引によりMP関節で屈曲，遠位骨片は指背腱膜（正中索）により骨折部で伸展され，全体として掌側凸の変形が発生する（図2-1R・8）．］
　　（2）掌側凸変形以外の屈曲変形，遠位部の捻転変形を認めるものもある．
　　（3）MP，PIP関節の可動域制限がみられる．
　　（4）患指の腫脹，骨折部の異常可動性，軋轢音，限局性圧痛，軸圧痛などを認める．

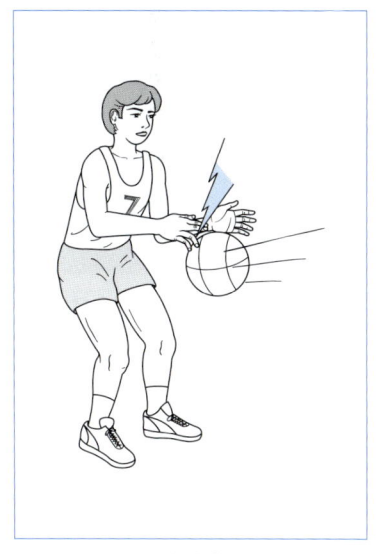

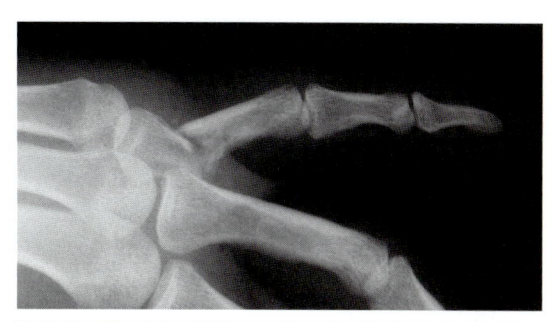

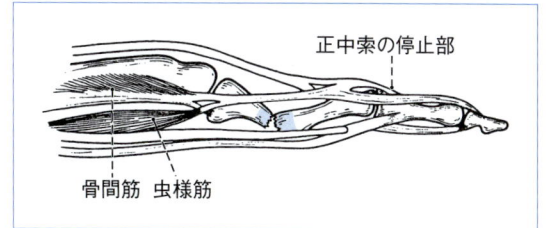

図 2-1R・7　発生機序　　　　図 2-1R・8　受傷時の X 線像

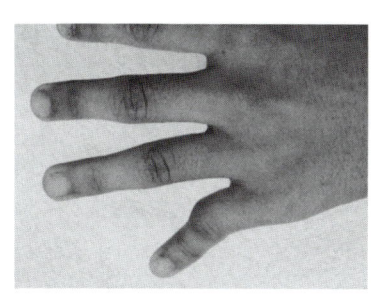

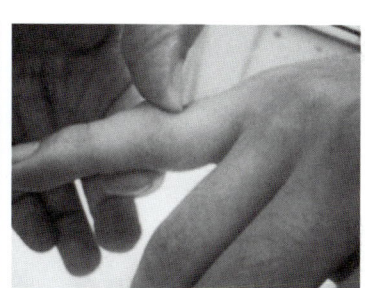

正中索の停止部
骨間筋　虫様筋

図 2-1R・9　指節間関節脱臼の外観　　a. 背面　　b. 側面

c) 鑑別を要する損傷との鑑別の要点

捻挫，打撲や脱臼(**図 2-1R・9**)と誤診しないように注意する．
(1) 捻挫との鑑別では疼痛部位が MP 関節部あるいは PIP 関節部にあるのか，基節骨骨幹部にあるのかが鑑別の要点になる．
(2) 打撲との鑑別では変形，異常可動性の有無やマルゲーニュ Malgaigne の骨折痛がみられるかが鑑別の要点になる．また，打撲では一般に関節の可動域制限はみられない．
(3) 脱臼との鑑別では変形のある部位(関節部か骨幹部か)，異常可動性と弾発性固定との判別，限局性圧痛の有無が鑑別の要点になる．

3) 治療法の提示

骨癒合が良好であるとされる斜骨折でも不安定な骨折は観血療法に委ねる．また，骨折部の捻転転位が十分に整復されないものや，捻転の再転位が予想されるものも観血療法を考慮する．

保存療法でも骨折の程度によっては手関節部を含めて固定するもの，手指部のみを固定するもの，隣接指とテープで固定するものがある．

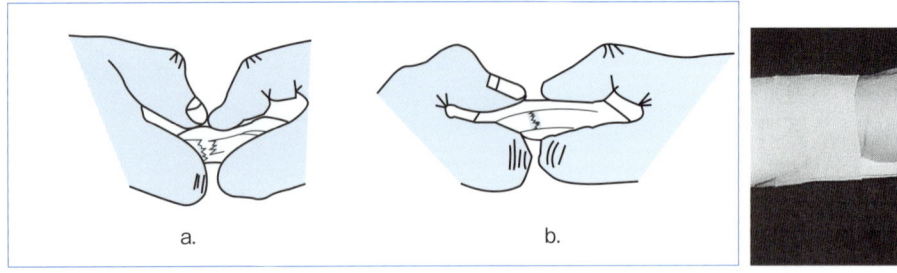

図 2-1R・10　整復法

図 2-1R・11　固定肢位

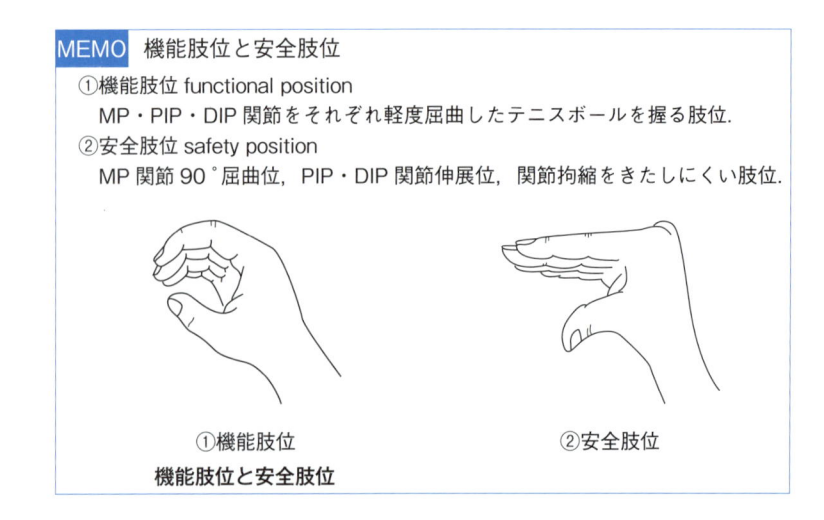

MEMO　機能肢位と安全肢位
①機能肢位 functional position
　MP・PIP・DIP 関節をそれぞれ軽度屈曲したテニスボールを握る肢位.
②安全肢位 safety position
　MP 関節 90°屈曲位，PIP・DIP 関節伸展位，関節拘縮をきたしにくい肢位.

①機能肢位　　　②安全肢位
機能肢位と安全肢位

■ 整　復
　❶患部の遠位側にガーゼを巻く.
　❷一方の手の母指と示指で患部の近位側をはさみ，他方の手の母指と示指でガーゼの上から遠位骨片を含めて患指を把持する.
　❸遠位方向に牽引しながら近位骨片を掌側から圧迫すると同時に PIP 関節を屈曲させて整復する（**図 2-1R・10**）.

■ 固　定
　1）固定材料
　　アルミ副子，スダレ副子，伸縮性テープ，巻軸包帯.
　2）固定肢位（図 2-1R・11）
　　手関節 30°伸展（背屈）位，MP 関節 30°屈曲位，PIP 関節 70°屈曲位，DIP 関節 20°屈曲位.
　3）固定範囲
　　前腕中央部から指の先端まで．捻転転位を起こしやすい不安定な骨折は隣接指と一緒に固定する.
　4）固定法
　　❶アルミ副子を固定肢位にあわせ，前腕部，手部，手指部をそれぞれ伸縮性テープで固定する.
　　　［●骨折部をスダレ副子などで固定する場合もある．］
　　❷患部に湿布をあて，固定材料とともに患肢を包帯で巻く.

■整復・固定後の確認
1）整復後の確認
（1）骨折部の変形が消失していることを触診で確認する．
（2）必ず手指を屈曲し，爪が平行に並んで，捻転転位が完全に整復されているかを確認する．
2）固定後の確認
（1）副子が不適切にあたっている部位のないことを確認する．
（2）指先の感覚に異常がないことおよび血流が確保されていることを確認する．

■固定期間
1）固定期間の決定要件
基節骨基部骨折に準ずる．
2）固定期間
約3週．

> **MEMO**
> 持続牽引法は斜骨折や螺旋状骨折，粉砕骨折などのように整復位の保持が困難な骨折に対して行われる．
> MP関節，IP関節屈曲位で指先が舟状骨結節部に向かうように牽引する．
> 固定期間は3週を越えてはならない．

■後療法
1）固　定
基節骨基部骨折に準ずる．
2）物理療法，手技療法，運動療法
【固定期間中】
（1）転位のない安定した骨折は隣接指と一緒にテープで固定し早期から自動運動を行わせる．
（2）血行を促進する目的で固定範囲外の近位側に誘導マッサージを実施する．
（3）固定を行ったものでは骨癒合状態を考慮して，1〜2週後から包帯交換などで固定具を外しているときに，自動運動を行えるものがある．

【固定除去後】
（1）患者自身が行う自動運動に加えて，輪ゴムなどを用いた抵抗下での自動運動を行わせ，関節可動域と手指部の筋力回復に努める．
（2）運動療法には温浴・パラフィン浴などの温熱療法をあわせて実施する．
（3）手指が不自由なく使えるよう日常生活動作訓練を行わせる．

3）後療法の適否の判定
基節骨基部骨折に準ずる．

■治癒の判定
基節骨基部骨折に準ずる．

■注意事項
（1）変形を残すと高度な機能障害を残しやすく，解剖学的整復が必要である．
（2）MP関節伸展位で固定されると拘縮に陥る可能性が極めて高い．

（3）患指の浮腫が長期間にわたり残存すると高度な関節拘縮を残す原因になるので注意する．
　　（4）捻転転位を残さないようにする．
　　（5）掌側凸の変形を生じたものは屈筋腱の腱鞘を損傷しやすいので，屈筋腱の癒着を避けるために早期の自動運動が必要である．
　　（6）患指の他動運動は行わない．

■指導管理
　　（1）固定期間中は患者自身の判断で固定を外さないよう指導する．
　　（2）患指の浮腫を軽減させる目的で，日常生活では可能な限り患肢を高挙するよう指導する．
　　（3）固定除去後には自動運動だけを行わせ，他動的な運動を行わないよう指導する．
　　（4）掌側は深・浅指屈筋腱が密接しているため，癒着して腱の滑動障害を起こしやすいので適切に手指の自動運動を行うよう指導する．
　　（5）不完全な状態で治療を中止すると手指の関節拘縮を残すなど，大きな機能障害に結びつく危険性が高いので最後まで治療を継続するよう指導する．

■予　後
　　基節骨基部骨折に準ずる．

■全体のプログラム
　　基節骨基部骨折に準ずる．

● R-3．中節骨掌側板付着部裂離骨折

■損傷の診察
　1）全身状態の観察および問診
　　患者の姿勢，全身状態の観察，主訴の聴取，既往歴などの聴取については基節骨基部骨折に準ずる．
　【原因を聴取する】
　　（1）スポーツ活動に多発する．とくに，球技などでの突き指として過伸展の外力により発生することが多い．
　　（2）発生頻度の高い骨折であるが，PIP関節背側脱臼に合併して発生することや単なる捻挫と判断され，看過されることが多い．
　　（3）受傷の状況，外力の加わり方について詳しく聴取する．
　2）患部の観察
　a）診察環境を整える
　　基節骨基部骨折に準ずる．
　b）損傷部にみられる典型的な所見（図2-1R・12, 13）
　　PIP関節部の腫脹，皮下出血斑（主に掌側），運動痛，他動的に過伸展した際に疼痛が増強する．

a.　　　　　　　　　　　　b.　　　　　　　　　　　a.　　　b.

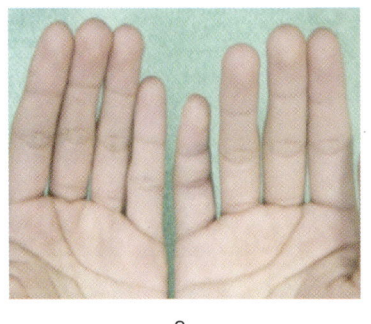

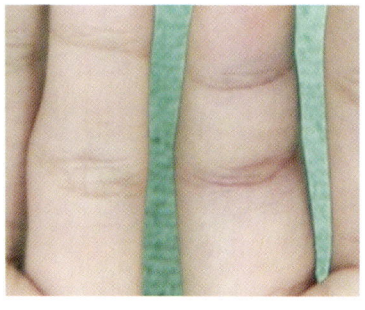

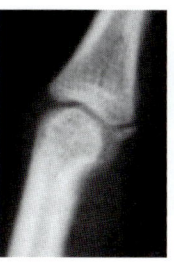

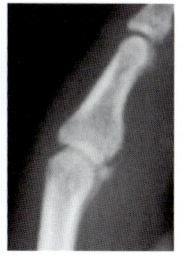

図 2-1R・12　受傷時の外観　　　　　　**図 2-1R・13　受傷時の X 線像**

図 2-1R・14　骨片が回転した例　　**図 2-1R・15　整復法**

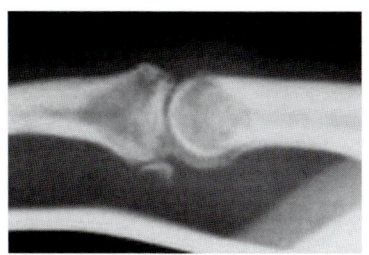

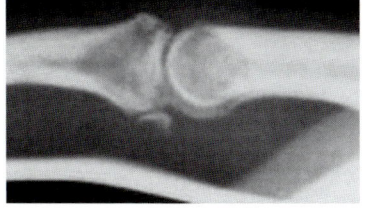

c）鑑別を要する損傷との鑑別の要点

軽微な損傷と思われて放置されやすいので注意する．

> ●掌側板に関連する損傷がないものとの鑑別が重要で，受傷した関節の掌側からの限局性圧痛の有無，過伸展強制による可動性の有無などにより鑑別する．確定診断は X 線像（正確な手指の 2 方向撮影が必要）による．

3）治療法の提示

ほとんどの症例は保存療法が行われるが，骨折線が関節面におよび大きな骨片となったものや骨片が回転したもの（**図 2-1R・14**）などは，観血療法の適応となる．

■整　復

❶一方の手の母指と示指で患部の近位側を押さえ，他方の手の母指と示指で中節骨を把持する．

❷PIP 関節屈曲位で掌側板を近位側から遠位側に向けて母指で圧迫し，さらに PIP 関節を完全に屈曲させ整復する（**図 2-1R・15**）．

a.   b.   c.

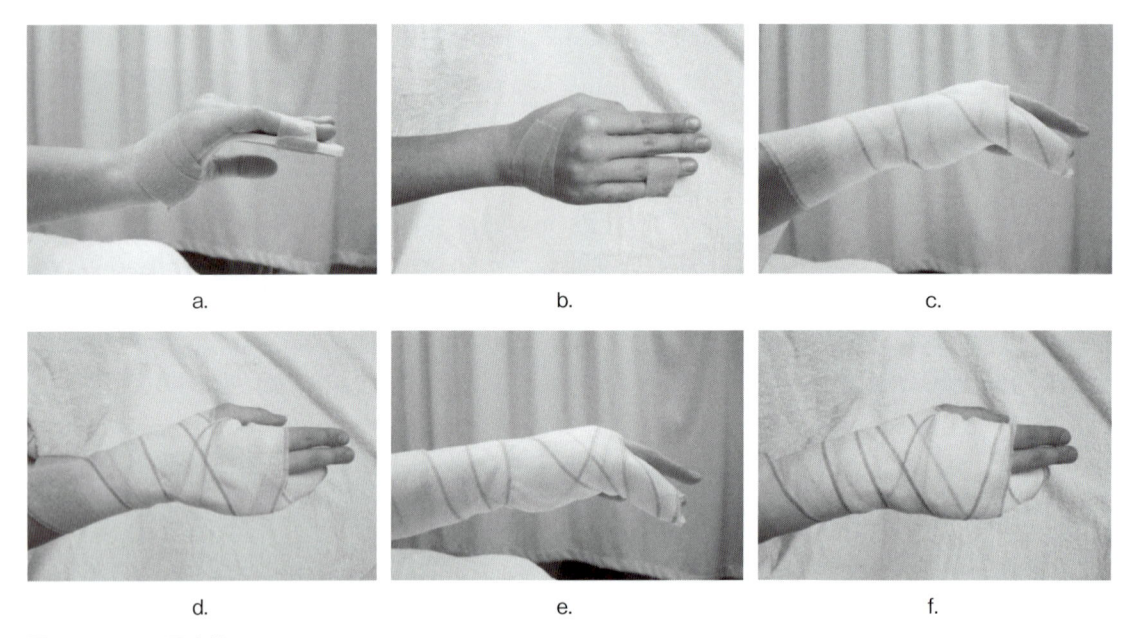

d.   e.   f.

図 2-1R・16　固定法

■ 固　定
　1）固定材料
　　アルミ副子，伸縮性テープ，巻軸包帯．
　2）固定肢位
　　手関節軽度伸展(背屈)位，MP 関節 70°屈曲位，PIP 関節伸展位，DIP 関節伸展位．
　3）固定範囲
　　前腕遠位部から指尖部まで(指先はみえるようにする)．
　4）固定法
　　❶完全に屈曲した PIP 関節を徐々に固定肢位まで伸展する．
　　❷アルミ副子を用いて掌側から隣接指と一緒に，伸縮性テープで手根中手部，手指部を押さえる(**図 2-1R・16a，b**)．
　　❸前腕遠位部から指先まで包帯で巻く(**図 2-1R・16c 〜 f**)．

■ 整復・固定後の確認
　　固定による痛み，循環障害，感覚障害の有無を確認する．

■ 固定期間
　1）固定期間の決定要件
　　年齢，骨折の程度，骨癒合状況を考慮する．
　2）固定期間
　　2 〜 3 週．

　　後療法，治癒の判定，注意事項，指導管理，予後，全体のプログラムは基節骨基部骨折に準ずる．

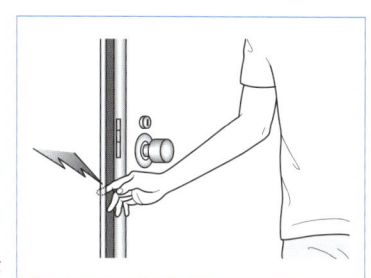

図 2-1R・17　発生機序

● R-4. 中節骨骨折（頸部骨折・骨幹部骨折）

■ 損傷の診察

1）全身状態の観察および問診

患者の姿勢，全身状態の観察，主訴の聴取，既往歴などの聴取については基節骨基部骨折に準ずる．

【原因を聴取する】

ドアに指をはさむ（図 2-1R・17）ことや，落下物の直撃などの直達外力によって生じることが多い．介達外力では球技などの突き指で発生する．

2）患部の観察

a）診察環境を整える

基節骨基部骨折に準ずる．

b）損傷部にみられる典型的な所見

（1）骨片転位は骨折部が浅指屈筋の付着部より近位にあるか遠位にあるかにより異なる．

- 近位の骨折では背側凸変形を起こしやすい（図 2-1R・18a）．近位骨片は指背腱膜の正中索の作用によって伸展され，遠位骨片は浅指屈筋の作用によって屈曲される．
- 遠位の骨折では掌側凸変形を起こしやすい（図 2-1R・18b）．近位骨片が浅指屈筋腱の牽引で屈曲され，遠位骨片は末節骨が終止腱の作用で背側に牽引されるのに伴い伸展される．
- 頸部骨折では回転転位を起こしやすい（図 2-1R・18c）．

（2）掌背側凸変形以外の屈曲変形，遠位部の捻転変形を認めるものもある．

（3）手指部の関節に可動域制限がみられる．

（4）腫脹，皮下出血斑，疼痛，軋轢音を伴う異常可動性がみられる．

c）鑑別を要する損傷との鑑別の要点

PIP 関節・DIP 関節側副靱帯損傷，PIP 関節・DIP 関節脱臼骨折，病的骨折との鑑別が必要である．

（1）PIP 関節・DIP 関節側副靱帯損傷との鑑別では，疼痛部位および患部の動揺の出現部位が関節部か中節骨骨幹部あるいは頸部なのかが要点になる．また，靱帯損傷に伴う動揺は側方への動揺が一般的で，あらゆる方向に動揺がある骨折の異常可動性と異なる．

（2）PIP 関節・DIP 関節脱臼骨折，関節面の粉砕骨折（図 2-1R・19）では，とくに関節の可動域制限が強く認められ，骨折との鑑別では，限局性圧痛の出現部位を丹念に触診し鑑別の根拠にする．また，変形や異常な可動性がみられる部位が，関節部なのか骨幹部あるいは頸

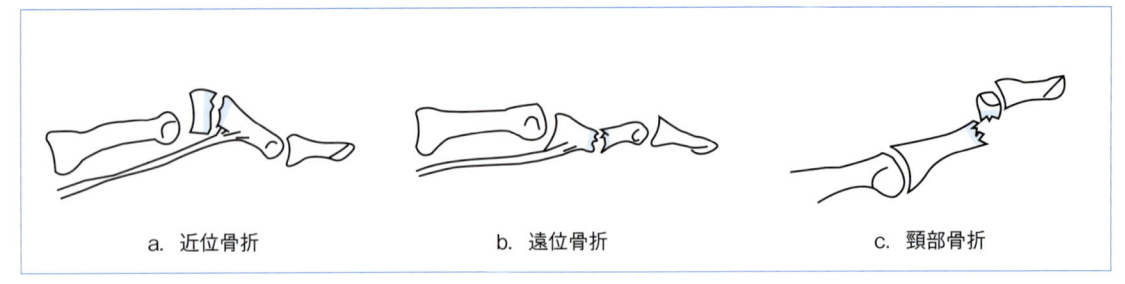

図 2-1R・18　骨片転位

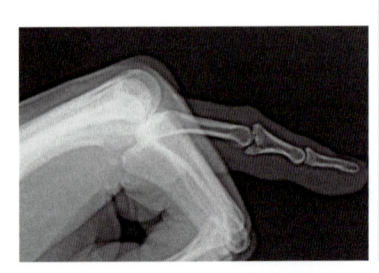

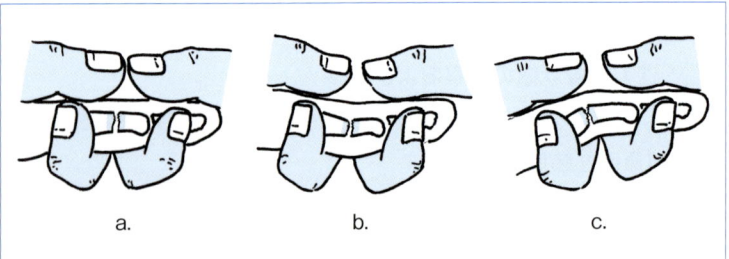

　　a. 近位骨折　　　　b. 遠位骨折　　　　c. 頸部骨折

図 2-1R・19　関節面の粉砕骨折　　図 2-1R・20　整復法

　　　　部なのかも判断の重要な根拠になる．
　　（3）原因の聴取を詳細に行い，外傷性骨折を起こす程度の外力が働いていないと考えられる場合は病的骨折を疑う．
　　3）治療法の提示
　　　　基節骨基部骨折に準ずる．

■整　復

❶一方の手の母指と示指で遠位骨片と末節を含めて把持し，他方の手の母指と示指で骨折部の近位をはさんで固定し，遠位骨片を遠位方向に牽引する（**図 2-1R・20a**）．

❷掌側凸変形の場合は遠位骨片を屈曲し整復する（**図 2-1R・20b**）．背側凸変形の場合は遠位骨片を伸展して整復する（**図 2-1R・20c**）．

■固　定

　1）固定材料
　　　ギプス副子，金属副子，アルミ副子，スダレ副子，巻軸包帯，テープ．
　2）固定肢位
　　a）浅指屈筋付着部より近位部の骨折
　　　手関節軽度伸展（背屈）位，MP 関節軽度屈曲位，PIP 関節伸展位，DIP 関節伸展位（**図 2-1R・22a**）．
　　b）浅指屈筋付着部より遠位部の骨折
　　　手関節軽度伸展（背屈）位，MP 関節軽度屈曲位，PIP 関節屈曲位，DIP 関節屈曲位（**図 2-1R・22b**）．
　3）固定範囲
　　　前腕中央部から指の先端まで．捻転転位を起こしやすい不安定な骨折は，テープで隣接指と一

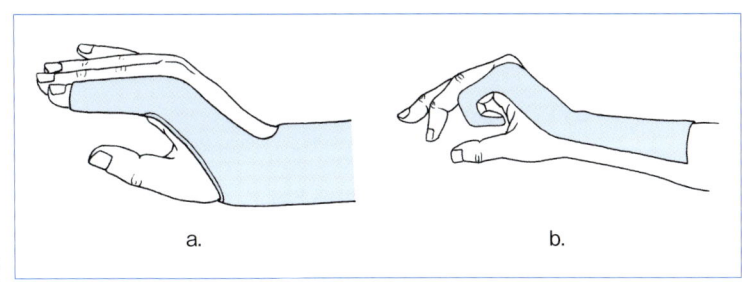

図 2-1R・21　固定肢位

緒に巻く固定を加える．
　　4）固定法
　　　ギプス副子，あるいは成形したアルミ副子などを手背側にあて包帯で固定する．
■整復・固定後の確認
　　　基節骨基部骨折に準ずる．
■固定期間
　　1）固定期間の決定要件
　　　基節骨基部骨折に準ずる．
　　2）固定期間
　　　2〜3週．
　　　　［●強固な固定は早期に除去する．隣接指とテープで固定する．］
■後療法
　　1）固　定
　　　基節骨基部骨折に準ずる．
　　2）物理療法，手技療法，運動療法
　【固定期間中】
　　（1）転位のない安定した骨折は隣接指と一緒にテープで固定し早期から自動運動を行わせる．
　　（2）ギプス固定以外の方法で固定したものでは骨癒合状態を考慮して，1〜2週以降の包帯交換時，固定を外しているときに自動運動を行えるものがある．
　　（3）血行を促進する目的で固定範囲外の近位側に誘導マッサージを実施する．
　【固定除去後】
　　（1）温浴・パラフィン浴などの温熱療法，輪ゴムなどを用いた抵抗下での自動運動を行い，関節可動域と手指の筋力回復に努める．
　　（2）前腕部および手部に手技療法を実施し，手指の運動療法を行わせる．
　　（3）手指が不自由なく使えるよう日常生活動作訓練を行わせる．
　　3）後療法の適否の判定
　　　基節骨基部骨折に準ずる．
■治癒の判定
　　　基節骨基部骨折に準ずる．

■注意事項
　（1）近位骨折で骨端線離開を生じた際には，指骨の成長障害や変形治癒を引き起こすことがあるので，解剖学的整復が必要である．
　（2）骨片転位がない場合であっても，掌側凸変形または背側凸変形を引き起こす可能性があるので，骨片転位のある場合と同じように固定する．
　（3）患指の浮腫が長期間にわたり残存すると高度な関節拘縮を残す原因になるので注意する．
　（4）捻転転位を残さないようにする．
　（5）掌側凸の変形を生じたものは屈筋腱の腱鞘を損傷しやいので，屈筋腱の癒着を避けるために早期の自動運動が必要である．
　（6）患指の他動運動は行わない．

■指導管理
　（1）基節骨骨幹部骨折と同様，掌側は深・浅指屈筋腱が密接しているため，癒着して腱の滑動障害を起こしやすいことを考慮して，手指の自動運動を適切に行うよう指導する．
　（2）固定期間中は患者自身の判断で固定を外さないよう指導する．
　（3）患指の浮腫を軽減させる目的で，日常生活では可能な限り患肢を高挙するよう指導する．
　（4）固定除去後には自動運動だけを行い，他動的な運動を行わないよう指導する．
　（5）不完全な状態で治療を中止すると手指の関節拘縮を残すなど，大きな機能障害に結びつく危険性が高いので最後まで治療を継続するよう指導する．

■予　後
　基節骨基部骨折に準ずる．

■全体のプログラム
　基節骨基部骨折に準ずる．

2 脱　臼

A ● 肩鎖関節脱臼（上方脱臼）

■ 症例の提示
1）典型的症例（図 2-2A・1〜3）
　図 2-2A・1 のように鎖骨肩峰端部（鎖骨遠位端部）は隆起し階段状にみえるが，背臥位では軽度な転位にみえる．患側の肩幅は健側と比べて狭くみえる．
2）その他の注意すべき症例
　鎖骨遠位端部骨折（図 2-2A・4），鎖骨不全骨折などに注意を要する．

■ 柔道整復施術適応の判定
1）応急手当の段階での判定
a）施術の実施についてとくに慎重な判断が求められるもの
（1）開放性脱臼または損傷部付近に創傷があり出血のあるもの（応急手当として創の洗浄や滅菌ガーゼなどによる止血などの処置を行う場合を除く．脱臼骨頭が創から露出している場合は骨頭を創内に引き入れないなど，とくに感染に注意する）．
（2）下方脱臼など徒手整復不能と予想されるもの．
（3）後方脱臼などで外観上の高度な変形がみられ，整復位保持が困難と予想されるもの．
（4）鎖骨遠位端部の骨折を合併し整復位保持ができても骨癒合が望めないもの．

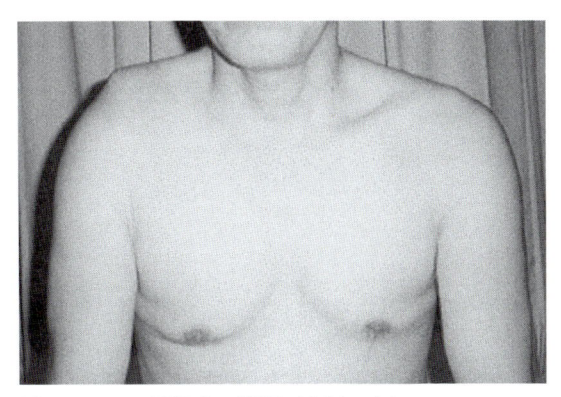

図 2-2A・1　受傷時の外観（患側：右）
右鎖骨遠位端部が上方に突出している．

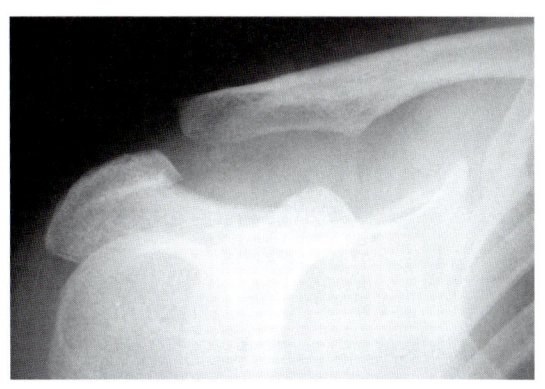

図 2-2A・2　受傷時の X 線像

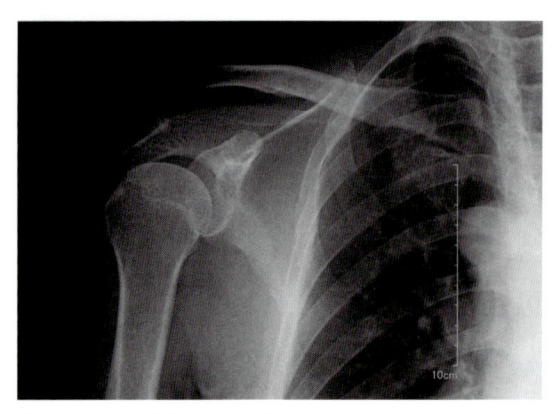

図 2-2A・3　受傷時の X 線像（第 3 度損傷） 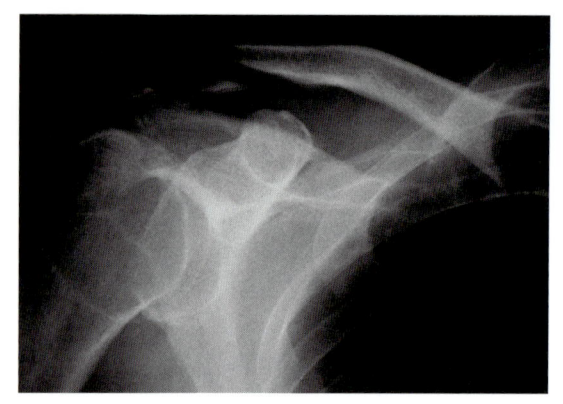　　　　**図 2-2A・4　鎖骨遠位端部骨折**

　　（5）トッシー Tossy の分類第 3 度の上方脱臼で変形治癒が職業および整容上の問題となることが予想されるもの．
　　（6）徒手整復に不安を訴えるもの．
　　（7）その他．
　b）施術を実施してもよいと考えられるもの
　　（1）医科への転送あるいは医科での受診を前提とし，患部の安静を目的に簡易な固定や提肘などを行うもの．
　　（2）ただちに整復，固定することが患者に有利だと考えられるもの．
　　（3）トッシーの分類第 2 度の上方脱臼で保存療法のリスクを十分説明し，患者が理解したうえで，なお施術を希望するもの．
　　（4）トッシーの分類第 1 度のもの．
　　（5）医師から施術を指示されたもの．
　2）後療を継続する段階での判定
　a）施術の適応がないもの
　　施術に医師の同意が得られないもの．
　b）施術の適応があるもの
　　（1）固定継続などの後療法実施に医師の同意が得られ患者が強く希望するもの．
　　（2）医師から関節拘縮改善などに関する施術を指示されたもの．

■損傷の診察
　1）全身状態の観察および問診
　　全身状態の観察，既往歴の聴取などについては総論を参照．
　a）患者の姿勢をみる
　　患肢を健側の手で保持し，頭部をやや患側に傾け，患肢の動揺を防いでいる．鎖骨骨折の疼痛緩和肢位と似た肢位をとることが多い．
　b）主訴を聴取する
　　脱臼部の変形，肩関節の運動に連動する肩鎖関節の機能障害に関する訴えが主になる．

c）原因を聴取する
　スポーツ（とくに柔道，ラグビーなどのコンタクトスポーツに多い）などでの転倒の際，肩峰部への直撃（打）による．交通事故が原因の場合は，とくに頭部損傷の有無などを確認する．

2）患部の観察
a）診察環境を整える
　総論を参照．
b）損傷部にみられる典型的な所見（トッシーの分類）
1．第1度損傷
　関節部に外観（外形）上の変形はなく，関節の安定性は良好である．ほとんどの場合，腫脹は軽度であるが，ときに中等度の腫脹を呈することもある．
2．第2度損傷
　肩鎖靱帯の完全断裂．関節部の外観は健側に比べて鎖骨遠位端部が肩峰に対し1/2程度上方転位し，階段状変形を認めピアノキー症状を呈することもある．中等度の腫脹を呈する．鎖骨肩峰端部を触知できる．
3．第3度損傷
　肩鎖靱帯および烏口鎖骨靱帯ともに完全断裂．関節部の外観は，鎖骨遠位端部が肩峰上面に対し完全に上方へ転位し，階段状変形を著明に認めピアノキー症状を呈する．中等度ないし，びまん性の高度な腫脹を呈する．

　［●損傷程度による差異はあるが，上肢の挙上，外転運動が著しく制限される．］

c）鑑別を要する損傷との鑑別の要点（鎖骨遠位端部骨折との鑑別）
1．肩鎖関節脱臼（図 2-2A・5）
　（1）鎖骨肩峰端部を触知する．
　（2）階段状変形が著明である（段差明瞭）．
　（3）ピアノキー症状（反跳症状）を呈する．
2．鎖骨遠位端部骨折（図 2-2A・6）
　（1）骨折端を触知する．
　（2）腫脹が高度である（階段状変形の段差が不明瞭）．
　（3）ピアノキー症状に類似した症状と軋轢音を触知する．
　（4）鎖骨遠位端部に限局性圧痛を認める．
　（5）経時的に皮下出血斑をみる．
d）合併症の有無
　（1）肩峰骨折の有無を肩峰部の限局性圧痛などで評価する．
　（2）烏口突起骨折の有無を烏口突起部の限局性圧痛などで評価する．

3）治療法の提示
　（1）第1度・第2度損傷は保存療法が選択されることが多い．第3度損傷で，患者がスポーツ選手や重労働をする人，患者が外観の改善を望む場合や，保存療法中に異常経過をたどる場合などは観血療法が検討される．観血療法は様々な方法が行われており，各医療機関に

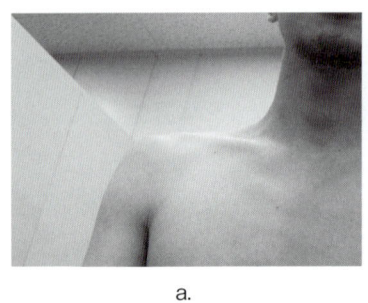

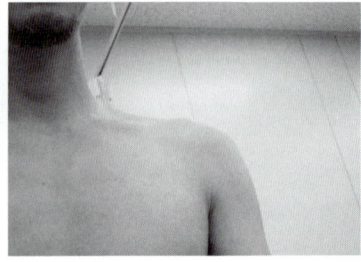

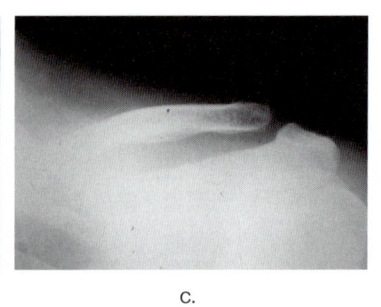

図 2-2A・5　左肩鎖関節脱臼（第 2 度損傷）
第 2 度損傷は外観からだけでは判定しにくい．

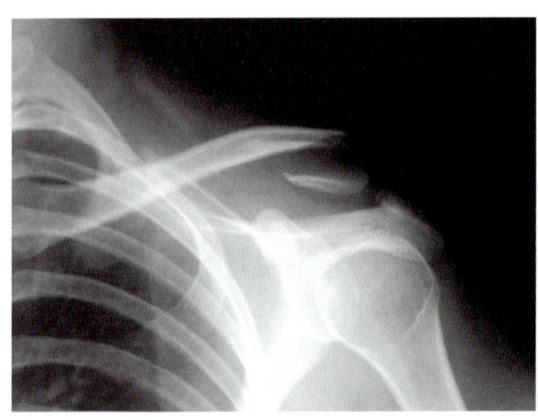

図 2-2A・6　左鎖骨遠位端部骨折

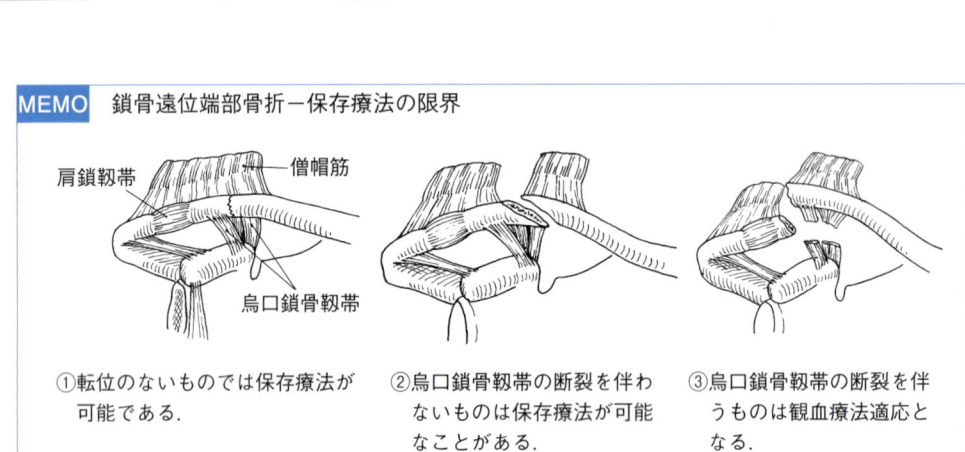

MEMO　鎖骨遠位端部骨折－保存療法の限界

肩鎖靱帯　　僧帽筋
烏口鎖骨靱帯

①転位のないものでは保存療法が可能である．

②烏口鎖骨靱帯の断裂を伴わないものは保存療法が可能なことがある．

③烏口鎖骨靱帯の断裂を伴うものは観血療法適応となる．

鎖骨遠位端部骨折

おいて術式などが異なることを説明する．
（2）柔道整復施術における徒手整復（整復・固定は応急手当）は，患部を安定させ疼痛や二次的障害を軽減させる目的であることを説明する．

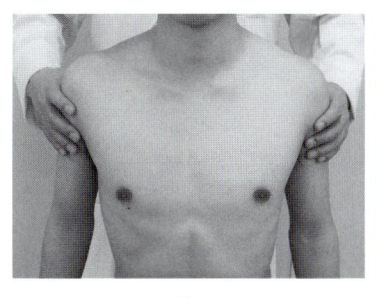

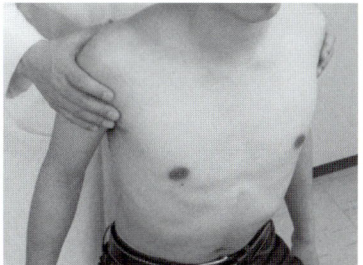

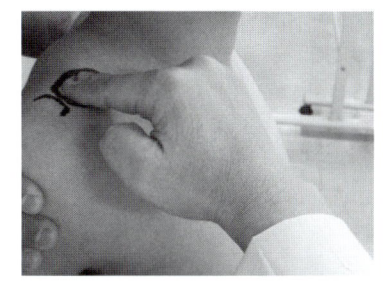

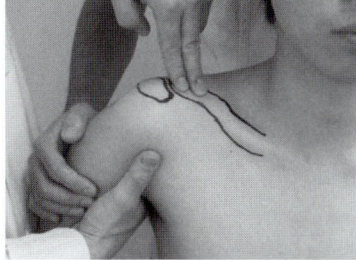

A ● 肩鎖関節脱臼(上方脱臼)   213

　　　　a.　　　　　　　　　　b.

　　　　c.　　　　　　　　　　d. 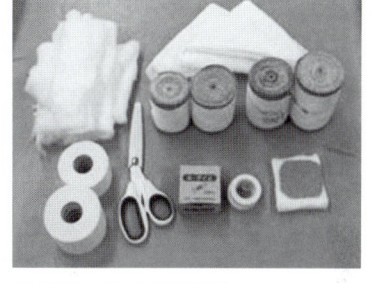　　　　　　　図 2-2A・8　固定材料

図 2-2A・7　整復法
d. 前方からの肩鎖関節の位置を示すため，術者の左右手指を c. と逆にしている．

■ 整　復

❶ 助手を患者の後方に立たせ，両上腕部を把持，後上方に持ち上げ保持させる(**図 2-2A・7a**)．
❷ 助手に患者の姿勢を正し，軽く患肢を後上方へ引かせ背部を固定する(**図 2-2A・7b**)．
❸ 術者は一方の手で患肢を把持し肩関節 40〜60°外転位で上方に押し上げながら，他方の手で鎖骨遠位端部を下方に圧迫し整復する(**図 2-2A・7c，d**)．

■ 固　定

1）固定材料(**図 2-2A・8**)

厚紙副子，絆創膏，綿花枕子，巻軸包帯，三角巾など．

2）第 1 度損傷の固定法

❶ 鎖骨遠位端部にあわせて綿花枕子をあてる(**図 2-2A・9a**)．
❷ 絆創膏を張力が均等になるように綿花枕子上を通過して貼付する(**図 2-2A・9b〜d**)．
❸ 三角巾で提肘する(**図 2-2A・9e**)．

3）第 2 度損傷の固定法(**図 2-2A・10**)

絆創膏固定＋ロバート・ジョーンズ Robert-Jones 固定＋肩麦穂帯＋三角巾の提肘．
❶ 鎖骨遠位端部にあわせて綿花枕子と局所副子をあてる．
❷ 絆創膏を，局所副子上を通過して均等な張力になるよう 2 条貼付し，両端をアンカーテープで固定する(**図 2-2A・10a**)．
❸ 胸部前面を斜めに上行し局所副子上を通過する(**図 2-2A・10b**)．
❹ 上腕部後面を通過し綿花枕子をあてた肘をまわる(**図 2-2A・10c**)．

214　第Ⅱ章　各論・上肢—脱　臼

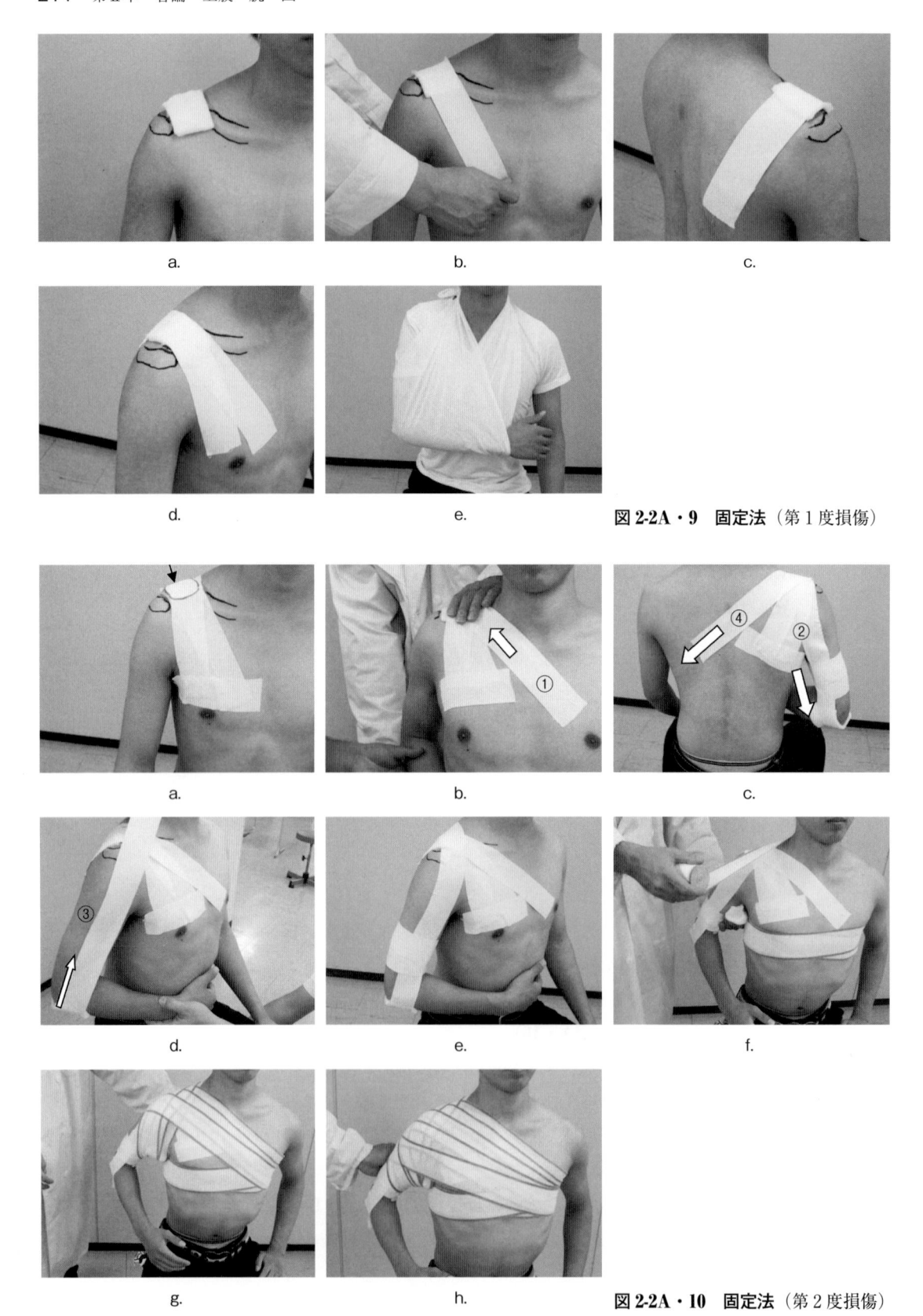

図 2-2A・9　固定法（第1度損傷）

図 2-2A・10　固定法（第2度損傷）

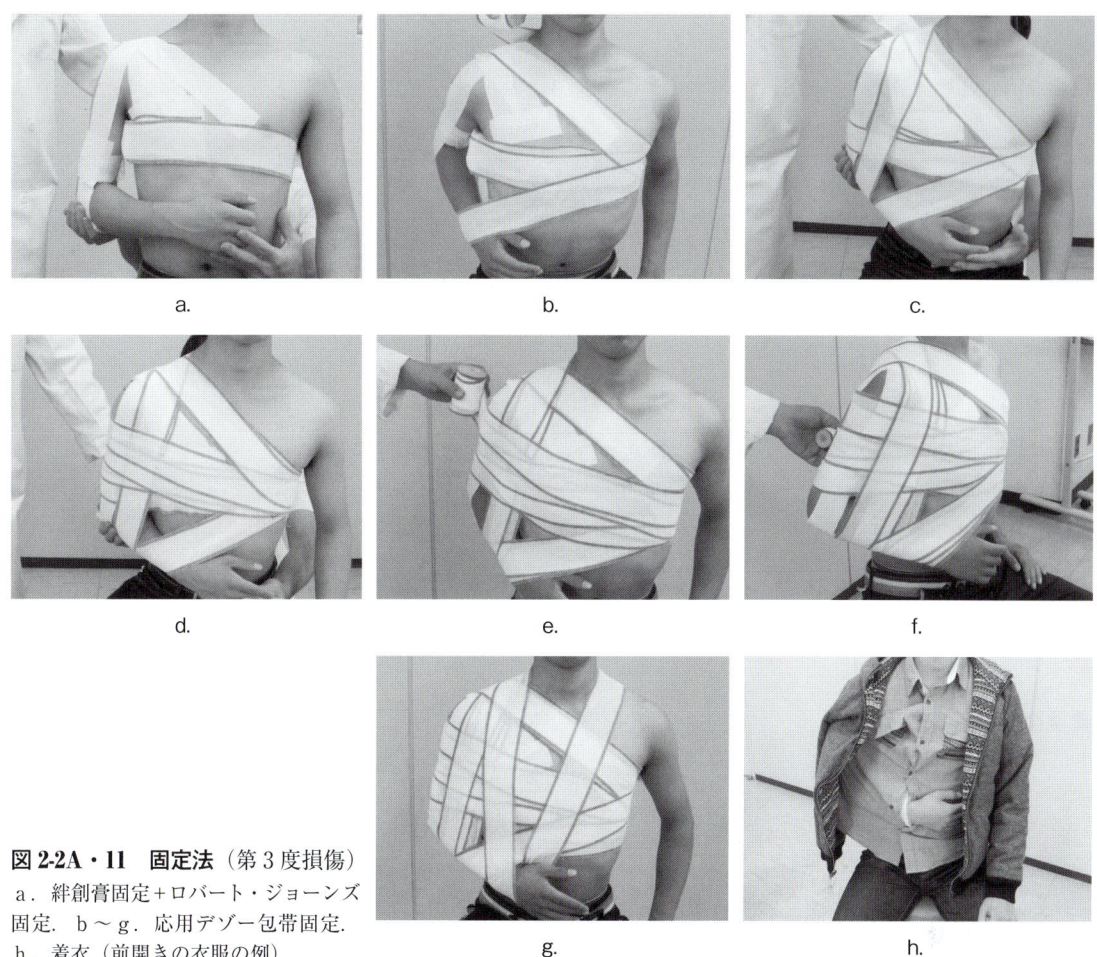

図 2-2A・11　固定法（第3度損傷）
a．絆創膏固定＋ロバート・ジョーンズ固定．b～g．応用デゾー包帯固定．
h．着衣（前開きの衣服の例）

❺上腕部前面を通過し局所副子上を通過し健側肩甲骨下部まで貼付する（**図 2-2A・10d**）．

　　［●ロバート・ジョーンズ固定は**図 2-2A・10b～d**の①から④の順に絆創膏を走行させ貼付する．］

❻上腕やや遠位部をアンカーテープで固定する（**図 2-2A・10e**）．

❼腋窩枕子をあて肩麦穂帯で固定する（**図 2-2A・10f～h**）．

❽三角巾で提肘する．

4）第3度損傷の固定法（図 2-2A・11）

絆創膏固定＋ロバート・ジョーンズ固定＋デゾー包帯を応用して固定．

❶～❻は第2度損傷の固定法と同様に行う．

❼腋窩枕子をあて，デゾー包帯を応用した包帯で固定する．

5）その他の固定法（図 2-2A・12）

装具固定．第1度～第3度損傷に応用．

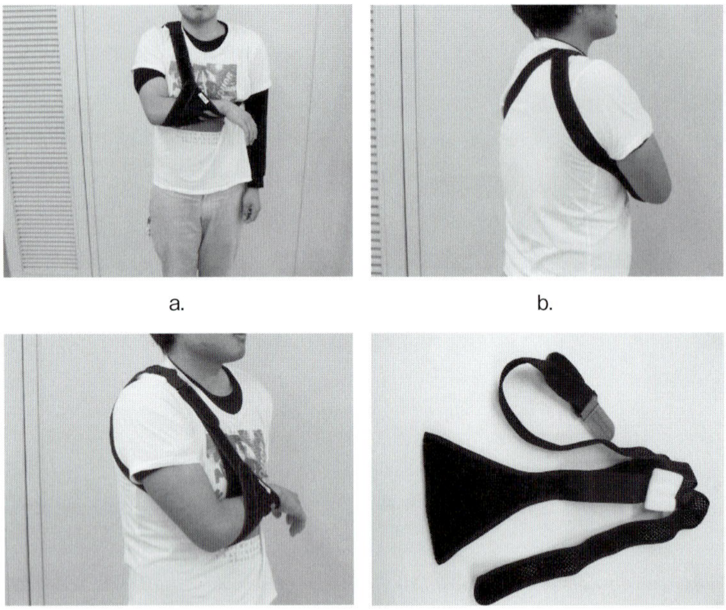

a.　　　　　　　　　　　b.

c.　　　　　　　　　　　d.

図 2-2A・12　その他の固定装具

■整復・固定後の確認
　1）全身状態の確認
　　総論を参照．
　2）整復後の確認
　　（1）健側と比較して肩鎖関節部の変形が消失していることを確認する．
　　（2）上肢全体の感覚異常がないこと，手指の運動障害がないことを確認する．
　3）固定後の確認
　　（1）絆創膏などによる脱臼部の強い圧迫感がないこと（再脱臼を防ぐための適度な圧迫感はある）を確認する．
　　（2）患肢を体幹に固定している場合は息苦しさを訴えていないことを確認する．
　　（3）ロバート・ジョーンズ固定を行っている場合は，上腕部が正しく上方に押し上げられていること，肘関節部で局所的に圧迫されている部位（肘部管など）がないことを確認する．
　　（4）腋窩枕子の圧迫などによる腋窩神経領域の感覚異常がないことを確認する．
　　（5）橈骨動脈の拍動が正常に触れること，手指の運動障害がないことを確認する．
■固定期間
　1）固定期間の決定要件
　　年齢，性別，損傷程度などによる．
　2）固定期間
　　吊り包帯の目安（三角巾提肘）は第1度損傷では3〜4週，第2度損傷では5〜6週，第3度損傷では7〜8週である．
　　［●患部安定，経過良好などの条件を満たせば，圧迫固定や包帯固定の軽減を図る．］

■後療法
1）固　定
a）固定の継続（包帯交換などの注意事項）
（1）包帯交換時には上肢の固定肢位（位置）が変化しないように上肢台の高さをあわせ患肢をのせる．
（2）絆創膏固定の場合は，固定肢位のずれの有無や，とくに皮膚の状態に注意する．
（3）圧迫している枕子の位置や，腫脹の軽重に注意する．
b）再転位
1．再転位の評価
（1）肩鎖関節脱臼は，他の脱臼と異なり整復位の保持および継続的圧迫が重要である．
（2）健側と比較しながら評価する．患者が「脱臼感」を訴える場合もある（第3度損傷：完全脱臼の場合）．
2．再整復の必要性
大きく上方に再転位した場合は，局所副子をあてる位置の変更や，圧迫の強度を増加するなどして調整を試みる．
c）固定の変更
1．固定方法の変更
（1）局所副子の除去目安は第1度損傷では2〜3週，第2度損傷では3〜4週，第3度損傷では5〜6週である．
（2）局所副子の除去後，吊り包帯は継続し経過を観察する．
2．固定範囲の変更
デゾー包帯を施している場合は局所副子除去後，患部に安定が認められれば包帯を除去する．
d）固定の除去
局所副子除去後，患者が不安定感を訴えず経過良好であれば，吊り包帯の期間を短縮して除去する．
2）異常経過
a）考えられる異常経過
とくに絆創膏固定による皮膚障害（かぶれ，褥瘡，毛嚢炎など）に注意する．
b）転　医
異常な状態が改善しない場合は速やかに医科に転送する．
3）物理療法，手技療法，運動療法
【固定期間中】
a）物理療法
1．冷湿布
約4日．
2．温罨法・電気療法（低周波）
5日以降を開始の目安とするが，患部の炎症症状の軽減を確認して実施する．

b）手技療法
1．誘導マッサージ
　損傷程度にかかわりなく翌日から実施する．
2．軽擦法
　包帯交換時などに，初期は手指部，上肢部，肩甲帯部，頸部など患部を避けて実施する．
3．揉捏法，強擦法，伸長法など
　とくに第3度損傷の場合は，安定期までは背臥位で就寝ができないことがあるので上肢部や肩甲帯部だけでなく背部や腰部の異常な緊張などの緩和目的で実施する．

c）運動療法
　第1度・第2度損傷は翌日から，第3度損傷は数日後から固定範囲外の関節運動を開始させる．手指の屈曲・伸展・開排，肘関節の屈曲・伸展，前腕の回内・回外などを行う．

> ●肩関節の自動介助運動開始目安（徐々に行う）と目標
> 　第1度損傷は，7〜10日経過後，3週で肩関節外転90〜120°を目指す．
> 　第2度損傷は，2週経過後，4週で肩関節外転90〜120°を目指す．
> 　第3度損傷は，3〜4週経過後，5週で肩関節外転90°を目指す．

【固定除去後】
a）物理療法
　温罨法・電気療法（低周波，超音波，光線，赤外線）などを患部に実施する．

b）手技療法
　患部を含め上肢部，肩甲帯部，背部，頸部の広範囲に軽擦法，揉捏法，強擦法，伸長法などを慎重に実施する．

c）運動療法
　（1）自動運動を中心に行わせ，必要に応じて他動運動を併用する．
　（2）管理のもと滑車（プーリー）運動などを活用し肩関節の可動域を徐々に拡大するとともに肩上げ運動（肩甲骨挙上運動）なども併用する．
　（3）第1度損傷は，4週で正常可動域を目指す．
　（4）第2度損傷は，6週で正常可動域を目指す．
　（5）第3度損傷は，8週で正常可動域を目指す．

4）後療法の適否の判定
a）固定肢位，範囲が適切かどうかの判定
　疼痛増強や上肢のシビレ感，関節軸の変化や階段状変形・ピアノキー症状の再出現，または循環障害の出現は不適切と評価し改善する．

b）物理療法，手技療法，運動療法が適切かどうかの判定
　患者の自覚症状による疼痛増強や患部に炎症症状が出現した場合などは不適切と評価し一時停止，方法の変更などによる改善をする．

■治癒の判定
　医科に受診をしてX線検査などによる診断を受けることが望ましい．あわせて肩関節の可動域

やそれに伴う肩峰と鎖骨の連動の安定化などを総合的に判断する．

■注意事項
（1）肩鎖関節脱臼は，他の脱臼と異なり整復位の保持および継続的圧迫が重要であることを患者に説明し，患者に意識させる．
（2）絆創膏固定や局所副子の固定に絆創膏を用いる場合は，患者の体質やかぶれの既往歴などを参考に綿花，ガーゼや伸縮性テープなどを施し，その上に絆創膏を貼付する．
（3）絆創膏固定は，夏場や汗かきの患者などでは緩むおそれがある．また，かぶれなどの皮膚障害の原因にもなるので来院時には必ず確認する．
（4）絆創膏を交換するときは，愛護的（ゆっくりと皮膚からはがす）に行い，アルコールなどで皮膚を消毒するなどして衛生面にも配慮する．
（5）患部が安定し疼痛が消失するまでは，下着や衣服は前開きのものを使用するよう勧める．
（6）第1度・第2度損傷の場合は，局所の疼痛が軽減すると来院しなくなる場合があるので，治癒まで継続する必要があることを説明する．

■指導管理
（1）痛みのコントロールや再脱臼防止などを考慮し，患部が安定するまでの就寝方法は壁と丸めた布団を利用してギャッジベッド様にして寝るなど，長坐位での就寝を指導する．
（2）通学，通勤，通院時における転倒や衝突などに注意するように指導する．健側で鞄や荷物を持って階段昇降する場合は，とくに注意が必要であることを説明する．
（3）脱臼部が動いた，持ち上がった，疼痛が増強した，肘部に疼痛や違和感などの自覚症状がある場合などは必ず訴えるよう指導する．

■予　後
（1）第1度・第2度損傷は，予後良好である．第3度損傷では，階段状変形を残すことがあるため，整容上の問題，肩凝りや肩部の違和感，上肢部への放散痛が長期間残存する場合がある．職業的に正常な外観を保つ必要がある場合やスポーツ選手には説明が必要である．ただし，日常生活動作における機能障害を残すことは少ない．
（2）長期間の固定は，関節拘縮や筋萎縮などの原因となる．

■全体のプログラム

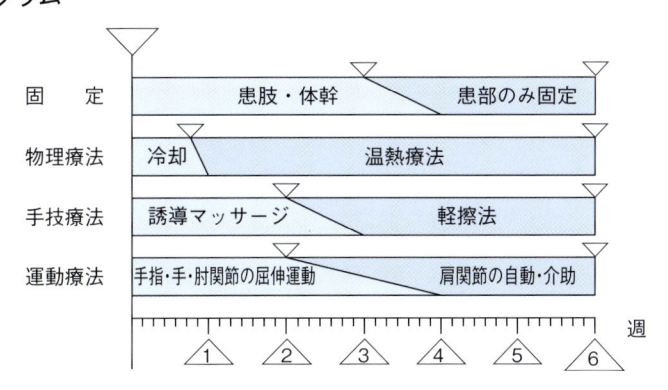

> **MEMO**
> 症例①：受傷翌日，自宅近くの病院でX線検査，第2度損傷と診断を受ける．
> 　　　　階段状変形治癒：受傷後約5ヵ月
> 　　　　本人は，受傷後約1ヵ月でスポーツ（柔道）復帰し，受傷2ヵ月後には違和感も消失したという．受傷約5ヵ月後の時点では日常生活など問題はないとしている． 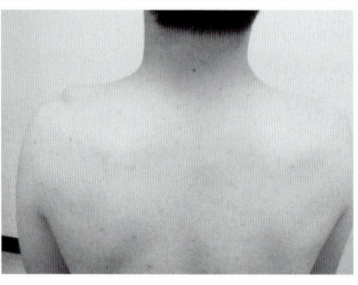
>
> 　　　　　　　　a. 背面 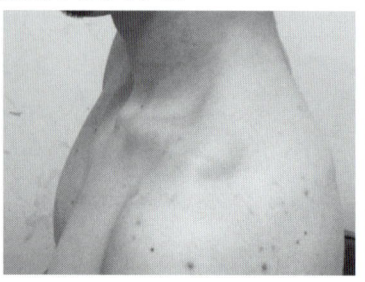　　　　　　　　　　　b. 側面
> 　　　　　　　　　**受傷時の外観**（第2度損傷）
>
> 症例②：73歳男性．2年前に転倒し負傷．治療はしていたが，変形を残してしまった．肩関節の可動性は比較的良好であるが，肩が凝るなどの症状を訴える．
>
> 　　　　　　　　　　　　　**変形治癒**

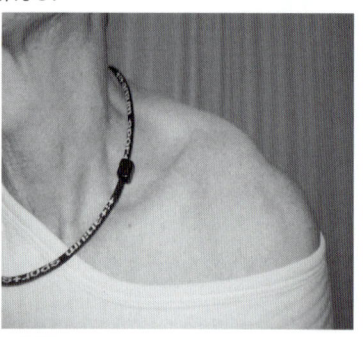

B ● 肩関節脱臼（前方脱臼）

■症例の提示
1）典型的症例
受傷時の外観（図 2-2B・1）
2）その他の注意すべき症例
ルーズ・ショルダー，腕神経叢麻痺，腋窩神経麻痺．

■柔道整復施術適応の判定
1）応急手当の段階での判定
a）施術の実施についてとくに慎重な判断が求められるもの
　（1）開放性脱臼または損傷部付近に創傷があり出血のあるもの（応急手当として創の洗浄や滅菌ガーゼなどによる止血などの処置を行う場合を除く．脱臼骨頭が創から露出している場合は骨頭を創内に引き入れないなど，とくに感染に注意する）．
　（2）外科頸骨折などを合併していることが予想されるもの．
　（3）腋窩神経，腋窩動脈などの損傷を合併しているもの．
　（4）徒手整復に不安を訴えるもの．
　（5）その他．

b）施術を実施してもよいと考えられるもの
　（1）医科への転送あるいは医科での受診を前提とし，患肢の安静を目的に簡易な固定や提肘などを行うもの．
　（2）ただちに整復，固定することが患者に有利だと考えられるもの．

> ● 1ないし2回の整復操作で整復されないもの，整復で腋窩神経・腋窩動脈損傷などを起こしたものは，ただちに医科に転送する．

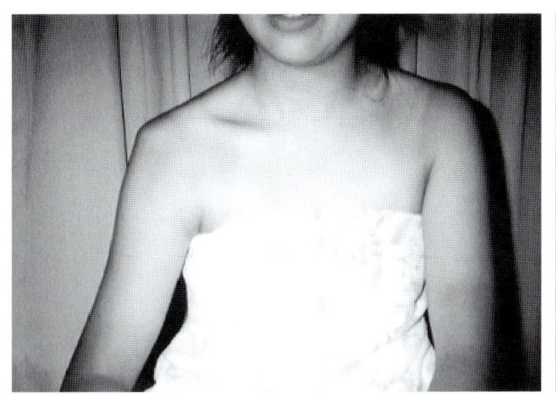

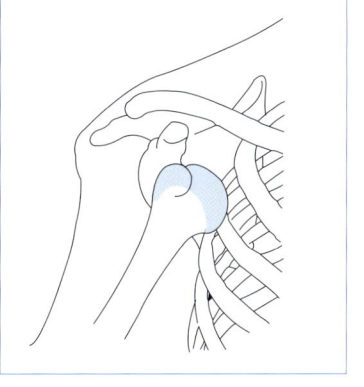

図 2-2B・1　受傷時の外観

（3）大結節骨折を合併するもので応急的な整復が患者に有利だと考えられるもの（以後の施術に関しては医師の指示を受ける）．
　　（4）保存療法のリスクを十分説明し，患者が理解したうえで，なお施術を希望するもの．
　　（5）医師から施術を指示されたもの．

2）後療を継続する段階での判定

a）施術の適応がないもの
　施術に医師の同意が得られないもの．

b）施術の適応があるもの
　　（1）固定継続などの後療法実施に医師の同意が得られ患者が強く希望するもの．
　　（2）医師から関節拘縮改善などに関する施術を指示されたもの．

■損傷の診察

1）全身状態の観察および問診

a）患者の姿勢をみる
　頭部を患側に傾け，患側の肘部や前腕部を健側の手で支えて来院する．

b）全身状態を観察する
　バイタルサインの測定を行い，ショック症状の有無を観察する．年齢によっては骨折を合併している可能性があるので，注意して確認する．

c）主訴を聴取する
　　（1）疼痛の出現部位や関節の可動域制限などの状態を聴取する．
　　（2）患部以外に疼痛や機能障害のある部位がないかについても聴取する．

d）原因を聴取する
　受傷状況をできる限り詳しく聴取する．

e）既往歴などを聴取する
　とくに脱臼の既往について必ず確認する．

2）患部の観察

a）診察環境を整える
　　（1）患部を十分露出し健側との比較ができる環境を整える．
　　（2）肩関節部を左右比較する場合，上半身を脱衣する必要があるので，必ず周囲と遮へいする．

b）損傷部にみられる典型的な所見

1．烏口下脱臼
　　（1）上腕部は軽度外転・内旋位をとる．
　　（2）三角筋部の膨隆は消失，肩峰が角状に突出する．
　　（3）モーレンハイム窩に骨頭を触知できる．
　　（4）上腕部を他動的に側胸壁につけても，手を離すとただちに元の外転位に戻る弾発性固定を認める．

a.   b.

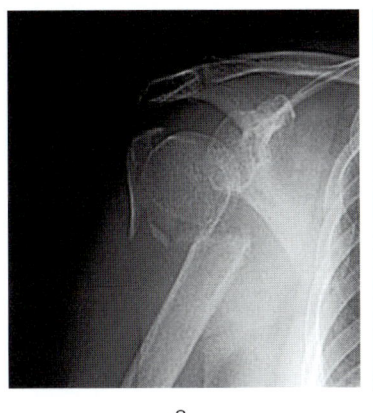

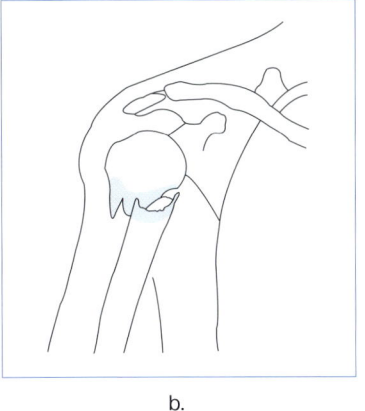

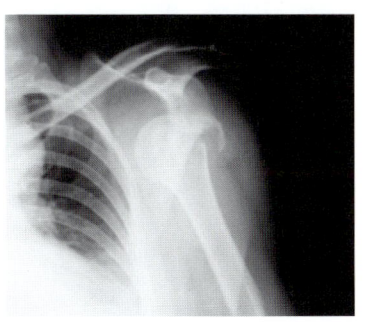

図 2-2B・2　上腕骨外科頸外転型骨折　　　　　　　　　　図 2-2B・3　大結節骨折

　２．鎖骨下脱臼
　　（１）上腕の外転角度は烏口下脱臼に比べて大きくなる．
　　（２）鎖骨下に骨頭を触知する．
　　（３）上腕が短縮してみえる．
　c）鑑別を要する損傷との鑑別の要点
　　上腕骨外科頸（外転型）骨折（**図 2-2B・2**）との鑑別を要する．
　　（１）骨折では骨頭を正常な位置（肩峰下）に触知できる．
　　（２）骨折では外科頸部で軋轢音や異常可動性を触知する．
　　（３）骨折では肩部の腫脹は著明である．
　d）合併症の有無
　　（１）大結節骨折（**図 2-2B・3**）．
　　（２）上腕骨外科頸骨折．
　　（３）関節窩縁骨折（骨性バンカート損傷）．
　　（４）上腕骨頭後外側の陥凹（ヒル・サックス損傷）．
　　（５）腋窩神経・筋皮神経の麻痺，腋窩動脈の損傷．
　　（６）関節唇損傷（バンカート損傷）．
　　体表の触診で圧痛を認めるそれぞれの部位を確認する．
　３）治療法の提示
　　ほとんどが保存的に処置される．反復性脱臼となったものに対しては観血療法が行われるが，患者の希望，年齢や活動性などを考慮して選択される．

■整　復
　　整復前と後に橈骨動脈の拍動，上肢の感覚，運動をそれぞれ確認する．
　１）ヒポクラテス Hippocrates 法（踵骨法）
　　❶患者を診察台の上に背臥位とし，助手に両肩部を固定させる．
　　❷術者は患者の患側に接して座り，踵部および足部の外側縁を患者の腋窩にあて肩甲骨を固定

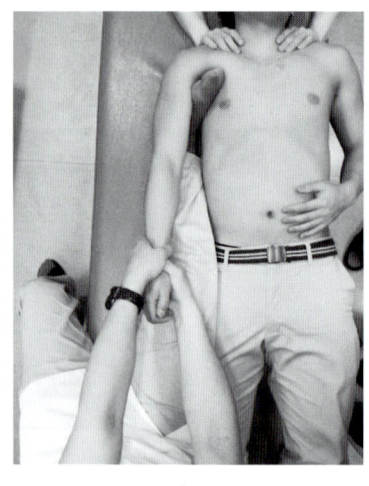

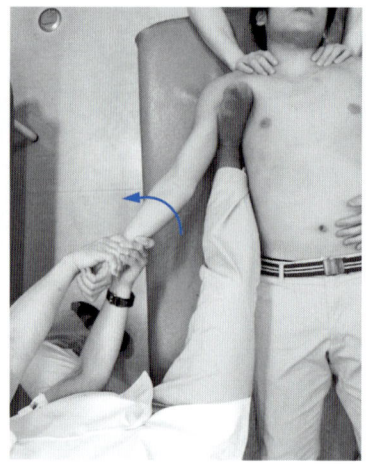

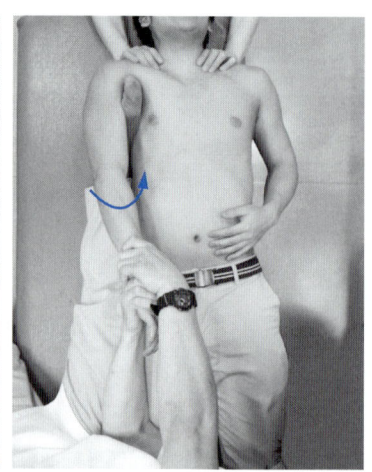

図 2-2B・4　ヒポクラテス法

する(図 2-2B・4a).
❸両手で前腕遠位部を把持し，徐々に外転，外旋位に牽引する(図 2-2B・4b).
❹同時に足底部を深く入れて牽引し，足底部を支点として内転，内旋して整復する(図 2-2B・4c).

【整復時の注意点】
(1) 踵部で骨頭を圧迫するものと理解すると神経損傷，動脈損傷を惹起し，整復が非常に危険かつ困難となる．また，高齢者の整復に際しては肩甲骨や肋骨の骨折に注意する．
(2) 数回の整復操作を経たものは整復不能に陥ることがある．

2) コッヘル Kocher 法
❶患者を坐位とし，助手に両肩部を固定させる．
❷軽度外転位の上腕を長軸遠位方向へ牽引しながら側胸壁に接近させる(内転)(図 2-2B・5a).
❸牽引を持続し上腕(肩関節)を外旋する(図 2-2B・5b).
❹牽引を緩めず外旋位のまま前胸壁を滑らせるよう肘部を正中面に近づけながら(内転)屈曲(前方挙上)する(図 2-2B・5c).
❺患側手掌が顔の前を通り健側にくるように内旋する(図 2-2B・5d).

3) スティムソン Stimson 法(図 2-2B・6)
危険な整復操作を必要としない整復法である．
❶患者を腹臥位とする．
❷患者の患側肩が診察台の端から外に出るように位置する．
❸患肢を下垂させる(肩関節 90°屈曲位になる).
❹下垂した患肢の手関節部に錘を取りつける．
❺しばらく放置すると骨頭が整復される(筋が疲労して抵抗性を失うためと考えられる).

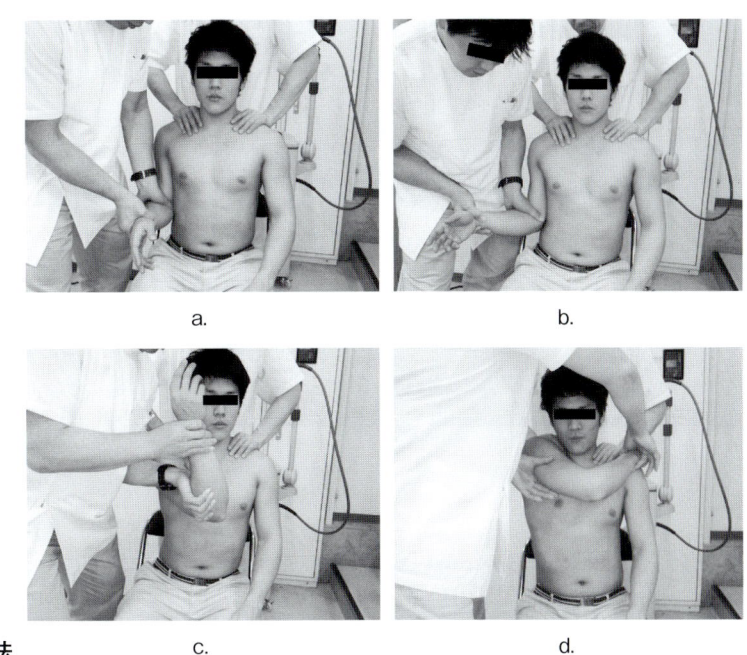

図 2-2B・5　コッヘル法

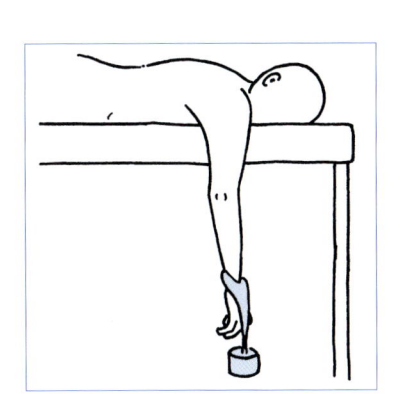

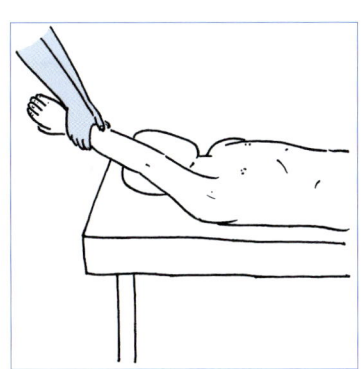

図 2-2B・6　スティムソン法　　図 2-2B・7　ゼロポジション牽引

4）ゼロポジション牽引（図 2-2B・7）

　肩関節のゼロポジションは 130 〜 150°屈曲・130 〜 150°外転位で肩甲棘軸の延長方向と一致する．この整復法では，肩関節の挙上角度がゼロポジションを越えないように注意する．
　❶患者を背臥位とする．
　❷術者は患者の診察台の脇に立つ．
　❸術者は患肢上腕の外転角度を変えないように，患者の抱えている患肢肘関節をゆっくり伸展させる．
　❹術者は前腕遠位部を把持して軽く牽引する．
　❺牽引を持続し，疼痛を感じない経路を選んで静かに上肢をゼロポジションまで挙上する．
肩関節の筋が弛緩してきたときに整復される．このとき整復音はほとんど感じない．

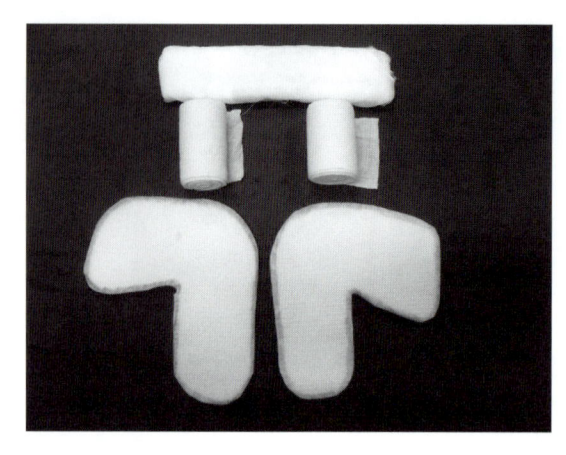

図 2-2B・8　固定材料

■ 固　定
　1）固定材料（図 2-2B・8）
　　副子（フェルトパッド），綿花，巻軸包帯，三角巾（写真にはない）．
　2）固定肢位
　　前方脱臼は，肩関節軽度屈曲，内旋位に固定する．
　3）固定範囲
　　肩関節部のみの固定とする．
　4）固定法
　　❶腋窩神経の圧迫を軽減するために，腋窩部に綿花などを入れる（図 2-2B・9a）．
　　❷胸郭を拡大しながら，包帯を走行させ，患部の安定を図る目的で，副子を肩関節部の前後面にあて包帯で固定する（図 2-2B・9b 〜 f）．
　　❸三角巾で提肘する（図 2-2B・9g）．

■ 整復・固定後の確認
　1）全身状態の確認
　　総論を参照．
　2）整復後の確認
　　（1）肩関節の軽度外転および軽い他動回旋運動を行う．
　　　　［●整復後も不安感を訴える場合は関節窩縁や関節唇の損傷を疑う．］
　　（2）神経麻痺症状（腋窩神経，筋皮神経）の有無を確認する．
　　（3）橈骨動脈の拍動を確認する．
　3）固定後の確認
　　（1）神経麻痺症状（腋窩神経，筋皮神経）の有無を確認する．
　　（2）橈骨動脈の拍動を確認する．

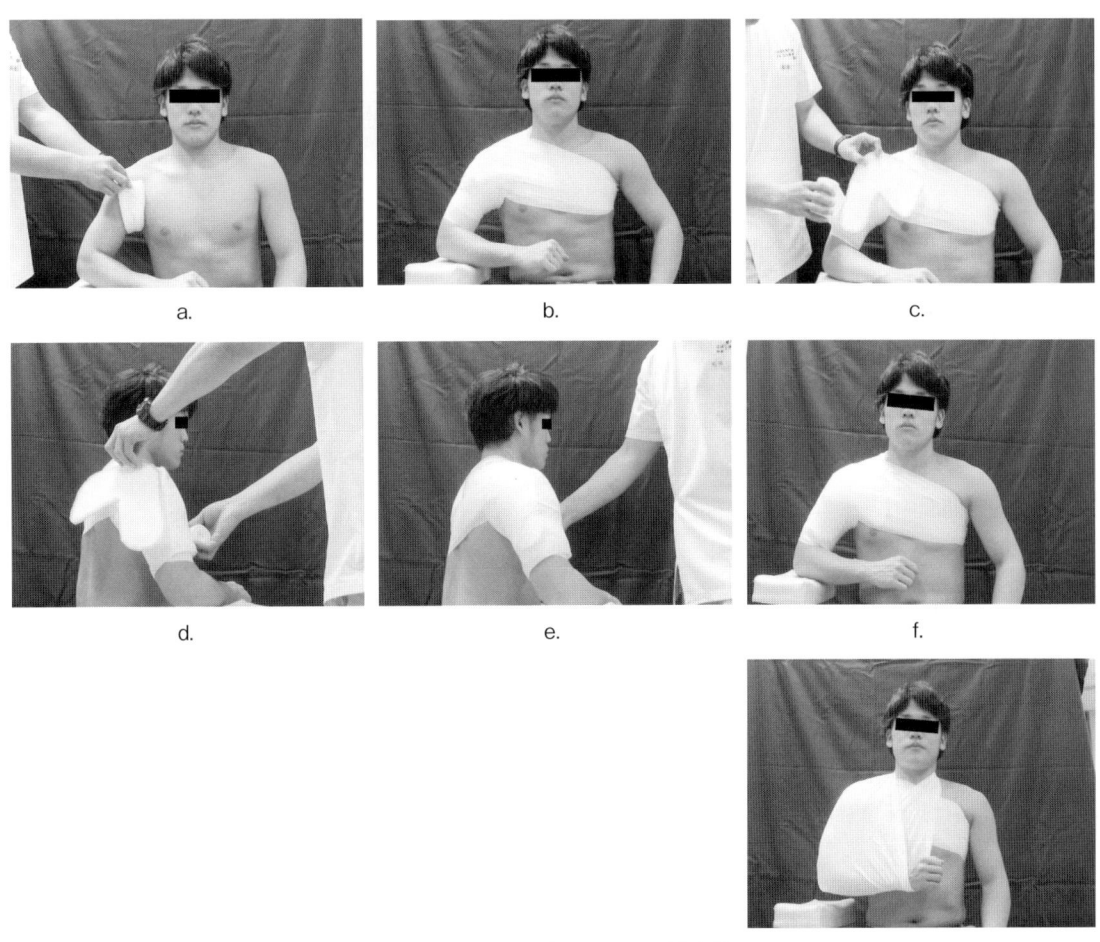

図 2-2B・9　固定法

固定期間
(1) 30歳代以下では，反復性脱臼の予防を優先して考え，5〜6週固定する．
(2) 40歳代以上では，関節拘縮の予防を優先して考え，3週固定する．

後療法
1) 固　定
a) 固定の継続および変更
1．受傷後1〜2週
(1) 患肢を軽度外転・内旋位とし，副子をあわせた包帯固定を行う．
(2) 包帯交換時には助手に患肢を保持させて実施するのが望ましい．
2．受傷後2〜4週
関節部の安定性を確認して副子を除去，包帯のみの固定に切り替える．患者の日常生活様式によっては装具やサポーターの使用も検討する．

b) 再脱臼
治療継続中に転倒などで誤って肩関節の外転・外旋を強制された場合には再脱臼を考える．ま

た，反復性脱臼の患者で包帯交換時に，骨頭が異常な位置に触知された場合も再脱臼を考える．

c）固定の除去

受傷後3～4週で，運動痛や関節の安定性を確認し，固定を除去する．

2）異常経過

a）考えられる異常経過

初回脱臼時に関節唇や関節窩縁の損傷を伴ったもの，固定期間が不十分であったものは軽微な外力や自家筋力で脱臼を繰り返すようになる(反復性脱臼)．

b）転　医

脱臼の再発を繰り返し，脱臼自体あるいは脱臼不安感のためスポーツ活動や日常生活に支障をきたす場合には観血療法が選択される．

3）物理療法，手技療法，運動療法

【固定期間中】

a）物理療法

1．冷罨法

3～5日を目安として実施する．

2．温罨法

5～7日後，炎症症状の軽減を確認してから実施する．

b）手技療法

初期は患部を避け，包帯交換時に手部から肩甲帯部にかけて軽擦法を実施する．

c）運動療法

2～3週後を目安として，肩関節後方支持組織の伸長性を確保する目的で，固定包帯を外した際に自動運動を行わせる．肩関節屈曲・内転・内旋運動を行わせる．肩関節前方を伸長する動作は禁止する．

【固定除去後】

受傷後4～6週を目安として，肩関節前方部の損傷に注意しながら，徐々に伸長操作(外転・外旋)を行う．あわせて肩甲帯および腱板構成筋の筋力増強訓練を開始する．

受傷後6週以降，肩甲帯の筋および僧帽筋の筋力増強訓練，関節可動域改善の訓練を行わせる．

以下は肩関節を中心とする上肢の機能低下の予防または回復に有用である．

（1）肩関節内旋(中間位から内旋，肩甲下筋)(**図 2-2B・10a**)．

（2）肩関節内転(広背筋，大円筋)(**図 2-2B・10b，c**)．

（3）肩関節内転(大胸筋)(**図 2-2B・10d**)．

（4）肘関節屈曲(上腕二頭筋)(**図 2-2B・10e**)．

（5）肩関節外旋(内旋位から中間位まで，棘下筋，小円筋)(**図 2-2B・10f，g**)．

（6）肩関節外転(三角筋)(**図 2-2B・10h**)．

（7）肩関節伸展(三角筋，広背筋，大円筋)(**図 2-2B・10i**)．

（8）肩関節外転・外旋(三角筋，僧帽筋)(**図 2-2B・10j**)．

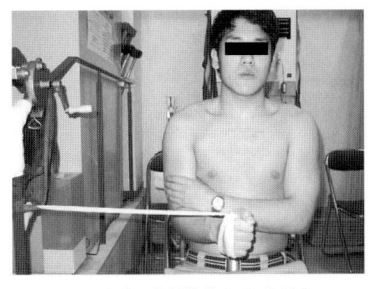

a. 内旋（中間位から内旋） 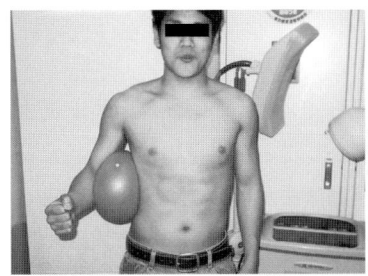　　b. 内転 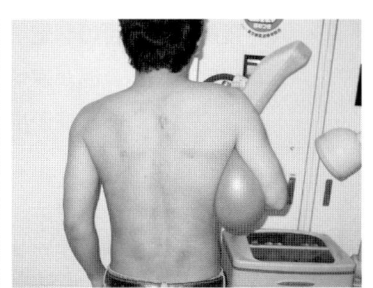　　c. 内転
d. 内転 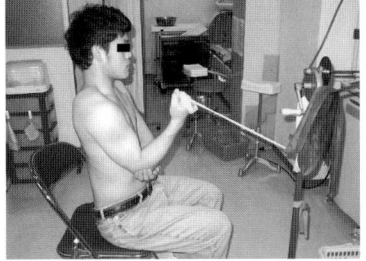　　e. 肘屈曲 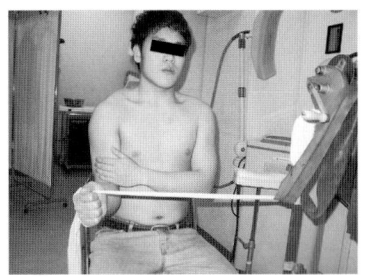　　f. 外旋（内旋位から中間位まで） 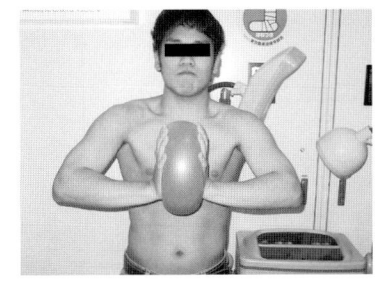
g. 外旋（内旋位から中間位まで） 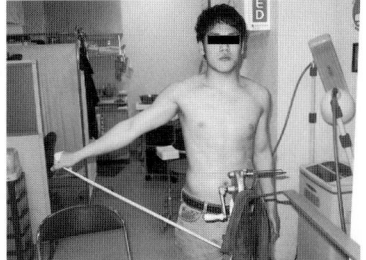　　h. 外転 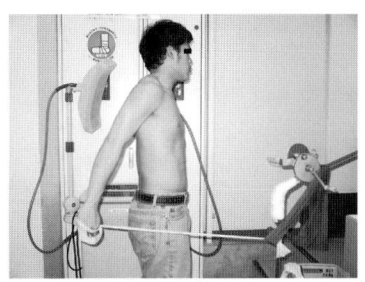　　i. 伸展 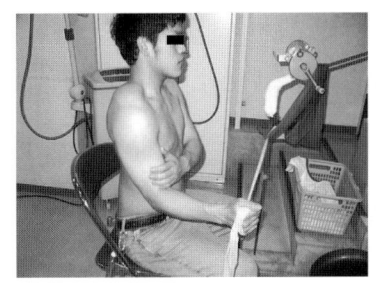
j. 外転・外旋 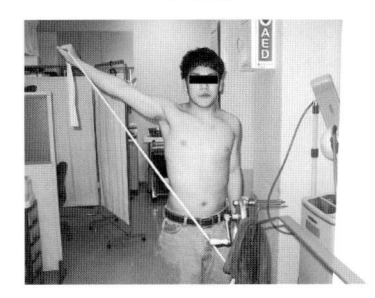

図 2-2B・10　運動療法

4）後療法の適否の判定

a）固定肢位，範囲が適切かどうかの判定

患肢のシビレや疼痛が出現していないか，循環障害が発生していないかを確認する．また，経過に従い腫脹が軽減しているか，皮下出血斑の消退も判定要素となる．

b）物理療法，手技療法，運動療法が適切かどうかの判定

物理療法，運動療法が適切であれば，関節の不安定性や関節可動域制限は改善されてくる．運動療法実施に際して異常な痛みを訴える場合や患肢の腫脹が改善されない場合などは固定法も含めて，後療法全体の見直しが必要である．

■治癒の判定

関節の安定性，関節可動域や徒手筋力検査などにより評価して治癒と判定する．

■注意事項

（1）固定期間中は肩関節の使用を控えるよう指導し，脱臼の再発を防止する．
（2）炎症期を過ぎ，疼痛も軽減すると治療が中断されることもあるので，患者に対する説明を怠らないようにする．

■指導管理

（1）上肢の外転・外旋・伸展動作には受傷後2～3ヵ月間は注意するよう指導する．
（2）腱板構成筋および肩甲帯筋の筋力訓練，肘関節周囲の筋力訓練を6ヵ月くらいまでは実施するよう指導する．
（3）重量物の持ち上げや扱いに注意するよう指導する．

■予後

（1）整復，固定，後療法が適切に行われた場合，予後は良好である．
（2）初回脱臼時に関節唇損傷や骨頭骨折を合併したものは反復性脱臼へ移行することが多い．とくに受傷時の年齢が低い場合はこの傾向が著しい．

■全体のプログラム

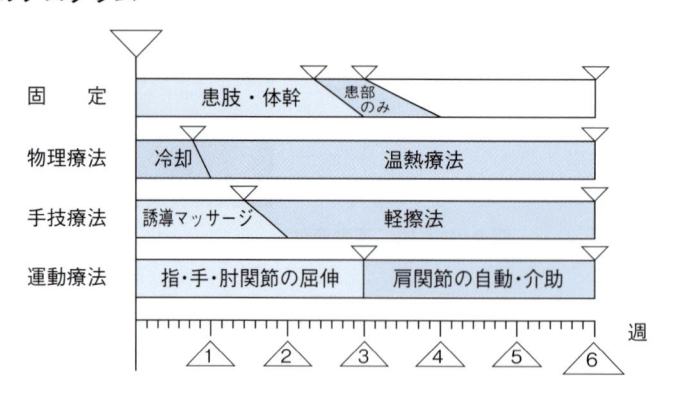

固定	患肢・体幹		患部のみ			
物理療法	冷却	温熱療法				
手技療法	誘導マッサージ	軽擦法				
運動療法	指・手・肘関節の屈伸	肩関節の自動・介助				
週	1	2	3	4	5	6

B ● 肩関節脱臼（前方脱臼）　231

> **MEMO**
> 最近では反復性脱臼の防止を目的に肩関節を外旋位で固定する方法も用いられている． 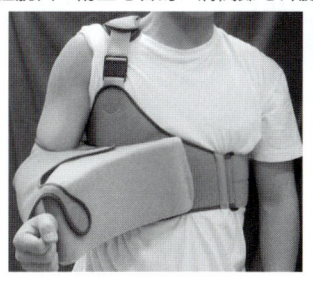
>
> a．立位 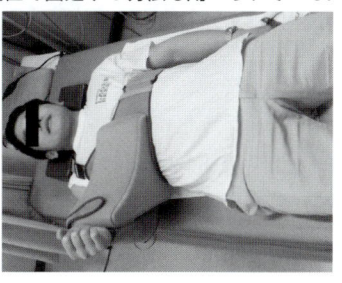　　　　　　　　　b．背臥位
>
> **外旋位での固定**

参考　サルカス徴候

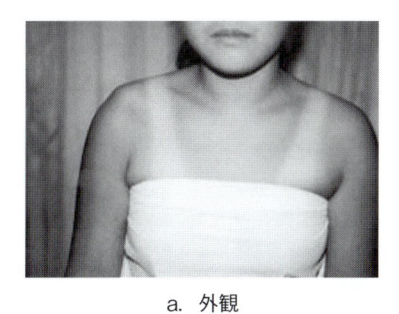

a．外観 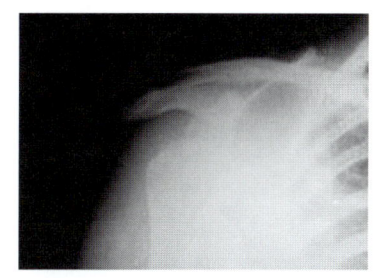　　　　　　　　　b．X線像

図 2-2B・11　サルカス徴候

C ● 肘関節脱臼(後方脱臼)

■ 症例の提示
　　(1)成人の脱臼(図 2-2C・1)
　　(2)受傷時の外観(図 2-2C・2)

■ 柔道整復施術適応の判定
　1) 応急手当の段階での判定
　a) 施術の実施についてとくに慎重な判断が求められるもの
　　(1)開放性脱臼または損傷部付近に創傷があり出血のあるもの(応急手当として創の洗浄や滅菌ガーゼなどによる止血などの処置を行う場合を除く.脱臼端が創から露出している場合は創内に引き入れないなど,とくに感染に注意する).
　　(2)尺骨神経,上腕動脈などの損傷を合併しているもの.
　　(3)内側上顆骨折などを合併していることが予想されるもの.
　　(4)徒手整復に不安を訴えるもの.
　　(5)その他.

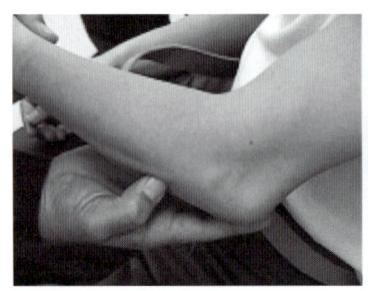

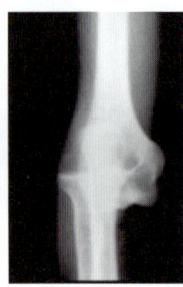

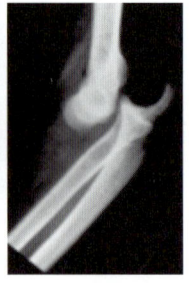

a. 外観　　b. 正面像　　c. 側面像　　図 2-2C・1　受傷時の外観とX線像

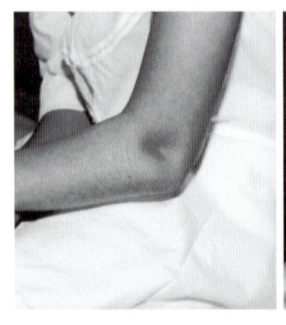

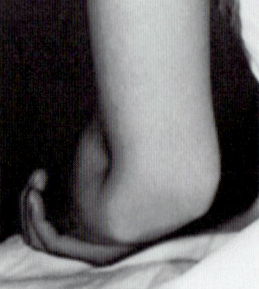

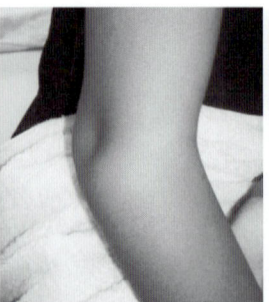

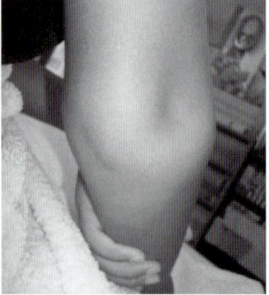

a.　　　　　　　　　　　　　　　　b.

図 2-2C・2　受傷時の外観

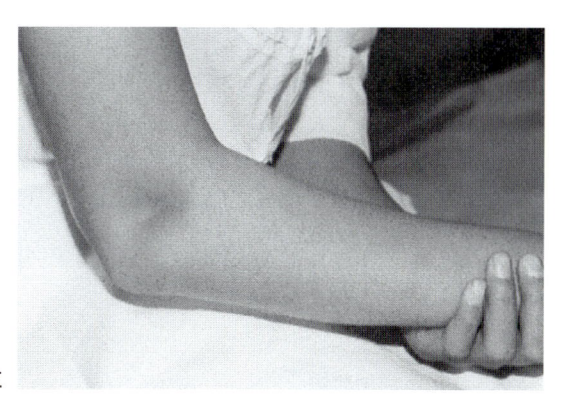

図 2-2C・3　患者の肢位

b）施術を実施してもよいと考えられるもの
　（1）医科への転送あるいは医科での受診を前提とし，患肢の安静を目的に簡易な固定や提肘などを行うもの．
　（2）ただちに整復，固定することが患者に有利だと考えられるもの．
> ●高度側副靱帯断裂があるもの，1ないし2回の整復操作で整復されないもの，整復で尺骨神経・上腕動脈損傷を起こしたものはただちに医科に転送する．

　（3）保存療法のリスクを十分説明し，患者が理解したうえで，なお施術を希望するもの．
　（4）医師から施術を指示されたもの．

2）後療を継続する段階での判定

a）施術の適応がないもの
　施術に医師の同意が得られないもの．

b）施術の適応があるもの
　（1）固定継続などの後療法実施に医師の同意が得られ患者が強く希望するもの．
　（2）医師から関節拘縮改善などに関する施術を指示されたもの．

■損傷の診察

1）全身状態の観察および問診

a）患者の姿勢をみる
　患肢を健側の手で支えて来院する（**図 2-2C・3**）．

b）全身状態を観察する
　総論を参照．

c）主訴を聴取する
　肘関節部の激しい疼痛と運動不能を訴える．また，患者自身が脱臼感を訴えることも少なくない．

d）原因を聴取する
　転倒時に手掌部を衝いた際，肘関節に過伸展が強制されて発生するものがほとんどである．

e）既往歴などを聴取する
　典型的な外観を呈さずに不安定感や脱臼感を訴えて来院した場合は，肘関節損傷歴の有無［後外側回旋不安定症（PLRI）など］に注意する．

図2-2C・4　肘頭の後方突出

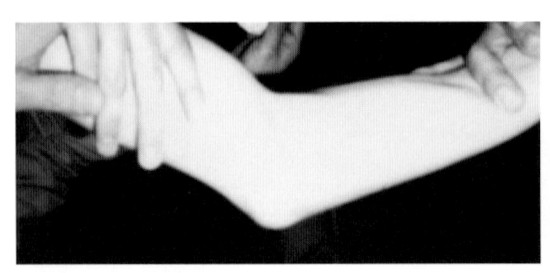

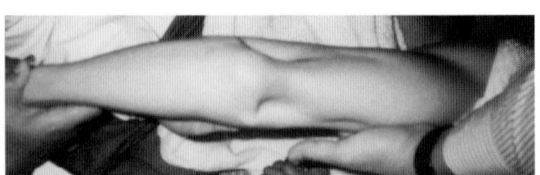

図2-2C・5　上腕三頭筋腱の索状隆起

2）患部の観察

a）診察環境を整える

　　患肢の装飾品などを外し，上肢全体が露出するように脱衣させる．

b）損傷部にみられる典型的な所見

　　（1）肘頭の後方突出がみられる（**図2-2C・4**）．
　　（2）上腕三頭筋腱が索状に隆起する（**図2-2C・5**）．
　　（3）肘関節は軽度屈曲位（30〜40°）に弾発性固定される．
　　（4）疼痛が著明なため，患肢を保持したまま動かさない．

c）注　意

　　（1）受傷直後は肘頭部の後方突出がみられるものが多いが，時間の経過や体格などによって，外観では判別しにくい症例もある．
　　（2）少年期の患者で，疼痛が強く肘関節外反が著しい場合は，上腕骨内側上顆骨折の合併による骨片の介在にも注意する．

d）鑑別を要する損傷との鑑別の要点（**図2-2C・6**）

　　（1）上腕骨顆上伸展型骨折との鑑別では，肘関節後方脱臼が青壮年に好発するため，まず年齢で鑑別することができる．その他，鑑別項目に従って評価する．
　　（2）肘頭骨折との鑑別が必要な場合もある．その際は発生機序，弾発性固定の有無，触診などにより推察する．

e）合併症の有無

　　（1）少年期の脱臼では上腕骨内側上顆骨折を合併するものがあり，内側上顆部を慎重に触診し骨折の有無を確認する．骨折を合併したものを安易に整復すると関節裂隙に骨片が嵌入することがある．
　　（2）尺骨神経損傷の有無を手指の運動および手部の感覚障害で評価する．

3）治療法の提示

　　開放性でない限り，通常は保存療法を試みるため，初検時に整復を行うことが一般的である．その際，患者には脱臼している可能性が高く，ただちに整復する必要がある旨を説明し，同意を得る．また，正しく整復されても医科での診察時に骨折や高度な軟部組織損傷などがみられると観血療法（骨折の経皮的固定術，靱帯再建術など）が必要になる場合があることを伝え，肘関節脱臼の概要や合併症および後遺症についても説明する．

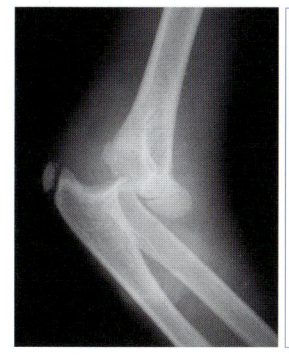

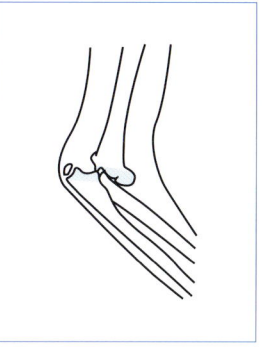

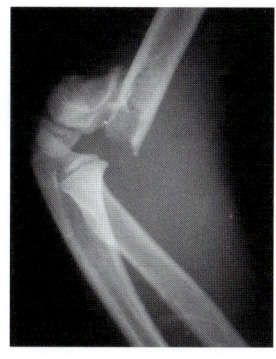

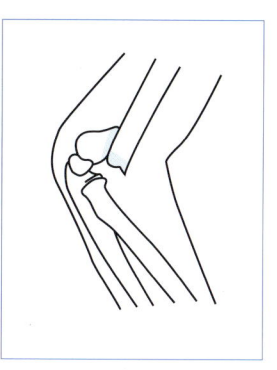

a. 肘関節後方脱臼　　　　　　　　　　　b. 上腕骨顆上伸展型骨折

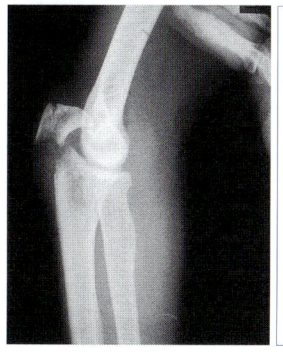

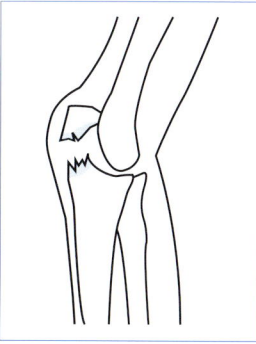

図2-2C・6　鑑別を要する損傷　　　　　c. 肘頭骨折

■整　復

1）第1法

❶患者を坐位または背臥位とする．

❷助手に患肢上腕部を固定させる．

❸術者は一方の手で手関節部を，他方の手で肘関節部を把持する．肘関節部を把持する手の母指は上腕骨遠位端部におき，示指もしくは中指を突出した肘頭に引っかけるように持つ．

❹脱臼肢位の角度のままゆっくりと遠位方向に牽引を行いながら，前腕が外転もしくは内転している場合は上腕軸に軸の向きをあわせる（**図2-2C・7a**）．

❺肘関節を屈曲させるとともに，肘関節部を把持している手の母指で上腕骨遠位端部を前方から後方へ，他指で肘頭部を後方から前方へ圧迫して整復する（**図2-2C・7b**）．

2）第2法（肘頭圧迫屈曲整復法）

❶患者を脱臼肢位のまま側臥位とする．

❷患肢の手関節部を助手に把持させる（**図2-2C・8a**）．

❸術者は両母指を肘頭にあて，他四指で肘関節前面を把持し，両母指で肘頭を圧迫して，半円を描くように整復する（**図2-2C・8b**）．

■固　定

1）固定材料（図2-2C・9）

クラーメル金属副子，テープ，綿花，巻軸包帯，三角巾．

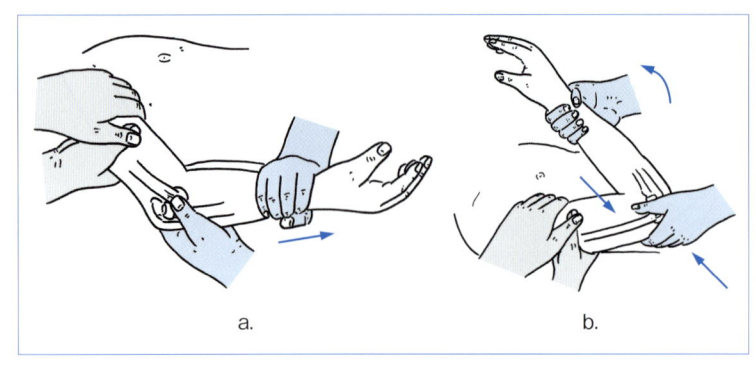

図 2-2C・7　整復法（第 1 法）

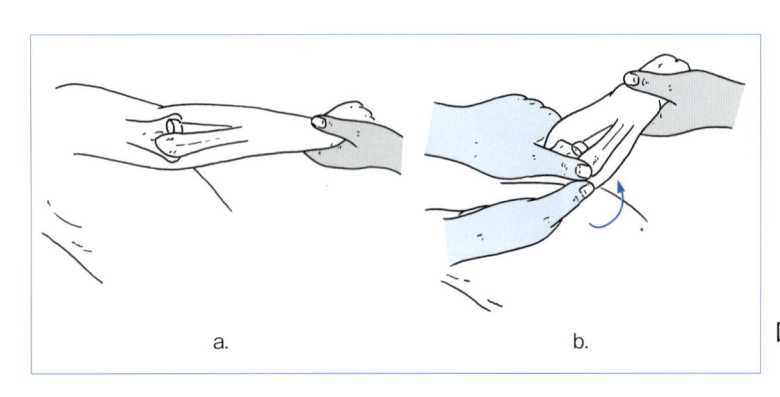

図 2-2C・8　整復法（第 2 法, 肘頭圧迫屈曲整復法）

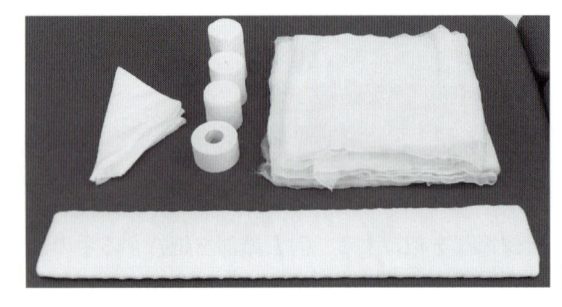

図 2-2C・9　固定材料

2）固定法（図 2-2C・10）

　肘関節 90°屈曲位，前腕中間位または回内位で上腕近位部から手 MP 関節部手前まで固定する．肘関節後面に十分な綿花枕子を挿入し，テープで仮止めし，過度の圧迫をさけるため，綿花などで患肢全体を被覆する（**図 2-2C・10a, b**）．次に包帯固定を施すが，緊縛しすぎないように注意し，とくに手指は運動が可能な状態にしておく（**図 2-2C・10c**）．また，中間位で固定する場合はクラーメル金属副子の前腕部を船底状に曲げるか，掌背側に枕子を入れると肢位を安定させやすくなる（**図 2-2C・10d**）．

> ● 骨損傷のない脱臼では再脱臼の可能性が低いため，主に軟部組織損傷の回復を目的とした固定でよい．強固すぎる固定は神経や血管の圧迫損傷を惹起するため注意を要する．また，患者が疼痛や圧迫感を強く訴える場合は，肘関節を軽度屈曲位で固定する（損傷直後から腫脹が強い場合はもとより，経時的に腫脹が強く出現してくる場合があるため）．

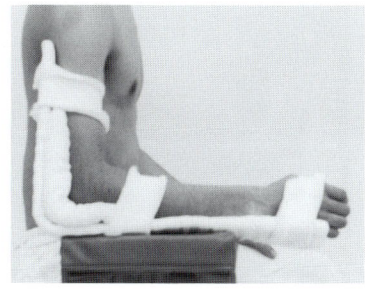

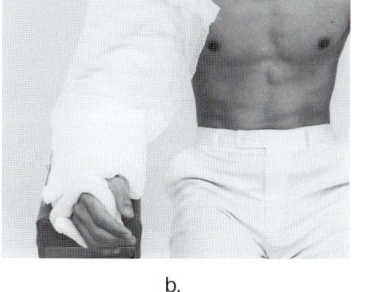

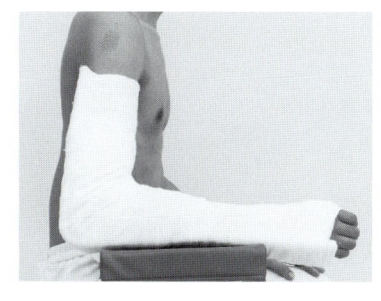

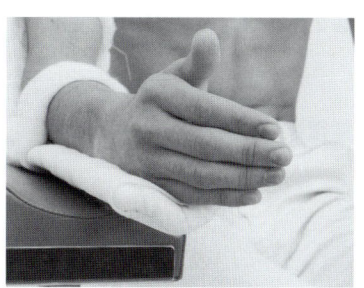

図 2-2C・10　固定法　a.　b.　c.　d.

■整復・固定後の確認

1）全身状態の確認
総論を参照．

2）整復後の確認
（1）整復音を触知（聴取）しやすい部位のため整復の成否の判断は比較的容易であるが，肘関節の可動性を慎重に確認する（最終伸展は行わない）．その際，強い可動域制限や肘関節部の変形，再脱臼などがみられた場合は，骨片の介在も考えられるため，固定前に再確認する必要がある．

（2）固定前に尺骨・正中・橈骨神経損傷の有無を再度検査し，固定後は手指部の循環障害の有無も確認する．

3）固定後の確認
（1）包帯の緊縛に伴う異常な疼痛の有無を確認する．
（2）神経損傷の有無を手指の屈伸運動，手部の感覚異常で確認する．
（3）血管損傷の有無を確認する．

■固定期間

高度な靱帯断裂のない脱臼では3週程度の固定でよいが，肘関節に不安定性がみられる場合は4週以上の固定が必要である．

［●骨折を合併している場合は，当該骨折の固定期間を優先して考える．］

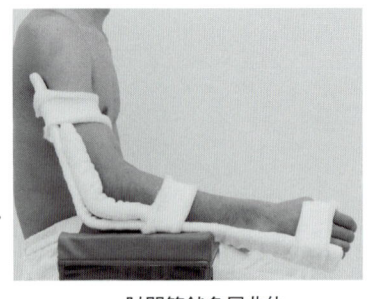

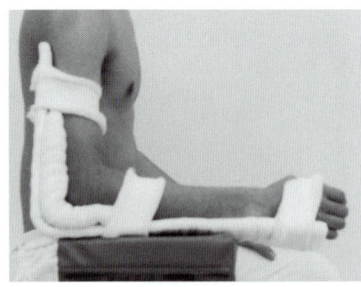

a. 肘関節鈍角屈曲位　　　　b. 肘関節90°屈曲位　　　　c. 肘関節鋭角屈曲位
図2-2C・11　固定肢位の変更

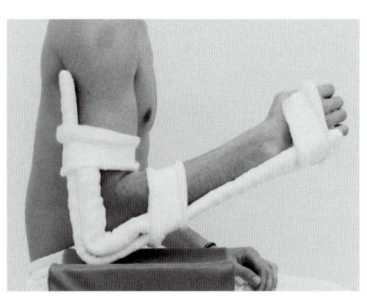

■後療法
　1）固　定
　　a）固定の継続
　　　（1）包帯交換時に患部の状態，運動能力の回復などを観察する．その際，周径計測などの客観的評価も施術録に記載しておき，固定の継続や除去，変更などの指標の一つとして利用する．
　　　（2）初期の包帯交換時には助手に患肢を保持させ患肢が動揺しないように注意して実施する．
　　b）再脱臼
　　　弾発性固定の出現や肘頭高位などがみられるが，肘関節不安定感などの患者の訴えが主となる．
　　c）固定の変更（図2-2C・11）
　　　受傷1週前後から，肘関節の屈曲角度や前腕部の肢位を変化させていくことにより，拘縮を軽減させる方法もある．とくに屈曲角度を増加する場合は，疼痛や違和感のない範囲で行うことに留意する．
　　d）固定の除去
　　　（1）腫脹や疼痛の度合いにもよるが，3～4週でクラーメル金属副子固定を除去する．
　　　（2）クラーメル金属副子固定除去後は必要に応じて，包帯固定や三角巾，サポーターなどに変更する．
　2）異常経過
　　a）考えられる異常経過（上腕骨顆上骨折の項参照）
　　　（1）フォルクマン拘縮．
　　　（2）骨化性筋炎．
　　b）転　医
　　　異常経過が疑われる場合は，固定を除去するとともに患部を安静に保ち，速やかに専門医に診察を依頼する．

3）物理療法，手技療法，運動療法

【固定期間中】
包帯交換時に患部の状態を確認する．

a）物理療法

1. 冷湿布

   受傷から1週程度を目安に実施する．

2. 温熱療法

   受傷1週経過頃から実施する．

   > ● 温熱療法実施中も，患部の腫脹や熱感に応じて冷湿布を併用することも重要である．とくに運動療法後の疼痛を伴う熱感に対しては，一時的に冷却することが望ましい．

b）手技療法

初期には脱臼部を避けた軽擦法を実施し，炎症軽減後は揉捏法や強擦法なども並行して行う．手技療法は患部のみならず，固定によって発生した頸部や背部の苦痛感を除くことも重要である．ただし，肘関節前方部は関節包や上腕屈筋の損傷部であるため，再度炎症や疼痛を起こさない程度に行う．

c）運動療法

固定期間中は原則として自動運動および介助運動を疼痛のない範囲で行わせる．また，運動療法の開始時期や内容，量および強度などは患部の腫脹や疼痛などの症状により調節が必要である．

1. 受傷後2から3日

   腫脹が増強することが多いため，患肢を安静に保つ．

2. 受傷後3日から

   肩関節，手関節の介助運動，手指の自動運動．

   > ● 腫脹や疼痛が少なければ，固定下でも手指の開排運動などを励行するように指導する．

3. 受傷後1週から

   肘関節屈伸，前腕回内回外の自動運動．

   > ● 屈伸運動は肘関節90°屈曲位からの自動運動を行い，どちらも20°前後にとどめる．とくに伸展時には肘関節前方部に伸展力が働くため注意する．

4. 受傷後2週から

   肘関節屈伸，前腕回内回外の自動運動を可能な範囲で積極的に行わせる．また，上腕部および前腕部の筋の等尺性収縮運動を固定中に行うよう指導する．

【固定除去後】

（1）関節可動域，筋力，動作の回復を目的とするが，拘縮の回復には長期間を要することを念頭におき，自動運動，筋力増強訓練と徐々に負荷を加える．

（2）固定除去後であっても疼痛や腫脹が増強した場合は運動療法を休止する．

4）後療法の適否の判定

a）固定肢位，範囲が適切かどうかの判定

(1) 経過に反して腫脹が増大していないかどうか

[●とくに腫脹が著明な場合は，循環障害が発生する可能性も考慮し，肘関節軽度屈曲位で固定する．]

(2) 感覚異常が出現していないかどうか

(3) 正常な血液循環が確保されているかどうか

などを確認して判定する．

b）物理療法，手技療法，運動療法が適切かどうかの判定

(1) 疼痛や腫脹が増強する場合は，軟部組織の修復が十分でないと考えられる．

(2) 骨化性筋炎の発症を考え，早期からの過剰な運動療法は避ける．

■ 治癒の判定

肘関節最終伸展可能，肘関節屈伸運動および前腕回内回外運動時における不安定感や疼痛の消失により治癒とする．

■ 注意事項

(1) 運動制限や疼痛の消失後も関節の不安定性を訴える場合はサポーターの着用などを勧める．

(2) 組織的な治癒および関節可動域の回復が得られた後でも，肘関節伸展位で体重を支えられないなどの症状が長く続くこともある．

■ 指導管理

(1) 脱臼が整復されても，関節包や靱帯断裂（とくに内側側副靱帯）を合併していることを説明し，固定や後療法の意義を理解してもらう．

(2) 通常，正しく整復されていれば再脱臼を起こすことはないため，固定中もとくに手指の自動運動を積極的に行い，拘縮予防に努めるよう指導する．

(3) スポーツ活動に復帰する際にはテーピングやサポーター着用などの必要性を十分に説明し，実践させる．

■ 予後

適切な治療が行われたものは予後良好である．場合により肘関節可動域制限，肘関節不安定性（PLRIを含む），外傷性関節症などを残すことがある．

■ 全体のプログラム

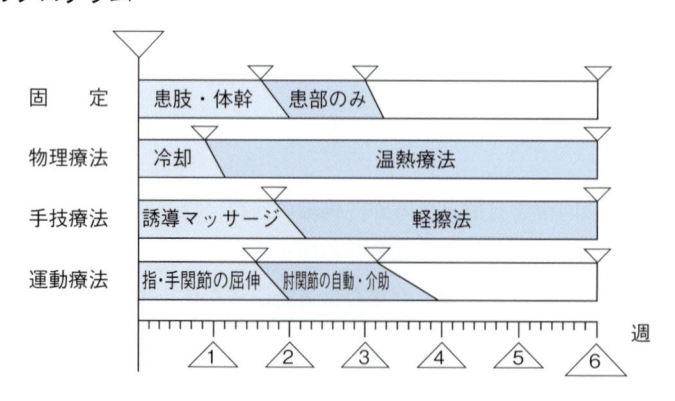

固定	患肢・体幹	患部のみ				
物理療法	冷却	温熱療法				
手技療法	誘導マッサージ	軽擦法				
運動療法	指・手関節の屈伸	肘関節の自動・介助				
週	1	2	3	4	5	6

D ● 肘内障

■ 症例の提示

受傷時の外観（図 2-2D・1）

■ 柔道整復施術適応の判定

一般に柔道整復施術の適応であると考えられる．ただし，受傷原因などから考え肘関節付近の骨折を疑わなければならないものは，医科との連携のもと施術を行うべきである．

■ 損傷の診察

1）全身状態の観察および問診

a）患者の姿勢をみる

歩行して来院する場合は患肢を下垂するか，健側の手で患側手関節部付近を支えるかしている．保護者などに抱かれて来院する場合も多い．

[● 比較的年長児の場合，患児を椅子に座らせると意気消沈した（しょげた）ようにみえることが多い．]

b）全身状態を観察する

一般に，全身状態に特段の変化がない．泣きじゃくっていることも多い．

c）主訴を聴取する

保護者などが患肢を使わなくなったと訴える．患児が前腕部あるいは手関節部の疼痛を訴える場合もある．

d）原因を聴取する

（1）保護者などに手を引っ張られ，受傷するものが多い（図 2-2D・2a）．

[● 通常，前腕回内位，肘関節伸展位で急激に牽引されると発症する．]

（2）患児が寝転んで自分の上肢を体に巻き込んで受傷するものもある（図 2-2D・2b）．

（3）患児の手を持って吊り上げる，更衣で手を引っ張る，手を持って振り回すなどを原因とするものもある．

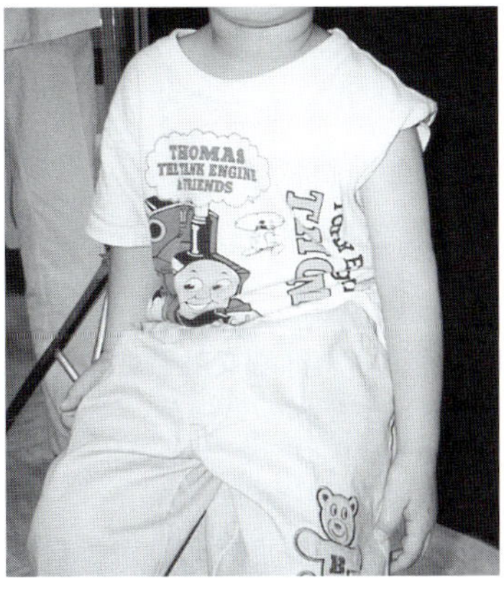

a. 正面 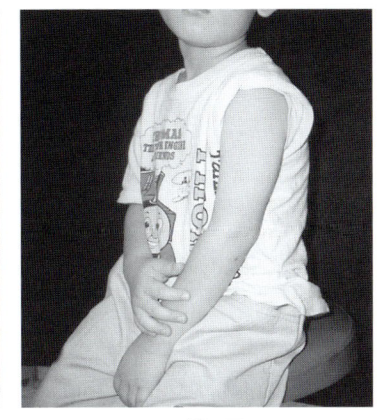　　　b. 側面

図 2-2D・1　受傷時の外観

> **MEMO**
> 肘内障患児の 21.5％ は肘関節部に，41.5％ が前腕部と手関節部に，26％ が手関節部に疼痛を訴えたという報告がある．

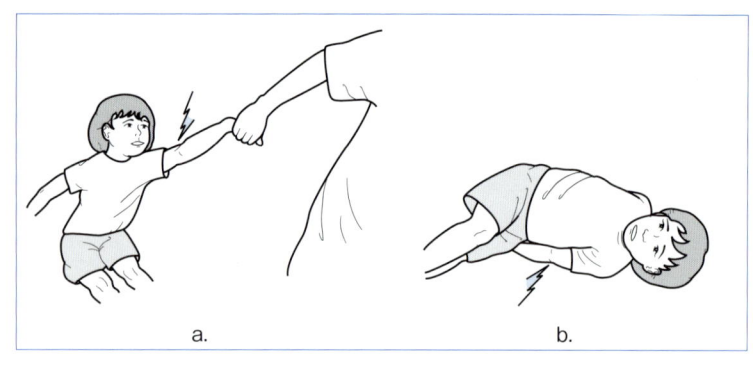

図 2-2D・2　発生機序

e）既往歴などを聴取する

　繰り返し（反復性に）発症するものがあり，肘内障の発症歴について聴取する．

2）患部の観察

a）診察環境を整える

　局所所見に乏しい疾患であるので，健側との比較が大切である．このため，患部を十分露出するだけでなく，健側も十分観察できる環境を整える．とくに，受傷原因が典型的でない場合には，鑑別診断のうえからも患部および健側が十分観察できる環境を整えなければならない．

　患児が年少者なので，冬期に上半身を裸にする場合などは，適切な室温になるよう配慮する．

b）損傷部にみられる典型的な所見

　どの部位に疼痛があるかを患児自身正確に示せない場合が多いので慎重に観察する．

（1）患肢を前腕回内位で下垂している．

（2）上肢を動かすことができない．

　　［●年長児にバンザイをするよう指示してもできない．一般に手関節部を押さえ動揺を防ぐことから，保護者は肩関節や手関節の損傷と誤解していることが多い．］

（3）患肢の前腕を回外強制すると疼痛が増強する（年少児では泣き方がひどくなる）とともに，バネ様の抵抗感を触知する．

（4）腕橈関節部に限局した圧痛が認められる．

（5）腫脹などの炎症所見がみられない．

　　［●翌日ないし翌々日に受診したケースでは軽い腫脹，熱感を認める場合がある．］

c）鑑別を要する損傷との鑑別の要点

　鎖骨骨折，肘関節付近の骨折（橈骨頸部骨折など），肘関節捻挫との鑑別が必要になる．

（1）鎖骨骨折との鑑別では患児の胸部を支えて持ち上げても患児が痛がらなければ，ほぼ，鎖骨骨折は否定できる．

（2）肘関節付近の骨折との鑑別では受傷原因，患部の腫脹，限局性圧痛，詳細な触診による変形の触知などを鑑別の根拠とする．

　　［●寝転んでいて上肢を身体に巻き込まれて受傷した場合では慎重な対応が求められる．］

（3）肘関節捻挫との鑑別では肘関節部に腫脹がみられるかどうかが鑑別の要点であるが，最終的には肘内障の整復操作をしてみて整復音があるかどうかで鑑別する．

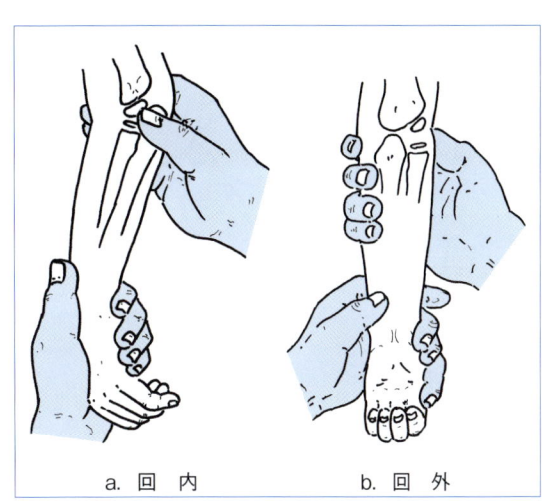

図 2-2D・3　整復法（第1法）　　a. 回　内　　b. 回　外

■ 整　復
　1）第1法
　　❶患者を立位または坐位（保護者などに前方を向かせて抱いてもらってもよい）として，一方の手で前腕遠位部を，他方の手で肘関節部付近を把持し，母指を橈骨頭にあてる．
　　❷前腕を回内（図 2-2D・3a）または回外（図 2-2D・3b）させながら，母指で橈骨頭を圧迫すれば軽いクリック音を触知する．
　2）第2法
　　❶患者を立位または坐位として，一方の手で前腕遠位部を，他方の手で肘関節部付近を把持し母指を橈骨頭にあてる．
　　❷患肢の前腕を回外，肘関節を伸展位とする（図 2-2D・4a）．
　　❸前腕を回内しながら最終屈曲（図 2-2D・4b）させると，クリック音を触知し整復される（図 2-2D・4c）．
■ 固　定
　　一般的に固定は必要としない．短期間で頻回に再発する場合は，数日の固定が有効なことがある（図 2-2D・5）．
■ 整復後の確認
　　整復直後，上肢の自動運動を誘導することで動かし始める（玩具などを取らせてみる）．
■ 注意事項
　　（1）整復時のクリック音が判然としない例がある．
　　（2）とくに，患児が1歳未満の場合には整復確認を慎重に行う．
　　（3）整復後ただちに患肢を使うようにならないものは，他の損傷を疑わなければならない．
　　（4）手を引っ張るなどの典型的な受傷原因でないものは骨折なども考慮して診察にあたる．

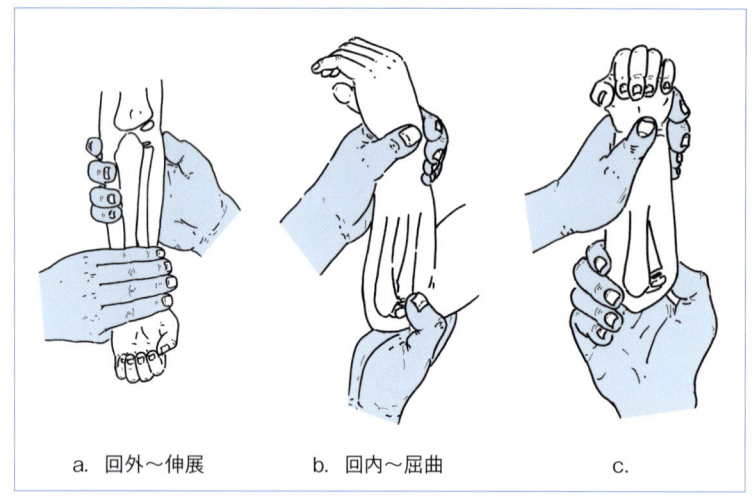

図 2-2D・4　整復法（第2法）
a. 回外〜伸展　　b. 回内〜屈曲　　c.

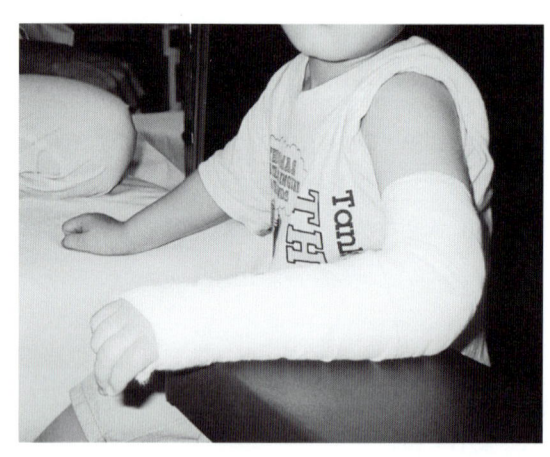

図 2-2D・5　固定法

■指導管理
　（1）小児を持ち上げる際は，前腕を持たないよう指導する．
　（2）急激に手を引っ張らないよう保護者に指導する．

■予　後
　（1）再発しても成長に伴って自然に発生しなくなる．
　（2）変形や機能障害を残すことはなく，予後良好である．

E ● PIP関節脱臼（背側脱臼）

■症例の提示
1）典型的症例
(1) 受傷時の外観（図 2-2E・1）
(2) 受傷時のX線像（図 2-2E・2）

2）その他の注意すべき症例
(1) PIP関節中心性脱臼骨折（関節部の粉砕骨折を伴う）．
(2) PIP関節側副靱帯断裂．
(3) PIP関節掌側板損傷（付着部裂離骨折を含む）（図 2-2E・3）．

> ● PIP関節掌側板損傷ではPIP関節掌側の皮下出血斑が多くの症例で確認できる．また，圧痛も付着部に認める．

■柔道整復施術適応の判定
1）応急手当の段階での判定
a）施術の実施についてとくに慎重な判断が求められるもの
(1) 開放性脱臼または損傷部付近に創傷があり出血のあるもの（応急手当として創の洗浄や滅菌ガーゼなどによる止血などの処置を行う場合を除く．脱臼骨頭が創から露出している場合は骨頭を創内に引き入れないなど，とくに感染に注意する）．
(2) 高度な変形があり側副靱帯などの損傷が予想されるもの．
(3) 徒手整復に不安を訴えるもの．

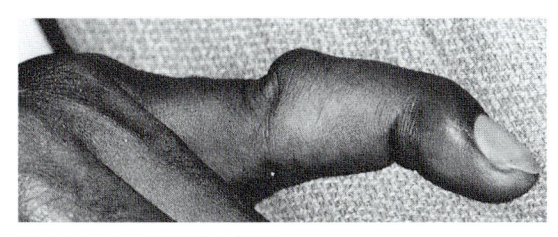

図 2-2E・1　受傷時の外観

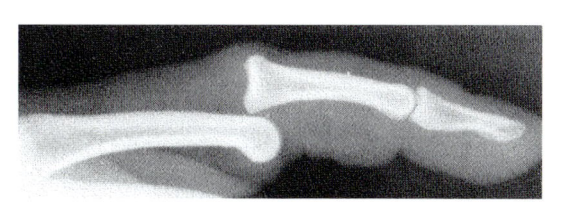

図 2-2E・2　受傷時のX線像

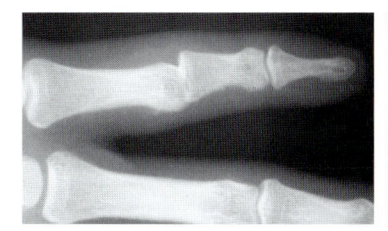

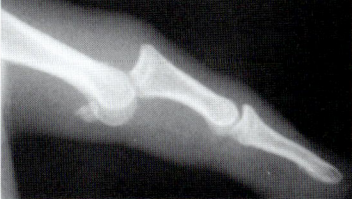

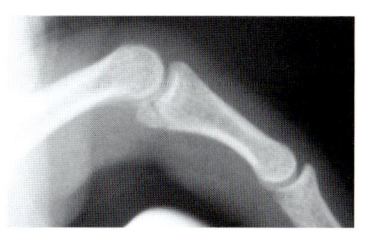

a. 受傷時正面像　　　b. 受傷時側面像　　　b. 整復後側面像

図 2-2E・3　PIP関節掌側板付着部裂離骨片を伴う脱臼骨折

（4）関節内骨折などの合併が考えられ，関節可動域制限を残す可能性が高いもの．
（5）その他．
b）施術を実施してもよいと考えられるもの
（1）医科への転送あるいは医科での受診を前提とし，患部の安静や保護を目的に簡易な固定などを行うもの．
（2）ただちに整復，固定することが患者に有利だと考えられるもの．
　　　［●1ないし2回の整復操作で整復されないものは，ただちに医科に転送する．］
（3）保存療法のリスクを十分説明し，患者が理解したうえで，なお施術を希望するもの．
（4）医師から施術を指示されたもの．

2）後療を継続する段階での判定
a）施術の適応がないもの
施術に医師の同意が得られないもの．
b）施術の適応があるもの
（1）固定継続などの後療法実施に医師の同意が得られ患者が強く希望するもの．
（2）医師から関節拘縮改善などに関する施術を指示されたもの．

■損傷の診察
　PIP関節脱臼（DIP関節含む）は，一度脱臼位になるが瞬時に整復位に戻ることや，損傷の現場で本人または第三者によって整復されている場合が多いので，そのことを念頭におき診察にあたる．

1）全身状態の観察および問診
全身状態の観察，既往歴などの聴取については総論を参照．
a）患者の姿勢をみる
健側の手で患側の手部を保持している場合が多い．
b）主訴を聴取する
変形，疼痛と機能障害を訴える．
c）原因を聴取する
いわゆる突き指損傷で指先からの軸圧や過伸展などで発生する．

2）患部の観察
a）診察環境を整える
総論を参照．
b）損傷部にみられる典型的な所見
（1）関節部で，基節骨の骨軸に対し中節骨が角度を有して脱臼するもの（**図2-2E・4a**）では，脱臼関節部で遠位側が一定の角度で屈曲し，屈曲の凹側の皮膚溝が深く刻まれている．
（2）関節部で，基節骨の骨軸に対し中節骨が平行に脱臼するもの（**図2-2E・4b**）では，脱臼関節部の前後径が増大し，関節部に段差が形成されている．
　　　［●とくに，（2）の場合では腫脹の強い捻挫と脱臼による前後径の増大とが，見分けにくい場合があるので注意を要する．］

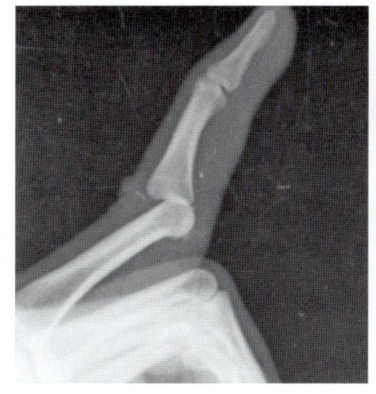

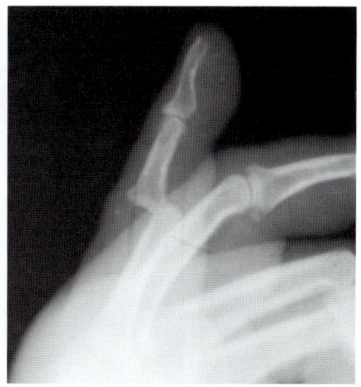

図 2-2E・4　典型的な所見　　a.　　　　　　　　　　　b.

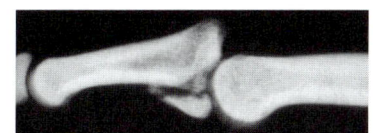

図 2-2E・5　関節軟骨損傷①　a.　　　　　　　　　　　b.

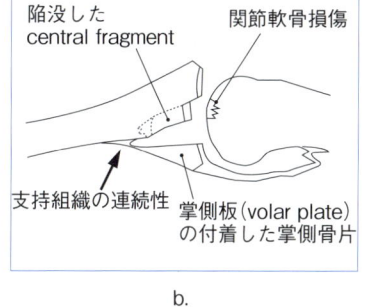

c）鑑別を要する損傷との鑑別の要点

　関節付近の骨折との鑑別が必要で，限局性圧痛や弾発性固定を指標として鑑別するが，判然としない場合が多い．また，腫脹の強い重度の PIP 関節捻挫と見誤ることが多いので，慎重な触診により骨頭の転位を触知するなどで鑑別する．

　［●鑑別しにくい理由として PIP 関節脱臼では，弾発性固定が明確でないものが多いことなどがある．］

3）治療法の提示

（1）脱臼とともに側副靱帯の高度な損傷が発生したもの，開放性脱臼，徒手整復不能なもの，整復位保持が困難なものは，観血療法の適応となる場合が多い．

（2）関節面の粉砕骨折（図 2-2E・5，6）など関節軟骨の損傷が高度で，機能的予後が不良となることが予想されるものは，観血療法，またはロバートソンの三方牽引法（図 2-2E・7）の適応となる場合が多いことを説明する．

（3）整復後に明確な側方動揺性（とくに 20°以上）が認められるものは，観血療法の適応となる場合が多いことを説明する．

（4）徒手整復後の固定法には様々な方法があること，およびそれぞれの特徴について説明する．

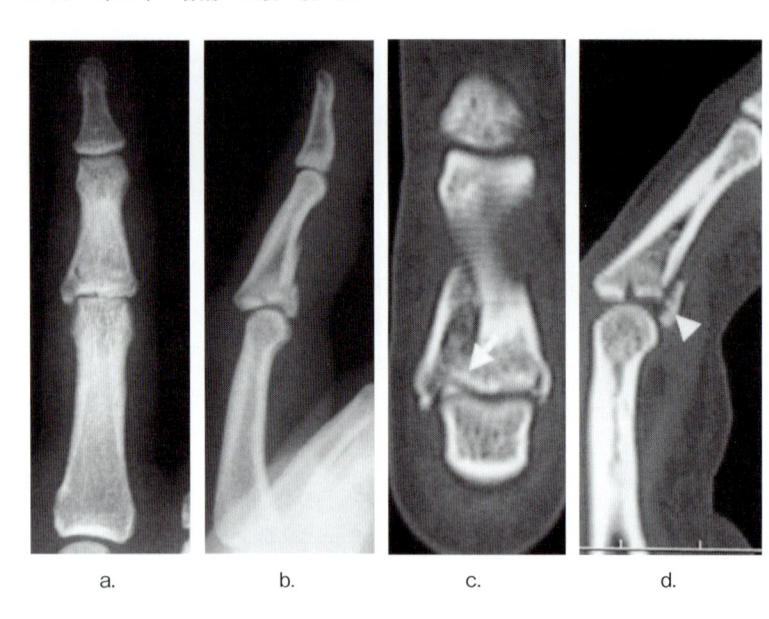

図 2-2E・6　関節軟骨損傷②
［森谷浩治ほか：陥没骨折を有した手指近位指節間関節背側脱臼の治療成績．整形外科 **59**：1201-1205, 2008］

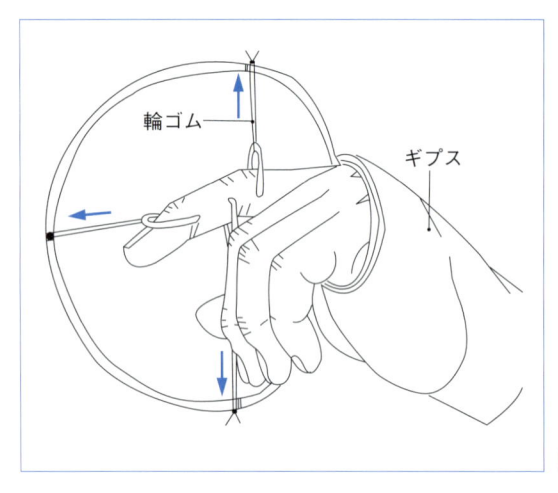

図 2-2E・7　ロバートソン三方牽引法

■**整復**（背側脱臼）
❶患者を坐位，または背臥位とする．
❷手が滑らないように絆創膏，ガーゼ，フィンガートラクション（トラップ）などを用いる（**図 2-2E・8a〜c**）．
❸術者は一方の手の母指（掌側から）と示指（背側から）とで MP 関節軽度背屈位になるように把持し基節骨を固定する．
❹中節骨を他方の手の母指（背側から）と示指（掌側から）とで把持する（**図 2-2E・8d**）．
❺中節骨を伸展方向に屈曲し，PIP 関節の過伸展を強制する．

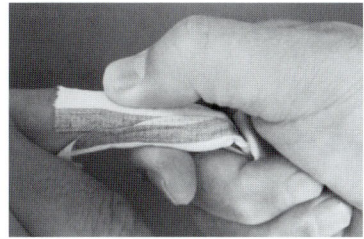

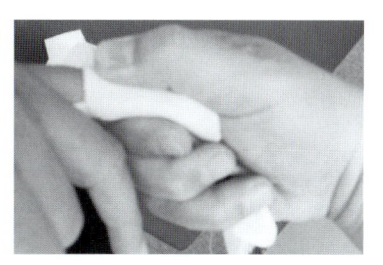

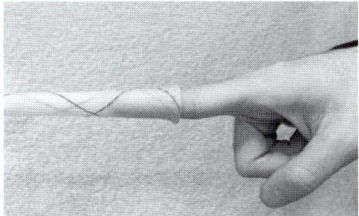

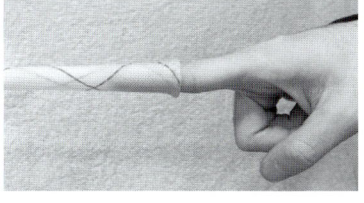

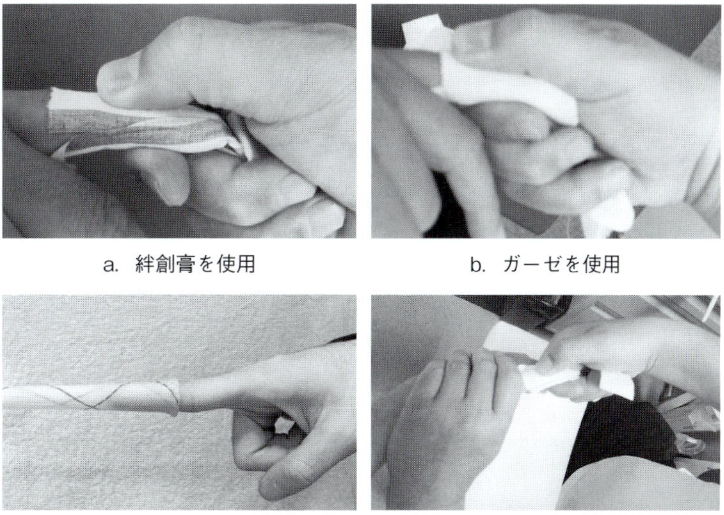

E ● PIP 関節脱臼(背側脱臼)　249

図 2-2E・8　整復法
a. 絆創膏を使用
b. ガーゼを使用
c. フィンガートラクションを使用
d. 把持の仕方

❻過伸展した中節骨の基部背側に把持している手の母指をあて，基部を基節骨の骨軸方向に押し出す．
❼短縮転位の除去後，軽く牽引しながら，中節骨を把持している手の母指で，中節骨基部を掌側に圧迫し，同時に PIP 関節を完全に屈曲する．
❽注意深く屈曲角度を減らし固定肢位(20〜30°)まで戻す．

■固　定
　1）固定材料
　　金属副子，巻軸包帯，絆創膏．
　2）固定肢位
　　MP，PIP，DIP の各関節 20〜30°屈曲位．
　3）固定範囲
　　前腕遠位部から指先端まで．

　　●手関節部の固定は手の使用を制限するためで，手を使用しないことに協力が得られれば必要としない．手掌が汗をかきやすい場合などは，通気性のある手指用クラーメル金属副子などを使用するとよい．

　4）固定法
　　（1）患指1指の金属副子固定を基本とするが，包帯での固定は隣接指とする(図 2-2E・9a，b)．この際，指間ガーゼなどで指どうしが擦れないように工夫する．
　　（2）必要に応じて隣接指とともに金属副子固定する(図 2-2E・9c)．

　　●背側からの固定(図 2-2E・9d)は浮腫に対して有利な固定とされている．また早期の運動療法に対しても，手指部の絆創膏を外すのみで運動を実施することができ有利である．

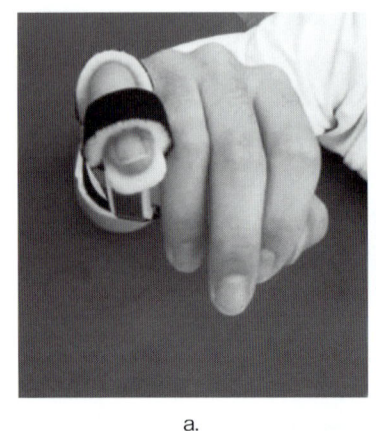

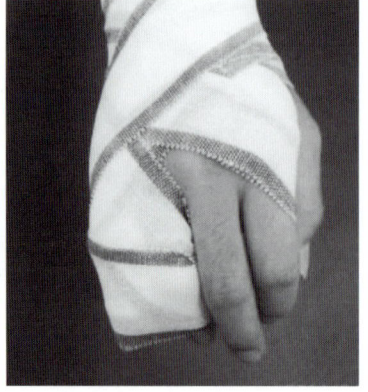

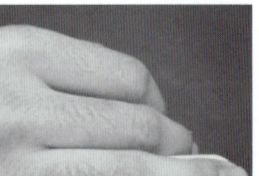

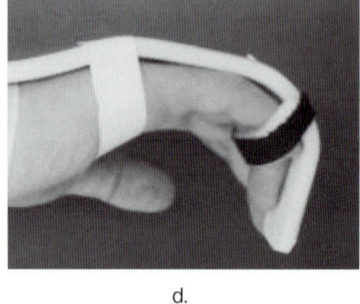

図 2-2E・9　固定法
c．隣接指との金属副子による同時固定.
d．背側からの金属副子による固定.

■整復・固定後の確認
　1）整復後の確認
　　（1）整復音を触知した.
　　（2）ある程度の自動運動が回復する.
　　（3）弾発性固定が消失している.
　　　　［● PIP 関節の脱臼では弾発性固定が明確でない.］
　　（4）患指を屈曲した際，舟状骨結節に指先が向くか確認する.
　2）固定後の確認
　　（1）指先の感覚と循環状態を確認する.
　　（2）金属副子などに強くあたっている部分がないことを確認する.
■固定期間
　1）固定期間の決定要件
　　　関節の支持組織(掌側板，側副靱帯)の損傷が合併する場合は，比較的強固でやや長期(3週程度)の固定を実施する.
　2）固定期間
　　　約2週.

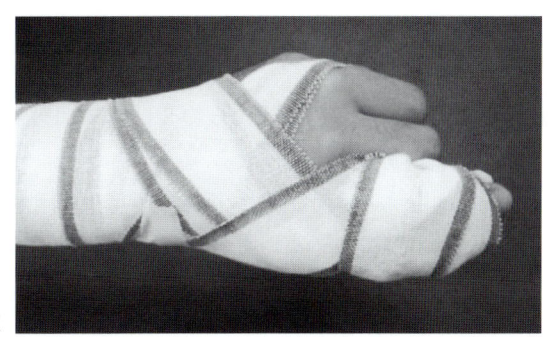

図 2-2E・10　手関節を含む隣接指の固定

■後療法
 1）固　定
 a）固定の継続
　（1）最初に実施した固定でよいか再検討する．
　（2）手指の使用頻度などにより金属副子の固定範囲を再検討する．
　（3）患者が日常的に固定した患肢を使用する必要があり，翌日に固定が緩んだりする場合は，隣接指を金属副子で固定したり，使用を制限するために手関節部などを含めその他の材料（合成樹脂製キャスト材など）で固定することもある（図 2-2E・10）．
 b）再脱臼
　PIP 関節脱臼では一度整復して確認のための自動運動を実施したときに再脱臼しない場合や受傷時の脱臼発生と同じような外力が働かなければ再脱臼はまれである．
 c）固定の変更
 1．固定肢位の変更
　約 1 週経過後，徐々に PIP 関節，DIP 関節を伸展位にする．
 2．固定範囲の変更
　手関節部を含め固定している場合は，約 1 週経過後，手関節部の固定を除去する．
 d）固定の除去
　2 週経過後，患指の腫脹や運動痛が軽減し，脱臼関節の側方動揺性がないことを確認して固定を除去する．

　　［●手の使用頻度が高い場合や固定を除去したことで患者が不安感を訴える場合は，隣接指とバディーテープでの固定をさらに 1 週継続する．］

 2）異常経過
 a）考えられる異常経過
　（1）初期の X 線検査では，骨折の合併が確認しにくいことがある．
　（2）再脱臼や治療中の異常な痛み，暗紫赤色の発赤，腫脹がないかを確認する．
 b）転　医
　（1）側方や背側などへの 2 方向以上への動揺性が認められる場合は精査を依頼する．
　（2）高度な浮腫が継続する場合や異常な疼痛を認める場合．

3）物理療法，手技療法，運動療法

【固定期間中】
（1）整復，固定後から約3日のRICE処置を実施する．5・6日後から温熱療法と隣接指の自動運動を行わせる．
（2）2週目から患指の屈曲方向への自動運動，隣接指の伸展，屈曲自動運動を行わせる．
（3）安定性の高いものでは，1週経過後，絆創膏などでPIP関節を20～30°屈曲位に保ち渦流浴などの温浴を実施する．これは手部の血流を改善するだけでなく，皮膚の清潔を保つためにも重要である．
（4）渦流浴実施後，金属副子を再装着する場合は，よく乾かさないと皮膚が白色に変化することが多い．

【固定除去後】
（1）3週目の固定除去後，渦流浴などの温熱療法を実施する．
（2）伸展方向を含めた自動運動を徐々に開始させる．

4）後療法の適否の判定
再脱臼することなく順調な可動域の回復がみられればよい．

■治癒の判定
痛みの消失と関節可動域の回復．

■注意事項
（1）再脱臼や治療中の異常な痛み，暗紫赤色の発赤，腫脹がないかを確認する．
（2）金属副子による褥瘡や蒸れによるふやけなど皮膚障害がないかを確認する．
（3）金属副子で固定中に隣接指を自動運動させる場合は金属副子がずれないように注意する．
（4）脱臼位で来院しなくても局所症状はもとより受傷機序や変形の有無，現場での整復操作の有無など可能な限り聴取し，損傷している組織を予測し治療にあたる．
（5）PIP関節は屈曲位拘縮に陥りやすいことを理解し，経時的にPIP関節の固定肢位を伸展位に近づける．
（6）PIP関節部が「節くれだった」外観を残して治癒する可能性があることを説明しておく．
（7）正常な伸展可動域が獲得できない可能性も説明しておく．
（8）固定がある程度除去されたときに患者自身で指を強くこすったり，自動介助運動を自らの手で強くやりすぎることが多いので注意する．

■指導管理
（1）小さな関節のため，脱臼整復により治ったと解釈する患者も多い．骨折の合併や側副靱帯断裂などの合併症を説明し，必ず医科を受診するよう指導する．
（2）手部は心臓より高挙することを常に心がけさせる．就寝時などの肢位も指導する．
（3）金属副子の管理（使いすぎや汗によるずれや障害）を指導する．
（4）経過中に患指を強制的に最終伸展しないよう指導する．

■予　後

(1) 二次性関節症.
(2) 関節不安定性の残存.

■全体のプログラム

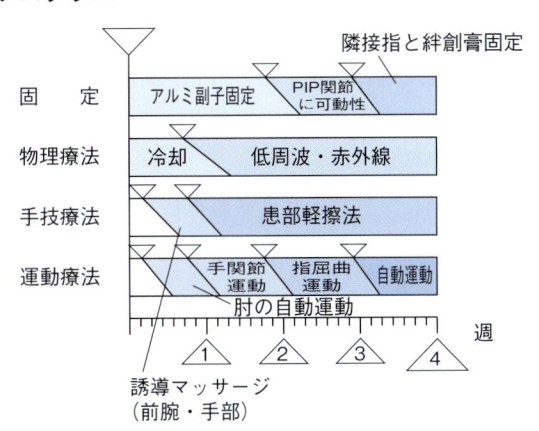

固　定	アルミ副子固定	PIP関節に可動性	隣接指と絆創膏固定		
物理療法	冷却	低周波・赤外線			
手技療法		患部軽擦法			
運動療法		手関節運動	指屈曲運動	自動運動	
		肘の自動運動			週
		1	2	3	4

誘導マッサージ
（前腕・手部）

F 第1指MP関節脱臼（背側脱臼）

　Z字状の特徴的な外観(☞ p.10 **図1·2·2** も参照)や弾発性固定などの症状から，看過されることは少ない．本脱臼は第1指MP関節背側脱臼として起こるが，第1指MP関節のロッキングフィンガーのなかには，外観のみでは鑑別が困難なものもある．ロッキングフィンガーも過伸展外力によって発生することから，整復法には共通点が多い．

　本脱臼の治療にあたっては整復操作を行う前に，外観の写真撮影をし，記録しておくとよい．この画像は，専門医に受診を勧めるときの紹介状に添付すると，整復後であっても損傷組織の病態把握の助けとなり患者にとって有益である．

　整復されると症状が軽快するため，患者自身の判断で医科の受診をせず，固定を除去することもある．このため，予測される組織損傷や放置することによる予後への影響(再脱臼や運動制限の可能性など)を理解させ，専門医への受診を促すことも柔道整復師の重要な役割である．

　本脱臼は整復時に安易な遠位方向への牽引を行うと垂直脱臼が水平脱臼に移行し，徒手整復が不能となることがあるので注意が必要である．

■症例の提示
　　（1）受傷時の外観(**図2-2F・1**)．
　　（2）受傷時のX線像(**図2-2F・2**)．

■整復などを行わない場合の患者の搬送
　1）搬送にあたっての注意事項
　　患部の動揺を防ぎ患者の苦痛を軽減させる．
　2）搬送時の固定例
　　三角巾で提肘する程度にとどめ搬送することが望ましい．

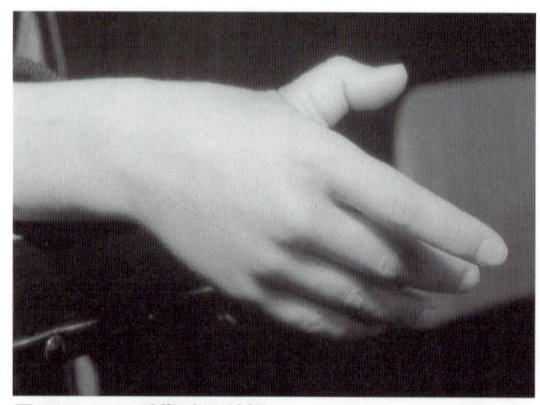

図2-2F・1　受傷時の外観

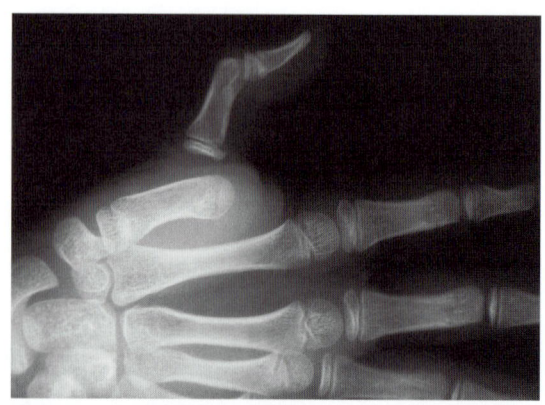

図2-2F・2　受傷時のX線像

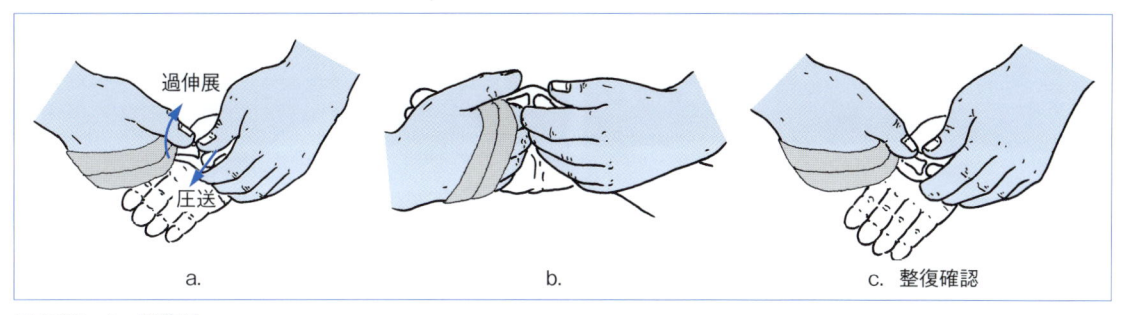

図 2-2F・3　整復法

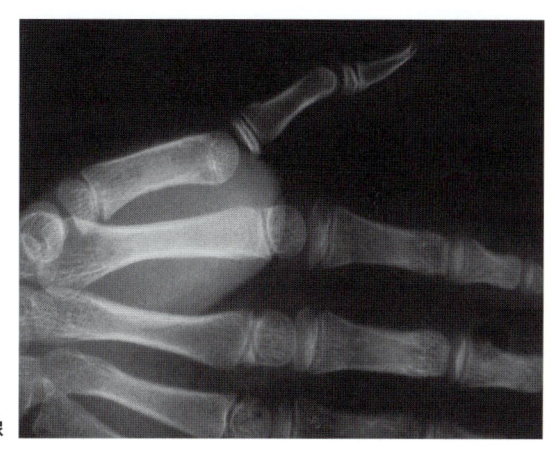

図 2-2F・4　整復後の X 線像

　以下，整復，固定法の一例を示すが，整復にあたっては医科との連携のもとで実施することが望ましい．

■ 整　復
　1）整復法（垂直脱臼）
　　患指にガーゼや包帯を巻き，滑り止めとする．
　　❶一方の手の母指で基節骨背側，示指，中指で掌側から把持し，他方の手の母指を中手骨背側にあて，他四指で母指球を固定する．
　　❷MP 関節を過伸展させた後，中手骨上にある基節骨基部を遠位方向へ圧送する（**図 2-2F・3a**）．
　　❸移動が十分感じられたら患指を屈曲し整復を完了する（**図 2-2F・3b**）．
　2）整復確認
　　患指を静かに屈曲，伸展し，弾発性固定の消失を確認する．整復後に再脱臼するような場合，関節内になんらかの介在物があると考えて間違いない．
　3）整復後の X 線像（**図 2-2F・4**）

■ 整復障害
　　関節包や種子骨が基節骨と中手骨の間に嵌入し整復を妨げる場合がある．また，水平脱臼では種子骨や関節包が介在し整復障害となることが多い．

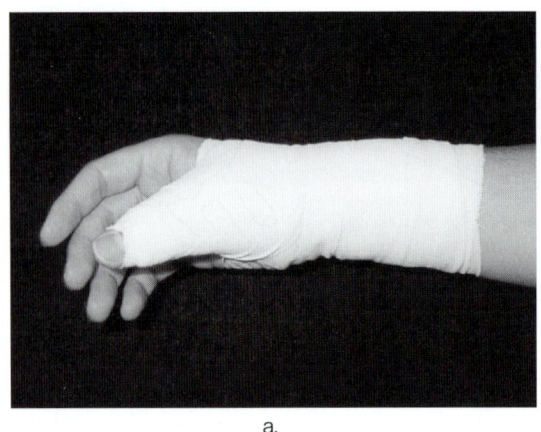

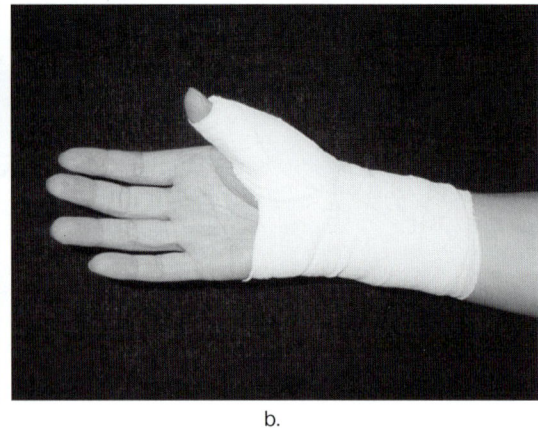

図2-2F・5　固定法

■ 固　定（図2-2F・5）
　　損傷した関節包，靱帯，掌側板の修復を目的に，前腕遠位部から第1指爪根部までを固定する．
■ 固定期間
　（1）第1指はMP関節軽度屈曲位（背側にアルミ副子）で2週．
　（2）2週後から自動運動を行わせるが，その後も6週はMP関節の過伸展を行わないように注意する．
■ 指導管理
　（1）受傷後1週で患肢以外の入浴を許可する．
　（2）受傷後3週で全身入浴を許可するが，患肢の過伸展は禁止とする．
　（3）当分の間，第1指使用時のテーピングを指示する．
■ 全体のプログラム

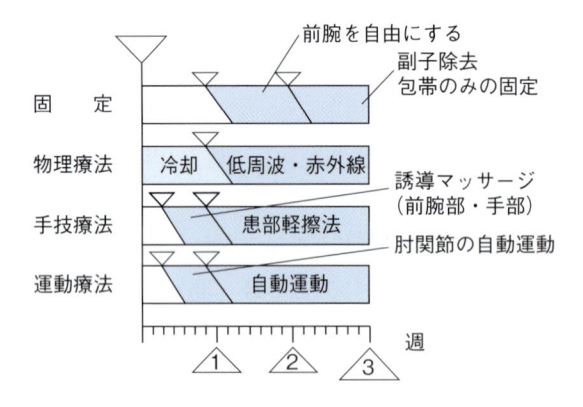

3 軟部組織損傷

A ● 腱板断裂

■柔道整復施術適応の判定
　1）応急手当の段階での判定
　a）施術の実施についてとくに慎重な判断が求められるもの
　　（1）損傷部付近に創傷があり出血のあるもの（応急手当として創の洗浄や滅菌ガーゼなどによる止血などの処置を行う場合を除く）．
　　（2）高度な損傷で手術によらなければ十分な回復が期待できないもの．
　　（3）患者が関節可動域の完全な回復を希望するもの．
　　（4）患者が早期の機能回復と社会復帰を希望するもの．
　　（5）その他．
　b）施術を実施してもよいと考えられるもの
　　（1）急性損傷の場合で医科への転送あるいは医科での受診を前提とし，患肢の安静を目的に簡易な固定や提肘などを行うもの．
　　（2）ただちに固定することが患者に有利だと考えられるもの（以後の施術に関して医師の指示を受けることが望ましい）．
　　（3）部分断裂など保存療法で十分な治療効果が望めるもの．
　　（4）保存療法のリスクを十分説明し，患者が理解したうえで，なお施術を希望するもの．
　　（5）医師から施術を指示されたもの．
　2）後療を継続する段階での判定
　a）施術の適応がないもの
　　顕著な施術効果が認められないもの．
　b）施術の適応があるもの
　　（1）固定継続などの後療法実施に医師の指示を受け患者が希望するもの．
　　（2）医師から関節拘縮改善などに関する施術を指示されたもの．
　　（3）部分断裂などで十分な機能回復などが望め，患者が強く希望するもの．
　　（4）保存療法のリスクを十分説明し，患者が理解したうえで，なお施術を希望するもの．

■損傷の診察
1）全身状態の観察および問診
全身状態の観察，既往歴などの聴取については総論を参照．
a）患者の姿勢をみる
程度にもよるが，患肢を下垂して来院する．
b）主訴を聴取する
損傷部の疼痛と，それによる肩関節の機能障害が主になる．
c）原因を聴取する
肩部の打撲や，手掌部や肘部を衝くなど1回の外力で発生するものと，加齢などによる変性に加え，投球，投てきなどでの使いすぎoveruseにより腱板脆弱部に繰り返しの張力がかかり，変性が進行し断裂にいたるものがある．また電車が急停止した際に吊り革を持っていたなどの軽微な外力で損傷することもあるので，注意深い問診が必要である．肩部付近の骨折ならびに軟部組織の損傷や障害の可能性を念頭におき診察を進める．

2）患部の観察
a）診察環境を整える
総論を参照．
b）損傷部にみられる典型的な所見
1．新鮮例の場合
　（1）完全断裂の場合，圧痛部に一致して陥凹を触知するものがある．
　（2）疼痛が強いときは自動運動ができないが，他動運動は可能である．
2．陳旧例の場合
　（1）棘上筋や棘下筋の萎縮がみられる．
　（2）肩関節の拘縮がみられる．
c）鑑別を要する損傷との鑑別の要点
上腕二頭筋長頭腱損傷との鑑別を要するが，圧痛の部位，筋腹の遠位方向への移動，各種の徒手検査所見（上腕二頭筋長頭腱損傷ではヤーガソンテスト，スピードテストが陽性になるなど）で鑑別する．
d）合併症の有無
外傷に起因するものでは上腕二頭筋長頭腱損傷，腱板疎部損傷などの合併が考えられる．基礎的疾患としては肩変形性関節症などが考えられる．

3）治療法の提示
　（1）原則として保存療法を選択する．
　（2）スポーツ選手などで運動能力の低下が許されないときや，症状が強い場合は観血療法を考慮する．

A ● 腱板断裂　259

図2-3A・1　ペインフルアークサイン　　図2-3A・2　挙上時雑音（クレピタス）
　　　　　　　　　　　　　　　　　　　　a. 手を肩前面におく　　　　　　b.

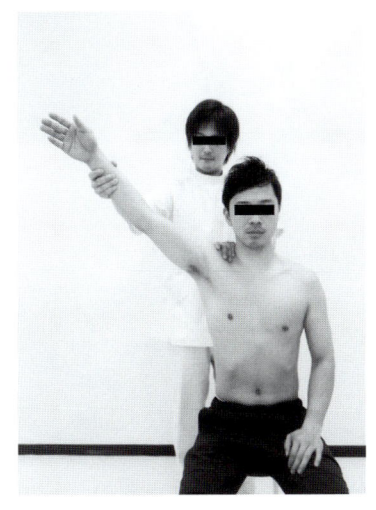

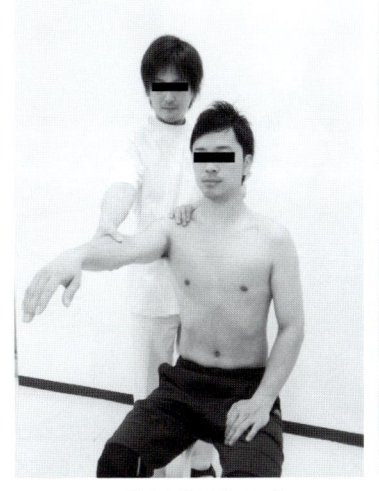

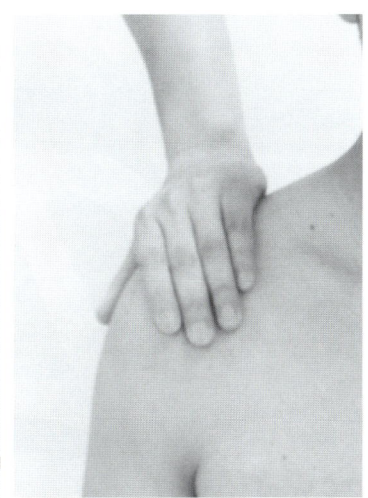

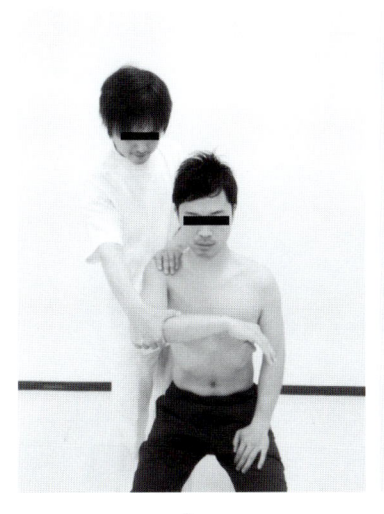

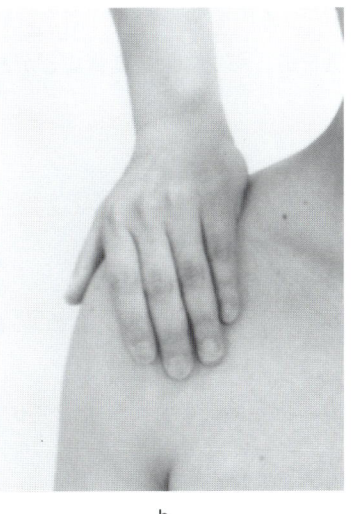

　　　　a.　　　　　　　　　　　　　　　b.
図2-3A・3　インピンジメント徴候　　　　　　　　　　図2-3A・4　ドロップアームサイン

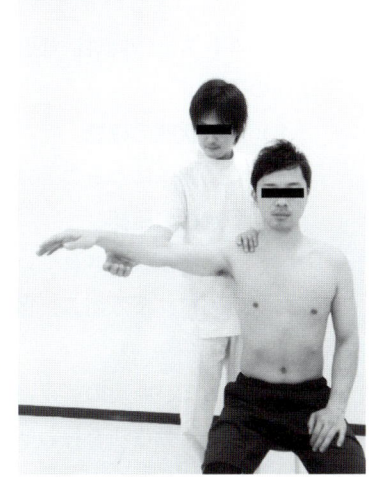

■検査法
　（1）ペインフルアークサイン（図2-3A・1）．
　（2）クレピタス（図2-3A・2）．
　（3）インピンジメント徴候（図2-3A・3）．
　（4）ドロップアームサイン（図2-3A・4）．

　●必ず患側と健側の両方を検査し，比較する．ドロップアームサインでは90°外転させるときは代償運動を除去するため，一度90°を越えてから90°にするとよい．患肢を支えた手を緩めるときは，患肢が落下することを防ぐため，患肢のすぐ下で受け止める用意をしておく．

図 2-3A・5　外転副子

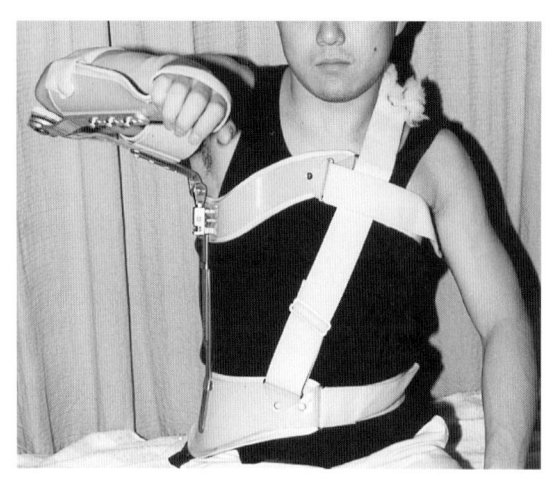

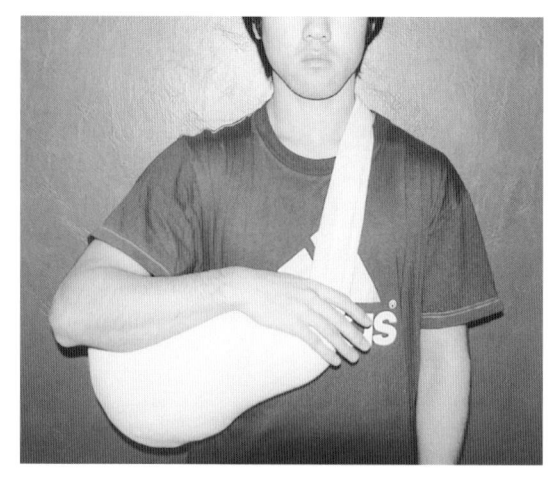

図 2-3A・6　アームレスト

■固　定
　　一般に腱板完全断裂および多くの不全断裂は断裂部位の自然治癒は得られないとされているが，疼痛の著しいときは安静のための固定を行う．固定材料としては外転副子（**図 2-3A・5**），アームレスト（外転枕）（**図 2-3A・6**），ギプス，絆創膏などがあり，適宜使用する．

■固定後の確認
　1）全身状態の確認
　　とくに問題になることはない．
　2）固定後の確認
　　（1）疼痛が緩和されているか確認する．
　　（2）固定による痛み，循環障害，神経障害（感覚，運動）の有無を確認する．

■固定期間
　　疼痛および断裂の程度により，固定除去の時期を決定する．疼痛が軽減すれば固定を除去し，積極的な運動療法を行わせる．

■後療法
　1）固　定
　a）固定の継続
　　（1）絆創膏を使用する場合は，皮膚の状態に注意する．
　　（2）患肢の浮腫が軽減しない場合には十分注意する．
　b）固定の変更
　1．固定肢位の変更
　　（1）外転副子固定による外転角度の程度は，2〜3週以降徐々に小さくしていく．
　　（2）アームレストなどに切り替える．

2．固定範囲の変更
　2〜3週後，患部の状態をみて装具固定に切り替える．
c）固定の除去
　（1）約5週で装具による固定を除去する．
　（2）機能的にはスムーズな肩関節屈曲や外転の関節可動域が確保され屈曲や外転の徒手筋力検査が4以上あることを目安とする．固定をすべて外すことに不安感を訴えるようであれば，しばらく継続する．

2）異常経過
a）考えられる異常経過
　（1）局所の疼痛が継続する場合．
　（2）固定による皮膚損傷（褥瘡）や強い循環障害が発生した場合など．
b）転　医
　（1）異常が出現した場合，あるいは改善しない場合などは医科に転送する．
　（2）上記のような異常が出現しなくても定期的に医科での診察を受けるのが理想である．

3）物理療法，手技療法，運動療法
a）物理療法
1．冷湿布
　受傷後3〜4日を目安として実施する．また，クリッカーなどで包帯交換時に冷罨法を実施する．
2．温罨法
　受傷5〜7日後を目安として開始するが，患部の炎症が軽減していることを確認して実施する．
b）手技療法
1．軽擦法
　初期には患部に直接行わず，周辺部に実施する．固定中は後頭部から頸部に，包帯交換時に手指部，手部，前腕部，肘部，上腕部，背部などに実施する．
2．揉捏法，強擦法，圧迫法，伸長法など
　同一姿勢の継続による異常な筋緊張などを緩和させる目的で患部に影響のない範囲（僧帽筋，菱形筋，広背筋，大胸筋など）で開始する．
c）運動療法
1．患部以外の運動
　必須ではないが，スポーツ選手などは自転車エルゴメーターなどによる心肺機能維持の運動を早期から開始させてもよい．
2．患部の運動
　（1）2週頃から外転角度の調整の際に肩甲骨挙上の自動介助運動を開始させる．上腕部および前腕部筋群の等尺性収縮を行わせる．
　（2）3週頃から外転角度の調整時に肩関節自動介助運動を開始させる．
　（3）3〜4週，管理下での滑車（プーリー）運動や壁押し運動を開始させる．
　（4）約4週で，肩関節外転の自動運動での可動域が90°前後を目標とする．

（5）その後は積極的に肩関節の関節可動域訓練を進めていく．

［●医科との連携により運動内容の確認を得て実施することが肝要である．］

4）後療法の適否の判定
a）固定肢位，範囲が適切かどうかの判定

　患者の自覚症状(疼痛，上肢のシビレ感など)，局所の他覚所見，患肢の循環障害が出現した場合などは不適切と評価し改善する．

b）物理療法，手技療法，運動療法が適切かどうかの判定

　患者の自覚症状(疼痛など)，患部や関節部に炎症症状が出現した場合などは不適切と評価し改善する．

■治癒の判定

　疼痛評価，肩関節可動域や徒手筋力検査，上腕と肩甲骨の協調運動，さらに下肢や体幹との協調運動の安定化などを総合的に評価し判断する．可能な限り医師の診断を仰ぐことが望ましい．

■注意事項

（1）保存療法，観血療法を含め，様々な治療法があるが，十分な説明を行い患者自身の希望を優先しながら，生活環境に適したものを選択する．

（2）固定を行った際はその意義を説明し，理解を得るようにする．

（3）患者が愁訴や不具合を訴えやすい環境づくりに努める．

（4）拘縮を防ぐため，初期からできる限り可動域訓練を行う．

（5）関節可動域改善や筋萎縮の改善に長期を要する場合は，医科に転送する．

（6）観血療法へ移行する場合は，受傷から手術までの期間が長いほど腱板機能回復の可能性が低くなるとの報告があることを考慮する．

（7）高齢者では体力的負担および術後リハビリテーションの負担を考慮し，観血療法を行わないことが多い．

■指導管理

（1）不安や不具合は遠慮なく訴えるよう指導する．

（2）患部に痛みがでるような動作はしないよう指導する．

（3）外転副子を用いて固定を行った際は，来院時に清拭を行うので，タオルや下着の替えを準備するよう指導する．

（4）固定時の下着の有無は，季節や体調，個人差を加味して指導する(前開きの下着やＴシャツなどを着てから包帯固定してもよい)．また，習慣的な腹巻の使用などは継続させる．自宅での更衣は，脱衣時が健側から着衣時は患側からの原則を指導する．

（5）入浴は，介助者の有無や理解度，季節などを考慮して指導する．

（6）トイレは，しばらくの間，健側を使って対応するよう指導する．患側を使用する場合には，まず，背部に手を持っていった後にゆっくり殿部まで下ろしていくよう指導する．

（7）通勤，通学，通院時における，転倒や衝突などに注意するよう指導する．やむを得ず，人混みや公共交通機関を使用するときには，固定を実施していることが第三者から理解されやすくする，混雑時を避けるなどを指導する．

(8) 就寝時に患部が下にならないよう指導する．
(9) 外転位で固定した場合は，とくに就寝時など，日常生活において肘部などに強い外力がかかることのないよう指導する．

■予　後
(1) 保存療法により治癒にいたるものもあるが，疼痛や日常生活動作に支障を残したり，とくにスポーツをする患者には十分な回復が得られないことがある．
(2) 長期間固定したものでは，関節可動域，筋萎縮などの改善に日数を要する．

■全体のプログラム

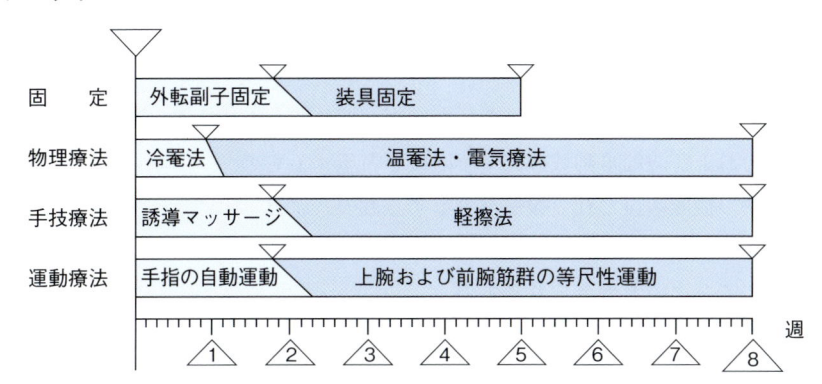

固　定	外転副子固定　　装具固定
物理療法	冷罨法　　温罨法・電気療法
手技療法	誘導マッサージ　　軽擦法
運動療法	手指の自動運動　　上腕および前腕筋群の等尺性運動

週　1　2　3　4　5　6　7　8

B 上腕二頭筋長頭腱損傷

■ 症例の提示
　　受傷時の外観(図2-3B・1)

■ 柔道整復施術適応の判定
　1) 応急手当の段階での判定
　a) 施術の実施についてとくに慎重な判断が求められるもの
　　(1) 損傷部付近に創傷があり出血のあるもの(応急手当として創の洗浄や滅菌ガーゼなどによる止血などの処置を行う場合を除く).
　　(2) 高度な損傷で手術によらなければ十分な回復が期待できないもの.
　　(3) 患者が筋力および関節可動域の完全な回復を希望するもの.
　　(4) 患者が早期の機能回復と社会復帰を希望するもの.
　　(5) その他.
　b) 施術を実施してもよいと考えられるもの
　　(1) 急性損傷の場合で医科への転送あるいは医科での受診を前提とし，患肢の安静を目的に簡易な固定や提肘などを行うもの.
　　(2) ただちに固定することが患者に有利だと考えられるもの(以後の施術に関して医師の指示を受けることが望ましい).
　　(3) 部分断裂など保存療法で十分な治療効果が望めるもの.
　　(4) 保存療法のリスクを十分説明し，患者が理解したうえで，なお施術を希望するもの.
　　(5) 医師から施術を指示されたもの.
　2) 後療を継続する段階での判定
　a) 施術の適応がないもの
　　顕著な施術効果が認められないもの.

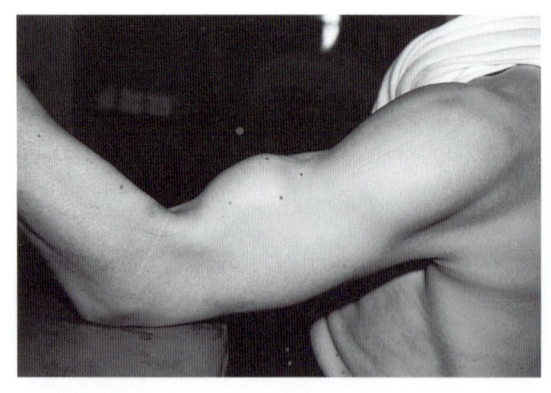

図2-3B・1　受傷時の外観（上腕二頭筋長頭腱断裂）

b）施術の適応があるもの
　（1）固定継続などの後療法実施に医師の指示を受け患者が希望するもの．
　（2）医師から関節拘縮改善などに関する施術を指示されたもの．
　（3）軽度な損傷で十分な機能回復などが望め，患者が強く希望するもの．
　（4）保存療法のリスクを十分説明し，患者が理解したうえで，なお施術を希望するもの．

■損傷の診察
　1）**全身状態の観察および問診**
　　全身状態の観察，既往歴の聴取などについては総論を参照．
　a）患者の姿勢をみる
　　程度にもよるが，患肢を下垂して来院する．
　b）主訴を聴取する
　　損傷部の疼痛と，それによる肩部および肘関節部の機能障害が主になる．
　c）原因を聴取する
　　（1）腱の断裂は重量物の挙上など上腕二頭筋が腱の張力を越えて収縮したり，緊張した上腕二頭筋に対して突然の強い伸展力が加わり発生する．
　　（2）仕事やスポーツ活動で肩関節の外転，外旋運動を繰り返すことで小結節との摩擦により腱が炎症を起こすこともある．

　2）**患部の観察**
　a）診察環境を整える
　　総論を参照．
　b）損傷部にみられる典型的な所見
　1．腱の断裂の場合
　　（1）上腕二頭筋の筋腹が遠位側に移動し，腫瘤状に膨隆する．
　　（2）筋腹の近位側に腱性の索状物を触れ，同部位に圧痛がある．
　　（3）経時的に皮下出血斑が現れる．
　　（4）断裂直後は疼痛のため肩関節を動かさないことが多いが，他動運動は可能である．
　2．腱の炎症の場合
　　（1）外観上，目立った特徴はない．
　　（2）結節間溝部に圧痛を認めることが多い．
　　（3）著明な可動域制限はない．
　c）鑑別を要する損傷との鑑別の要点
　　腱板断裂との鑑別を要するが，圧痛の部位や各種の徒手検査所見（腱板断裂ではドロップアームサイン，ペインフルアークサインなどが陽性になるなど）で鑑別する．
　d）合併症の有無
　　外傷に起因するものでは腱板損傷，腱板疎部損傷などの合併が考えられる．基礎的疾患としては変形性肩関節症などが考えられる．

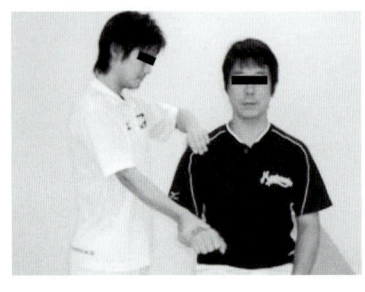

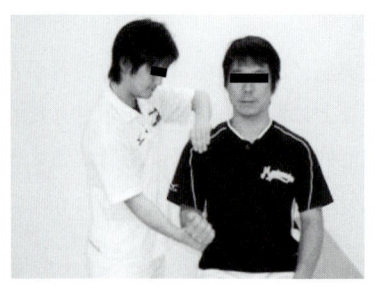

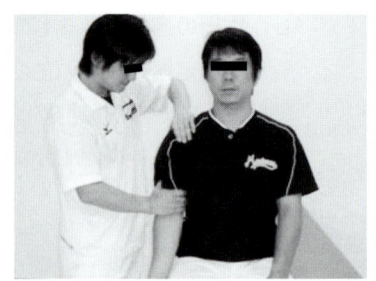

a.　　　　　　　　　　　　b.　　　　　　　　　　図2-3B・3　スピードテスト

図2-3B・2　ヤーガソンテスト

3）治療法の提示
a）腱の断裂の場合
（1）機能障害を残すことは少ないが，スポーツ活動や上腕部を使用することが多い若年者は観血療法を考慮する．
（2）女性の場合は整容的な条件が加わることが多い．
（3）患者に治療法ならびに予後を説明し，納得が得られた場合に保存療法を選択する．
b）腱の炎症の場合
原則として保存療法を選択する．

■検査法
（1）ヤーガソンテスト（**図2-3B・2**）．
（2）スピードテスト（**図2-3B・3**）．
［●必ず患側と健側の両方を検査し，比較する．］

■固　定
1）固定材料
厚紙副子，絆創膏（伸縮性テープ），ストッキネット，巻軸包帯，三角巾．
2）固定法（腱断裂の場合）（**図2-3B・4**）
❶上腕二頭筋の機能を補助するために，患肢を肩関節軽度外転，肘関節90°屈曲位，前腕回内位で上腕部に伸縮性テープを貼付する（上腕二頭筋の起始，停止にあわせて貼る）．
❷筋の異常膨隆を防ぐ目的で，膨隆部を綿花，スポンジ，ラバーパッドなどで圧迫する．
❸上腕部の長さにあわせて厚紙副子を作る．この際，厚紙副子の近位端内側は肩関節部にかからないように斜めにカットする．
❹上腕部を前後から厚紙副子で固定し包帯で固定する（肩関節部から上腕遠位端部まで）．
❺三角巾で提肘する．
［●ストッキネットによる固定，三角巾の実施については「包帯固定学」参照．］

■固定後の確認
腱板断裂に準ずる．

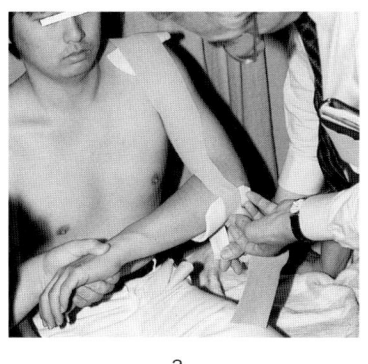

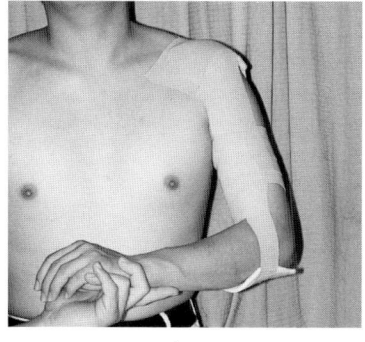

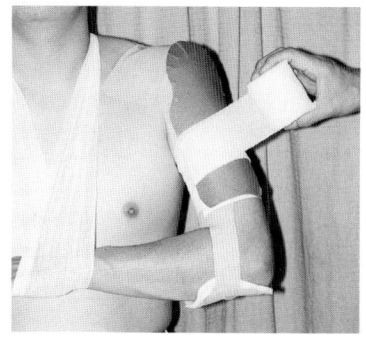

図 2-3B・4　固定法

■ 固定期間
　　断裂，炎症など，損傷の分類によって固定除去の時期を決定する．断裂の場合で固定による自然治癒が望めない場合は，疼痛が軽減すれば固定は除去し積極的な運動療法を行わせる．

■ 後療法
　1）固　定
　a）固定の継続
　　（1）絆創膏を使用する場合は，皮膚状態に十分注意する．
　　（2）厚紙副子や包帯による皮膚の擦れを防ぐために，必要に応じてスポンジ，ラバーパッド，綿花などの緩衝材を利用する．
　　（3）固定による患肢の浮腫には十分注意する．
　b）固定の変更
　1．固定肢位の変更
　　固定期間中の肢位の変更はしない．
　2．固定範囲の変更
　　2～3週で，徐々に肩関節の運動をする目的で三角巾固定に切り替える．
　c）固定の除去
　　（1）約5週で三角巾による固定を除去する．
　　（2）機能的にはスムーズな肩関節屈曲・外転の関節可動域，肘関節の屈曲・伸展が確保され各々の徒手筋力検査が4以上あることを目安とする．固定をすべて外すことに不安感を訴えるようであれば，しばらく継続する．
　2）異常経過
　　腱板断裂に準ずる．
　3）物理療法，手技療法，運動療法
　　腱板断裂に準ずる．
　4）後療法の適否の判定
　　腱板断裂に準ずる．

■治癒の判定

患者の基礎的状態や環境によるが，疼痛がなく日常生活動作に支障がないときは治癒としてよい．ただし，高度なスポーツや重労働をする場合は肩・肘関節の徒手筋力検査，肩関節可動域，下肢や体幹との協調運動の安定化などを総合的に評価し判断する．可能な限り医師の診断を仰ぐことが望ましい．

■注意事項

（1）損傷の程度や患者自身の環境および希望によっては医科に転送する．
（2）患者が愁訴や不具合を訴えやすい環境づくりに努める．
（3）拘縮を防ぐため，初期からできる限り可動域訓練を行う．
（4）疼痛の改善に長期を要する場合や日常生活動作に支障をきたす場合は，速やかに医科に転送する．
（5）部分断裂では保存療法を行っても強い疼痛を残すことがあり，その場合観血療法の適応になることがあるとの報告もある．
（6）わずかな筋力低下でも問題となるスポーツ選手の場合は観血療法を考慮するが，術後リハビリテーションを含めた手術の負担に対し，得られるメリットが少ない場合もあるため，選択は慎重にすべきである．

■指導管理

腱板断裂に準ずる．

■予　後

完全断裂では日常生活に支障をきたすことは少なく，一般的に予後良好なことが多い．

■全体のプログラム

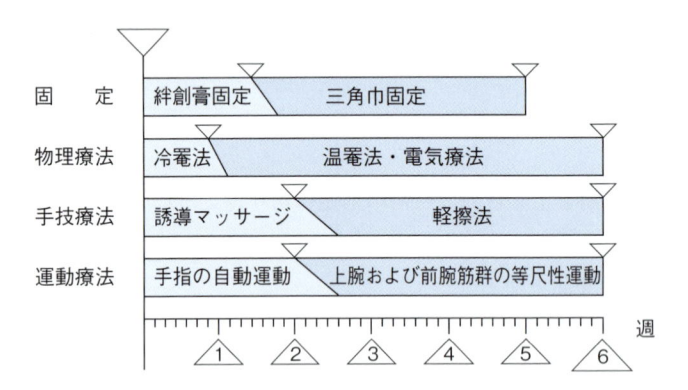

固　定	絆創膏固定	三角巾固定
物理療法	冷罨法	温罨法・電気療法
手技療法	誘導マッサージ	軽擦法
運動療法	手指の自動運動	上腕および前腕筋群の等尺性運動

週：1　2　3　4　5　6

C ● 肘関節内側側副靱帯損傷

　急性な損傷で単独損傷は考えにくく，ほとんどが関節包や筋の損傷を合併している．肘関節の後方や外側の脱臼が瞬間的に発生し，これに伴って発症したものと考えられるからである．このことを念頭におき，施術にあたって数日間の腫脹の増大に注意が必要である．損傷の発生機序から小児では骨折との鑑別が重要であり，成人の損傷では外側側副靱帯損傷の合併も考慮すべきである．

　亜急性損傷は投球や投てき動作などの反復外力による障害として起こるものが多い．10〜12歳での損傷では上腕骨内側上顆の一部に裂離骨折を伴うものがみられ，骨癒合不全が起こっても数週で疼痛が消失する場合が少なくない．この場合，この状態を放置すると成長に伴う運動能力の向上とともに，肘関節の不安定性をきたし，疼痛が出現してくるものがある．また，投球時の肘部内側の疼痛を主訴とする肘部管症候群では，内側側副靱帯損傷として扱われることがあり，手部の筋力および感覚障害の有無を評価することも重要である．

　患者，家族はもとよりスポーツの指導者にも，本症に対する理解と療養上の協力を必要とするものがあるため，本症が疑われる場合，専門医による正確な診断，適切な治療計画の策定，治療のゴール設定が重要である．本症の実態を理解させ原因動作の禁止を徹底させるためには，MRIや超音波画像による診断を基盤としたインフォームド・コンセントが欠かせない．とくに，亜急性損傷では患者自身の判断で，後療時に受診しない場合や施術を中止する場合があり，慢性経過をたどるものが多くみられるので重要である．

　後療の継続にあたっては専門医への定期的受診の勧奨，投球動作を禁止している間の残存機能を保持する対策，患者のモチベーションの維持など柔道整復師として行うべきことを十分認識する必要がある．

　医科での治療も保存療法が第一選択で，ギプス固定のほか機能的装具療法などが行われる．野球肘による損傷で復帰を強く希望する場合は，損傷程度により観血的に靱帯再建術を行う場合がある．

■重篤な合併症などが疑われる場合の患者の搬送

　1）搬送にあたっての注意事項

　　患部の動揺を防ぎ患者の苦痛を軽減させる．

　2）搬送時の固定例

　　三角巾で提肘する程度にとどめ，搬送することが望ましい．

　以下，治療法の一例を示すが，患者の施術に対する態度などから慢性に移行する可能性が高いので，専門医との連携が重要な損傷である．

　　　　　a．外　側　　　　　　　　b．内　側

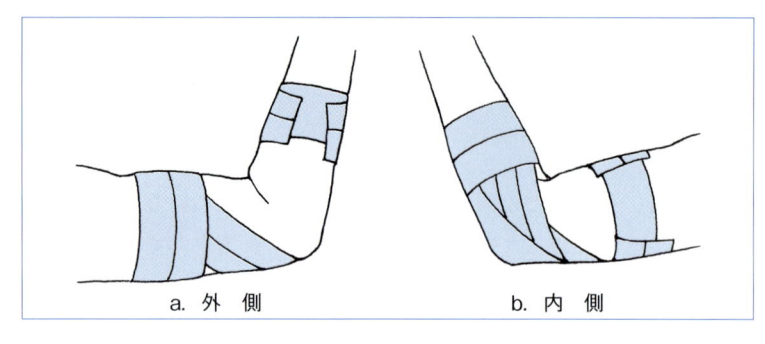

図 2-3C・1　内側側副靱帯のテーピング（再発予防・軽度の痛み）

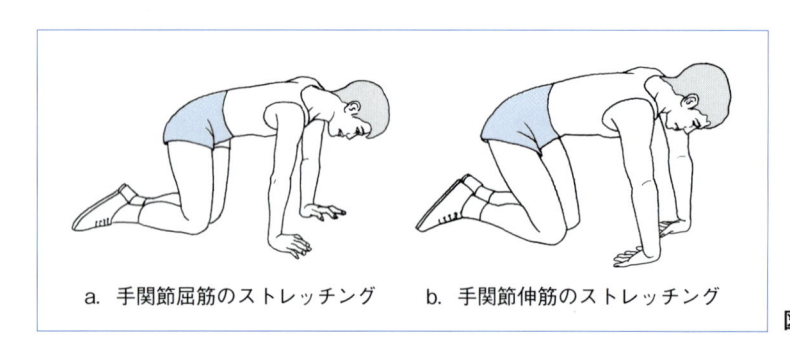

　a．手関節屈筋のストレッチング　　b．手関節伸筋のストレッチング

図 2-3C・2　柔軟性の回復

■治療法

　　保存療法が有効である．その理由として，以下のものがあげられる．
　　（1）肘関節は非荷重関節であること．
　　（2）腕尺関節が骨性に安定していること．
　　（3）血液循環が良好であること．

■固　定

　　内側側副靱帯や関節包の修復，肘関節の支持性と安定性の回復を目的に固定を行う．

　1）固定材料

　　ギプス，厚紙副子，テープ，スリング sling．

　2）固定法

　　肘関節 90°屈曲位，前腕回内回外中間位で RICE 処置およびテーピングを行う（第1度の場合）（図 2-3C・1）．

■固定期間

　　3～4週だが，外反ストレステストで疼痛が消失するまで固定し，その後，屈伸運動のみ許可し，外反を防止しながら，徐々に理学療法とスポーツ再開への指導を行う．

■後療法

　1）目　的

　　軟部組織の早期修復と癒着防止，循環の改善．

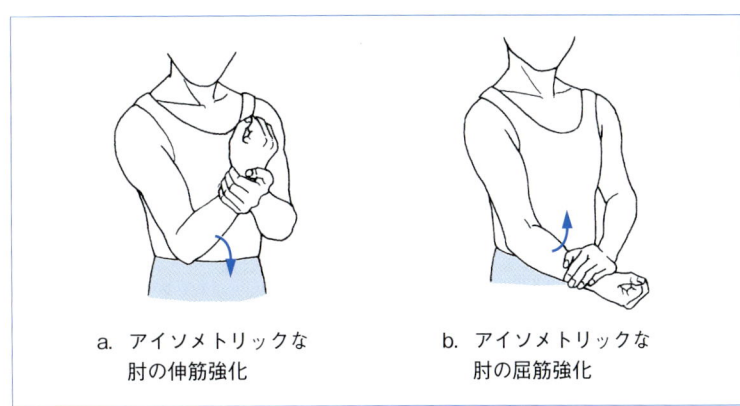

図 2-3C・3　筋力の強化
a. アイソメトリックな肘の伸筋強化
b. アイソメトリックな肘の屈筋強化

2）方　法

理学療法や温熱療法，軽擦法，関節可動域訓練（浴槽内肘関節可動域訓練，自動介助運動），柔軟性の回復（ストレッチング）（**図 2-3C・2**），筋力強化（漸増抵抗運動）（**図 2-3C・3**）などを行わせる．

3）禁忌事項

固定期間中の他動運動，強度の手技療法は外傷性骨化性筋炎や石灰沈着を誘発しやすい．

■注意事項

（1）靱帯修復不全は肘関節内側関節裂隙の開大や肘関節機能不全，陳旧例では骨棘形成や変形性関節症となる．内側上顆裂離骨折修復不全の場合には肘関節の動揺性による二次的な障害を残す．

（2）3週の固定を待たずに行う他動運動は，可動性の回復はみられず痛みが増強し，腫脹は消退せず靱帯部に外傷性骨化性筋炎を誘発する．X線所見上，この範囲の陰影の濃度が増せば，ますます運動制限をきたす．尺骨神経炎が発生した場合は尺骨神経麻痺を生ずる可能性が高い．

（3）靱帯損傷 sprain か筋腱損傷 strain，急性損傷か亜急性損傷，靱帯のみが損傷する単独損傷か，脱臼，亜脱臼，骨折に伴う複合損傷か，一次性の内側側副靱帯単独損傷か骨折脱臼に付随した二次性のものか，また尺骨鉤状突起や上腕骨内側上顆の単独骨折にも注意を要する．

■指導管理

（1）固定期間中，患者自身の判断で固定を外さないよう指導する．
（2）固定による手指のシビレが出現したら，ただちに訴えるよう指導する．
（3）自動運動は疼痛の出現しない範囲で行うよう指導する．
（4）肘部の外反強制が起こらないよう指導する．
（5）他動運動をしないよう指導する．

■予　後

ときに肘関節の機能障害が残存する．物を投げる競技，とくに野球など内側側副靱帯に反復性，慢性的な伸展の加わるスポーツで，また，柔道や肘部への負荷の大きい体操競技などでも障害となる．肘関節内遊離体の形成や変形性肘関節症の原因ともなる．

D ● ロッキングフィンガー（第2指）

　MP関節の一定角度からの伸展に障害があるがPIP関節の屈伸に障害がないこと，MP関節掌側部に腫瘤を触知しないことなどから弾発指との鑑別は容易である．本症の病態は中手骨骨頭の骨隆起に副靱帯が引っかかることと考えられていて，徒手的にこの引っかかりを外すことが困難な場合が多い．

　本症を疑ったら，整復操作を行う前に，外観の写真撮影をし，記録しておくとよい．この画像は，専門医に受診を勧めるときの紹介状に添付すると，整復後であっても損傷組織の病態把握の助けとなり患者にとって有益である．

　整復後は症状が消失し，患者自身の判断で医科の受診をしないことが多い．外傷性の脱臼と異なり障害を残したとの報告は少ないが，原因を明確にしておくことの意義，再発の可能性があることなどを説明し，専門医の受診を勧める．

　以下，整復法の一例を示す．

■整　復
　ガーゼなどで患指を包み，滑り止めとする．
　1）整復法
　　❶一方の手で第2指基節骨近位部を，他方の手で第2中手骨遠位部を把持する（図2-3D・1a）．
　　❷第2指MP関節をさらに屈曲する（図2-3D・1b）．
　　❸橈屈・外旋を強制することにより整復されることが多い（図2-3D・1c）．
　2）整復確認
　　自動屈曲・伸展運動を行い，可動域制限がないか確認する．
■固　定
　（1）軟部組織に損傷がみられないものは，ほとんど固定および後療法の必要はない．
　（2）軟部組織の損傷がある場合は組織の損傷度合いに応じて，固定（図2-3D・2）・後療法を行う．

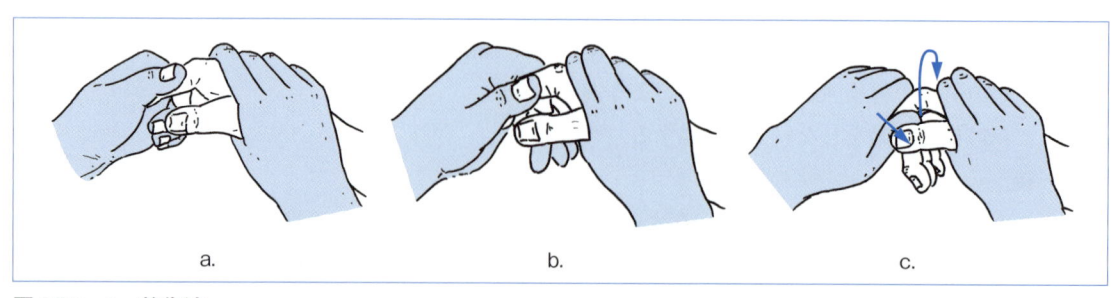

図2-3D・1　整復法

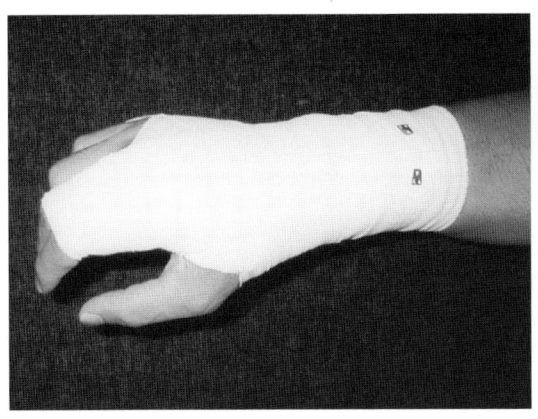

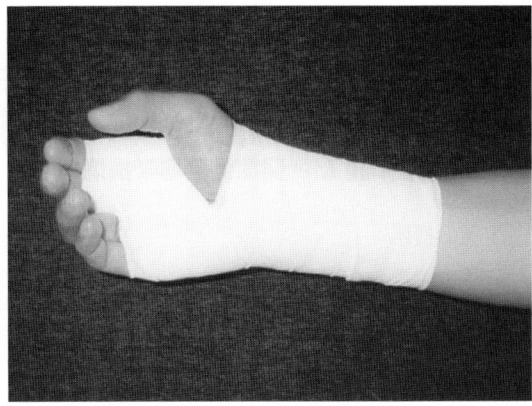

図 2-3D・2　固定法

■**注意事項**
（1）整復の際に，中手骨骨折，靱帯損傷が起こることがあるので注意する．
（2）整復困難なものに対しては観血療法を行う．

■**予　後**
再発の可能性もあるが，まれである．

E ● 指側副靱帯損傷

● E-1．第1指MP関節側副靱帯損傷

■症例の提示
特徴的な外観所見はない．典型的損傷は第1指MP関節尺側の側副靱帯断裂である．

■柔道整復施術適応の判定
1）応急手当の段階での判定
 a）施術の実施についてとくに慎重な判断が求められるもの
  （1）開放性の損傷や損傷部付近に創傷があり出血のあるもの（応急手当として創の洗浄や滅菌ガーゼなどによる止血などの処置を行う場合を除く）．
  （2）高度な側方動揺性があり手術によらなければ十分な回復が期待できないもの．
  （3）脱臼を患者自身や第三者が整復したことが予想されるもの．
  （4）関節の肥厚などの変形や可動域制限の障害を残す可能性が高いもの．
  （5）患者が関節可動域の完全な回復を希望するもの．
  （6）患者が早期の機能回復を希望するもの．
  （7）その他．
 b）施術を実施してもよいと考えられるもの
  （1）医科への転送あるいは医科での受診を前提とし，患部の安静や保護を目的に簡易な固定などを行うもの．
  （2）ただちに固定をすることが患者に有利だと考えられるもの（側副靱帯完全断裂の場合には医師の指示を受けることが望ましい）．
  （3）不全断裂など保存療法で十分な治療効果が望めるもの．
  （4）保存療法のリスクを十分説明し，患者が理解したうえで，なお施術を希望するもの．
  （5）医師から施術を指示されたもの．
2）後療を継続する段階での判定
 a）施術の適応がないもの
  顕著な施術効果が認められないもの．
 b）施術の適応があるもの
  （1）固定継続などの後療法実施に医師の指示を受け患者が希望するもの．
  （2）医師から関節拘縮改善などに関する施術を指示されたもの．
  （3）不全断裂などで十分な機能回復が望め，患者が強く希望するもの．
  （4）完全断裂の場合で，保存療法のリスクを十分説明し，患者が理解したうえで，なお施術を希望するもの．

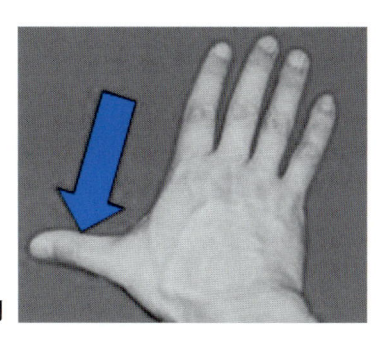

図 2-3E・1　外転強制

■損傷の診察

1）全身状態の観察および問診

　患者の姿勢，全身状態の観察，既往歴などの聴取については総論を参照．

a）主訴を聴取する

　関節部の疼痛と腫脹．

b）原因を聴取する

　第1指の形態的特徴からスポーツなどの第1指外転強制が原因となり発生する（図2-3E・1）．MP関節尺側の側副靱帯の損傷が多くみられる．

2）患部の観察

a）診察環境を整える

　総論を参照．

b）損傷部にみられる典型的な所見

　（1）関節部の不安定性（完全断裂：強い側方動揺性，部分断裂：わずかな側方動揺性）がみられる．
　（2）損傷部に疼痛，圧痛，腫脹，皮下出血斑がみられる．

c）鑑別を要する損傷との鑑別の要点

　ステナー Stener 損傷，掌側板の損傷，ロッキングフィンガー，裂離骨折との鑑別が必要である．
　（1）健側と比較し観察する．
　（2）靱帯断裂部に圧痛を認める．また，掌側板や副靱帯に損傷があれば掌側に圧痛を認める．
　　　損傷部の特定と損傷程度の判断が重要である．

3）治療法の提示

　保存療法を行うが，完全断裂では状況に応じて観血療法が適用される．ステナー損傷では観血療法が行われる．

> **MEMO　ステナー損傷**
> 完全断裂を起こすと尺側側副靱帯の断端が母指内転筋腱膜の浅層に反転することがある．このような状態になると，断端どうしが接着しないので保存療法での自然修復が見込めず観血療法の適応となる．

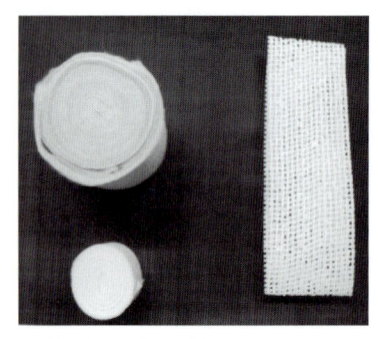

図 2-3E・2　固定材料　　**図 2-3E・3　固定法**

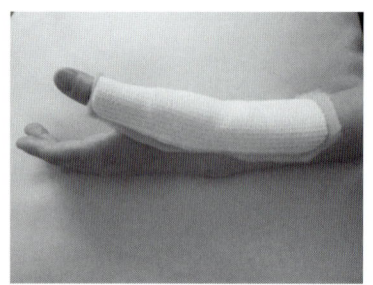

■検査法

【側方動揺テスト(ストレステスト)】

側方動揺テストはMP関節屈曲位で行う．

> **MEMO　側方動揺テストの肢位**
> 伸展位では側副靱帯は弛緩し，逆に副靱帯や掌側板が緊張するため正しい評価が難しい．中手骨骨頭は側方からの観察では縦に長い構造をしているため右図のように回転軸からの距離が伸展位より屈曲位のほうが長くなる．このために側副靱帯は伸展で弛緩し，屈曲で緊張する．
>
> 回転軸からの距離

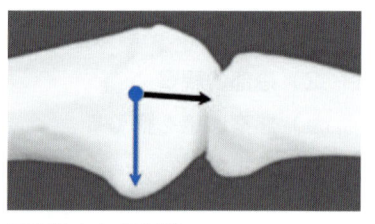

■固　定

1）固定材料(図 2-3E・2)

アルミ副子，合成樹脂製キャスト材，巻軸包帯など．

2）固定肢位

MP関節伸展位．

3）固定範囲

前腕遠位部から指先まで(指先は見えるようにする)．

4）固定法(図 2-2E・3)

アルミ副子や合成樹脂製キャスト材などを成形して，橈側から包むようにあて，包帯で固定する．

■固定後の確認

指先また母指球の循環障害に注意する．

■固定期間

1）固定期間の決定要件

損傷の程度や経過を考慮する．

2）固定期間

断裂がないものであれば7～10日，部分断裂であれば2～3週，完全断裂であれば3～4週の固定が必要である．

■後療法

1）固　定

a）固定の継続
（1）包帯交換はMP関節を外転させないように注意して行う．
（2）腫脹の軽減にあわせて副子の形状を調節する．

b）固定の変更
副子固定を外した後は，一定期間テーピングで尺側側副靱帯を保護する．関節の外転強制を抑制し再発防止に努める．

c）固定の除去
（1）腫脹や疼痛が軽減し，側方動揺性が消失していること．
（2）MP関節の可動性がある程度確保されていること．
（3）MP関節の屈伸運動で不安感を訴えないこと．
が条件となる．

2）異常経過

a）考えられる異常経過
第1指全体に高度な浮腫がみられるもの，経過に反して腫脹や疼痛が期待されるほど軽減しないもの，固定除去時にMP関節の不安定感の残っているものは異常経過と考える．

b）転　医
異常な経過やステナー損傷が疑われるものは医科に転送する．

3）物理療法，手技療法，運動療法

固定指以外の運動を早期に開始させる．固定中の手指部，母指球部は腫脹・浮腫が改善されにくく拘縮が発生しやすい．固定中および固定除去後も前腕部および，手指部の筋群に手技療法を実施する．物理療法は温浴や超音波浴などの温熱療法を主に行い，運動療法は固定除去後に自動運動を中心に行わせる．可動域訓練なども開始するが，つまみ動作訓練などは慎重に実施する．また関節が運動療法中に外転強制されないように注意が必要である．

4）後療法の適否の判定

MP関節の屈曲制限，屈伸力の低下は比較的長くみられる．患者が運動時の強い疼痛を訴える場合や経過に反して腫脹が増悪する場合には，運動療法を中止し経過をみるか医師の診断を仰ぐ．

■治癒の判定

関節の不安定性（側方動揺性），腫脹，疼痛，運動痛が消失し，関節可動域が回復したのを確認し治癒とする．

■注意事項
(1) 完全断裂では靱帯縫合術の適応度が高くなるので,疑わしいものは医師の診断を仰ぎ損傷程度の確定が重要である.
(2) 経過に反した腫脹や疼痛の増悪に注意する.
(3) 運動療法実施時に受傷肢位への運動強制はしない.

■指導管理
(1) 固定中に強い痛みが出現した場合はただちに訴えるよう指導する.
(2) 患者自身の判断で固定を外さないよう指導する.
(3) 固定除去後の入浴,洗顔,手洗いなどの日常生活でMP関節の外転が強制される動作は避けるよう指導する.
(4) 運動療法時に患者自身で他動運動はしないよう指導する.

■予後
関節の不安定性が残存,関節のあそび(過伸展)が消失,また関節部の膨隆を認めることもあるが,部分断裂程度の損傷までは機能障害はなく予後は良好である.

■全体のプログラム

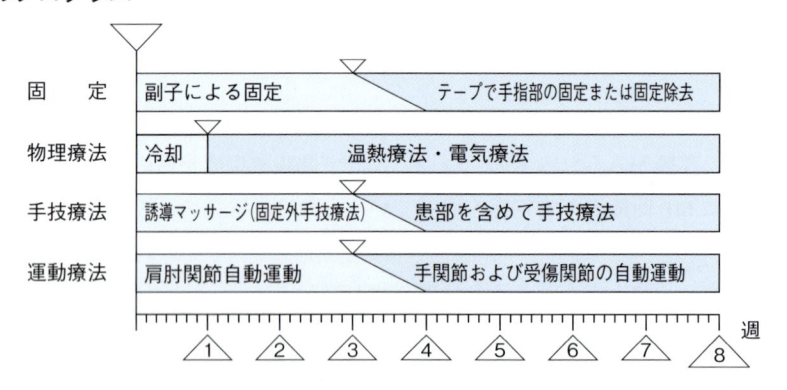

固　定	副子による固定 → テープで手指部の固定または固定除去
物理療法	冷却 → 温熱療法・電気療法
手技療法	誘導マッサージ(固定外手技療法) → 患部を含めて手技療法
運動療法	肩肘関節自動運動 → 手関節および受傷関節の自動運動
	1　2　3　4　5　6　7　8　週

● E-2. PIP関節側副靱帯損傷

■症例の提示
関節部に腫脹がみられるが,特徴的な外観所見はない.

■柔道整復施術適応の判定
第1指MP関節側副靱帯損傷に準ずる.

■損傷の診察
1) 全身状態の観察および問診
患者の姿勢,全身状態の観察,既往歴などの聴取については総論を参照.
a) 主訴を聴取する
関節部の疼痛と腫脹.
b) 原因を聴取する
一般に,バレーボールやバスケットボールなどの突き指による受傷が多い.指先からの衝撃に加え,関節部に外転あるいは内転が強制され側副靱帯損傷が発生する.

2）患部の観察
a）診察環境を整える
総論を参照．

b）損傷部にみられる典型的な所見
橈側の側副靱帯損傷が多い．
（1）完全断裂では側方動揺性がみられる（橈側側副靱帯の損傷：PIP伸展位で尺側へのストレステストを行う．尺側側副靱帯の損傷：PIP伸展位で橈側へのストレステストを行う）．
（2）靱帯断裂部に腫脹を認める．受傷後時間が経過したもの，不適切な処置，放置された例では腫脹が広範囲にわたる．
（3）損傷部の疼痛，圧痛，皮下出血斑がみられる．

c）鑑別を要する損傷との鑑別の要点
関節内骨折，裂離骨折，脱臼，脱臼骨折との鑑別が必要である．
（1）健側，他指と比較して観察する．
（2）靱帯断裂部に圧痛を認める．掌側板や副靱帯に損傷があれば掌側にも圧痛を認める．損傷部の特定と損傷程度の判断が重要である．
（3）徒手検査：側方動揺テスト．

3）治療法の提示
一般に，外固定による保存療法を行うが，完全断裂では靱帯縫合術を行う場合がある．

■検査法
側方動揺テスト．

■固　定
1）固定材料（図2-3E・4）
アルミ副子や合成樹脂製キャスト材，テープ，巻軸包帯など．

2）固定肢位
PIP関節軽度屈曲位．

3）固定範囲（図2-3E・5）
一般に，手指部のみの固定を行うが，重傷の場合は手関節部あるいは手部を含める．

4）固定法
重傷の場合にはアルミ副子や合成樹脂製キャスト材などを成形した副子を，掌側からあて包帯で固定する．このとき図2-2E・5のようにあらかじめバディーテープで隣接指とともに巻いてから固定を実施してもよい．
比較的軽度の場合は隣接指とバディーテープを巻くだけの固定でもよい．

■固定後の確認
循環障害に注意する．

a.　　　　　　　　　　　　　b.

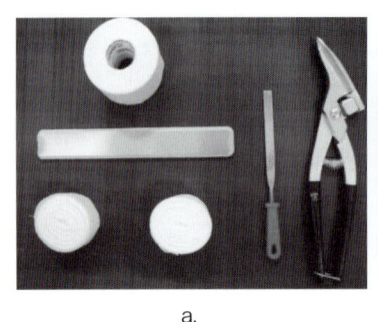

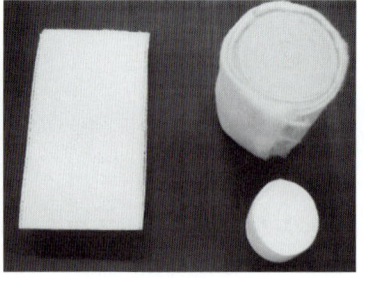

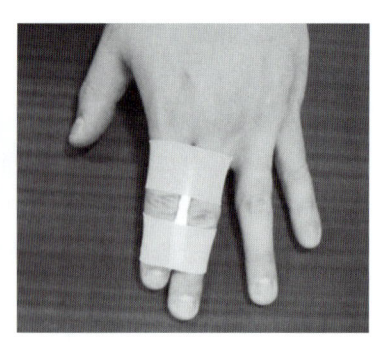

図2-3E・4　固定材料

図2-3E・5　バディーテープ

> **MEMO**
> ①PIPの側副靱帯は伸展位で少し弛緩し，軽度屈曲位（15～20°）でもっとも緊張する．理論的にはもっとも緊張する軽度屈曲位での固定が一般的であるが，伸展位での固定を推奨する報告もある．
> ②副子をあてる側については掌側を推奨するものと，背側を推奨するものがある（斎藤哲也ほか，柔道整復接骨医学，1995）．
> ③過伸展損傷で発生する掌側板の損傷については一般的にはMP関節屈曲位，PIP関節屈曲位での固定が推奨されるが，近年MP関節屈曲位，PIP関節伸展位でよい治療結果を得たとの報告が散見されるようになった（山崎昌彦ほか，柔道整復接骨医学，2006．）．

■固定期間

1）固定期間の決定要件

損傷程度により異なる．完全断裂では比較的長期の固定が必要となる．

2）固定期間

断裂のないものであれば7～10日，部分断裂であれば2～3週，完全断裂であれば3～4週の固定が必要である．

■後療法

1）固　定

a）固定の継続

（1）包帯交換は損傷靱帯に強い牽引力が働かないように注意して行う（とくに，包帯を引っかけるなどに注意する）．

（2）腫脹の軽減にあわせて副子のサイズや形状を調節する．

b）固定の変更

副子固定を外した後は，一定期間バディーテープで固定，関節の内・外転強制のみ抑制し再発防止に努める．なお，バディーテープで隣接指と固定した場合，指が擦れ合う部分にはガーゼや綿花をあてる（褥瘡予防）．

c）固定の除去

（1）腫脹や疼痛が軽減しPIP関節の動揺性が消失していること．

（2）PIP関節の可動性がある程度確保されていること．

（3）PIP関節の屈伸運動で不安感を訴えないこと．

が固定除去の条件となる．

2）異常経過

a）考えられる異常経過

経過に反して腫脹や疼痛の軽減しないもの，患指全体に高度な浮腫がみられるもの，固定除去時に PIP 関節の不安定感の残っているものは異常経過と考える．

b）転　医

経過の異常が疑われるものは医科に転送する．

3）物理療法，手技療法，運動療法

手指部は腫脹・浮腫が改善されにくく拘縮が発生しやすい．固定中および固定除去後も前腕部，手指部の筋群に対し手技療法を実施する．物理療法は温浴や超音波浴などの温熱療法を主に行い，運動療法は固定除去後に自動運動を中心に行わせる．関節に内転・外転力が作用しないように屈曲・伸展運動は慎重に行わせる．

4）後療法の適否の判定

軽度屈曲位での拘縮による伸展制限や，伸展力の低下が比較的長期間みられる．また患者が運動時の強い疼痛を訴える場合，経過に反して腫脹が増悪する場合には運動療法を中止し経過をみるか，医師の診察を仰ぐ．

治癒の判定

関節の不安定性（側方動揺性），腫脹，疼痛，運動痛が消失し，関節可動域が回復したのを確認し治癒とする．

注意事項

（1）問診で受傷直後に手指の変形があったかどうかを聴取する．受傷直後に変形があった場合，患者あるいは現場の指導者などによって整復されている可能性があり注意を要する．
（2）経過に反した腫脹や疼痛の増悪に注意する．
（3）運動療法実施時に受傷肢位への運動強制はしない．

指導管理

（1）固定による強い痛みが出現した場合はただちに連絡するよう指導する．
（2）患者自身の判断で固定を外さないよう指導する．
（3）固定除去後の入浴，洗顔，手洗いなどの日常生活で損傷関節の内外転が強制される動作は避けるよう指導する．
（4）運動療法時に患者自身で他動運動はしないよう指導する．

予　後

関節の不安定性が残存，関節のあそび（過伸展）が消失，また関節部の膨隆を認めることもあるが，部分断裂程度の損傷までは機能障害なく予後は良好である．

F ● マレットフィンガー

■ 症例の提示
　（1）受傷時の外観（**図 2-3F・1**）
　（2）受傷時のＸ線像（**図 2-3F・2**）

■ 柔道整復施術適応の判定
　1）応急手当の段階での判定
　a）施術の実施についてとくに慎重な判断が求められるもの
　　（1）損傷部付近に創傷があり出血のあるもの（応急手当として創の洗浄や滅菌ガーゼなどによる止血などの処置を行う場合を除く）．
　　（2）高度な損傷で手術によらなければ十分な回復が期待できないもの．
　　（3）患者が筋力および関節可動域の完全な回復を希望するもの．
　　（4）患者が早期の機能回復を希望するもの．
　　（5）Ⅱ・Ⅲ型損傷が予想されるもの．
　　（6）その他．
　b）施術を実施してもよいと考えられるもの
　　（1）医科への転送あるいは医科での受診を前提とし，患部の安静や保護を目的に簡易な固定などを行うもの．
　　（2）ただちに整復や固定をすることが患者に有利だと考えられるもの（骨折の場合は以後の施術に関して必ず医師の指示を受ける．腱断裂の場合でも指示を受けることが望ましい）．
　　（3）部分断裂，不全骨折など保存療法で十分な治療効果が望めるもの．
　　（4）保存療法のリスクを十分説明し，患者が理解したうえで，なお施術を希望するもの．
　　（5）医師から施術を指示されたもの．

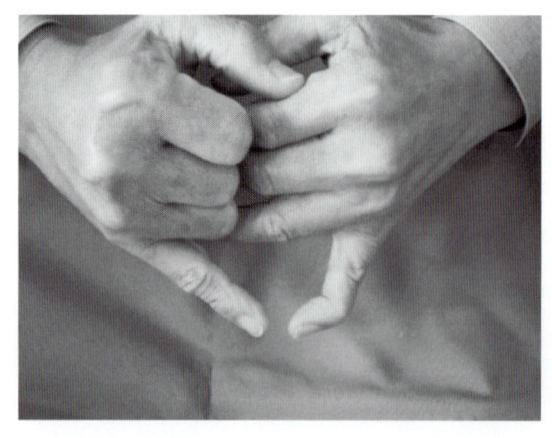

図 2-3F・1　受傷時の外観（DIP 関節部の屈曲変形）

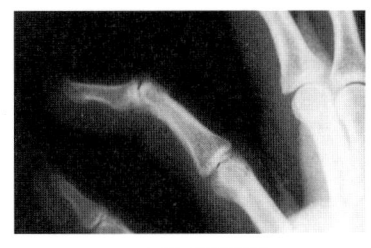

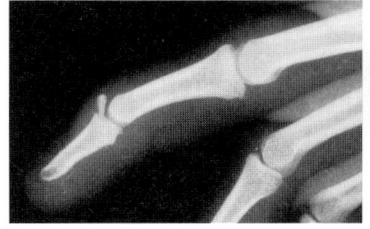

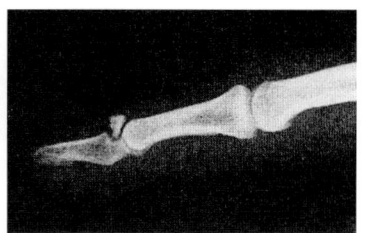

a. Ⅰ型（腱断裂）　　　　b. Ⅱ型（裂離骨折）　　　　c. Ⅲ型（関節骨折）

図 2-3F・2　受傷時のX線像（DIP関節の屈曲変形）

2）後療を継続する段階での判定
a）施術の適応がないもの

骨折で医師の同意が得られない，腱断裂では顕著な施術効果が認められないもの．

b）施術の適応があるもの

（1）固定継続などの後療法実施に医師の指示を受け患者が希望するもの．
（2）医師から関節拘縮改善などに関する施術を指示されたもの．
（3）腱断裂の場合で，十分な機能回復などが望め，患者が強く希望するもの．
（4）腱断裂の場合で，保存療法のリスクを十分説明し，患者が理解したうえで，なお施術を希望するもの．

■損傷の診察

1）全身状態の観察および問診

患者の姿勢，既往歴の聴取などについては総論を参照．

a）全身状態を観察する

手指部以外に他の損傷がある場合は，全身症状の有無にも注意が必要である．

b）主訴を聴取する

DIP関節の疼痛，伸展不能などを訴える．

c）原因を聴取する

突き指などによる．

2）患部の観察

a）診察環境を整える

総論を参照．

b）損傷部にみられる典型的な所見

1．DIP関節の屈曲変形（Ⅰ型・Ⅱ型・Ⅲ型）（**図 2-3F・1，2**）

DIP関節の屈曲変形は特徴的である．

2．腱の断裂と骨折の相違

骨折（Ⅱ型・Ⅲ型）ではDIP関節部に腫脹，圧痛が著明に現れ皮下出血斑もみられるが，腱断裂（Ⅰ型）では腫脹，疼痛が軽度であり，圧痛，皮下出血斑が認められない場合がある．

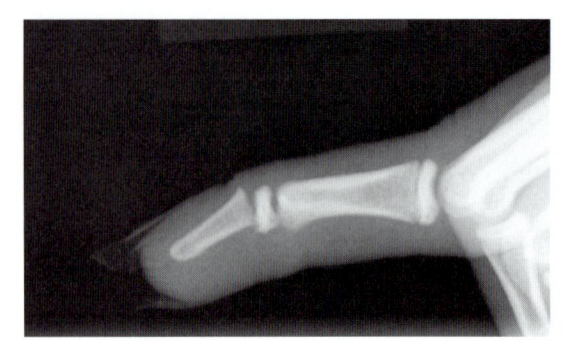

図2-3F・3　骨端線離開

3．腱の完全断裂と不全断裂の相違
終止腱の完全断裂で，腱が退縮したものでは中節骨背側部に断裂部を触れることができる．また不全断裂ではわずかな伸展力の低下を看過しないことが重要である．

4．脱臼の有無による相違
Ⅲ型の脱臼骨折では腱断裂や裂離骨折とは違い過伸展位で発生し，基部背側に骨片を有し末節骨が掌側に脱臼する．DIP関節の屈曲角度，骨軸の変化に注意が必要である．

5．小　児
骨端線離開がみられるので注意する（**図 2-3F・3**）．

c）鑑別を要する損傷との鑑別の要点
健側，他指と比較して観察する．
（1）腱断裂，骨折との鑑別は腫脹の程度，自発痛の強さ，圧痛の有無，皮下出血斑の有無で行う．
（2）中節骨頚部骨折（骨頭回転型や掌側転位のある骨折）や小児の骨端線離開とは限局性圧痛の部位や腫脹の程度などで鑑別する．
（3）ヘバーデン結節，関節リウマチとは受傷原因の有無や経過などで鑑別する．

3）治療法の提示
Ⅰ型・Ⅱ型の場合は，受傷直後から適切に処置されれば良好な結果が得られる．一般に保存療法が行われる．骨片が離開し脱臼位が改善されないⅢ型では，観血療法（切開はせず皮膚の上からワイヤーを刺して整復位を保つ手術）が適用される場合があるので十分な説明を行う．

■整　復
❶患肢中節骨背側に母指を，末節骨掌側に示指をあて患指をはさむように把持する（**図 2-3F・4a**）．
❷母指を遠位方向へ滑らせ，示指で末節骨基部を背側方向へ押し上げながらDIP関節を過伸展して整復する（**図 2-3F・4b**）．

Ⅲ型で骨片また転位が大きい骨折では，母指を遠位方向へ滑らせ示指で末節骨基部を背側方向へ押し上げるが，DIP関節は伸展位程度にとどめる．

■固　定
1）固定材料
アルミ副子，合成樹脂製キャスト材，絆創膏，特殊固定装具など．

図 2-3F・4　整復法

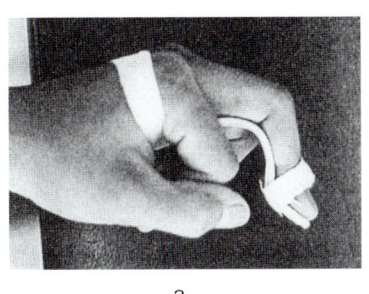

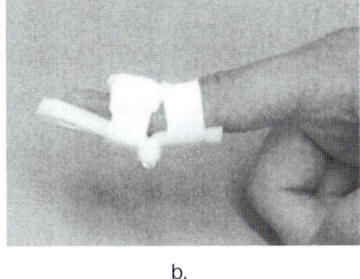

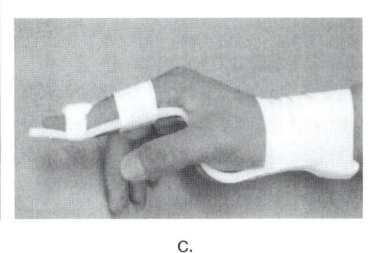

図 2-3F・5　固定法

2）固定肢位
初検時にはⅡ型とⅢ型の判別は困難であり，応急手当としてDIP関節を過伸展位で固定してはならない．

a）Ⅰ型・Ⅱ型
MP関節軽度屈曲位，PIP関節90°屈曲位，DIP関節過伸展位．

b）Ⅲ　型
MP関節軽度屈曲位，PIP関節軽度屈曲位，DIP関節伸展位．
[● DIP関節の過伸展と局所圧迫により，末節骨が掌側へ脱臼し骨片が離開する．]

3）固定範囲
患者の生活環境や患部の状況を考慮して固定範囲を決定する．固定時期により①DIP関節のみの固定，②DIP，PIP関節を含む範囲の固定，③DIP，PIP，MP関節を含む範囲の固定，④前腕遠位部以下の固定など固定範囲を変更する場合がある．

4）固定法（図2-3F・5）
損傷部や損傷程度にあわせアルミ副子や合成樹脂製キャスト材などで成形した副子を掌側からあて，包帯で巻く．

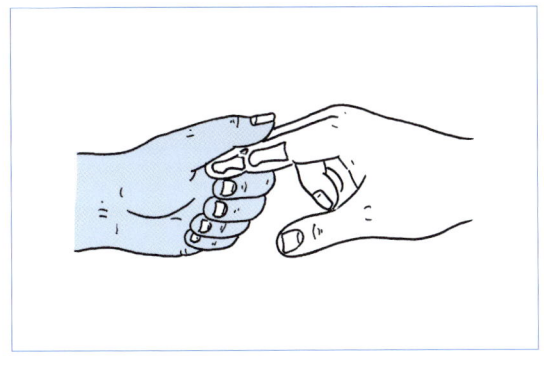

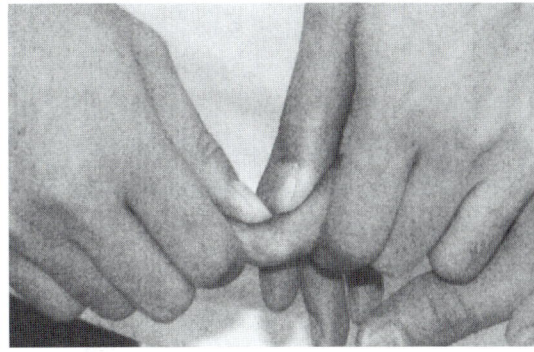

■整復・固定後の確認
　　（1）整復の確認はX線検査による．骨片は小さく，骨軸の変化は外観上判断が難しい．腱断裂では超音波画像での確認や医師の診断を仰ぐことも考慮する．
　　（2）固定材料が強くあたっている部位がないか確認する．
　　（3）指先の感覚に異常がないか確認する．
　　（4）骨折の場合，固定により疼痛が軽減していることを確認する．

■固定期間
　1）固定期間の決定要件
　　骨折の場合，骨片は離開しやすく比較的長期間の固定を要する．腱断裂ではさらに固定期間が長くなる．年齢，性別，生活環境により安静が保てない場合が多く，結果的に槌指変形をきたす．
　2）固定期間
　　Ⅰ型では6〜8週，Ⅱ型・Ⅲ型では5〜6週．

■後療法
　1）固　定
　a）固定の継続
　　（1）包帯交換時に副子に強くあたっている部位がないことを確認する．
　　（2）固定肢位が当初の肢位を維持していることを確認する．
　　（3）皮膚に障害がないことを確認する．
　　（4）アルミ副子などを外して包帯交換する場合には整復位の保持に注意する．
　b）再転位
　1．再転位発生の徴候
　　（1）包帯交換時に異常な痛みが出現した場合には再転位を疑う．
　　（2）患者が自己判断で固定を外した場合などで，槌指変形が出現したものは再転位したものと考える．
　2．再整復の必要性の判定
　　骨折で受傷後期間の短いものでは再整復可能なものもあるが，再整復後の安定性が確保しにくいと考えられるものは医科への転送を考慮する．
　c）固定の変更
　　手関節部あるいは手部以下を固定している場合には，3〜4週経過した時点で手指部のみの固定に変更する．DIP関節の固定肢位は固定除去時まで変更しない．
　d）固定の除去
　　（1）腫脹や疼痛が軽減していること．
　　（2）MP関節の可動性がある程度確保されていること．
　　（3）MP関節の屈伸運動で不安感を訴えないこと．
　　が固定除去の条件となる．とくに骨折がある場合は医科でのX線像による判定で固定を除去する．

2）異常経過

末梢への血流が悪く修復過程が進行せず，皮膚や周辺の軟部組織が壊死に陥る場合がある．

3）物理療法，手技療法，運動療法

a）物理療法

主に温浴や超音波浴などの温熱療法を実施する．

b）手技療法

固定期間中，固定除去後も前腕部の筋群（とくに総指伸筋）および内在筋の緊張を緩める手技療法を実施する．

c）運動療法

固定除去後に自動運動を中心に行わせる．伸展抵抗運動は慎重に行わせる．

4）後療法の適否の判定

固定除去後はホームエクササイズや生活環境に左右されるが，とくに患者の感覚（痛みなど）やDIP関節の伸展力，関節部の変化に注意してその適否を判定しながら後療法を行う．

■治癒の判定

腫脹，疼痛，運動痛（伸展抵抗痛）の消失，関節可動域の回復をみて治癒とする．

■注意事項

整復操作では整復感が得られにくいので注意する．固定はDIP関節伸展位の保持管理と患部の痛みや血流状態に注意する．後療は早期の抵抗運動は行わないようにする．また，患者に阻血によりみられる徴候を説明しておく．

■指導管理

指先の小さな損傷であるが，比較的長期間の治療を要することから指導管理は重要となる．固定期間中の痛みや，入浴，洗顔，手洗いなどの日常生活動作において，DIP関節のみの固定は効果的ではあるが，患者の自己判断で固定を外す場合や，ずれが生じる場合がある．どの時期においても固定が重要であることを説明し理解させる．

■予後

骨片の離開，腱が修復されない場合は屈曲変形を起こし伸展障害を残す．

■全体のプログラム

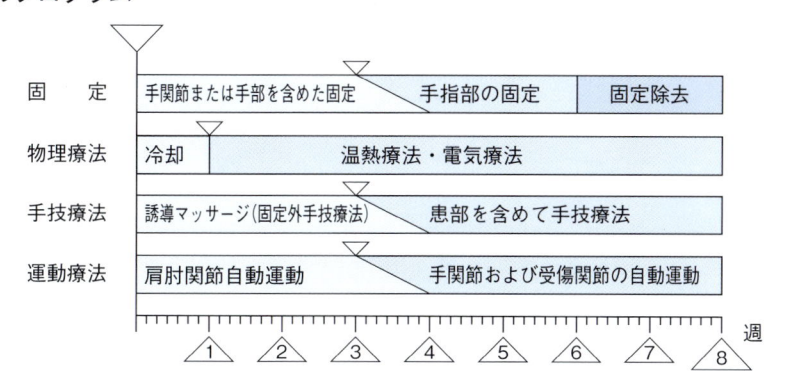

固　定	手関節または手部を含めた固定	手指部の固定	固定除去
物理療法	冷却	温熱療法・電気療法	
手技療法	誘導マッサージ（固定外手技療法）	患部を含めて手技療法	
運動療法	肩肘関節自動運動	手関節および受傷関節の自動運動	

週：1　2　3　4　5　6　7　8

第Ⅲ章

各論・下肢

骨　折
脱　臼
軟部組織損傷

1 骨　折

A ● 大腿骨頸部骨折

　大腿骨頸部骨折は高齢者での発生が多く，保存療法では長期の臥床を必要とし，認知症の発症や進行，肺炎発症といった全身的な疾患のリスクを伴う．局所的には頸部内側骨折（頸部骨折）での骨癒合不全からの偽関節形成や阻血性骨頭壊死，頸部外側骨折（転子部骨折）での変形癒合の後遺などのリスクがある．

　一般に，本骨折では受傷直後から歩行不能となるが，内側骨折の外転型では歩行可能な場合があり，慎重な判断を行わないと骨折を看過する場合がある．受傷機序は室内で布団につまずき転倒するなど，比較的軽微な外力で発生するものが多く，判断を誤る原因となっている．歩行可能な外転型骨折でも，ほとんどは下肢の伸展位挙上が不可能であれば骨折を疑う有力な所見である．

　骨折が疑われる場合は，救急車で医療機関に搬送するのが原則であるが，柔道整復師自身や家族などが搬送する場合で患者が疼痛を強く訴える際は，金属副子などで股関節を中心に比較的広い範囲の固定をすると，患者の疼痛を抑え搬送できる．

　合併症や後遺症の予防を最優先する観点から，医科での治療は人工骨頭あるいは人工関節置換術が第一選択とされている．比較的年齢の低い患者に対しても内側骨折ではキャニュレイテッドキャンセラスヒップスクリュー cannulated cancellous hip screw（穴あき海綿骨用螺子），スライディングネイル sliding nail などによる内固定が選択され，外側骨折ではガンマネイル gamma nail，スライディングネイル，コンプレッションヒップスクリュー compression hip screw などによる内固定が選択されている．

■症例の提示
　　（1）受傷時の外観（内側骨折：**図 3-1A・1**，外側骨折：**図 3-1A・2**）．
　　（2）受傷時のX線像（内側骨折：**図 3-1A・3**，外側骨折：**図 3-1A・4**）．

■整復などを行わない場合の患者の搬送
　　1）搬送にあたっての注意事項
　　　（1）患部の動揺を防ぎ患者の苦痛を軽減させる．
　　　（2）骨片転位を増大させない．
　　　（3）不適切な固定による二次的な神経損傷を発生させない．

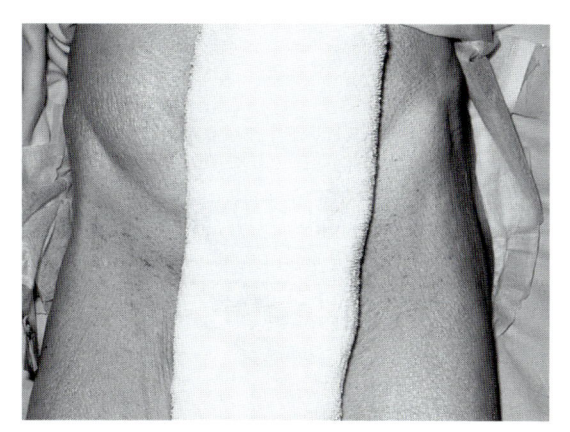

図 3-1A・1　受傷時の外観（内側骨折，患肢：右） 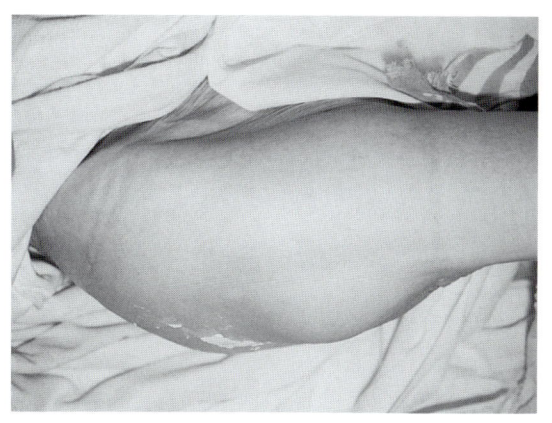　　図 3-1A・2　受傷時の外観（外側骨折）

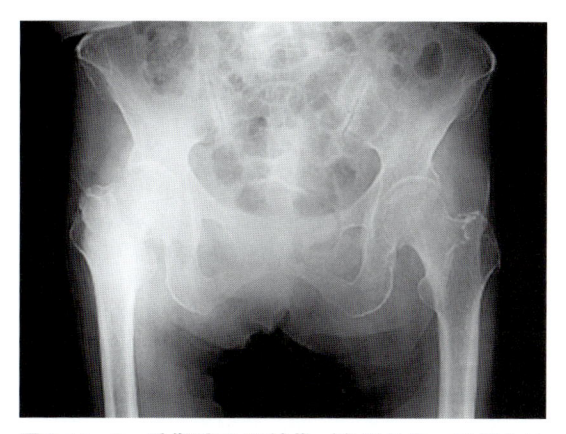

図 3-1A・3　受傷時の X 線像（内側骨折，外観とは異なる症例） 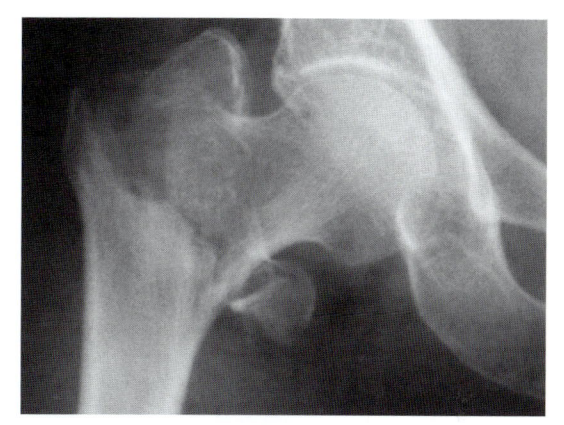　　図 3-1A・4　受傷時の X 線像（外側骨折）

2）搬送時の固定例

❶固定肢位は股関節軽度屈曲位，膝関節軽度屈曲位を基本に疼痛が出現しない範囲を目安にする．

❷腰部から下腿中央部までの範囲に綿花などを敷いた金属副子を後面にあて固定する．

［●膝関節後面外側で腓骨神経を圧迫しないように注意する．］

❸腰部と大腿中央部以下を別々の包帯で被覆し固定する（**図 3-1A・5**）．

以下，柔道整復師が医療機関のスタッフとして従事する場合を想定し，手術時に併用することがある徒手整復法や，従来行われていた外固定法などを紹介する．

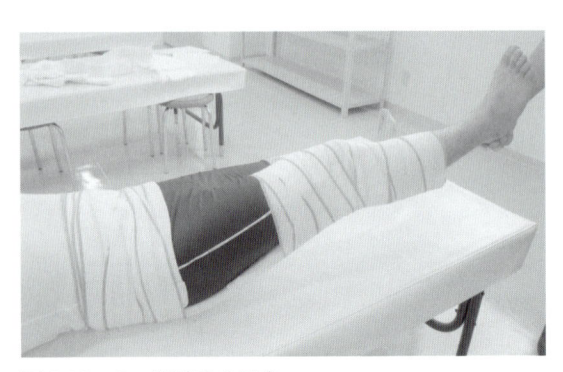

図 3-1A・5　搬送時の固定

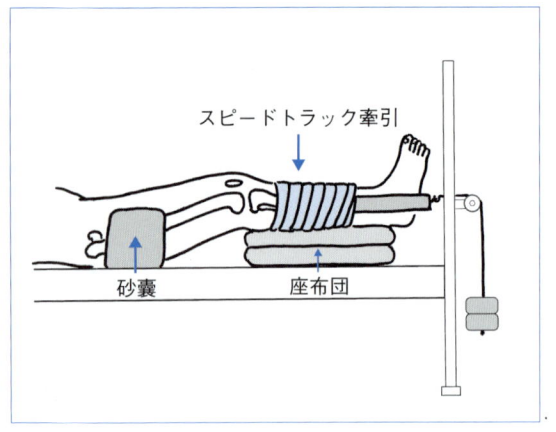

図 3-1A・6　整復法（介達牽引療法）

● A-1. 内側骨折

■ 整　復
　1）整復法
　a）介達牽引療法
　　不全骨折や嵌合した骨折の場合に用いることが多く，介達牽引することで整復固定の強化も図れる．股関節，膝関節を軽度屈曲位で，下腿部（または大腿部）からスピードトラック（または絆創膏）で，2～5kgの重錘で牽引（**図 3-1A・6**）．仮骨形成を確認しながら運動療法を開始する．
　b）ホイットマン Whitman の外転整復法（X線透視下で実施）
　　ホイットマンの外転整復法は，術者と助手2～3人を必要とするが，牽引整復台を使用すると，整復操作および固定への手順が容易に行える（**図 3-1A・7a**）．
　❶患者を背臥位とし，第1助手に骨盤を固定させる．
　❷第2助手には健肢を保持し内旋・外転させる（**図 3-1A・7b**）．
　❸術者は患肢足部を把持し，股関節を20～30°屈曲位，膝関節伸展位で内旋しながら遠位方向に牽引する．
　　　［●骨片転位のあるガーデン Garden の分類ステージⅢ～Ⅳでは，第3助手に大腿近位端部を外方へ引き出し，骨片を引き離させる．術者は患肢を遠位方向に牽引しながら内旋位にする（**図 3-1A・7c**）．］
　❹術者は内旋位で牽引している患肢を徐々に外転する．外転は健側の外転と同程度まで行い，内旋は約30°とする．
　❺助手に大転子部を骨頭方向に直圧させ，骨折部の嵌合を図る（**図 3-1A・7d**）．
　2）整復確認（**図 3-1A・8**）
　　（1）両下肢の棘果長を計測する．
　　（2）整復肢位の目安は上前腸骨棘，膝蓋骨内側縁，第1趾先端が一直線上に並ぶことである．

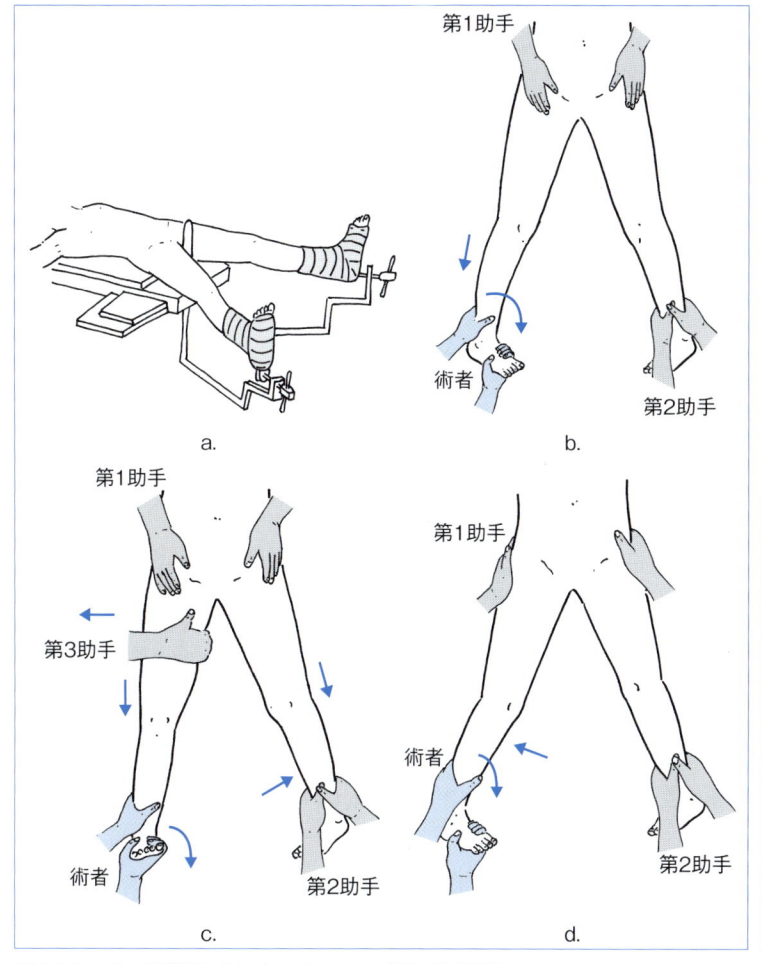

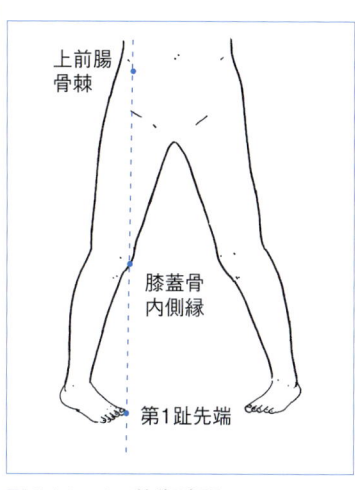

図 3-1A・7　整復法（ホイットマンの外転整復法）

図 3-1A・8　整復確認

(3) リードベター Leadbetter のヒールパームテスト heel palm test：整復肢位を保ち，把持している患肢の踵を慎重に注意しながらわずかに牽引を緩めると，整復噛合が良好なときは動揺も感じられず安定しているが，不良なときは骨折部が転位して下肢が内転あるいは外旋し，動揺が感じられる．

3) 整復後の X 線像（図 3-1A・9）

■ 固　定

1) 固定材料

ギプス，クラーメル金属副子（応急手当では取り外し可能なシーネを使用）．

2) 固定法

股関節軽度屈曲・20 〜 30°外転・30°内旋位，膝関節軽度屈曲位で，左右の乳房下部の高さから肋骨弓を含み，腹部を切り下げ，患肢の足 MP 関節部手前までギプス固定する（**図 3-1A・10**）．

図 3-IA・9　整復後の X 線像　　図 3-IA・10　固定範囲

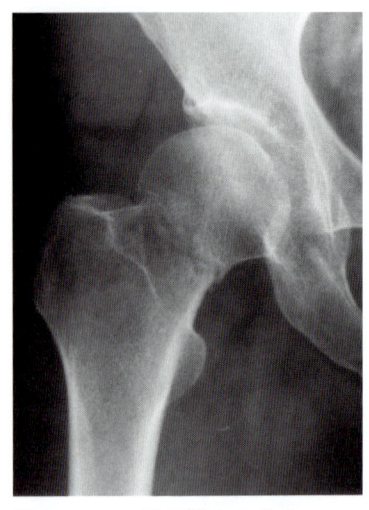

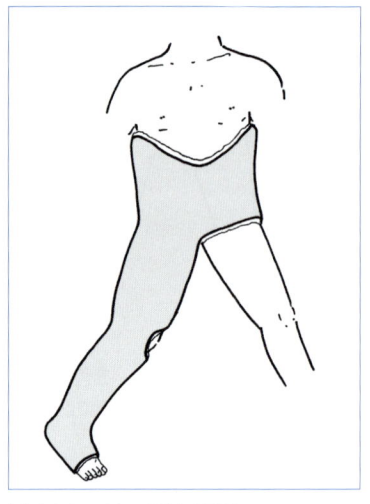

> **MEMO**
> 外転位を保持するために肋骨弓や体幹を含め，内旋位を保持するために足部を内転位で足背を押さえ固定する．ただし膝蓋骨は露出させる．

■ **固定期間**
　　年齢や骨折型などにより仮骨形成が左右されるが，12 週を目安にする．

■ **後療法**
　　（1）頸部骨折は高齢者に多く，十分な仮骨形成には長期間を必要とする．
　　（2）早期の固定除去や体重負荷は遷延治癒や偽関節の原因になる．
　　（3）外側骨折は内側骨折よりも骨癒合は良好であるが，内反股変形に注意する．
　　（4）4～6 週後，動かせる関節は積極的に自動運動を行わせる．
　　（5）8～10 週後，股関節の疼痛がない程度まで上半身を起こす．
　　（6）固定除去後，歩行器，松葉杖，片松葉杖，杖の順で歩行練習を行わせる．

■ **注意事項**
　1）治療法の選択・転送
　　地域により医療の充実度が異なり，骨折の程度や年齢によっても様々であるため，治療法の選択は，患者と家族との十分なインフォームド・コンセントを行うことが重要である．
　　また，患者が来院した場合にも，応急的に患者の苦痛を和らげるための固定や牽引などを行い，早急に医科に転送できるように心がけることが必要である．

> **MEMO**　内側骨折の治癒困難な理由
> ①関節包内骨折であり，骨膜は存在しないこと．
> ②血管分布が特異で，骨折により血行障害に陥ること．
> ③骨折線の走行により，骨折面に剪力が働くこと．
> ④高齢者に多発するため，骨再生能力が劣ること．
> ⑤整復肢位の保持が困難であること．

2）後療時の注意事項

（1）完全骨折は転位がなくても固定をおろそかにしてはならない（再転位に注意）．
（2）ギプス包帯固定では，褥瘡，腓骨神経麻痺を予防するため割入れや有窓にする．頻回に体位変換を行い，褥瘡の好発部位には十分な綿花を入れるとともに清潔を保持する．
（3）固定中も大腿部間に枕や座布団をおき，健肢も外転位に保たせる．
（4）尿路感染，沈下性肺炎，認知症，持病の悪化など全身状態に十分注意し適切な対処をする．

■指導管理

（1）長期臥床に伴う合併症の徴候がみられた場合は，ただちに訴えるよう指導する．
（2）褥瘡の好発部位に疼痛が出現した場合は，ただちに訴えるよう指導する．
（3）患肢にシビレが出現した場合は，ただちに訴えるよう指導する．
（4）固定中も固定外の関節は自動運動を継続するよう指導する．
（5）患肢の荷重開始は指示に従うよう指導する．
（6）股・膝関節の拘縮に対して他動的な運動を行わないよう指導する．

■予後

内側・外側骨折とも，完全な整復・固定はもちろん，排便，排尿の管理や長期の臥床による褥瘡の処置，細菌感染の予防，全身状態の管理が十分に行われることが良好な予後を得る条件である．

■全体のプログラム

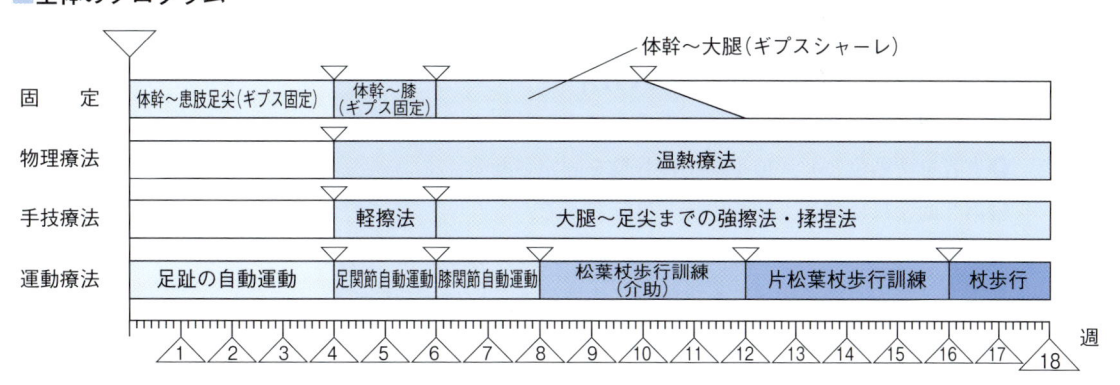

	週
固定	体幹〜患肢足尖（ギプス固定） → 体幹〜膝（ギプス固定） → 体幹〜大腿（ギプスシャーレ）
物理療法	温熱療法
手技療法	軽擦法 → 大腿〜足尖までの強擦法・揉捏法
運動療法	足趾の自動運動 → 足関節自動運動 → 膝関節自動運動 → 松葉杖歩行訓練（介助）→ 片松葉杖歩行訓練 → 杖歩行

週：1〜18

*大腿骨頸部骨折（高齢者対象）

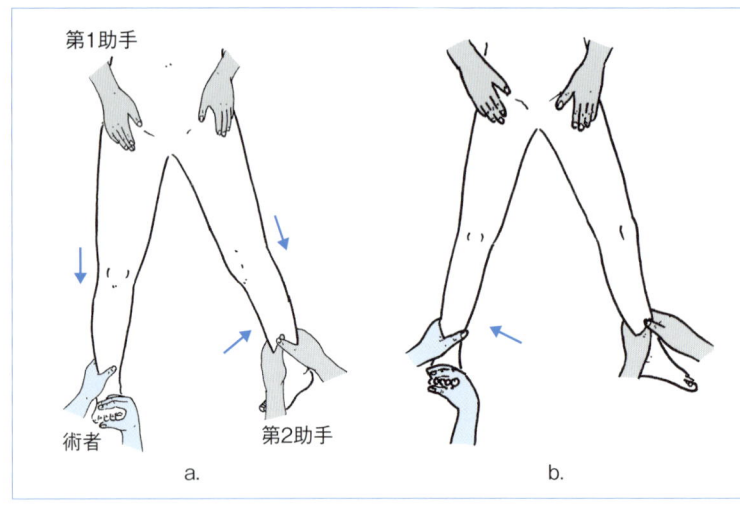

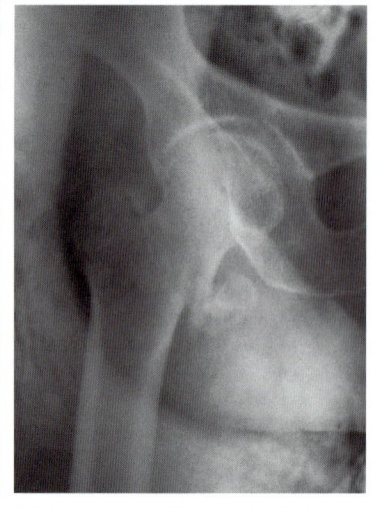

図3-1A・11　整復法（ホイットマンの外転整復法）

図3-1A・12　整復後のX線像

● A-2. 外側骨折

■ 整　復

外側骨折は内側骨折と異なり，骨癒合は比較的良好である．

1）整復法

【ホイットマンの外転整復法（図3-1A・11）】

内側骨折と同様に，助手2〜3人または牽引整復台を使用する．

❶患者を背臥位とし，第1助手に骨盤を固定させる．
❷第2助手には健側下肢を内旋・外転させる．
❸術者は患側股関節を軽度屈曲させ，膝関節を伸展位で遠位方向に牽引する．
❹術者は牽引を緩めず下肢を外転し，中間位あるいは内旋位で整復する．
❺小転子の離開しているものは，股関節の内旋および屈曲角度を調整しながら整復する．
❻小転子骨片の転位が大きく，完全整復されていなくても，機能障害はあまりみられない．

2）整復確認

両下肢の棘果長を測る．X線検査での確認が必要である．

3）整復後のX線像（図3-1A・12）

■ 固　定

内側骨折と同様．固定肢位は小転子骨折の転位状況により股関節の内旋・屈曲を調節する．

■ 固定期間

8〜10週．

後療法，注意事項，指導管理，予後，全体のプログラムは内側骨折に準ずる．

参考　観血療法の後療法

　十数年前から医療技術の進歩や内固定具の格段の改善(仮骨形成を促進する効果)により，手術後早期の離床が可能な観血療法が積極的に行われていて，ギプス固定はしない．保存療法による長期臥床は，患者の負担だけでなく家族や医療スタッフの十分なケアが必要である．この点，観血療法は早期からの離床や後療法が可能で，心身の回復と日常生活動作の早期改善が得られるため，現在の医療では主流となっている．

1）人工骨頭置換術(BHA)後の後療法(図 3-1A・13a)
　①術後1日目から徐々に坐位姿勢をとらせる練習をする．
　②術後7日目以降には起立歩行訓練を開始．体重の50%まで荷重する．
　③術後2週目には全体重の荷重が可能で，筋力回復に努める．
　　[●内旋および内転位の強制は禁忌である．]

2）ダイナミックヒップスクリュー(DHS)術後の後療法(図 3-1A・13b)
　①術後1日目から徐々に坐位姿勢をとらせる練習をする．
　②術後7日目以降には起立訓練を開始する．
　③歩行訓練は術後2週目から開始．体重の50%までを荷重する．
　④術後4週目で全体重の荷重が可能となる．

3）ガンマロッキングネイル gamma locking nail 術後の後療法
　①術後1日目から徐々に坐位姿勢をとらせる練習をする．
　②術後3週目から起立歩行訓練を開始．体重の30%までを荷重する．
　③術後5週目で体重の50%を荷重する．
　④術後6週目で全体重の荷重が可能となる．

これらのプログラムは平均したもので，患者の年齢や全身状態により日数が前後する．

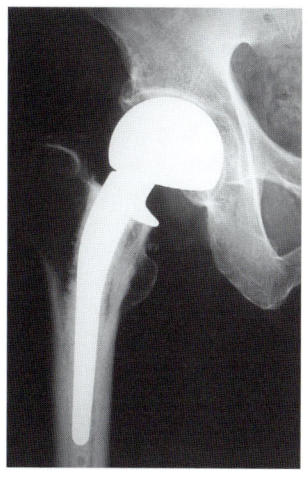

a. 内側骨折（人工骨頭）　　　b. 転子貫通骨折（DHS）
図 3-1A・13　観血療法後の X 線像

B ● 大腿骨骨幹部骨折

　成人の大腿骨骨幹部骨折は交通事故や労働災害などによる，ハイエネルギー損傷として発生するものが多く，小児に発生したものでも交通事故，高所からの転落など比較的高度な外力により発生するものが多い．このため，開放性骨折の頻度も高く，皮下骨折の場合であっても，大量の内出血に伴うショック症状を呈することがあるので，注意深く観察することが重要である．高齢者の発生頻度がとくに高い損傷ではないので，保存療法でも大腿骨頸部骨折にみられるようなリスクは少ないが，小児での骨折の保存療法では骨癒合過程の仮骨硬化が始まる時期(2〜3週)に，骨折部の屈曲変形が起こることがあり，X線検査など画像による頻回の経過観察が必要になる．このため柔道整復師が単独で施術を継続することには困難を伴う．

　一般に，本骨折の完全骨折では歩行が不可能で，外観上の変形も著明であるため，看過されることは少ない．しかし，前述のショック症状を呈する場合には，骨折部の処置より全身管理を優先する．

　骨折が疑われる場合には，救急車で医療機関に搬送するのが原則であるが，本骨折は外固定なしで骨折部の安定は得られない．救急車で搬送する場合には患者の疼痛に配慮して陰圧式固定具で患部の安静を図るが，柔道整復師自身や家族などが搬送する場合には，金属副子などで比較的広い範囲の固定をする必要がある．

　医科では早期社会復帰の要請などから観血療法が主流となっている．観血療法では早期患肢荷重を目的にしたキュンチャー Küntscher 髄内釘固定，骨折部回旋の再転位予防に重点をおいたインターロッキングネイルによる固定，半観血療法とでもいうべき創外固定法が行われている．

■症例の提示
　　（1）受傷時の外観（図 3-1B・1）．
　　（2）受傷時のX線像（斜骨折：図 3-1B・2，小児の横骨折：図 3-1B・3，小児の遠位 1/3 部横
　　　　骨折：図 3-1B・4）．
■整復などを行わない場合の患者の搬送
　1）搬送にあたっての注意事項
　　（1）患部の動揺を防ぎ患者の苦痛を軽減させる．
　　（2）骨片転位を増大させない．

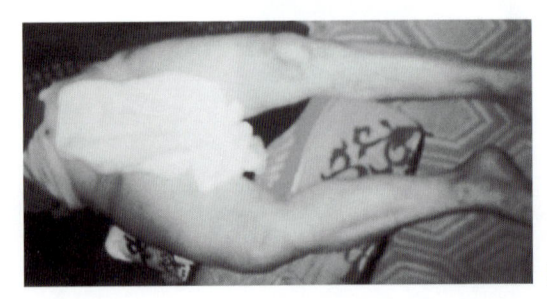

図 3-1B・1　受傷時の外観

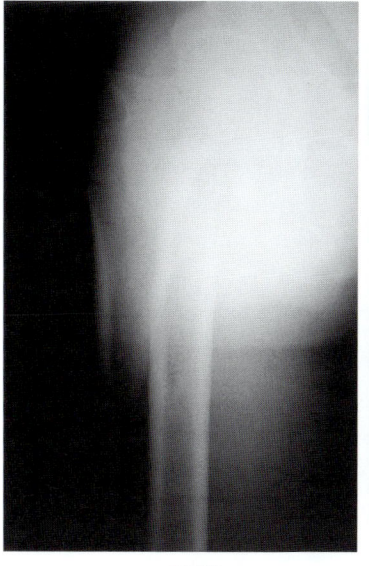

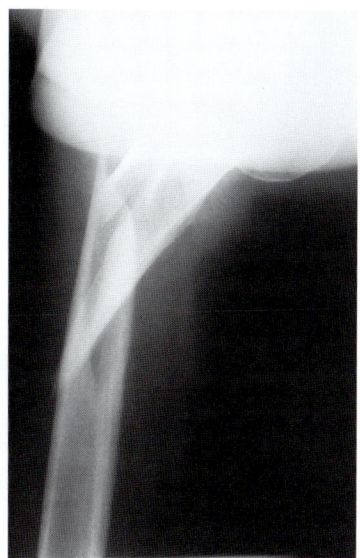

図3-1B・2　受傷時のX線像
（斜骨折）
a. 正面像　　　　　　b. 側面像

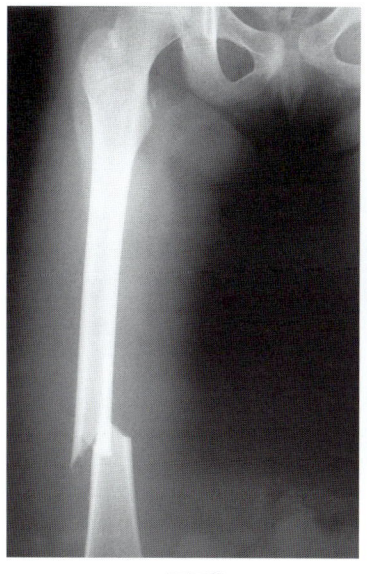

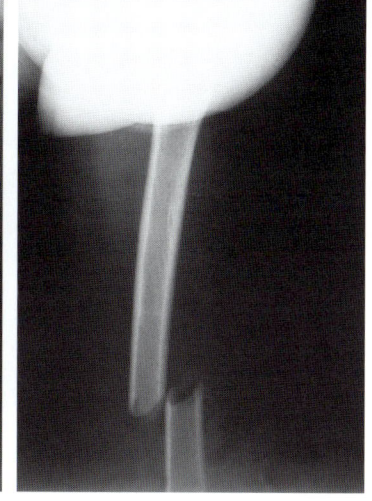

図3-1B・3　受傷時のX線像
（小児の横骨折）
a. 正面像　　　　　　b. 側面像

（3）二次的に開放性骨折に移行させない．
（4）不適切な固定による二次的な神経損傷を発生させない．

2）搬送時の固定例

❶固定肢位は股関節軽度屈曲位，膝関節軽度屈曲位を基本に疼痛が出現しない範囲を目安にする．

❷骨折部を広く綿花などで被覆し，大腿部の内外側または前後に副木をあて包帯で固定する（**図3-1B・5a，b**）．

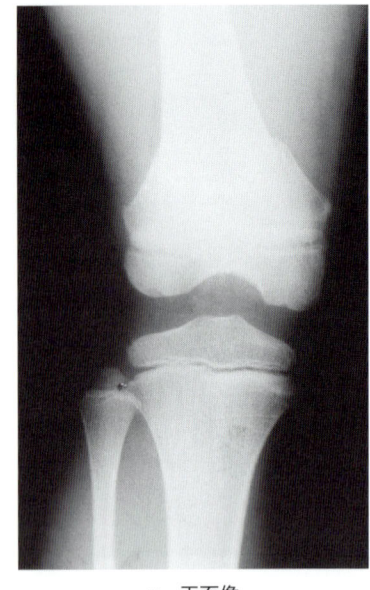

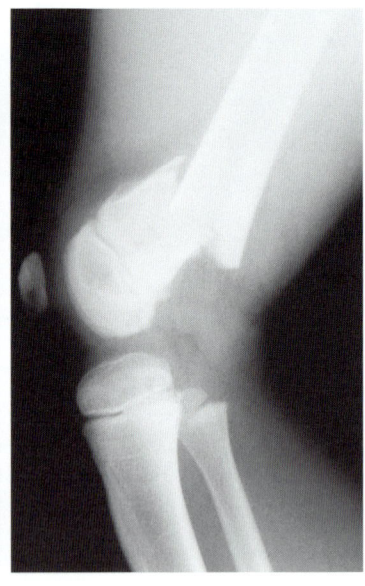

図 3-1B・4　受傷時のX線像（小児の遠位 1/3 横骨折）
a. 正面像
b. 側面像

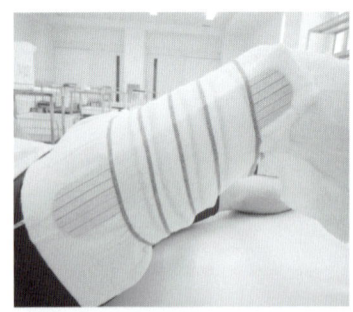

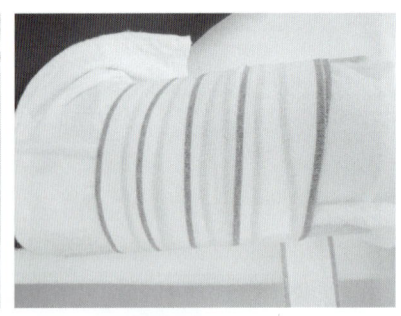

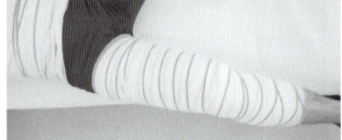

図 3-1B・5　搬送時の固定
a. 副木による大腿部の固定（側面）
b. 副木による大腿部の固定（正面）
c. 股関節以下の固定（金属副子・側面）
d. 股関節以下の固定（金属副子・正面）

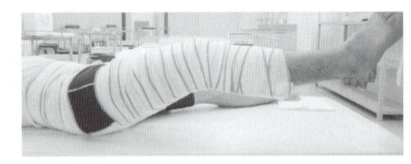

❸ ❷の固定に加え腰部から下腿遠位部までの範囲に綿花などを敷いた金属副子を後面にあて固定する（**図 3-1B・5c，d**）．

　［●膝関節後面外側で腓骨神経を圧迫しないように注意する．］

❹ 腰部と大腿中央部以下を別々の包帯で固定する．

　以下，柔道整復師が医療機関のスタッフとして従事する場合を想定し，従来行われていた徒手整復法や外固定法などを紹介する．

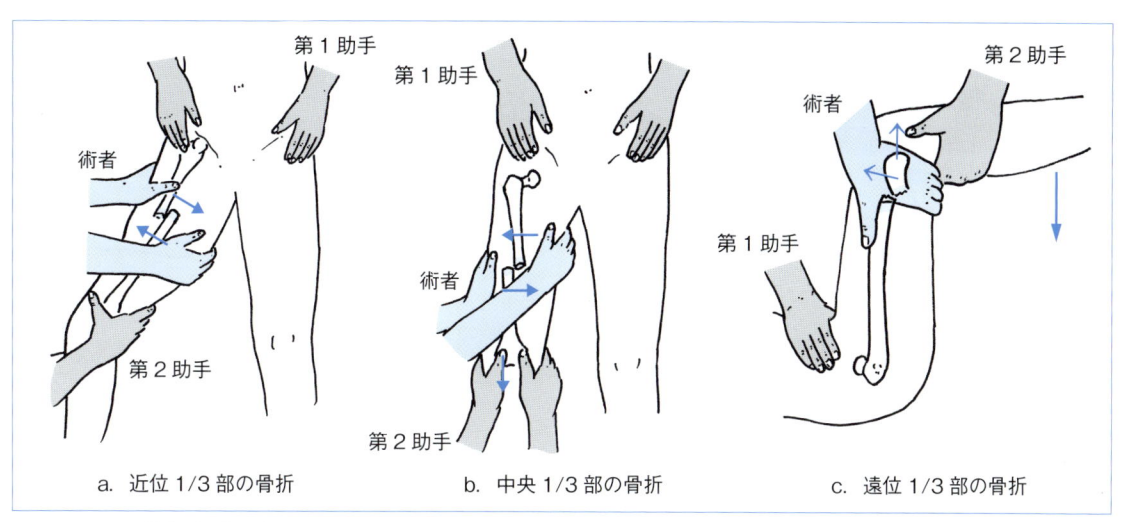

図 3-ⅠB・6　整復法（徒手整復法）

■ 整　復

　骨幹部骨折の転位は筋緊張の影響が強いため，青壮年期の骨折で整復位保持が困難な場合は観血療法とする．しかし，乳幼児や小児では保存療法が一般的である．

　短縮転位が大きい場合は，持続的な牽引療法（直達・介達）で筋の弛緩を図り整復するが，介達牽引と固定とを併用することもある．

1）整復法

a）徒手整復法

【近位 1/3 部の骨折（図 3-ⅠB・6a）】

❶患者を診察台に背臥位とし，第 1 助手に骨盤を固定させる．
❷第 2 助手には遠位骨片を股関節屈曲外転・軽度外旋位，膝関節屈曲位で牽引させ短縮転位を取る．
❸術者は一方の手で近位骨片を外側から内側へ，他方の手で遠位骨片を内側から外側へ圧迫して側方転位を整復する．

【中央 1/3 部の骨折（図 3-ⅠB・6b）】

❶患者を診察台に背臥位とし，第 1 助手に骨盤を固定させる．
❷第 2 助手は遠位骨片を股関節屈曲・軽度外転または中間位，膝関節屈曲位で牽引させ短縮転位を取る．
❸術者は一方の手で近位骨片を内側から外側へ，他方の手で遠位骨片を外側から内側へ圧迫して側方転位を整復する．

【遠位 1/3 部の骨折（図 3-ⅠB・6c）】

❶患者を診察台に背臥位とし，第 1 助手に骨盤を固定させる．
❷第 2 助手には下腿部を把持させ，股関節と膝関節を 90°屈曲位で牽引させ短縮転位を取る．
❸術者は両手で遠位骨片を把持して遠位方向に牽引し，後方へ転位している骨片を前方へ引き出し，下腿部をやや屈曲して整復する．

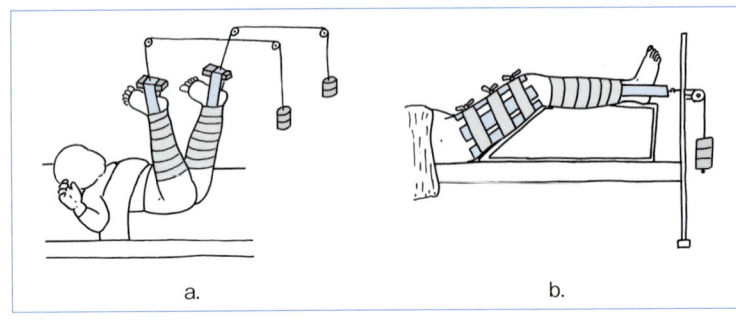

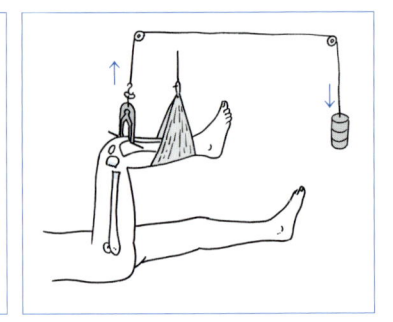

図 3-1B・7　整復法（介達牽引療法）　　　　　　　　　　図 3-1B・8　整復法（直達牽引療法）

b）介達牽引療法
　（1）乳幼児は下肢の垂直介達牽引（ブライアント Bryant 牽引）で整復固定を行うことがある（**図 3-1B・7a**）．
　　　［●重錘は両側あわせて約 3kg 以内で十分であり，4〜8 週行う．］
　（2）股関節 30〜40°屈曲・10〜30°外転・外旋内旋中間位，膝関節 30〜40°屈曲位で介達牽引（スピードトラック牽引）を行い，尖足にならないように注意する（**図 3-1B・7b**）．
　（3）成人の不全骨折や転位のない斜骨折や螺旋状骨折では，骨折部を副子で固定，ブラウン架台を使用，重錘 4〜8kg で介達牽引を 6〜10 週行う．
　（4）介達牽引は，観察は容易で変形・転位の矯正ができる点や，関節拘縮をある程度防ぐことのできる利点があるが，テープでの皮膚損傷や，弾性包帯での循環障害，牽引力の強弱を常に把握・管理しておく必要がある．

c）直達牽引療法
　股関節と膝関節を 90°屈曲位として"90°-90°牽引"を行う．これは鋼線を使った直達牽引で行うことが多い（**図 3-1B・8**）．

2）整復後の X 線像（図 3-1B・9〜11）

■固　定
　1）固定材料
　　ギプス，クラーメル金属副子，副木，スダレ副子．
　2）固定肢位
　　股関節 30〜40°屈曲位，膝関節 30〜40°屈曲位，足関節良肢位で，股関節外転角度を近位骨片の転位にあわせる．股関節の屈曲角度は，近位骨片に作用する腸腰筋の牽引力が強い場合は大きくなり，遠位 1/3 部の骨折では遠位骨片に作用する腓腹筋の緊張が強い場合に大きくなる．経過をみながら良肢位に移行する．
　3）固定範囲
　　骨盤部から足 MP 関節部手前まで．

■固定期間
　仮骨形成は，年齢，骨折の程度などにより大きく左右されるが，平均的に小児では 4〜8 週，成人では 8〜12 週である．

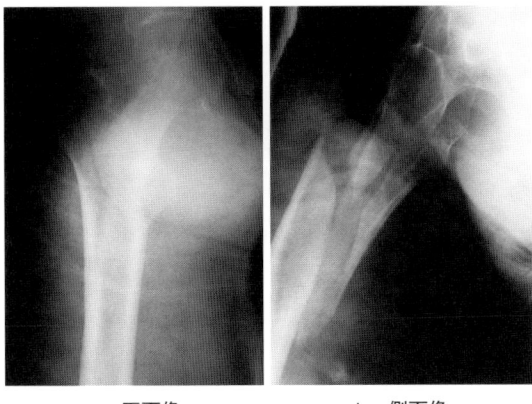

a. 正面像　　　　b. 側面像
図 3-1B・9　整復後のX線像（近位1/3部骨折）

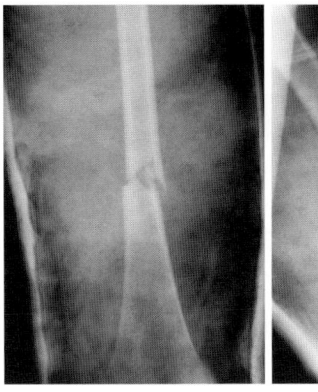

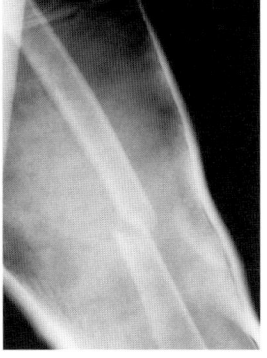

a. 正面像　　　　b. 側面像
図 3-1B・10　整復後のX線像（中央1/3部骨折）

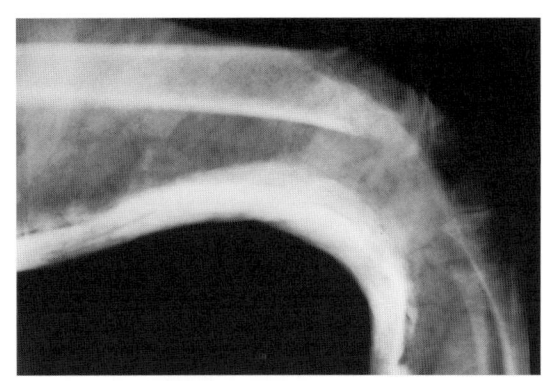

図 3-1B・11　整復後のX線像（遠位1/3部骨折）

■**後療法**（固定除去後の）
(1) 小児には無理な他動運動(徒手矯正など)は行わない．無理に関節運動を行えば骨化性筋炎を発症する．
(2) 青壮年期では外固定で足・膝関節の拘縮を生じる．とくに膝関節の拘縮が残存しやすく，無理な他動的関節運動は骨化性筋炎の原因になる．疼痛，局所熱感，腫脹が数日継続していれば後療を中止する．
(3) 松葉杖での歩行訓練では，仮骨形成の状況や筋力の回復を考慮に入れて荷重の程度を調節する．

■**注意事項**
(1) 患者・家族にインフォームド・コンセントを十分に行い，もっとも適した治療法を選択する．
(2) 横骨折では整復が良好であっても，骨折部の接触面が少ないため，筋緊張により再転位の可能性が高く，注意が必要である．前外方凸屈曲変形となることが多い．
(3) 斜骨折や螺旋状骨折で嚙合した場合は安定性がよいが，転位が残っている場合は，筋の緊張による転位の増加がみられるため，介達牽引も併用して行うほうがよい．

（4）固定後，腫脹ならびに固定の緊縛により循環障害を引き起こす危険があるので，増悪する疼痛，足趾のチアノーゼ，足背動脈の強弱を観察し，必要によりギプスでは有窓や割入れにし，包帯固定では巻き直す．膝蓋骨部や腓骨頭部のギプスは有窓にする．

■ **指導管理**

（1）固定により足部などにシビレが出現した場合はただちに訴えるよう指導する．
（2）褥瘡の好発部位に疼痛が出現した場合はただちに訴えるよう指導する．
（3）固定中も固定外の関節運動は継続するよう指導する．
（4）拘縮のある関節の運動は自動運動で行うよう指導する．
（5）患肢の荷重量や歩行方法は指示に従うよう指導する．

■ **全体のプログラム**（大腿骨骨幹部骨折，成人対象）

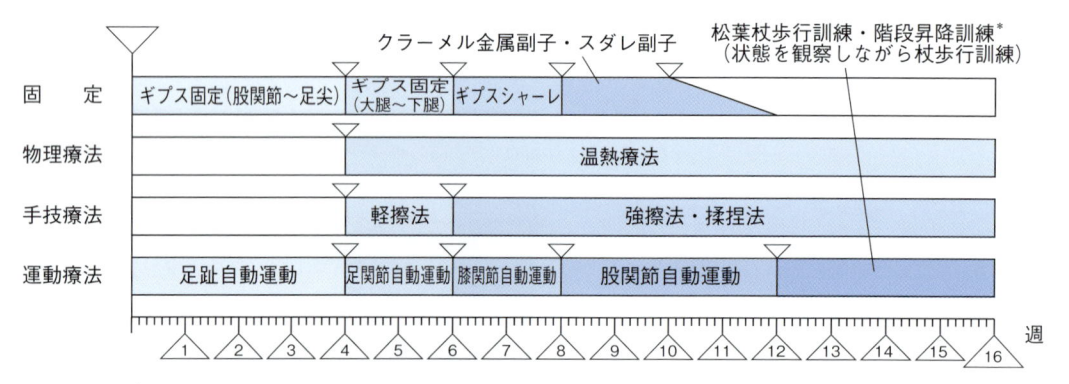

固定	ギプス固定(股関節〜足尖)	ギプス固定(大腿〜下腿)	ギプスシャーレ	クラーメル金属副子・スダレ副子	松葉杖歩行訓練・階段昇降訓練* (状態を観察しながら杖歩行訓練)
物理療法			温熱療法		
手技療法		軽擦法	強擦法・揉捏法		
運動療法	足趾自動運動	足関節自動運動	膝関節自動運動	股関節自動運動	

週：1〜16

* 受傷後12〜14週で松葉杖歩行で体重負荷を行い，14週以後では階段昇降訓練，片松葉杖歩行訓練を行い，状態をみて，杖歩行に変更する．

参考　大腿骨骨幹部骨折髄内釘固定後の後療法

①術後1日目：足関節および足趾の関節の自動運動を開始させる．
②術後2〜3週目：徐々に股・膝・足の関節可動域訓練を開始させる．
③術後6週目：30％の体重負荷で荷重歩行を開始させる．
④術後8週目：50％の体重を荷重する．
⑤術後10週目：全体重の荷重をする．
（年齢や全身状態によりプログラムは前後する）

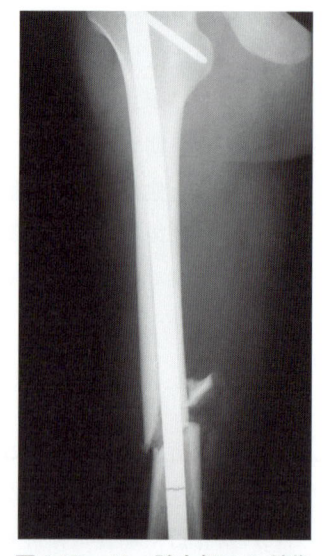

図3-IB・12　髄内釘のX線像

C ● 膝蓋骨骨折

　大腿四頭筋の種子骨である膝蓋骨は膝蓋腱膜内に存在する．横骨折の完全骨折や粉砕骨折で腱膜が断裂したものでは骨片が離開し，その力は継続して働く．このため，保存療法では偽関節を形成する危険性がある．また，骨片に働く力を極力軽減させるには，膝関節伸展位で固定する必要があり，膝関節の屈曲制限を残してしまうことがほとんどである．観血療法ではテンションバンドワイヤリング法が行われ，術後の固定をしないで早期から膝関節の屈曲運動を行わせる．この術式では膝関節屈曲角度が大きいほど骨折部に圧迫力が働き，早期の運動開始が関節拘縮の防止に作用するばかりでなく，骨癒合促進にも働き，優れた方法である．

　本骨折は，直達外力によるものが多く，膝蓋骨が皮下直下にあるため開放性骨折となる場合も多い．受傷直後の完全骨折では骨折部の状態を皮膚の上から把握しやすく，膝関節伸展機構が破綻し歩行不能など著明な機能障害がみられるので骨折を看過することは少ない．しかし，転位のない骨折や縦骨折では慎重な診察と判断が必要である．また，X線像上の判定では分裂膝蓋骨との鑑別が重要で，とくに有痛性分裂膝蓋骨との鑑別は受傷原因の有無，臨床所見などで慎重に行う必要がある．

　骨折が疑われる場合には医科に転送するが，多くの場合，完全骨折では膝関節伸展機構が破綻しているので，搬送中に患部の安静を保持するためには，金属副子などで膝関節部を中心に比較的広い範囲の固定をする必要がある．また，膝関節部が固定に含まれるので，腓骨神経の圧迫には十分注意して実施する．

■ 症例の提示
　　（1）受傷時の外観（**図3-1C・1**）．
　　（2）受傷時のX線像（**図3-1C・2**）．

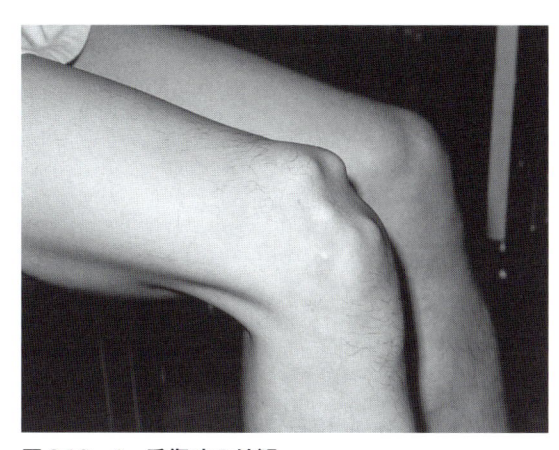

図3-1C・1　受傷時の外観

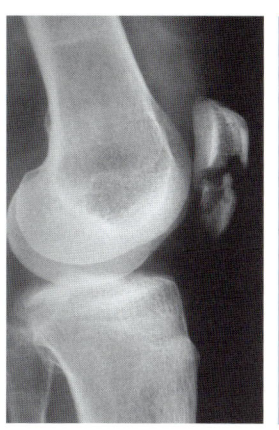

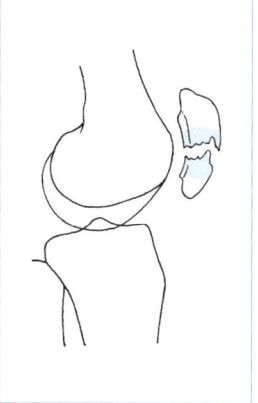

図3-1C・2　受傷時のX線像（外観の症例とは異なる）

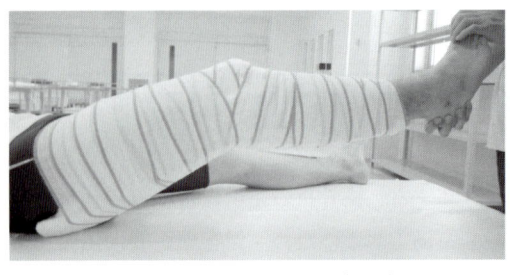

a. 金属副子による固定（側面） 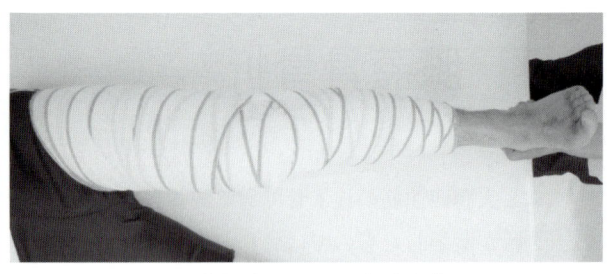　　　　　　　　　　b. 金属副子による固定（正面）

図3-1C・3　搬送時の固定

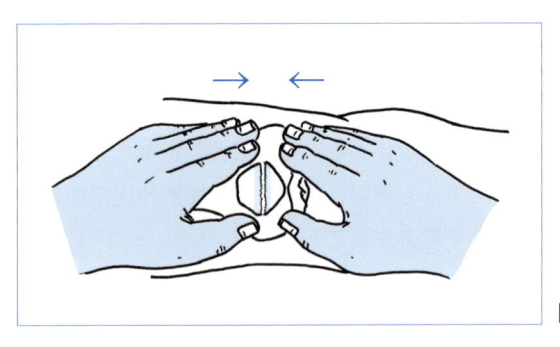

図3-1C・4　整復法

■ 整復などを行わない場合の患者の搬送

1）搬送にあたっての注意事項
 （1）患部の動揺を防ぎ患者の苦痛を軽減させる．
 （2）骨片転位を増大させない．
 （3）患部の局所的な圧迫による褥瘡を発生させない．
 （4）不適切な固定による二次的な腓骨神経損傷を発生させない．

2）搬送時の固定例
 ❶固定肢位は膝関節軽度屈曲位を基本に疼痛が出現しない範囲を目安にする．
 ❷骨折部を広く綿花などで被覆し，大腿近位部から下腿遠位部までの範囲に綿花などを敷いた金属副子を背側にあて包帯で固定する（**図3-1C・3**）．

　　●患部の近位側と遠位側だけが包帯で覆われていて，骨折部が被覆されていなくてもよい．膝関節後面外側で腓骨神経を圧迫しないように注意する．

　以下，柔道整復師が医療機関のスタッフとして従事する場合を想定し，従来行われていた徒手整復法や外固定法などを紹介する．

■ 整　復

　❶患者を背臥位として，膝関節軽度屈曲位とする．
　❷術者は，左右の母指と示指で近位骨片と遠位骨片を把持して，骨片を適合させるように近位骨片を圧迫し形態を整える（**図3-1C・4**）．

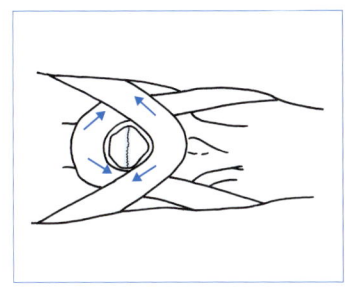

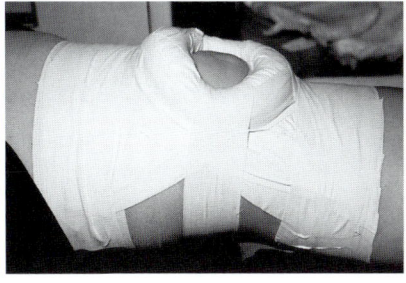

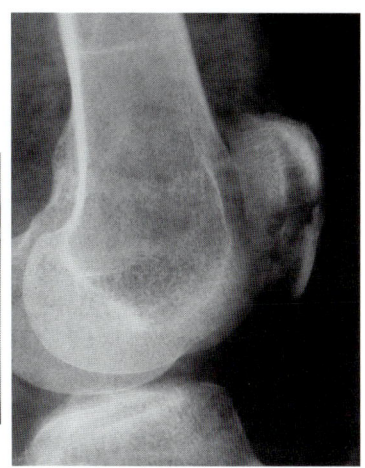

図 3-1C・5　固定法

図 3-1C・6　固定後の X 線像

■固　定

1) 固定材料
絆創膏(伸縮性テープ)，リング，クラーメル金属副子，厚紙副子，ギプスなど．

2) 固定肢位
膝関節軽度屈曲，または伸展位．

3) 固定範囲
大腿近位部から下腿遠位部まで．

4) 固定法
固定法には絆創膏固定(伸縮性テープなど)やリング固定がある．

不全骨折，縦骨折や転位のない横骨折・粉砕骨折でも再転位しないように，あらかじめ絆創膏などで膝蓋骨部を固定し，膝関節軽度屈曲位で大腿近位部から下腿遠位部まで，クラーメル金属副子やギプスシーネなどで固定する(図 3-1C・5)．

5) 注意点
(1) 関節内血腫が著明な場合は血腫消退後に再固定を行う(再転位の防止)．
(2) 絆創膏などで大腿部や下腿部の全周を巻いてはいけない(循環障害の予防)．

■固定期間
4～5週(軽度の転位の場合)．

> **MEMO　有痛性分裂膝蓋骨**
> スポーツ活動や打撲などを契機として有痛性となることがある．ソープ Saupe 分類のⅢ型が多く，膝蓋骨の分裂部に一致して圧痛，叩打痛を認める．

■後療法
(1) 不全骨折，縦骨折や転位のない横骨折，粉砕骨折は，自動運動や自動介助運動を主体にし，無理な他動運動を行わない．

（2）転位がある横骨折は，早期から関節可動域訓練を行うと，骨折部へ牽引力が働き，遷延治癒や偽関節が発生するので注意する．
　　（3）筋力回復のための大腿四頭筋訓練は，骨折部の骨癒合の状態を確認して行わせる．

■注意事項
　　（1）患者とのインフォームド・コンセントをしっかり行う．
　　（2）膝蓋骨上部の圧迫されている部位の褥瘡発生に注意する．
　　（3）腓骨神経損傷に注意する．
　　（4）他動運動は行わない．
　　（5）不注意な患肢荷重に伴う骨折部離開に注意する．
　　（6）著明な転位がある横骨折，また粉砕骨折は観血療法の適応となる．

> MEMO　膝関節の機能的予後の一因となる膝蓋骨骨折の骨片転位の大きさ
> ────保存療法の適応および限界の参考────
> ① Chapman　　　：　段差，離開ともに2mm以内
> ② Campbell　　　：　段差が2～3mm以下で，離開が3～4mm以内
> ③ Rockwood&Green
> 　　　　　　　　：　段差が2～3mm以下で，離開が3～4mm以内
> ④ Böhler　　　　：　2～3mmまでの離開のもの
> ⑤ DePalma　　　：　骨片転位がないか，または関節軟骨の不適合がないもの

■指導管理
　　（1）膝蓋骨上部の圧迫部位に異常な疼痛が出現した場合，ただちに訴えるよう指導する．
　　（2）足部にシビレがある場合，ただちに訴えるよう指導する．
　　（3）松葉杖歩行では不注意による患肢荷重をしないよう指導する．
　　（4）固定期間中は固定外の関節の自動運動は継続するよう指導する．
　　（5）膝関節の可動域訓練開始時期は指示に従うよう指導する．
　　（6）他動運動は行わないよう指導する．

■予後
　　（1）不全骨折，縦骨折や転位のない横骨折の予後は良好である．
　　（2）転位がある横骨折の場合でも，日常生活動作に支障なく治癒することもある．

■全体のプログラム

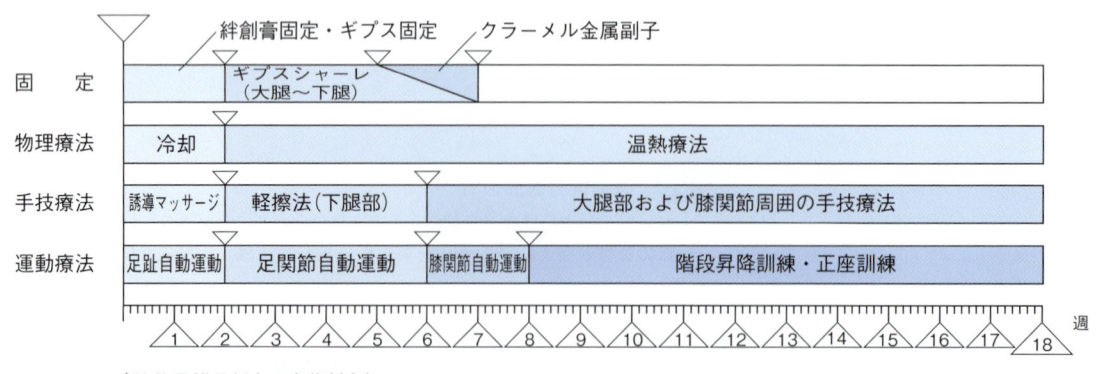

固定	絆創膏固定・ギプス固定／ギプスシャーレ（大腿～下腿）／クラーメル金属副子
物理療法	冷却／温熱療法
手技療法	誘導マッサージ／軽擦法（下腿部）／大腿部および膝関節周囲の手技療法
運動療法	足趾自動運動／足関節自動運動／膝関節自動運動／階段昇降訓練・正座訓練

（週：1〜18）

*膝蓋骨横骨折（40歳代対象）

D ● 下腿骨骨幹部骨折

　スキー滑走中の転倒や交通事故で発生することが多い．下腿骨骨幹部骨折は，成人では脛腓両骨が同時に骨折することが多いが，小児では脛骨単独骨折がみられる．また，骨が皮下直下にあり，とくに交通事故によるものでは開放性骨折もしばしばみられる．本骨折で脛骨中央・遠位1/3境界部で発生したものは，骨の血行状態に起因する偽関節も発生しやすいとされている．

　一般に，成人の脛腓両骨完全骨折では歩行は不可能で，膝蓋骨の向きと足部の向きが異なるなど，外観上の変形も著明になるため骨折が看過されることは少ない．しかし，小児の脛骨単独骨折では外観上の変形を認めるものは少なく，慎重に診察しないと骨折を看過することがある．

　本骨折が疑われる場合には，救急車で医療機関に搬送するのが原則であるが，成人の脛腓両骨骨折は外固定なしで骨折部の安定は得られない．救急車で搬送する場合には陰圧式固定具で患部の安静を図るが，柔道整復師自身や家族などが搬送する場合には，金属副子などで比較的広い範囲の固定をする必要がある．また，膝関節部が含まれる固定では，腓骨神経の圧迫に十分注意して実施する．

　医科での保存療法はギプスなどによる外固定の他に，ファンクショナルブレースによる荷重歩行しながらの治療，免荷歩行が可能なPTBキャストでの治療などによる長期の臥床を必要としない，早期社会復帰を目指した治療法が行われている．観血療法ではキュンチャー髄内釘固定，インターロッキングネイルによる固定，創外固定法が行われていて，これらも早期の患肢荷重を可能にしている．

■ 症例の提示
　　（1）受傷時の外観（**図3-1D・1**）．
　　（2）受傷時のX線像（**図3-1D・2**）．

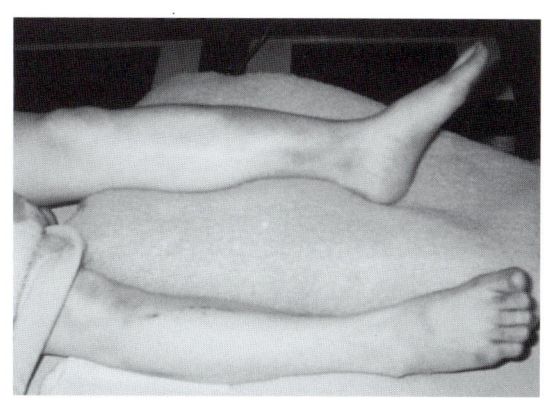

図3-1D・1　受傷時の外観（患肢：左）

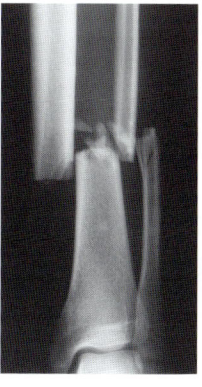

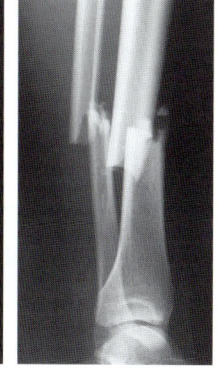

a. 正面像　　b. 側面像
図3-1D・2　受傷時のX線像

■整復などを行わない場合の患者の搬送

1）搬送にあたっての注意事項

（1）患部の動揺を防ぎ患者の苦痛を軽減させる．
（2）骨片転位を増大させない．
（3）二次的に開放性骨折に移行させない．
（4）不適切な固定による二次的な神経損傷を発生させない．

2）搬送時の固定例（☞ p.27 図1-I・31b 参照）

❶固定肢位は膝関節軽度屈曲位，足関節0°位を基本に疼痛が出現しない範囲を目安にする．
❷骨折部を広く綿花などで被覆し，下腿部の内外側に副木などをあて包帯で固定する．
❸大腿近位部から足部までの範囲に綿花などを敷いた金属副子を後面にあて包帯で固定する．
　　［●膝関節後面外側で腓骨神経を圧迫しないように注意する．］

以下，柔道整復師が医療機関のスタッフとして従事する場合を想定し，従来行われていた徒手整復法や外固定法などを紹介する．

■整　復

整復は，脛骨に主眼をおいて行う．

1）整復前の注意事項（図3-ID・3a, b）

（1）斜骨折や粉砕骨折などで，筋力が強力なため骨片の短縮転位が取れない場合に，整復前の準備段階で，ブラウン架台にのせ，スピードトラックや絆創膏により，3〜4kgの重錘で持続牽引し，筋の緊張を取り除いた後，整復固定する方法がある．
（2）ブラウン架台を使用する場合はとくに反張下腿の発生に注意する．

2）整復法

❶患者を診察台に背臥位とする．
❷第1助手に股関節90°屈曲位，膝関節90°屈曲位で膝関節部と下腿近位端部を把持し固定させる．
❸第2助手には足関節部を軽度屈曲（底屈）位で把持し，対牽引させる．
❹膝部の中心と足関節部の中心，第2趾が一直線になるように下腿に回旋を加え，捻転転位と短縮転位を取る（図3-ID・3c）．
　　［●下腿の生理的彎曲は健側肢を参考にする．］
❺術者は，前方へ転位した近位骨片を一方の手で前内方から後外方へ（図3-ID・3d ⓐ），遠位骨片を他方の手で後外方から前内方へ圧迫し整復する（図3-ID・3d ⓑ）．
❻脛骨前縁は比較的骨片の段差を触知しやすいので，脛骨の形状を整えるように整復する．

■固　定

1）固定材料

ギプス，クラーメル金属副子，副木，厚紙副子，ブラウン架台など．

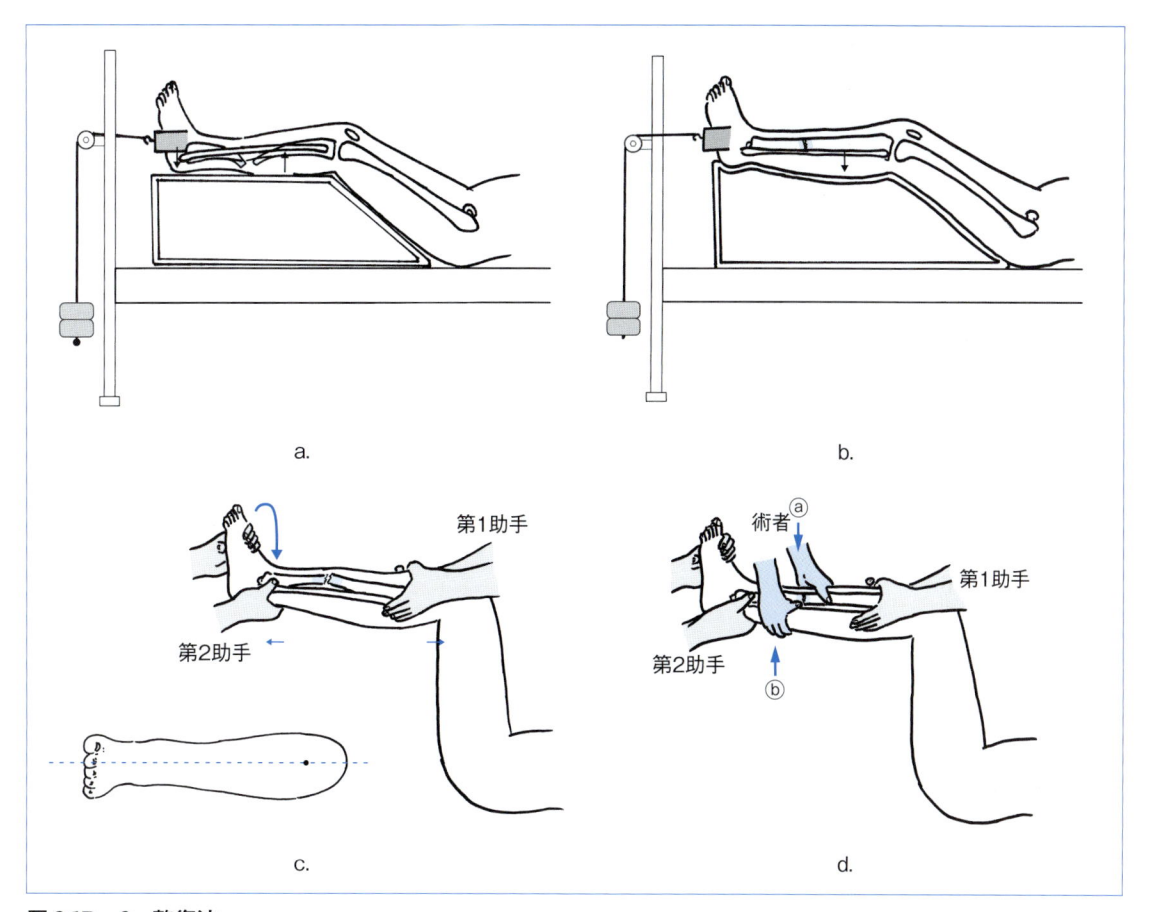

図 3-1D・3　整復法
a. b. では骨折部を表示するためスピードトラックの近位端は表示していない．

2）固定肢位
　　膝関節 30 〜 40°屈曲位，足関節 0 〜 20°屈曲（底屈）位．
3）固定範囲
　　大腿中央部から足 MP 関節部手前まで．
4）ギプス固定中の注意
　　（1）受傷直後の固定では腫脹が増大するため，有窓や割入れをする．
　　（2）コンパートメント症候群（区画症候群）が発生したら速やかに医科に転送する．
　　（3）腫脹が軽減してきたら，隙間に綿花を入れたり，ギプスの巻き直しをする．
　　（4）腓骨頭周囲を有窓にする（腓骨神経麻痺の予防）．
　　（5）ギプスを巻くときに反張位になることがあるので注意する．

■固定期間
　　8 〜 10 週．中央・遠位 1/3 境界部ではさらに 1 〜 2 週を要することがある．

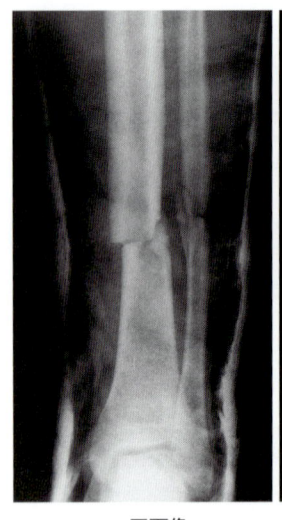

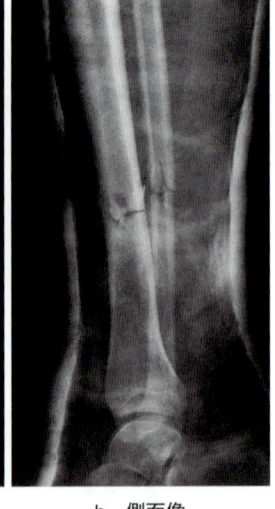

a. 正面像　　　b. 側面像　　　**図 3-1D・4　ギプス固定後の X 線像**

■後療法
（1）プログラムは年齢や性別，骨折型，仮骨形成状態および生活環境で，大きく左右されるもので，その患者にあった後療法を実施する．
（2）中央・遠位 1/3 境界部の横骨折は仮骨形成が不良のため，歩行での体重の負荷には十分注意する（20 歳代以降対象）．
（3）整復固定後の腫脹は有窓や割入れをし，緊縛を予防する．腫脹消退時には再転位に注意し，隙間にはガーゼや綿花を入れる．

■注意事項
（1）横骨折は，整復・固定が良好であっても，仮骨形成の不良や後療中の再骨折，遷延治癒骨折があり注意が必要である．
（2）整復や，整復位保持の困難なもの，開放性骨折，その他の合併症が生じたものは，速やかに応急手当をして医科に転送する．

■指導管理
（1）患者の精神的・経済的負担なども考慮に入れて，しっかりとしたインフォームド・コンセントにより，適切な指導と施術が重要である．
（2）仮骨形成の状態が十分と思われても，歩行中のつまずきや転倒で再骨折を起こすこともあるので，松葉杖を除去しても歩行には注意するよう指導する．

■予　後
（1）小児の骨膜下骨折や不全骨折，転位のない骨折は，適切な固定および後療法により治癒する．
（2）転位のある骨折でも，斜骨折や螺旋状骨折では整復位の確保，再転位の防止，適切な後療法により好結果が得られる．

> **MEMO** 膝蓋腱荷重ギプス：PTB（patellar tendon bearing）キャスト（a.）
> 　　　　 免荷下腿用ギプス：PTES（prothèse tibial à emboitage supracondylien：仏）キャスト（b.）
> ①膝関節を動かせ，早期から患肢に荷重することが可能なギプスが保存療法や術後の外固定として多用される．
> ②膝関節の拘縮予防，負荷による筋ポンプ作用，骨癒合が完了する前から歩行（松葉杖歩行）が可能，など利点がある．
> ③下腿骨近位端部に近い骨折は，PTB よりも PTES キャストがよいとされている．
> ④靴の着脱ができず，足関節固定での拘縮は避けられず，歩行による皮膚炎や褥瘡の発生もあるなどの欠点があり，施術者はPTB・PTES キャストについて熟知する必要がある．
> 　使用には骨折型，固定時期，固定期間などの十分な検討が大切である．

> **MEMO** 下腿骨中央・遠位1/3境界部骨折の難治の理由
> ①海綿質が少なく，緻密質が厚い．
> ②横骨折では骨折端の接合面が小さい．
> ③骨折部への血液供給が乏しい．
> ④開放性骨折になりやすく，感染の危険がある．
> ⑤再骨折しやすい．

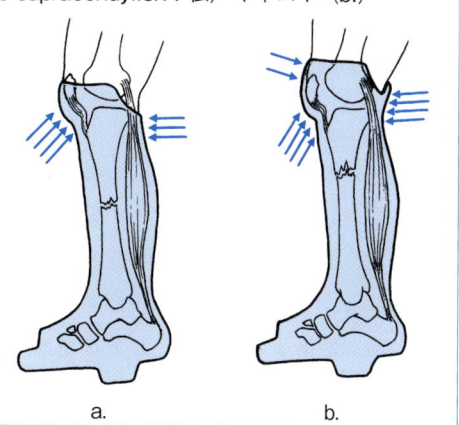

■ 全体のプログラム

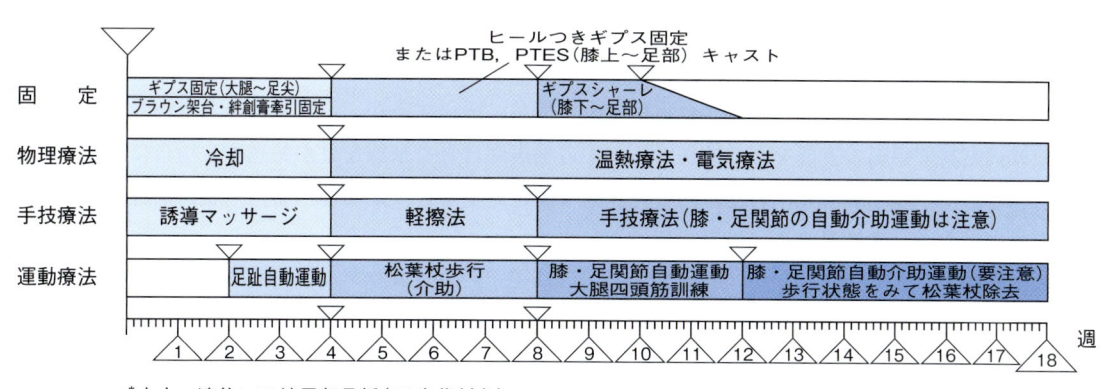

*中央・遠位1/3境界部骨折（20歳代対象）

E 果部骨折

　下腿果部骨折は野球の走者がスライディングした場合や高所からの転落で足関節部に捻転が強制された場合に発生する．受傷機序と損傷の関係はラウゲ・ハンセン Lauge-Hansen によって説明されている．この骨折で転位のあるものは脱臼骨折である．本骨折は関節内骨折であることから，高率で変形性足関節症を残すといわれていて，観血療法を含めて解剖学的な整復が必要とされる．また，高度な転位があり内・外果部に開放創を伴うものや，同部の軟部組織が壊死に陥るものがあるので医科と十分な連携を図る必要がある．一方，転位のない内・外果単独骨折では足関節捻挫と見誤ることがあり，慎重な診察により骨折の有無を判断しなければならない．

　診断にはX線検査が必要で，とくに骨折部の粉砕傾向が強く疑われるものでは3D-CTによる検査が必要である．単独骨折で転位のないものや転位がわずかな場合は，外固定により治癒にいたるが，ポット Pott 骨折，デュプイトラン Dupuytren 骨折，コットン Cotton 骨折など複数の果部に骨折がみられ，徒手的に解剖学的な整復位が得られないものや，整復後の安定性が確保できないものは観血的に治療する．観血療法ではプレート，キャニュレイテッドキャンセラススクリュー，キルシュナー鋼線，テンションバンドワイヤリングなどを併用した内固定が行われる．

　柔道整復師がこの損傷に遭遇した場合は，足関節付近の骨折を看過しないことはもちろんのこと，メゾヌーブ Maisonneuve 骨折に代表される腓骨頸部から近位部にある骨折を看過してはならない．

　本骨折が疑われる場合には，救急車で医療機関に搬送するが，不安定性の大きい骨折では陰圧式固定具で患部の安静を図り搬送する．柔道整復師自身や家族などが搬送する場合には，金属副子などで下腿中央部以下の比較的広い範囲の固定をする必要がある．また，膝関節部を含める固定の場合では腓骨神経の圧迫に十分注意して実施する．

■症例の提示
　　受傷時の外観［果部(外果)骨折：**図 3-1E・1**］．

■整復などを行わない場合の患者の搬送
　1）搬送にあたっての注意事項
　　（1）患部の動揺を防ぎ患者の苦痛を軽減させる．
　　（2）骨片転位を増大させない．
　　（3）二次的に開放性骨折に移行させない．
　　（4）患部の局所的な圧迫による褥瘡を発生させない．
　2）搬送時の固定例
　　❶固定肢位は足関節0°位を基本に疼痛が出現しない範囲を目安にする．
　　❷骨折部を広く綿花などで被覆し，下腿中央部から足関節部の内外側に副木などをあて包帯で固定する（**図 3-1E・2a**）．

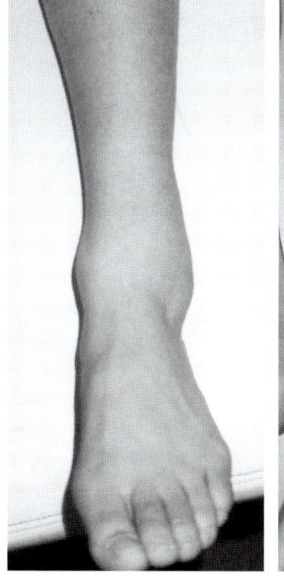

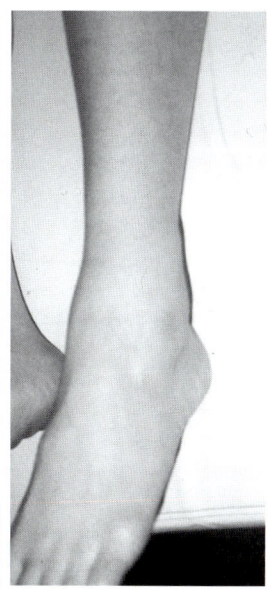

E ● 果部骨折

図 3-1E・1　受傷時の外観（外果骨折）　　a. 正面　　b. 斜位

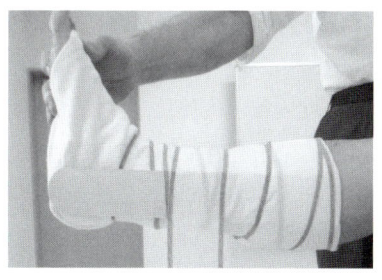

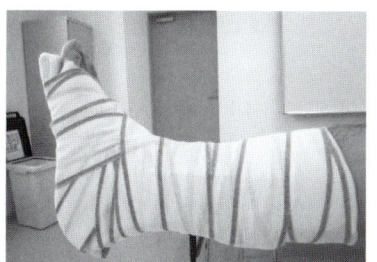

a. 副木固定　　b. 金属副子固定

図 3-1E・2　搬送時の固定

❸下腿中央部から足部までの範囲に綿花などを敷いた金属副子を後面にあて包帯で固定する（**図 3-1E・2b**）.

以下，柔道整復師が医療機関のスタッフとして従事する場合を想定し，従来行われていた徒手整復法や外固定法などを紹介する．

● E-1．回内・外転損傷

■ 整　復

1）転位がない，または少ないもの
　　整復せずに固定する．

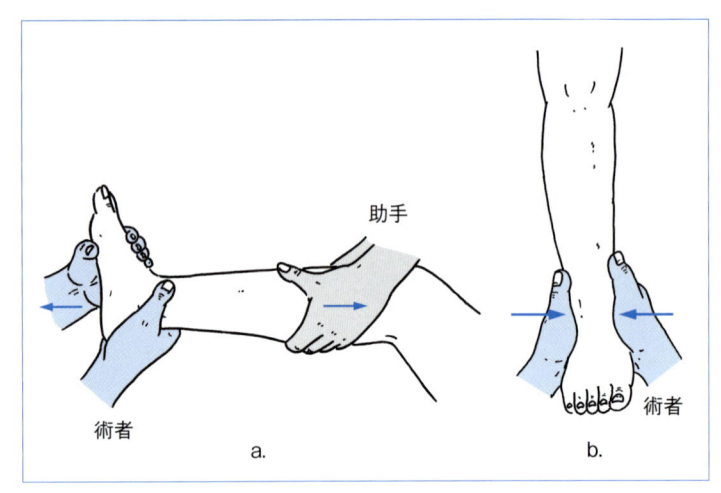

図 3-1E・3　整復法

2) 転位のあるもの

❶患者を診察台に背臥位とし，股関節，膝関節を 45°ほど屈曲し，助手に下腿近位部を固定させる．術者は踵部を一方の手で保持し，他方の手は足背にかけ遠位方向に十分に牽引する．内果骨折では足関節 0°位とする（**図 3-1E・3a**）．

❷そのまま牽引を緩めずに足部を内転させると同時に患部を直圧し整復する（**図 3-1E・3b**）．

■ 固　定

（1）足関節軽度屈曲（底屈）・軽度内転・内旋位，膝関節軽度屈曲位で，大腿中央部から足 MP 関節部手前まで，後面に金属副子をあて約 6 週固定する．

（2）転位のないもの，または少ないものは下腿近位部から足 MP 関節部手前までを固定する（**図 3-1E・4**）．

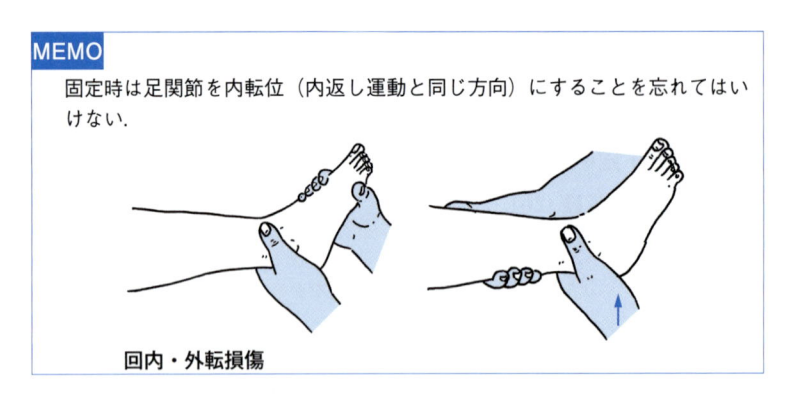

> **MEMO**
> 固定時は足関節を内転位（内返し運動と同じ方向）にすることを忘れてはいけない．
>
> 回内・外転損傷

● E-2. 回外・内転損傷

■ 整　復

❶**図 3-1E・5a** の①のように，第 1 助手に下腿近位部を把持させる．術者は一方の手を踵部にあて，他方の手を足背部にかけ屈曲位で十分に牽引する．

❷十分に牽引ができたら，それを緩めずに②のように足関節を 0°位にする．手をずらし，遠

E ● 果部骨折

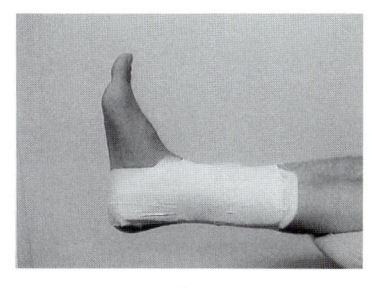

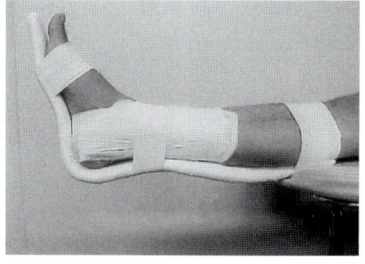

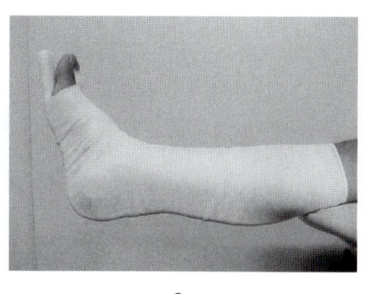

図 3-1E・4 固定法（転位のないもの）

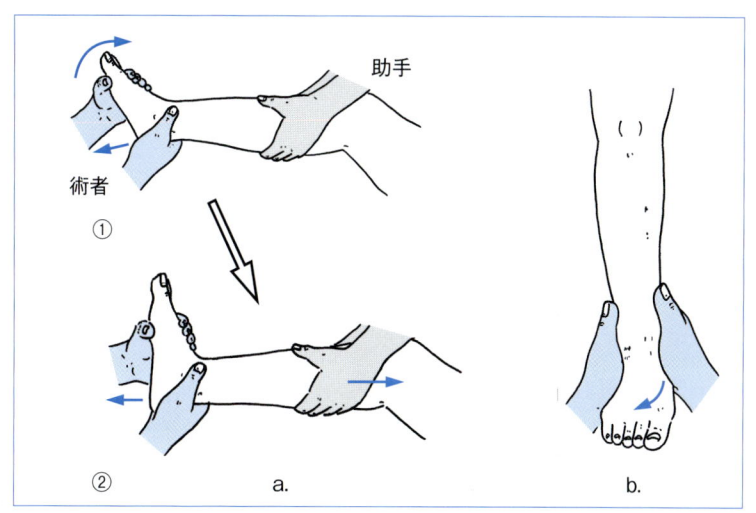

図 3-1E・5 整復法

位方向への牽引を緩めずに足部を外転しながら両母指球で骨片を直圧し，整復を完了する．

■ 固　定

　足関節 0°・軽度外転・外旋位，膝関節軽度屈曲位で大腿中央部から足 MP 関節部手前まで後面に金属副子をあて約 6 週固定する．

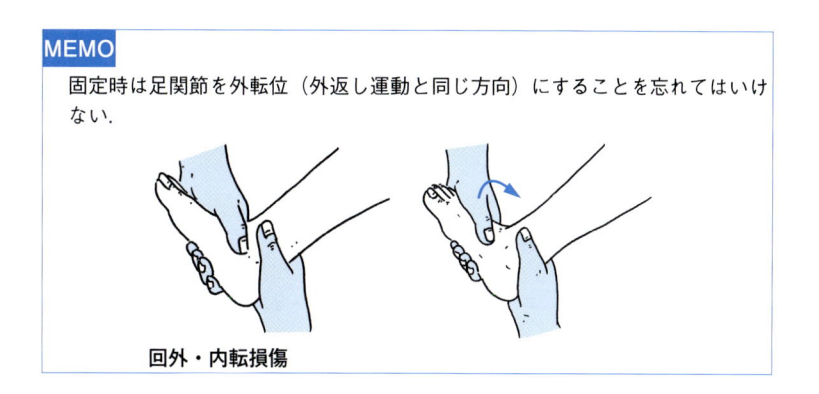

MEMO
固定時は足関節を外転位（外返し運動と同じ方向）にすることを忘れてはいけない．

回外・内転損傷

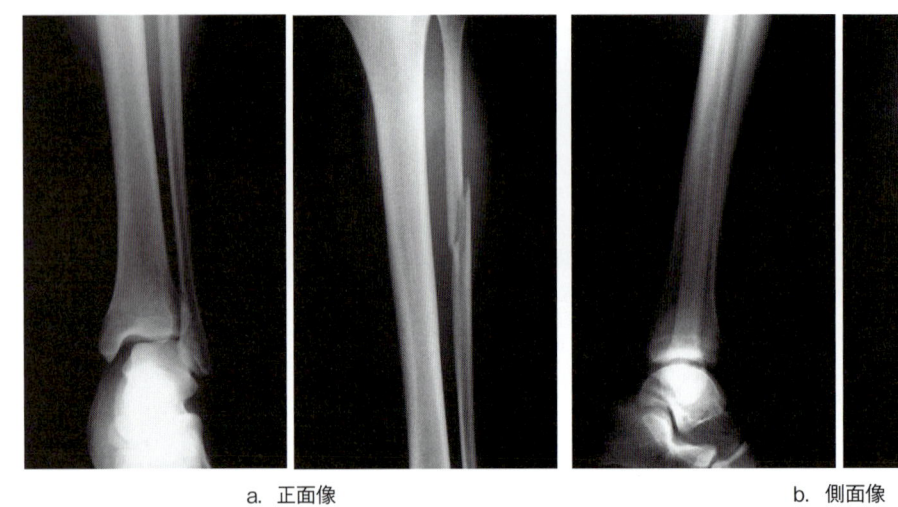

図3-1E・6　ポット骨折
　a. 正面像　　　　　　　　　b. 側面像

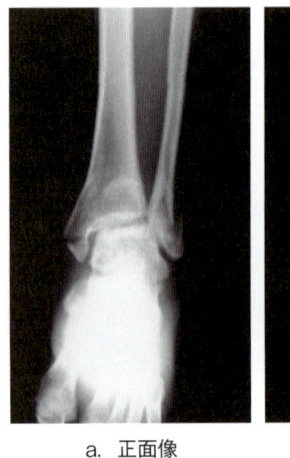

図3-1E・7　コットン骨折
　a. 正面像　　b. 側面像

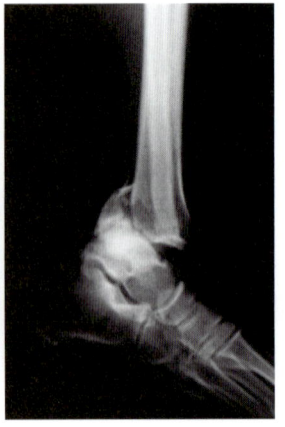

MEMO
関節面の1/3にわたる骨折は予後不良が多いので，積極的に観血療法を選択すべき症例となる．

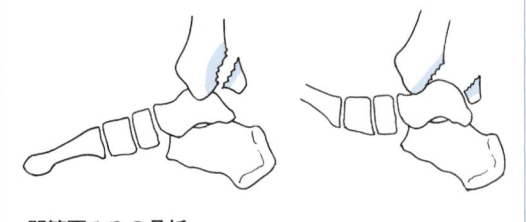

関節面1/3の骨折

● E-3. 回内・外旋損傷

　ポット骨折(**図3-1E・6**)，デュプイトラン骨折の場合は一般に観血療法が選択される．

● E-4. 回外・外旋損傷

　三果部骨折(コットン骨折)(**図3-1E・7**)．

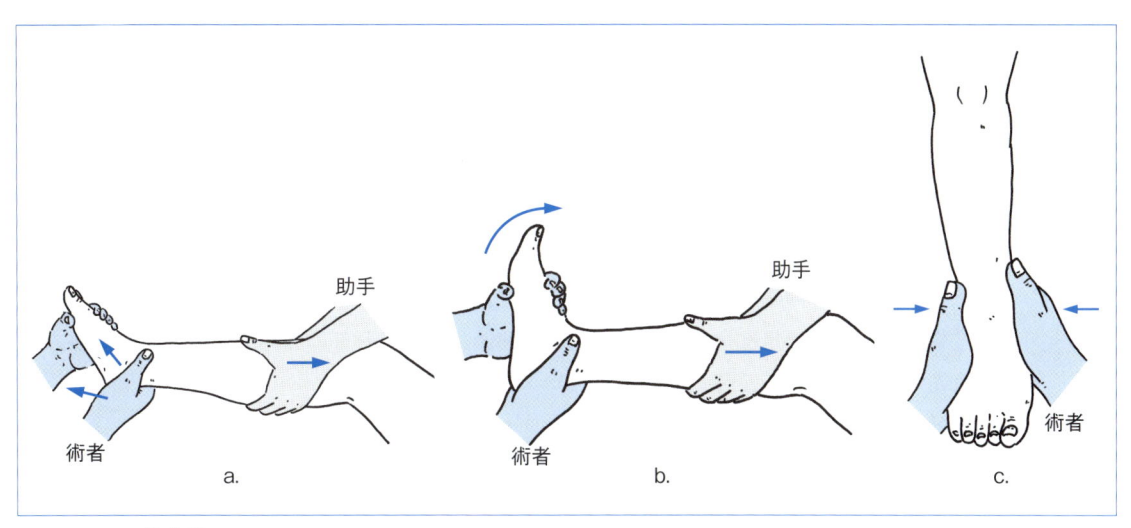

図 3-1E・8　整復法

■整復

❶患者を背臥位とし，患肢の膝関節を屈曲する．助手に下腿近位部を把持させ，術者と助手とでそれぞれ矢印方向に牽引する（**図 3-1E・8a**）．

❷術者は遠位方向への牽引と同時に足関節を背屈しながら牽引を緩めずに保持する（**図 3-1E・8b**）．

❸続いて，下方から両母指球をあわせて骨片を直圧し整復する（**図 3-1E・8c**）．

■固定

回内・外転損傷および回外・外転損傷の固定に準ずる．

F 踵骨体部骨折

■症例の提示（図3-1F・1, 2）
　（1）受傷直後，骨折型により皮下出血斑がみられない場合もあるが，骨片転位がある場合は踵部の腫脹や足部の変形が強く，早期から足底部や踵部側面に皮下出血斑がみられる．
　（2）受傷後1～2日で足部全体から足底部，足関節（距腿関節）部の周囲まで皮下出血斑がみられるものは踵骨骨折が強く疑われる．

1）典型的症例
　ベーラー Böhler 角はX線側面像で踵骨隆起上縁と後距骨関節面頂点を結ぶ直線と後距骨関節面頂点と前関節面頂点を結ぶ直線とのなす角であり，一般的に踵骨骨折では減少する．

2）その他の注意すべき症例
　（1）高度な損傷，たとえば高所からの転落や交通事故，労働災害で発生したものでは，踵骨の周囲の骨折も見落とさないよう注意が必要である．また，全身（頭部外傷や椎体圧迫骨折など）の観察を怠らないよう注意する．
　（2）高齢者で骨粗鬆症の基礎疾患がある人では，軽微な外傷で発生する不全骨折もあり，踵部の疼痛が軽減しにくい場合には踵骨骨折も疑う．

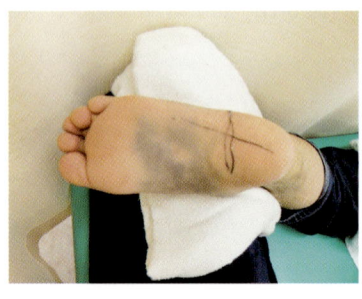

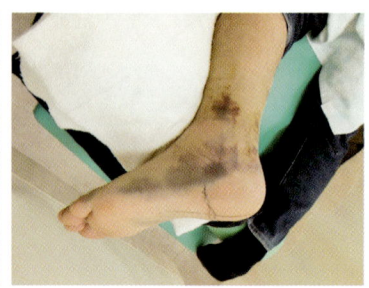

a.　　　　　　　　　　b.　　　　　　　図3-1F・1　受傷時の外観

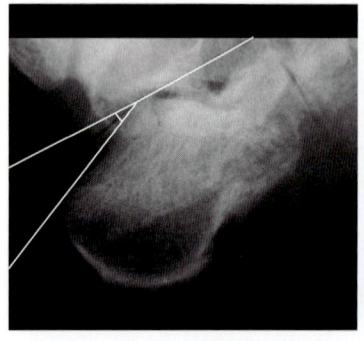

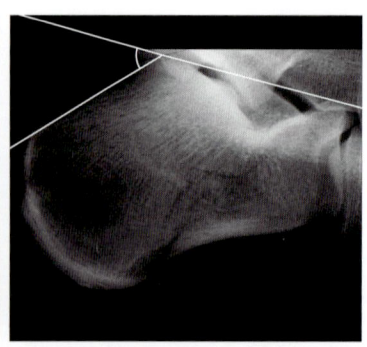

a. ベーラー角の減少　　b. ベーラー角は正常域　　図3-1F・2　受傷時のX線像

■柔道整復施術適応の判定

観血療法，保存療法，徒手整復の必要性など治療法について意見が分かれている．

1）応急手当の段階での判定

a）施術の実施についてとくに慎重な判断が求められるもの
 (1) 開放性骨折または損傷部付近に創傷があり出血のあるもの（応急手当として創の洗浄や滅菌ガーゼなどによる止血などの処置を行う場合を除く）．
 (2) 外観上，高度な変形がみられ整復後に再転位が予想されるもの．
 (3) 粉砕骨折などで徒手整復では許容範囲内の整復位が得られる可能性が低いもの．
 (4) 距骨下関節の高度な破壊が予想され，歩行痛などの障害を残す危険性が高いもの．
 (5) 徒手整復に不安を訴えるもの．
 (6) 腫脹が高度で整復位を保持する固定が実施できないと予想されるもの．
 (7) その他．

b）施術を実施してもよいと考えられるもの
 (1) 医科への転送あるいは医科での受診を前提とし，患部の安静や保護を目的に簡易な固定や免荷歩行用具の提供などを行うもの．
 (2) ただちに整復，固定することが患者に有利だと考えられるもの．
 (3) 保存療法のリスクを十分説明し，患者が理解したうえで，なお施術を希望するもの．
 (4) 転位が軽度で整復後の骨折部の安定性が確保できると予想されるもの．
 (5) 医師から施術を指示されたもの．

2）後療を継続する段階での判定

a）施術の適応がないもの
 施術に医師の同意が得られないもの．

b）施術の適応があるもの
 (1) 固定継続などの後療法実施に医師の同意が得られ患者が希望するもの．
 (2) 医師から関節拘縮改善などに関する施術を指示されたもの．

■損傷の診察

1）全身状態の観察および問診

a）患者の姿勢をみる
 踵骨骨折では踵部を接地することができないため，介助者によって介助されているか，担架で運ばれることがほとんどであり，歩行ができるか否かが骨折と判断する一つの要素である．

b）全身状態を観察する
 (1) 外傷が大きい場合は，全身状態の観察を怠ってはならない．
 (2) 高所からの転落や交通事故，労働災害で発生した場合は，踵骨骨折だけでなく，脊椎や骨盤の骨折についても観察することが大切である．

c）主訴を聴取する
 受傷直後，痛みの箇所が自分でわからない場合もあるが，一般に医療機関到着後は疼痛の箇所を示すことができるので，その部位を確認する．

d）原因を聴取する

高所からの転落などで足底部，踵部からの衝撃によって発生するものが多い．

e）既往歴などを聴取する

総論を参照．

2）患部の観察

a）診察環境を整える

患部を露出することは容易であるので，両側の踵部を観察し健側と比較できるようにする．

b）損傷部にみられる典型的な所見

（1）発生とともに歩行不能となり，疼痛のため踵部を接地できない．転位がある骨折（ベーラー角の減少）は，足部の腫脹が著明であり，足底穹窿の減少（扁平足）が明らかである．

（2）転位がない骨折（ベーラー角は正常域）でも疼痛や圧痛は著明であり，踵部の腫脹がみられる．

（3）踵部の幅が広く，扁平，外反位を呈する．

（4）体重負荷は不可能である．不全骨折でも歩行不能であるが，完全骨折か不全骨折かの判断は踵部に軽く荷重できるかを観察することである程度可能になる．

（5）踵部から足底腱膜部に沿って前方に皮下出血斑が拡がる（☞図3-1F・1a）ことがある．また，内返し・外返し運動は著しく障害され，強い疼痛を伴う．

（6）踵骨の変形程度の判断はベーラー角でみることもできる．

3）治療法の提示

軽度な骨折でも長期間疼痛を訴えるものもあれば，高度の転位でも後遺症もなく治癒するものもある．

（1）ベーラー角の修復状態や足底穹窿の消失などを十分に考慮し，保存療法か観血療法かを選択する．

（2）転位が小さい骨折は保存療法の対象となり良好な結果を得る．転位が大きい場合は，踵骨の形態をいかに確実に整えるかが予後に影響すると考えられる．とくに距踵関節不適合が起こる体部骨折は，関節面の不適合が残存すると，関節炎や変形性関節症に移行する．

■ 整　復

転位方向を正確に把握して整復する．圧迫による骨折で，整復は困難を極めるが，解剖学的に整復する必要がある．

❶患者を腹臥位とし，膝関節90°屈曲位で，助手に大腿遠位部を固定させ，整復の際に足底方向（写真では上方）へ引き上げる動作に対応する（図3-1F・3a）．

❷術者は両手の手掌部で踵骨を左右から包み込み，上方へ引き上げながら内反と外反を繰り返す．

❸両母指球で踵骨部に側方圧迫を加える．足底方向への牽引によりベーラー角が改善される（図3-1F・3b）．

■ 固　定

1）固定材料

クラーメル金属副子，合成樹脂製キャスト材，綿花，巻軸包帯，ブラウン架台など．

a.   b.

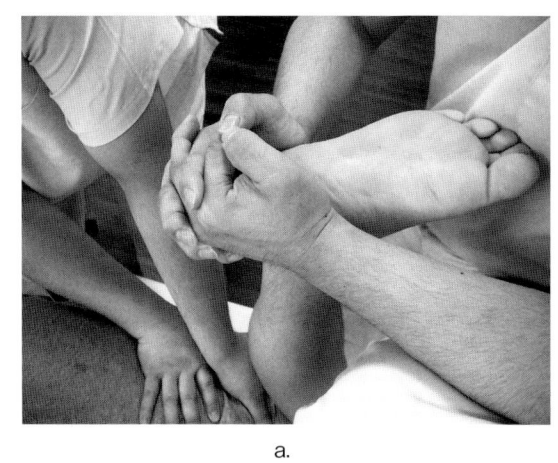

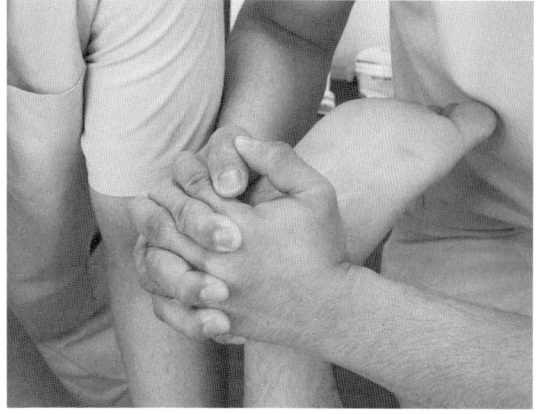

図 3-1F・3　整復法（大本法）

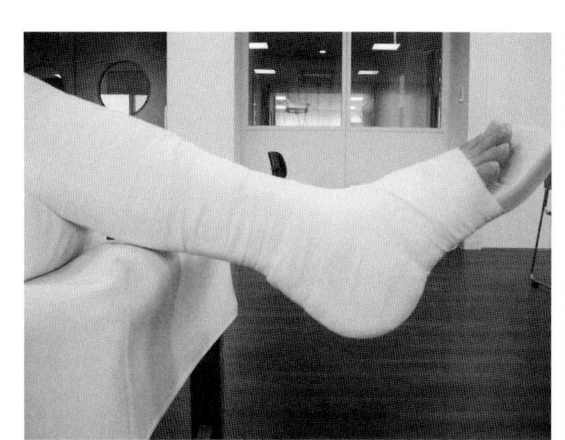

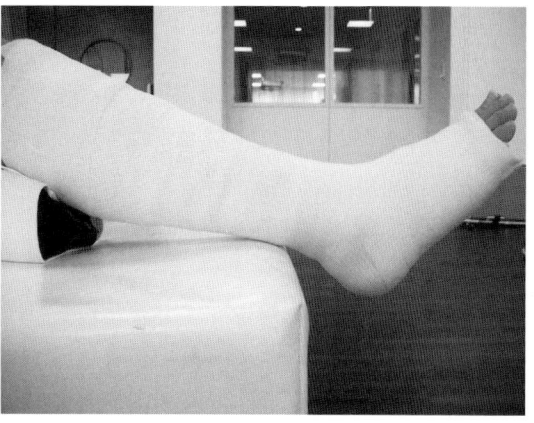

a.   b.

図 3-1F・4　固定法

2）固定肢位
　　足関節は軽度屈曲(底屈)位で固定するが，その際に金属副子は足底穹窿の形に成形しておく．
3）固定法
　　整復後も経過とともに腫脹が増加するため，数日は副子固定として，巻き直しができる状態がよい（**図 3-1F・4a**）．急性期が過ぎた後，または腫脹が軽減し始めたら合成樹脂製キャスト材で大腿中央部から足 MP 関節部手前まで固定する（**図 3-1F・4b**）．

整復・固定後の確認
1）全身状態の確認
　　総論を参照．
2）整復後の確認
　　（1）健側との対比で解剖学的な形状を確認しながら，踵骨の横幅，足底穹窿の形を触診することにより整復状態を確認する．

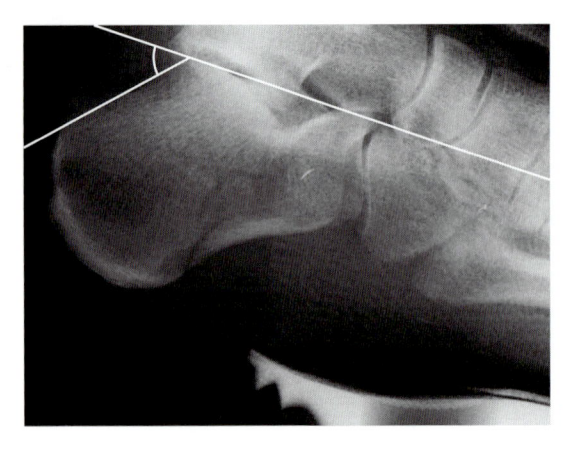

図 3-1F・5　整復後のX線像

（2）体部骨折の整復では，X線像によりベーラー角が正常域内に整復されたか確認する（**図 3-1F・5**）．

3）固定後の確認
（1）包帯の緊縛による末梢の血流障害がないことを確認する．
（2）固定後に疼痛の増強がないことを確認する．
（3）踵部など固定により局所的に圧迫されている部位がないことを確認する．

■固定期間
1）固定期間の決定要件
（1）固定期間はその後の後療法にも影響するため慎重に検討する．
（2）成人は4～6週で若年者は1～2週短くする．骨折部の安定性により延長する場合もある．

MEMO　踵骨の骨梁構造
① 踵骨の骨梁構造には，後距踵関節面から踵骨隆起へ向かって放射状に走る骨梁があり，体重による圧迫に対応するものと，踵骨底面から踵骨隆起上方に向かって弓状に走る骨梁で，アキレス腱や足底筋，靱帯の牽引に対応するものとがある．
② 距踵関節の下方の骨梁が疎となっている部分が力学的に脆弱であるため，踵骨底面からの衝撃が大きいとその部での骨折線を複数みることもある．

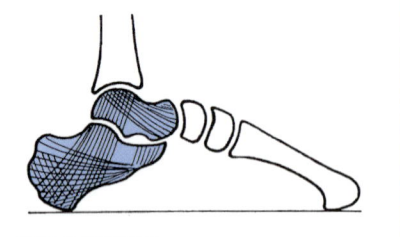

踵骨の骨梁構造

MEMO　アントンセン Anthonsen 法
X線撮影では，踵骨の側面像や軸射像だけでなく，アントンセン法による斜位での撮影を行う．アントンセン法では距骨下関節面が明瞭に描画されるため，距踵関節面の観察ができる．

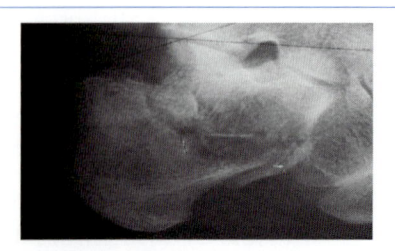

アントンセン法

（3）高齢者では6週以上必要である．
　　（4）関節外骨折では固定期間は多少短くても，機能障害は残らない．関節内骨折は固定期間を守っても，荷重開始後に距踵関節面の変形が生じ，関節炎や関節症へと移行する場合があり，固定の延長も考えなければならない．
　2）固定期間
　　4～6週．

■後療法
　1）固　定
　a）固定の継続
　　（1）金属副子による固定中は，助手を使うなどして整復位を保持することを心がけて包帯を交換する．
　　（2）包帯交換時に踵部の褥瘡が発生していないことを確認する．
　　（3）合成樹脂製キャスト材による固定に変更するときに足関節を良肢位に変える．
　b）再転位
　1．再転位発生の徴候
　　固定中，疼痛による下腿筋の緊張は再転位を助長するため，十分な筋の弛緩が必要である．
　　（1）転倒などにより誤って体重負荷をしてしまったもの．
　　（2）踵部の幅が増大傾向にあるもの．
　　（3）経過に反して疼痛や腫脹が増大するもの．
　　（4）自発痛が軽減しないもの．
　2．再整復の必要性の判定
　　再転位を確認した場合は，再整復を試みるが，受傷後約1週以内にとどめる．
　3．転医の必要性の判定
　　（1）経過観察中に仮骨形成の状況が悪い場合（遷延治癒）や骨萎縮に陥る可能性のあるものは，早期に転医させる必要がある．
　　（2）再転位の整復が不十分な場合は転医の必要がある．
　c）固定の変更
　1．固定肢位の変更
　　固定肢位が不良肢位（足関節底屈位で固定した場合など）である場合は，3～4週後，骨折部の安定状況を確認しながら機能肢位に変更する．
　2．固定範囲の変更
　　（1）初期の固定範囲は大腿中央部から膝関節部を含めて足MP関節部手前まで．3～4週後から，下腿近位部以下の範囲に変更する．また，約6週後から足底板に変更する．
　　（2）後療法を実施した状態で変更可能かを骨折部の状況で判断する．
　d）固定の除去
　　（1）10～12週を目安に固定を除去する．
　　（2）歩行痛や踵部の疼痛が消失しないケースでは除去を遅らせることも考える．

（3）疼痛が軽減しても，足底板は長期間装着し，足底穹窿を保護する．

2）異常経過
a）考えられる異常経過
　（1）遷延治癒．
　（2）ズデック骨萎縮．
b）転　医
　異常経過の徴候に気づいたら，ただちに医科に転送する．その際，経過を医科に報告する．

3）物理療法，手技療法，運動療法
【固定期間中】
　固定期間中，膝周囲の筋力低下防止を目的として，等尺性収縮運動を行わせるが，骨折部に疼痛を訴える場合は停止する．2～3週後，足趾の自動運動も開始させる．下腿三頭筋の運動療法は再転位の原因となるため注意が必要である．

【固定除去後】
　（1）自動介助運動や抵抗運動を行わせる．
　（2）体重負荷は，4～6週後，歩行装具，松葉杖，足底板を使用し，20％部分荷重から始め，30％荷重，50％荷重へと移行，約10週後には全体重負荷できるようにする．
　（3）就寝時に患肢高挙を行わせる．

4）後療法の適否の判定
a）固定肢位，範囲が適切かどうかの判定
　再転位が発生した場合は固定肢位，固定範囲を変更する．
b）物理療法，手技療法，運動療法が適切かどうかの判定
　早期に回復を図ろうとし無理をすれば，筋や関節に機能障害や炎症症状を生じる．患者の訴えに絶えず耳を傾けて，物理療法，手技療法，運動療法は患者の治癒能力を高めるよう適切に実施する．

■治癒の判定
　骨癒合の完成が治癒ではなく，日常生活が支障なくできて治癒となる．踵骨骨折では長期にわたり疼痛や歩行痛が消失しないものもある．一般に10～14週で回復するが，1年または数年，疼痛が残る場合もあり，治癒の判定は困難を極める．このため医科との連携が，とくに重要である．

■注意事項
　（1）固定期間中では疼痛や腫脹が増強したとき，循環障害，神経障害の発生に注意する．
　（2）歩行や走行で体重が負荷されるため，固定期間中は体重負荷させないようにする．
　（3）転倒し踵部に体重負荷させないよう注意する．
　（4）後療法中には他動的矯正などを実施しないように注意する．

■指導管理
　（1）固定除去後では履物により疼痛が増強する場合もあり，左右サイズの違うものを使用させるなどの指導を行う．

(2) 足底板も，履物に入る場合とそうでない場合があるので，患者とともに適切な方法を探る．
(3) 生活状況の把握と指導は，常に患者と対話しながら適宜指導していく．

■予 後

(1) 踵骨は体重を支持しなければならないので，どのような治療法でも必ずしもよいとは限らず，X線像上十分整復されていても疼痛を残すことがある．一方で著しい変形を残しても無痛のものもあり，形態上の治癒と後遺症とは必ずしも一致しない．

(2) 距踵関節の不適合は疼痛の重要な原因であるが，他にも様々な原因が考えられる．これらを予防するために①腓骨筋腱に起因する疼痛，②隣接する関節面のアライメント不適合による疼痛，③足底部の変形，骨棘，瘢痕形成に起因する疼痛，④下腿三頭筋不全，⑤外傷性扁平足に起因する疼痛，⑥関節拘縮などに留意する．

■全体のプログラム

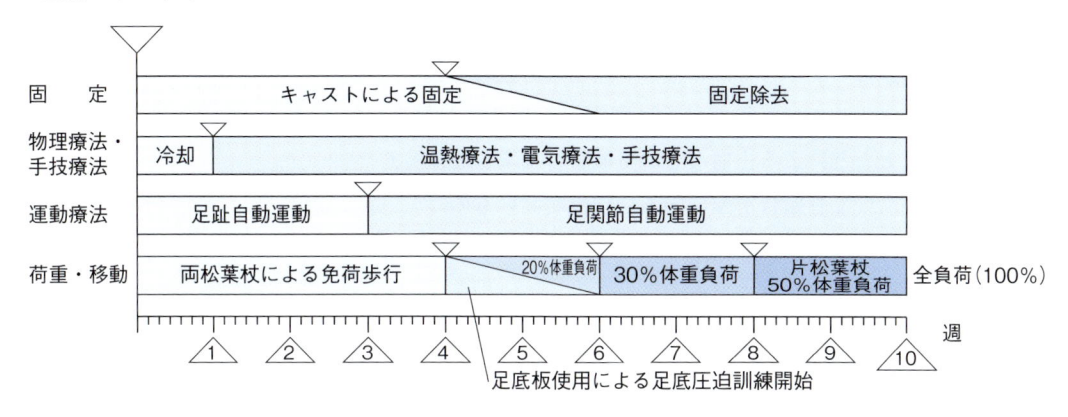

固定	キャストによる固定	固定除去
物理療法・手技療法	冷却　温熱療法・電気療法・手技療法	
運動療法	足趾自動運動　足関節自動運動	
荷重・移動	両松葉杖による免荷歩行　20%体重負荷　30%体重負荷　片松葉杖 50%体重負荷　全負荷(100%)	

週：1　2　3　4　5　6　7　8　9　10

足底板使用による足底圧迫訓練開始

G ● 中足骨骨折

● G-1．第5中足骨基部裂離骨折

■ 症例の提示
1）典型的症例
 受傷時の外観（**図 3-1G・1**）．
2）その他の注意すべき症例
 ジョーンズ Jones 骨折（**図 3-1G・2**）．

■ 柔道整復施術適応の判定
1）応急手当の段階での判定
a）施術の実施についてとくに慎重な判断が求められるもの
 （1）開放性骨折または損傷部付近に創傷があり出血のあるもの（応急手当として創の洗浄や滅菌ガーゼなどによる止血などの処置を行う場合を除く）．
 （2）転位が高度で骨癒合不全に陥る危険性が高いもの．
 （3）転位が高度で整復後も変形が残り，靴があたるなどの障害を残すことが予想されるもの．
 （4）徒手整復に不安を訴えるもの．
 （5）いわゆるジョーンズ骨折で骨癒合不全の危険性が高いもの．
 （6）その他．
b）施術を実施してもよいと考えられるもの
 （1）医科への転送あるいは医科での受診を前提とし，患部の安静や保護を目的に簡易な固定や免荷歩行用具の提供などを行うもの．
 （2）ただちに整復，固定することが患者に有利だと考えられるもの．
 （3）保存療法のリスクを十分説明し，患者が理解したうえで，なお施術を希望するもの．
 （4）転位が軽度で整復後の骨折部安定性が確保できると予想されるもの．
 （5）医師から施術を指示されたもの．

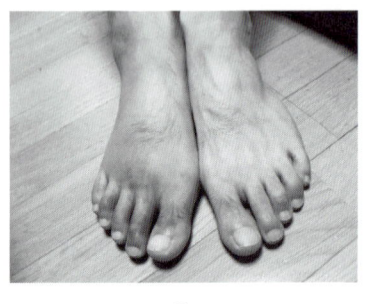

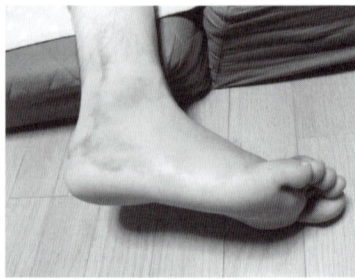

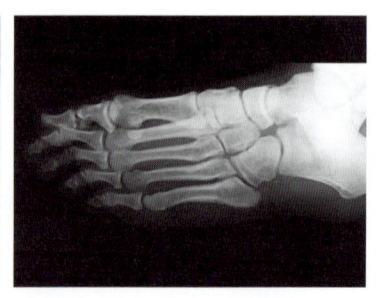

a.　　　　　　　　　　　　　　　　b.　　　　　　　　　図 3-1G・2　ジョーンズ骨折

図 3-1G・1　受傷時の外観

2）後療を継続する段階での判定
a）施術の適応がないもの

施術に医師の同意が得られないもの．

b）施術の適応があるもの

（1）固定継続などの後療法実施に医師の同意が得られ患者が希望するもの．

（2）医師から関節拘縮改善などに関する施術を指示されたもの．

■損傷の診察
1）全身状態の観察および問診

全身状態の観察，既往歴の聴取などについては総論を参照．

a）患者の姿勢をみる

疼痛により患側への荷重を避けるような姿勢をとる．

b）主訴を聴取する

患肢第5中足骨基部背側の疼痛，腫脹および機能障害（歩行障害など）の主訴を患者の言葉で表現させ，記録する．

c）原因を聴取する

（1）前足部を強制的に捻られて骨折することが多く，つまずきや踏み外しによることで起こることもある（直達外力では重量物の落下や車輪による轢過などがある）．

（2）問診では内返し損傷で生じた様子などに重点をおいて聴取（短腓骨筋に大きな牽引力がかかったかを判断）する．

2）患部の観察

下腿部を含めて足部全体がよくみえる状態で患部の外表を形態的に健側と比較する．

a）診察環境を整える

総論を参照．

b）損傷部にみられる典型的な所見

（1）限局性圧痛，腫脹，皮下出血斑が生じる．

（2）軸圧痛，牽引痛，荷重痛が生じる．

（3）足部の運動制限が生じる．

（4）局所の外方凸変形が生じる．

c）鑑別を要する損傷との鑑別の要点

足関節捻挫と同様な受傷機序であり，鑑別を要する．圧痛，疼痛，腫脹の存在する部位が異なることが鑑別のポイントである．骨折では雑音（軋轢音）を触知するものがある．さらに，横と縦の足底穹窿が変化することもある．

3）治療法の提示

下腿歩行ギプスや歩行靴による治療もある．また，ジョーンズ骨折では観血療法の適応となる場合が多い．

■整　復

❶助手に足関節部を固定させ，術者は一方の手で前足部を把持し他方の手で踵部を把持する．

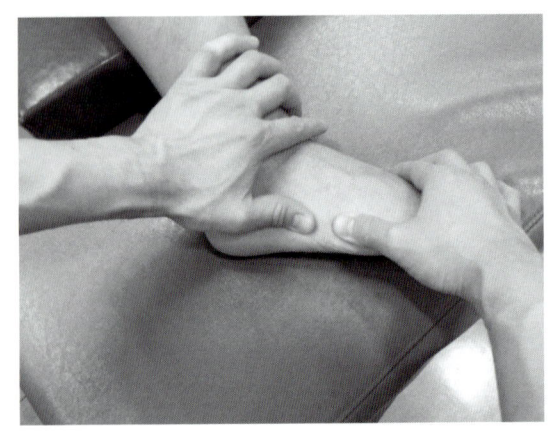

図 3-1G・3　整復法

❷左右の母指は骨折部にあて，受傷機序と同様に前足部を内返しする．
❸母指で圧迫しながら前足部を元に戻す(**図 3-1G・3**)．

■ 固　定
【第 1 法】
1) 固定材料
金属副子，厚紙副子，合成樹脂製キャスト材，フェルトパッド，綿花枕子，絆創膏，巻軸包帯．
2) 固定法
❶整復後は再転位と前足部の内返しを防ぐために圧迫綿花枕子および絆創膏を貼る(**図 3-1G・4a, b**)．
❷足関節 0°位で骨折部を中心に足背部全体に厚紙副子固定をする(**図 3-1G・4c, d**)．

> ●足底板を作製し装着する(**図 3-1G・5**)方法もある．
> ●金属副子で下腿中央部から足趾まで固定する方法もある．

【第 2 法：歩行用ギプス】
1) 固定材料
ギプス，ストッキネット，下巻き材，ギプスヒールなど(**図 3-1G・6**)．
2) 固定法
❶下腿近位部から足趾部までギプスを装着する(後でシャーレとする)．足関節 0°位とし，足部の内外反は中間位とする(**図 3-1G・7a**)．
❷ギプスは横と縦の足底穹窿によく適合させる．体重負荷面に骨隆起があたらないように注意する(**図 3-1G・7b**)．
3) ギプス包帯固定の留意点
(1) 足部のギプスは貼りつけるように巻き，決して強く巻かない．十分に擦り込んで足に適合させる．

> ●適合しなくなったときには躊躇せず巻き直す．よく適合させるためにはギプスがよい．ギプスは硬化する前に背側凸や底側凸の転位とならないように足底穹窿を十分に保持させる．足背から中足骨を 1 本ずつ確かめるように擦り込み，解剖学的にしっかりと固定する．

(2) ギプス包帯の固定範囲は，下腿近位部から足 MP 関節部手前までとする．

G ● 中足骨骨折

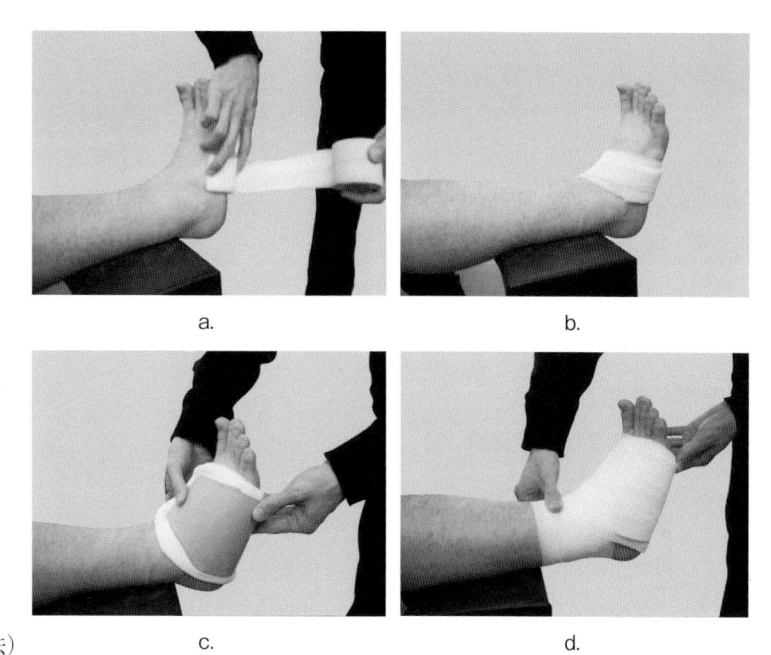

図 3-1G・4　固定法（第1法）　　a.　　b.　　c.　　d.

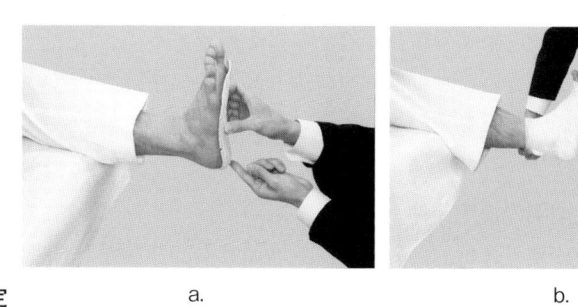

図 3-1G・5　足底板を用いる固定　　a.　　b.

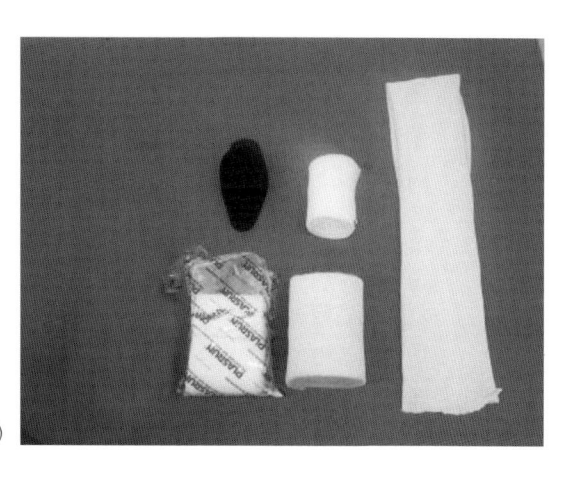

図 3-1G・6　固定材料（第2法）

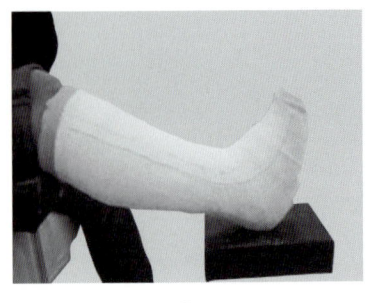

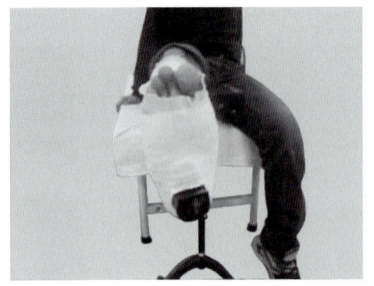

a.　　　　　　　　　　　　b.　　　　　　　　図3-IG・7　固定法（第2法）

■整復・固定後の確認
　1）全身状態の確認
　　　総論を参照．
　2）整復後の確認
　　（1）健側と比較し第5中足骨全体のレリーフを触診，変形が消失していることを確認する．
　　（2）第5中足骨基部が外側または足底側に突出していないか確認する．
　3）固定後の確認
　　（1）固定外に露出している足趾の爪圧迫検査などで，末梢の血流障害がないことを確認する．
　　（2）固定後に疼痛の増強がないことを確認する．
　　（3）ギプス固定などでは固定により局所的に圧迫されている部位がないことを，厚紙副子などの固定では包帯の緩みがないことを確認する．

■固定期間
　1）固定期間の決定要件
　　　転位の程度や骨折部の安定性，患者の社会的背景などを考慮する．
　2）固定期間
　　　3～4週を目安にする．

■後療法
　1）固　定
　a）固定の継続
　　（1）絆創膏と厚紙副子による固定では，初期の包帯交換時に再転位予防を目的として，助手を使い足関節の肢位が変化しないように注意する．
　　（2）包帯交換時に包帯が引っかかるなど患部に異常な外力が働かないように注意する．
　　（3）ギプス固定ではギプスの状態を評価し，ギプスの縁から皮膚を観察する．
　　（4）ギプスの足底部が柔らかければ，補強修復する．
　b）再転位
　　　患者が早期から荷重歩行したり，家具と衝突することで再転位することがある．

c）固定の変更

　固定期間中に肢位および範囲の変更はしない．

d）固定の除去

　（1）4週でギプスを除去する．

　（2）ギプスの除去後すぐに足底板を装着，骨折部の状況を観察しながら歩行が正常にできるように指導する．

e）患肢の荷重

　（1）受傷から1週までは免荷歩行．

　（2）1～2週は片松葉杖で30％荷重歩行．

　（3）2～3週は片松葉杖で50％荷重歩行．

　（4）4週以後は全荷重歩行．

2）異常経過

a）考えられる異常経過

　水疱形成などによる皮膚障害，軟部組織損傷など．固定不十分による再転位，偽関節形成など．

b）転　医

　偽関節はX線像により評価され，医科との連携が必要である．また，骨萎縮の出現に注意し，発生が疑われる場合は転医させる．

3）物理療法，手技療法，運動療法

【固定期間中】

　（1）患肢を高挙し，患部には冷湿布を実施する．

　　　［●患部の痛みなどは10～14日におよぶこともある．腫脹や皮下出血斑などを観察しながら経過をみる．］

　（2）足関節の筋力維持のため，ギプスの中で等尺性運動を行わせる．これには深部静脈血栓症の予防効果もある．可能な範囲でMP関節の可動域訓練を行わせる．また，腓腹筋群の等尺性運動を開始させる．

【固定除去後】

　大腿四頭筋の筋力増強訓練，内返し・外返し運動により腓骨筋，前脛骨筋の筋力強化を図る．

4）後療法の適否の判定

a）固定肢位，範囲が適切かどうかの判定

　部分荷重をさせる場合，機能性，QOLを考慮する．

b）物理療法，手技療法，運動療法が適切かどうかの判定

　X線検査により正面像，側面像での変形や偽関節の評価を行う．関節可動域・筋力・歩行・荷重状態などにより総合的に判定しなければならない．

■治癒の判定

　X線検査によりアライメントが良好で骨の癒合が得られていて足底部の圧力分布変化，頑固な痛みや筋力低下などがないことで判断する．突出変形の残存がないことも判断材料となる．

■注意事項

　（1）足部や足MP関節部でギプスの破損がみられれば，補強する．

（2）早期の運動療法開始や患肢荷重は過剰仮骨形成の可能性があるので注意する．
　　（3）踵歩行や跛行を長期間続けさせると治癒が遅延することがあるので注意する．
　　（4）4週経過しても疼痛の残存するものは固定期間を延長する．

■指導管理
　　（1）初期の1週は免荷歩行を守るよう指導する．
　　（2）松葉杖などを使った患肢の免荷では，立位・支点移乗について指導する．
　　（3）階段を昇るときは健肢から，降りるときは患肢から行うよう指導する．
　　（4）ズボンを履くのは患肢から，脱ぐのは健肢から行うよう指導する．
　　（5）運動療法ではとくに足趾の屈伸運動を7～10日目くらいから行うよう指導する．
　　（6）ギプスによる不快感，異常な締りや緩みがあるときはただちに連絡するよう指導する．

■予後
　　基本的には予後はよいが，変形が残存したものでは，靴があたり長期間疼痛が残ることがある．

■全体のプログラム

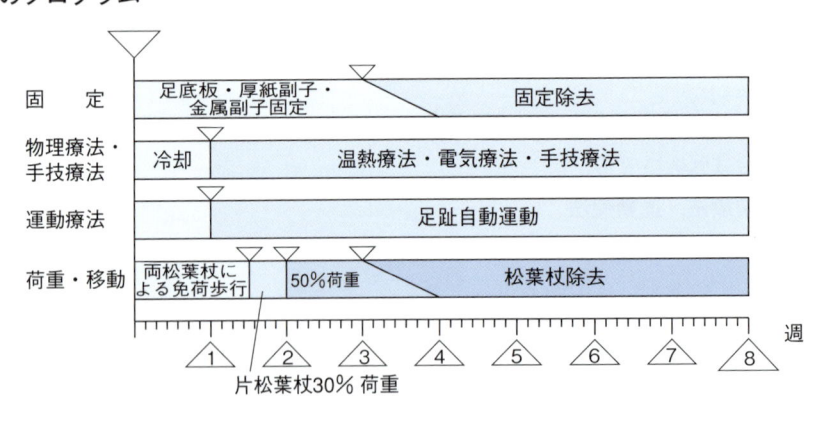

● G-2．中足骨骨幹部骨折

■症例の提示
　　（1）受傷時の外観（図3-1G・8）．
　　（2）受傷時のX線像（図3-1G・9）．

■損傷の診察
1）全身状態の観察および問診
　　患者の姿勢については第5中足骨基部裂離骨折を，全身状態の観察，既往歴などの聴取については総論を参照．
　a）主訴を聴取する
　　足背部（中足骨部）の疼痛，腫脹，患肢荷重痛（爪先立ち不能）や荷重不能などの歩行障害の訴えが主になる．
　b）原因を聴取する
　　（1）重量物の落下，高所から飛び降りて着地（図3-1G・10），車輪の轢過などの外力により発生する．

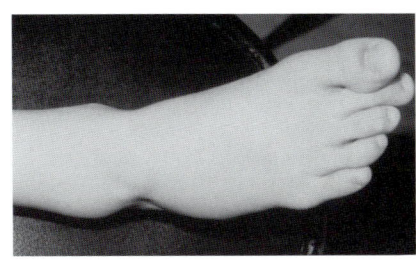

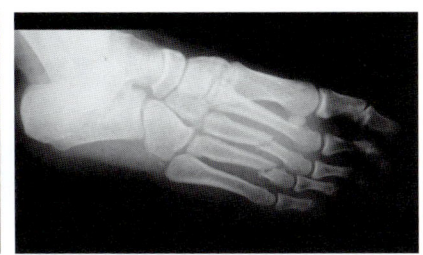

図 3-1G・8　受傷時の外観　　図 3-1G・9　受傷時のX線像　　図 3-1G・10　発生機序

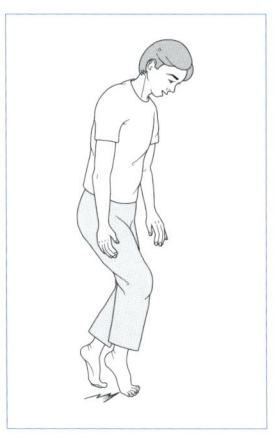

（2）硬いものとの衝突や，足部の捻転により発生する．

> ●スポーツ（マラソン，跳躍を伴う競技）による反復外力で第2，3中足骨骨幹部または頸部に疲労骨折を起こすことがある．疲労骨折が予想される場合はスポーツ活動や日常生活の状況を聴取しておく．

2）患部の観察

a）診察環境を整える
総論を参照．

b）損傷部にみられる典型的な所見
（1）限局性圧痛がみられる．
（2）骨長軸からの軸圧痛，骨長軸方向への牽引痛，荷重痛（爪先立ち不能）がみられる．
（3）高度の腫脹や皮下出血斑がみられる．

> ●直達外力による骨折では多発骨折がみられ，とくに高度な腫脹がみられる．

（4）前足部の横径が増大する．

c）鑑別を要する損傷との鑑別の要点
リスフラン Lisfranc 関節脱臼や第2ケーラー Köhler 病との鑑別が必要になる．
（1）リスフラン関節脱臼との鑑別では受傷原因の相違，疼痛や変形のみられる部位，転位の方向などを詳細に調べ鑑別する．
（2）第2ケーラー病は受傷時期が明確でない（疼痛の出現が明確な外傷を起点としない），第2中足骨（次いで第3中足骨に多い）骨頭にもっとも多く，MP関節部に疼痛を訴える場合が多い，骨折症状（限局性圧痛，高度な腫脹，異常可動性など）がみられないなどで鑑別し，思春期以降の女子に多いなども参考になる．

d）合併症の有無
重量物などの落下による近位部骨折の場合は，楔状骨骨折などの合併の有無を確認する．

> ●重量物落下や轢過などの直達外力による骨折では，皮膚の開放創や軟部組織の圧挫損傷に注意する．

3）治療法の提示
多発骨折で骨折部の安定性が得にくいものや骨折部が足底側に突出する危険性の高いもので

は，観血療法(キルシュナー鋼線，プレートによる固定など)が必要になる．

保存療法でもヒール付き歩行ギプス固定や，足底側をしっかり擦り込んだギプス固定なども行われる．

■ 整　復

1）転位の少ない骨折
足関節0°位とし，骨折部に軽度の圧迫を加え整復する．

2）転位のある骨折
❶診察台の上に患者を背臥位，足関節0°位とし，ベルトで下腿遠位部を診察台に固定，その上から助手に両手で把持固定させる．

❷術者は損傷した中足骨に連なる足趾に滑り止めの布をあてて，両手で把持，遠位方向に十分牽引する(**図3-1G・11a**)．

❸術者は牽引が緩まないよう注意しながら一方の手だけを離し，その母指で転位した骨片を直圧して整復する(**図3-1G・11b**)．

3）整復後のX線像(**図3-1G・12**)

■ 固　定

1）固定材料
金属副子，厚紙副子，合成樹脂製キャスト材，フェルトパッド，絆創膏，巻軸包帯．

2）固定法
足関節0°位で骨折部を中心に足背部全体に厚紙副子固定をし，足底板を挿入(**図3-1G・13**)，金属副子で下腿遠位部から足趾部までを固定する．

【牽引固定法】
骨折部が不安定なものは整復後，足趾および損傷中足骨の基部から牽引用テープを貼り，金属副子の先端部を**図3-1G・14**のように作製した副子にテープを牽引しながら貼り固定する．

■ 整復・固定後の確認

1）整復後の確認
（1）骨折部の変形が消失していることを，足背部を触診して確認する．
（2）骨折部が足底側に突出していないことを触診で確認する．
（3）足趾に感覚異常が出現していないことを確認する．

2）固定後の確認
（1）包帯の緊縛や不適切な形状の副子を原因として，強くあたっている部位がないことを確認する．
（2）足関節の可動性が確実に制限される固定になっていることを確認する．
（3）趾先の感覚に異常がないこと，および血流が確保されていることを確認する．

■ 固定期間

1）固定期間の決定要件
受傷時の骨片転位の程度，整復後の骨折部の安定性，周辺軟部組織損傷(圧挫の程度など)の状態，患者の社会的背景などを考慮する．

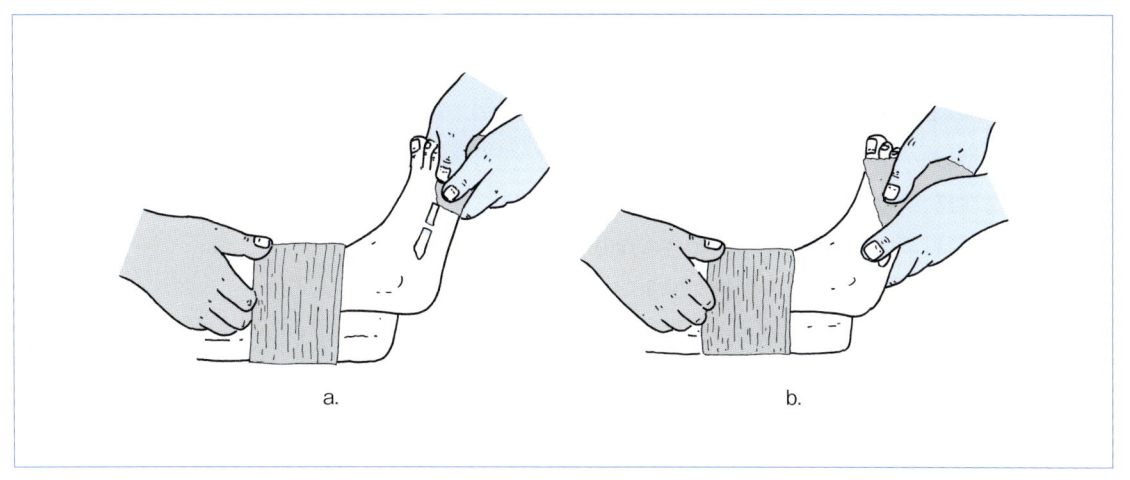

図 3-1G・11　整復法

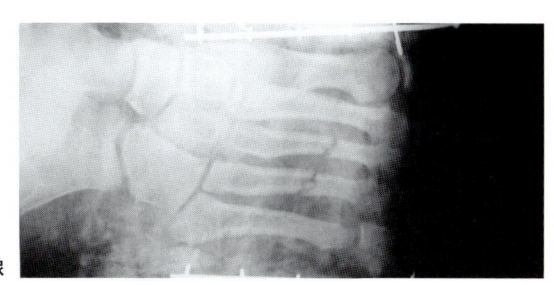

図 3-1G・12　整復後の X 線像

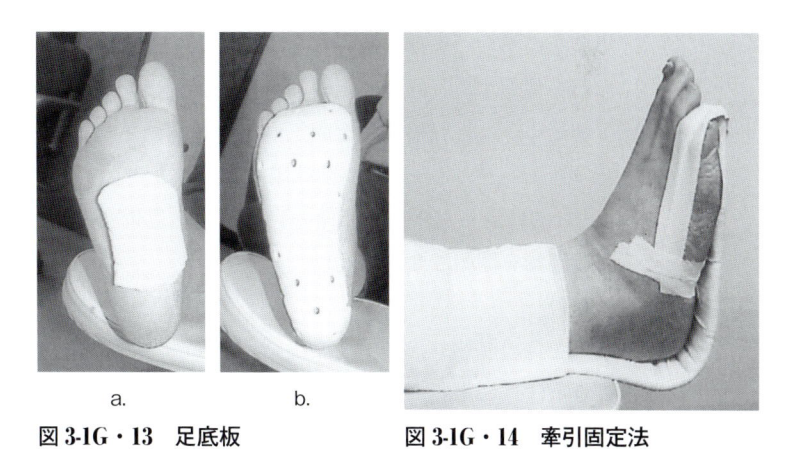

図 3-1G・13　足底板　　　図 3-1G・14　牽引固定法

2）固定期間

約 4 週（多発骨折では 6 週を要する場合がある）．

■後療法

1）固　定

a）固定の継続

第 5 中足骨基部裂離骨折に準ずる．

b）再転位
1．再転位発生の徴候
　以下のような場合には再転位の発生も考えられるので注意が必要である．
　　（1）患者が受傷後早期に誤って強く足部を衝いてしまった場合など，骨折部に異常な外力が働いたことが予想されるもの．
　　（2）経過に反して異常な疼痛を訴えるもの．
　　（3）包帯交換時に骨片の転位が触知されたもの．
2．再整復の必要性の判定
　とくに多発骨折で再転位したもの，単独骨折でも底側凸に再転位したものについては転医を考慮する．また，再整復を試みても十分な整復位が得られないものも転医を考慮する．
c）固定の変更
　固定期間中の固定肢位および範囲の変更はしない．ただし，多発骨折などで固定期間が4週を越えるものでは，4週経過時に足関節部の固定を除去し中足部を中心とした固定に変更する．
d）固定の除去
　第5中足骨基部裂離骨折に準ずる．
　　　［●歩行ギプスによる治療以外の患肢荷重は4週経過以降に部分荷重から開始する．］

2）異常経過
　第5中足骨基部裂離骨折に準ずる．

3）物理療法，手技療法，運動療法
【固定期間中】
　　（1）患肢を高挙し，患部に冷湿布を実施する．
　　（2）血行を促進する目的で固定範囲外の近位側に誘導マッサージを実施する．
　　（3）下腿筋の等尺性収縮運動を固定直後から開始させる．
　　　　　［●深部静脈血栓症を予防する効果も期待できる．］
　　（4）2～3週経過したら足趾屈伸の自動運動，包帯交換時の固定を外している時間に足関節の自動運動を開始させる．
【固定除去後】
　　（1）患部を含め温熱療法，手技療法を実施する．
　　（2）物理療法後に足関節，足趾の自動運動を行わせる．
　　（3）大腿四頭筋，下腿三頭筋，前脛骨筋などを対象に筋力増強訓練を行わせる．

4）後療法の適否の判定
a）固定肢位，範囲が適切かどうかの判定
　　（1）足趾の可動範囲が確保されているか．
　　（2）足関節の不動が確保されているか．
　　（3）異常な疼痛が出現していないか．
　　（4）固定に緩みがないか．

b）物理療法，手技療法，運動療法が適切かどうかの判定
　　（1）異常な疼痛が出現せず，経過に従って軽減傾向を示しているか．
　　（2）経過に反する腫脹の増加がなく，経過に従って軽減傾向を示しているか．
　　（3）経過に従って足関節および足趾の関節可動域が拡大傾向を示しているか．
　　（4）患肢荷重開始以降では荷重に伴う異常な疼痛が出現していないか．

■治癒の判定

　　X線像により骨折部のアライメントが良好で，骨の癒合が得られている場合に治癒と判断する．臨床的には患部の腫脹や歩行による疼痛が消失していること，足関節および足趾関節の可動域制限がないことなどで判定する．理想的には足関節底背屈・足部内外反筋力，足趾底背屈筋力が正常に戻っていることである．

■注意事項

（1）整復操作の際に開放性にならないように十分注意しながら整復する．
（2）足底板は，健側と比較し患部に合ったものを作製する．
（3）高度な軟部組織の圧挫の可能性があるものは皮膚の状態に注意する．
　　［●軟部組織の圧挫がある場合には組織が壊死することがある．］
（4）患肢の浮腫が長期間にわたり残存すると高度な関節拘縮を残す原因になるので注意する．
（5）早期の運動療法開始や他動的な矯正運動は，偽関節を発生させる危険性があるので注意する．
（6）受傷後4週までは患肢荷重はフロアータッチ程度にとどめる．

■指導管理

（1）松葉杖歩行について指導をする（使用方法，荷重の仕方など）．
（2）骨癒合不十分なうちに転倒などで誤って強く足を衝くと，再転位の原因となるので注意するよう指導する．
（3）固定期間中は患者自身の判断で固定を外さないよう指導する．
（4）患肢の浮腫を軽減させる目的で日常生活のなかで可能な限り患肢を高挙しておくよう指導する．
（5）固定除去後には自動運動だけを行い，他動的な運動を行わないように指導する．
（6）不完全な状態で治療を中止すると偽関節を残すなど，大きな機能障害に結びつく危険性が高いので最後まで治療を継続するよう指導する．

■予　後

　　一般に良好であるが，多発骨折で整復が不完全な場合は扁平足や足部痛を残すことがある．

■全体のプログラム

　　第5中足骨基部裂離骨折に準ずる．

H 足趾の骨折

　足趾骨折は柱や机の脚につまずく，あるいは重量物の落下によって発生し，第1趾の基節骨および末節骨に多い．重量物の落下による骨折では粉砕骨折もみられ，軟部組織の圧挫損傷を伴うものでは壊死の発生を考慮し治療にあたる．基節骨の骨折では遠位側が背側に転位し底側凸の変形を残すものがある．第1趾は歩行の際に足を蹴り出すときや後ろに押されたとき踏みとどまる際に大きな荷重がかかる．このため，底側凸の変形を残すと著しい歩行障害がみられる．他の足趾の骨折では大きな障害を残すことは少なく，底側凸の変形を残さないよう注意しながら，隣接趾とのバディーテープによる固定などで治癒にいたるものが多い．末節骨の骨折では大きな転位をみることは少ないが，開放性骨折の頻度が高い．

　治療は保存療法による場合が多いが，施術にあたっては医科との連携を十分図り慎重に行う．

■症例の提示

　受傷時の外観(第1趾基節骨骨折：**図3-1H・1**)．

■整復などを行わない場合の患者の搬送

　1）搬送にあたっての注意事項

　　患部の動揺を防ぎ患者の苦痛を軽減させる．

　2）搬送時の固定例

　　松葉杖などを提供し患肢を免荷し搬送することが望ましい．

　以下，徒手整復法や固定法などを紹介する．

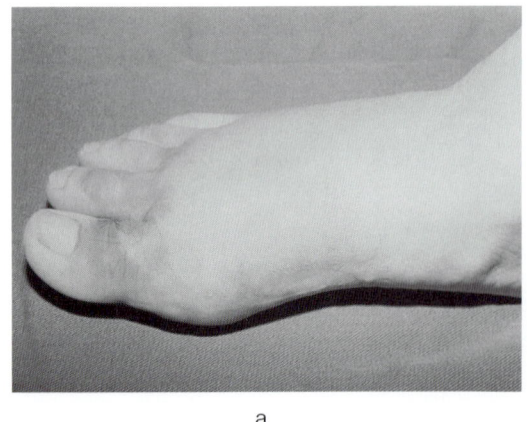

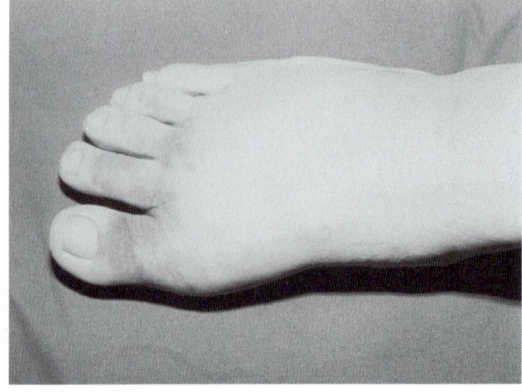

a.　　　　　　　　　　　　b.

図3-1H・1　受傷時の外観（第1趾基節骨骨折）

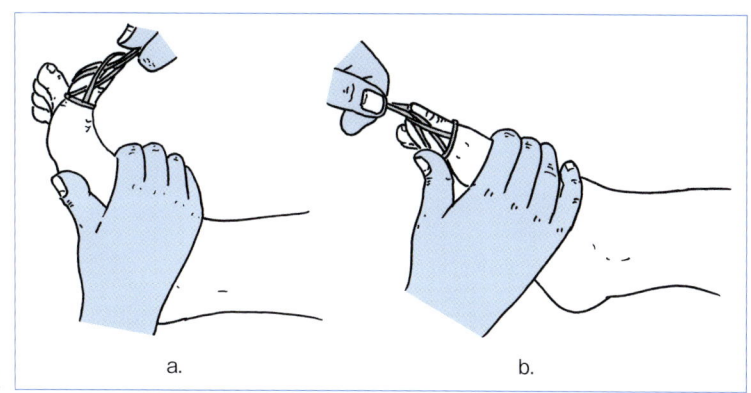

図 3-1H・2　整復法　　a.　　b.

■ 整　復

1）整復前の注意事項

a）合併症の有無
（1）爪根部の組織損傷（爪下血腫形成）．
（2）開放創による感染．
（3）陥入爪部の化膿．

b）保存療法の限界
（1）圧挫の強いもの．
（2）整復後の安定がなく，牽引を緩めると底側凸の変形が再発するもの．

2）整復法

❶患趾をテープ，バンド，フィンガートラップなどを使用し牽引できるように固定する．
❷患趾を一方の手で上背側（骨折位）方向に牽引する（**図 3-1H・2a**）．
❸他方の手の母指を骨折した基節骨骨幹部の底側凸部において背側に圧迫する（他四指は，近位部から中足部を固定）．
❹背側方向に圧迫している母指を支点に牽引した遠位骨片を円を描くよう屈曲し，直圧して，整復する（**図 3-1H・2b**）．

3）整復確認

（1）骨折部が安定し，牽引を緩めても底側凸の転位を起こさない．
（2）X 線検査を行う必要がある．

4）整復後の X 線像（図 3-1H・3）

■ 固　定

1）固定材料

　　フェルト，ソフトラバー，柔整パッド，ソフトパルプ，金属副子，アルミ副子，合成樹脂製キャスト材，厚紙副子，ギプス，巻軸包帯など．

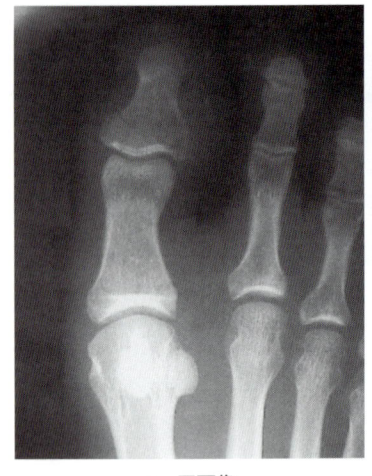

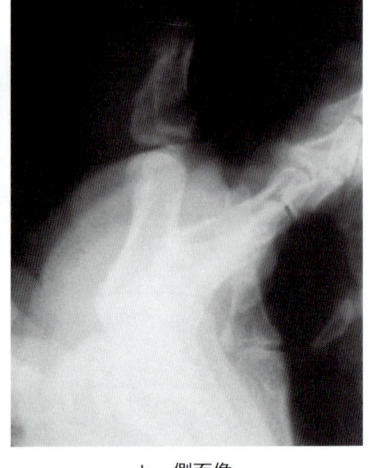

a. 正面像　　　　　　b. 側面像　　　図 3-1H・3　整復後の X 線像

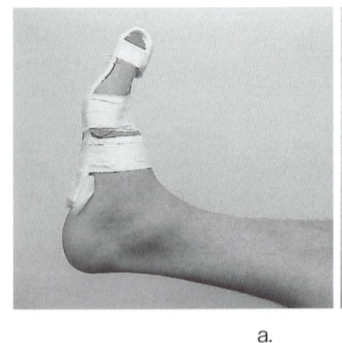

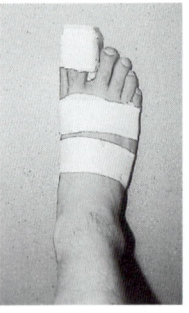

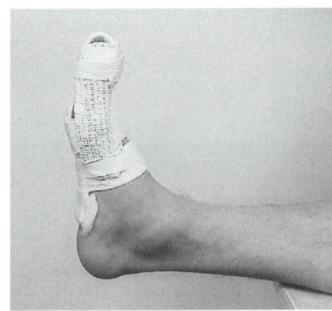

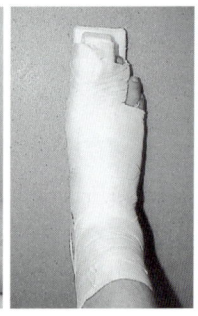

図 3-1H・4　固定法

2）固定法

　　足関節 0°位で金属副子などを縦アーチ（足底穹窿）によく適合するよう成形し，趾先を囲うように基節部背側まで固定する．局部はテープ，厚紙などで補強する（第 1～2，4～5 趾間などは軟性材料を挿入し包帯で固定する）（**図 3-1H・4**）．

　　[●趾尖部をアーチ状にし，テープなどで遠位骨片を持続牽引する方法もある．]

■固定期間

　　3～4 週は副子固定を継続し，経過によって簡易な合成樹脂製キャスト材で装具を作製し，歩行をさせる．

■後療法

1）目　的

　　拘縮，筋萎縮などが発生しないように物理療法，手技療法，運動療法を実施し，早期に社会復帰させることが重要である．それには固定した直後から後療法を開始することが肝要である．

2）方　法
(1) 受傷後1週は冷罨法，包帯交換時は再転位防止に努める．自宅での高挙，免荷を指導する．
(2) 2週目から手技療法，温・冷交代法，各種電気療法を実施する．その際，患部を清潔に保ち再固定する．
(3) 3週目から手技療法，温罨法，電気療法を実施する．固定のまま荷重を許可する．
(4) 4週目から運動療法を行わせる．また，簡易な合成樹脂製装具で正常歩行訓練を開始させる．

■指導管理
1）患肢保持の指導管理
(1) 患肢の保持は，比較的長時間同一の体位や肢位を維持することが要求されるので，患者にとって負担が少なく施術効果が発揮できる位置を選択する．
(2) 初期には患肢の高挙を原則とし，固定期間中は局所圧迫による神経麻痺の発生に対する注意や就寝時の患肢高挙を指導する．

2）歩行の指導管理
(1) 受傷後1～2週は歩行制限，あるいは患趾に体重負荷させないように歩行装具，松葉杖歩行などを指導，さらに履物などにも注意する．
(2) 2～3週後からは普通歩行を徐々に開始させる．

■予　後
底側凸の変形を残すと，荷重痛，歩行障害が生じ，魚の目，タコなどが発生しやすく，足趾の変形へと移行する．基節骨骨頭部骨折の関節内骨折で転位の大きいものは障害を残しやすい．

■全体のプログラム

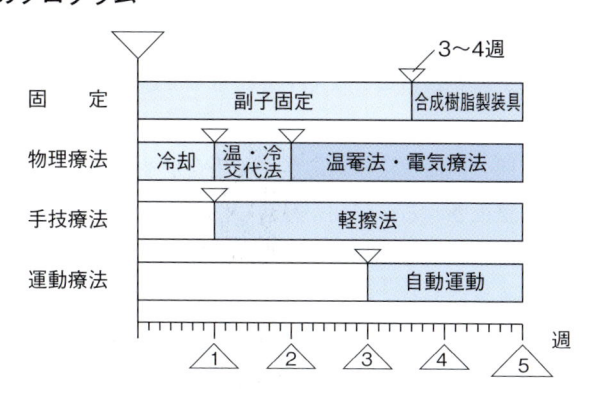

2 脱　臼

A ● 股関節脱臼（後方脱臼）

　股関節後方脱臼は股関節に内転・内旋が強制され発生するものが多かったが，近年，交通事故によるダッシュボード損傷 dash-board injury として起こるものが急増している．内転・内旋強制による損傷では骨折を伴わない単独脱臼が多いが，交通事故によるものでは関節窩後縁や骨頭に骨折を伴う脱臼骨折として発生するものがみられる．とくに若年者で，整復までに時間を要したものは骨頭の阻血性壊死（24時間以上放置されると高率に発生する）に陥る頻度が高いといわれている．関節窩後縁の骨折を伴うものには坐骨神経損傷を合併する頻度が高く，早期に骨片の整復と内固定が必要である．また，大きな骨片が転位したままで放置されると反復性脱臼に移行するので，観血的に脱臼整復と骨片の内固定を行う．骨頭骨折を伴うものも股関節可動域制限の残存を予防する意味から観血療法の適応度が高い．

　本脱臼では典型的な脱臼症状を示すので看過されることは少ない．しかし，骨折の合併などはX線像によらなければ診断はできない．ダッシュボード損傷での脱臼では膝関節部周辺の損傷を合併している場合が多く，脱臼だけに目を奪われることなく十分注意して診察にあたる必要がある．

　脱臼骨折では前述のような理由から早期の観血療法が適応される場合が多いが，受傷直後の単独脱臼であれば徒手整復で比較的容易に整復される．時間が経過したものは，麻酔を使わないでの徒手整復は困難を極める．観血的に整復されたものや整復に難渋し徒手整復操作を繰り返したものは，骨化性筋炎の発生頻度が高くなるといわれている．

　ただちに整復することが患者に不利益をもたらすと判断した場合は，救急車で医療機関に搬送するが，陰圧式固定具で患部の安静を図れば患者は疼痛が少なく楽である．柔道整復師自身や家族などが搬送する場合，骨折と異なり金属副子などでの股関節部の固定は，その後の医療機関で行う迅速な処置の障害となり得るので好ましくない．砂嚢やクッションなど用いて可能な限り患肢を脱臼位のままで安静を図ることにとどめるべきである．

■症例の提示
　（1）受傷時の外観（後方脱臼）（**図 3-2A・1**）．
　（2）受傷時のX線像（後方脱臼）（**図 3-2A・2**）．

A ● 股関節脱臼（後方脱臼）　345

a．正面　　　　　　　　　　　　　　　　　　b．側面

図 3-2A・1　受傷時の外観（後方脱臼）

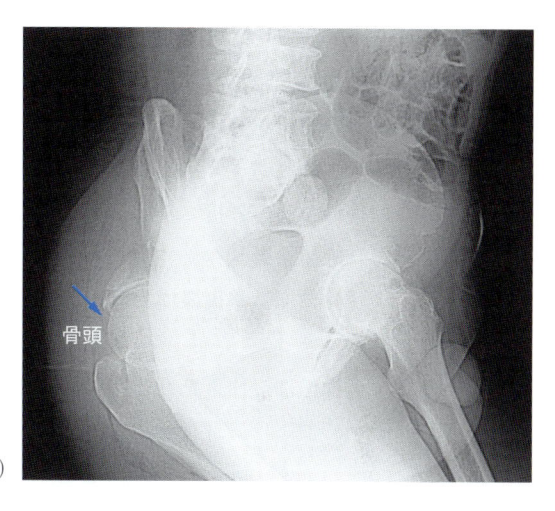

骨頭

図 3-2A・2　受傷時の X 線像（後方脱臼）

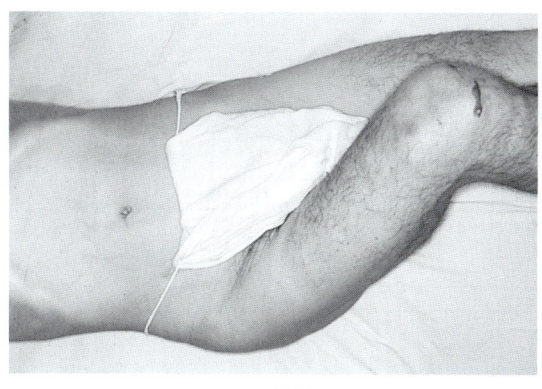

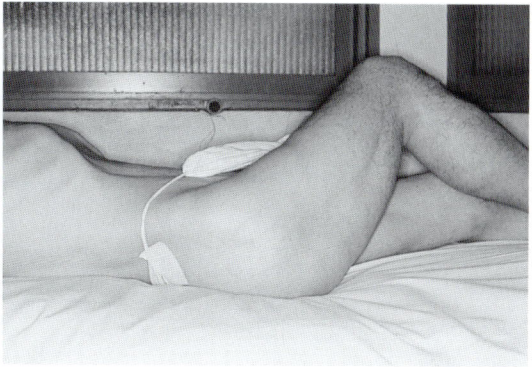

　以下，柔道整復師が医療機関のスタッフとして従事する場合を想定し，徒手整復法や固定法などを紹介する．

■ 整　復

1）整復前の注意事項

a）合併症の有無

（1）寛骨臼後縁の骨折を看過してはならない．

（2）神経・血管損傷の有無を確認する．施術前に動脈の拍動を鼠径部，足背部で確認し，運動・感覚障害を確認する．

（3）膝関節部周辺の損傷の有無を確認する．膝部に直接打撃を受けての損傷では膝蓋骨や脛骨顆部の骨折，膝関節前面の挫傷，後十字靱帯損傷に注意する．膝関節に外反や内反および捻転力が加わり生じた靱帯損傷では内側および外側側副靱帯損傷，前十字靱帯損傷に注意する．

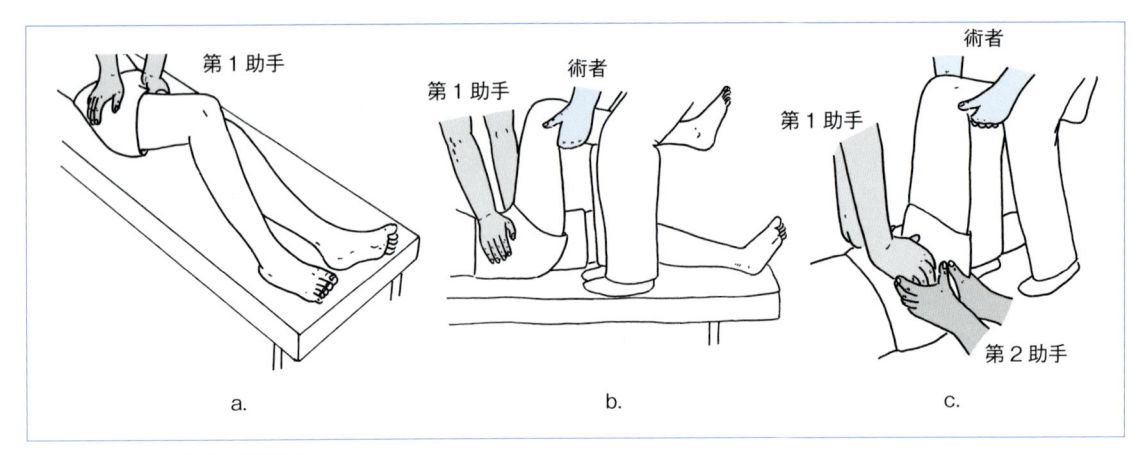

図 3-2A・3　整復法（牽引法）

　b）早期の整復
　　阻血性骨頭壊死を避けるためには 12 時間以内，遅くとも 24 時間以内に整復する．
　c）観血療法の適応
　　寛骨臼後縁などの骨折で骨片が大きい場合には観血療法の適応となる．
　d）整復時の留意点
　　（1）大腿骨頸部は整復操作で骨折を起こすことがあるので，粗暴な回旋など，急激な操作は避ける．
　　（2）整復操作は，体重をうまく利用して持続的に行う．

> **MEMO**
> 内外反や捻転力による膝関節の靭帯損傷は受傷時は看過されやすく，後になり診断されることが多い．

2）整復法
　a）牽引法
　　❶患者を背臥位にする．
　　❷第 1 助手に上前腸骨棘部（骨盤）を両手で押さえ，下肢の牽引に対抗するように（下方に圧迫）固定させる（**図 3-2A・3a**）．
　　❸術者は患肢の下腿近位端部を把持し，股関節と膝関節を 90°屈曲位にし，下肢が内外旋中間位になるようにする．その位置を保持するように足部を術者の両大腿部ではさみ固定する（**図 3-2A・3b**）．
　　　［●第 3 助手に足部を持たせ膝が伸展しないように保持させる方法もある．］
　　❹大腿部を長軸遠位方向へ徐々に強く牽引し，骨頭を寛骨臼縁まで引き上げる．そのまま徐々に下肢を伸展する．
　　❺大腿骨頭が寛骨臼縁まで持ち上がってきたら，第 2 助手が臼窩の方向へ骨頭を圧迫すると整復を容易にする（**図 3-2A・3c**）．
　　　［●母指を大転子部にあてる．］

> **MEMO**
> 術者の腕力がない場合は輪状保持帯を用い体幹の力を牽引力に利用することも一つの方法である．
> 90°屈曲位にした膝部を牽引するとき，患者の下腿部が伸びるので，術者の大腿部ではさんだけでは牽引に十分な力がおよばないため，助手に下腿遠位部を把持させ，牽引に応じて膝を90°に保つよう保持させる．
>
> 輪状保持帯を用いた牽引

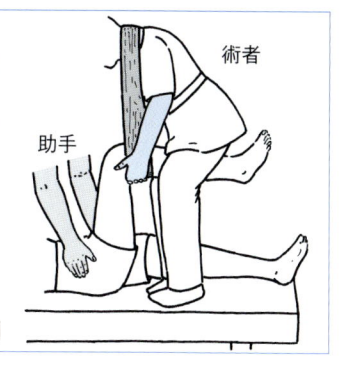

b）回転法（コッヘル Kocher 法）

❶患者を背臥位にする（図 3-2A・4a）．
❷助手に上前腸骨棘部を両手で押さえ固定（下方に圧迫）させる．
❸術者は一方の手で患肢の下腿近位端部を後面から，他方の手で下腿遠位部をそれぞれ把持する（図 3-2A・4b）．
❹大腿を脱臼肢位の角度の遠位方向へ徐々に牽引し，股関節と膝関節を 90°に屈曲し，さらに大腿を強く内旋してゆく．
❺90°屈曲位になっている大腿部をその長軸遠位方向へ徐々に十分牽引する（図 3-2A・4c）．
❻骨頭を臼縁まで導き，牽引を緩めず，その位置から円を描くように股関節過屈曲，外旋，外転となるように進める（図 3-2A・4d）．
❼股関節と膝関節を伸展させ，健側と平行にする（図 3-2A・4e）．

> **MEMO**
> 助手による骨盤固定が難しく，大腿部を牽引すると骨盤がともに上方へついてきやすいので工夫を要する．
> とくに，回転整復操作時の骨盤固定が重要である．

c）スティムソン Stimson 法

❶患者の上半身だけを診察台に腹臥位とし，患肢を診察台の端から下垂させる．
❷助手に患側殿部を押さえるように固定させる（図 3-2A・5a）．
［●このとき，診察台にあたる部分に厚い広い布団（枕子）をあてるようにする．］
❸術者は患肢の膝関節を屈曲させ，下腿近位端部を持続的に押し下げる．
❹大腿骨頭が寛骨臼窩に戻るまで緩徐に押し下げながら患肢を外旋し整復する（図 3-2A・5b）．

3）整復確認

（1）大転子が正常位置にある．
（2）下肢長が正常に戻る（棘果長を左右計測し確認する）．
（3）股関節部の変形が消失する．
（4）弾発性固定が消失する．

> **MEMO**
> 整復直後に両側股関節のX線像で患側と健側の関節裂隙を比べ，関節内介在物の有無を確認する．

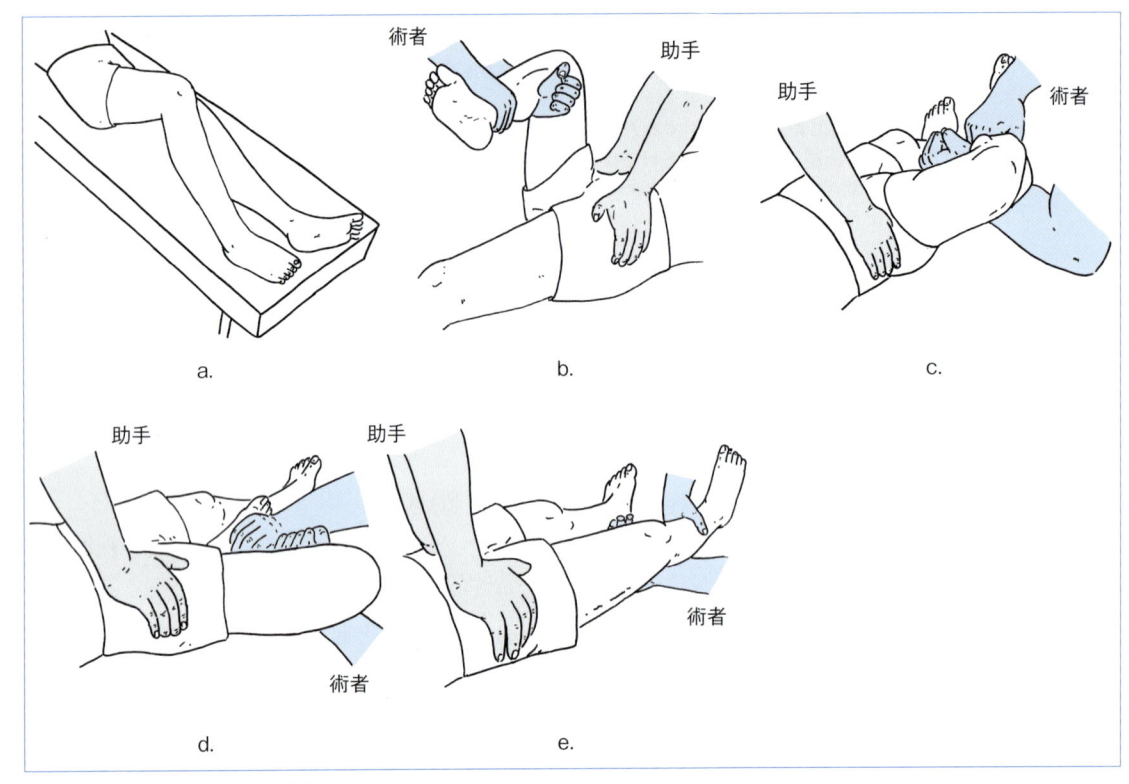

図 3-2A・4　整復法（回転法）

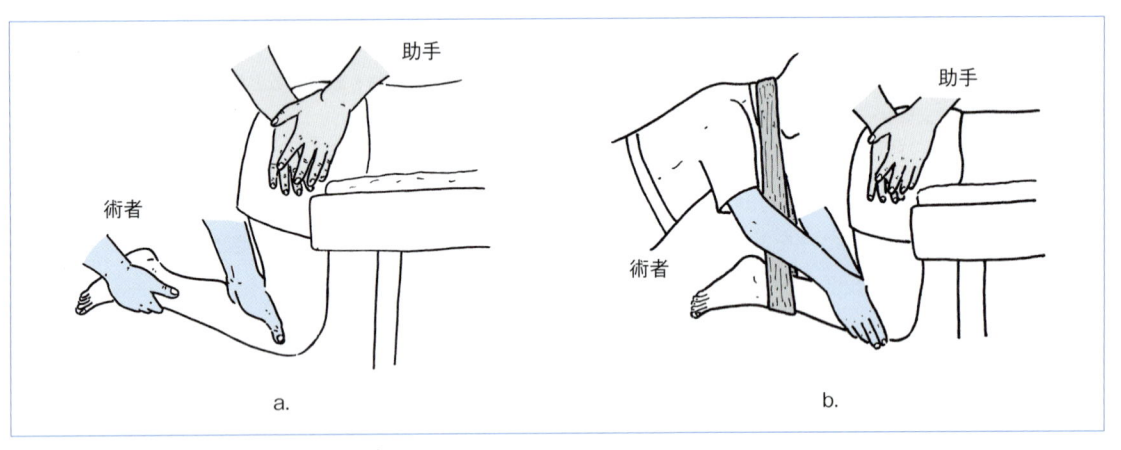

図 3-2A・5　整復法（スティムソン法）

> **MEMO**
> ①図 3-2A・5b のように膝関節屈曲位の保持に輪状保持帯を使用すると，術者は両手で押し下げ操作が容易となる（ただし，輪状保持帯とともに行うのは力が入りにくいので，助手がいる場合は助手に保持させるほうがよい）．
> ②持続的に牽引することにより筋が徐々に弛緩するので，筋弛緩の度合いをみて牽引を増強させる．

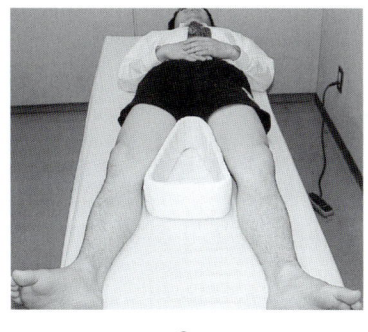

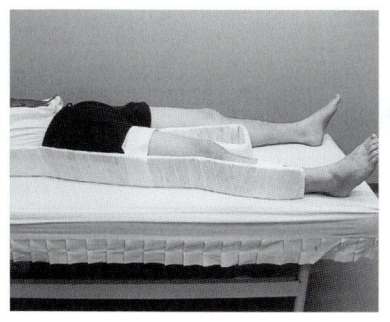

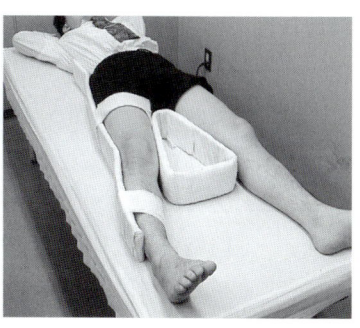

a.　　　　　　　　　　　　　　b.　　　　　　　　　　c. 包帯で副子を固定する

図 3-2A・6　外転肢位固定

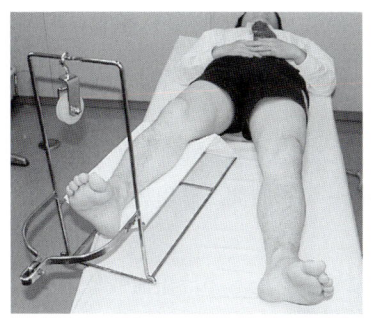

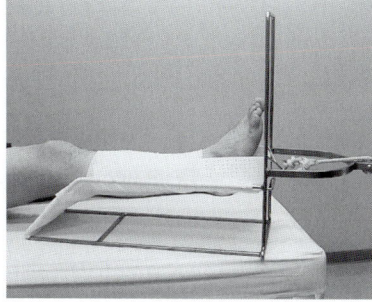

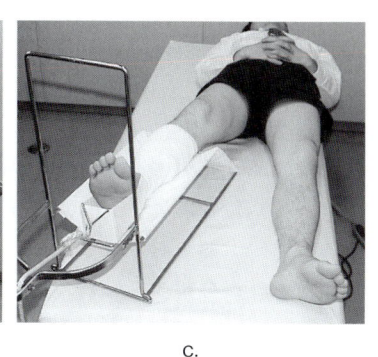

a.　　　　　　　　　　　　　　b.　　　　　　　　　　　　　　c.

図 3-2A・7　ブラウン架台を使用した介達牽引

4）整復障害
(1) 筋が骨頭と関節窩の間に介在する．
(2) 関節包の裂傷部の狭小．
(3) 大腿骨頭靱帯とともに裂離した骨頭の一部が関節窩内に介在する．
(4) 関節窩縁の一部の骨片が関節窩内に介在する．
(5) 骨折を合併（骨盤骨折，大腿骨頸部骨折など）する．

固　定
1）固定材料
クラーメル金属副子，ブラウン架台，ギプス，三角副子，巻軸包帯など．

2）固定肢位・固定期間
(1) 整復後の固定肢位は股関節外転位とする（**図 3-2A・6**）．
(2) 軟部組織の修復期間を考え，免荷は 8 週必要である．
(3) 軟部組織損傷の修復には整復後の臼蓋と骨頭間の圧力を軽減する．下腿からの介達牽引（スピードトラック）（**図 3-2A・7**）で，2 〜 3 週の固定をかねた臥床が必要である．

> **MEMO　免荷が重要**
> 早期の患肢荷重では骨頭壊死の可能性が高いことに留意する．

■後療法
　1）目　的
　　比較的長期間骨頭への血流状況を確認することが重要であり，また軟部組織損傷の回復を目的に施術を行う．
　2）方　法
　　（1）整復後数日から，股関節の等尺性運動，同時性収縮運動を積極的に行わせる．
　　（2）とくに股関節の内転・内旋・屈曲は避ける．
　　（3）3週後には免荷歩行と関節機能を回復するための自動運動を開始させる．
　　（4）8週は免荷歩行，その後，徐々に部分負荷歩行させ，全負荷歩行は12週後に開始させる．

> **MEMO**
> 受傷後2年は定期的にX線検査を行う（骨頭壊死の発生を見落とさないよう観察を続ける）．

■注意事項
　（1）骨頭による圧迫や急激な伸展により坐骨神経損傷を起こすことがある．
　（2）合併症が予後を左右するので，受傷時の外傷の程度，整復までの時間，整復の適正さが重要である．
　（3）骨折を合併するもの，関節包の裂孔が大きいもの，整復に難渋したものは阻血性骨頭壊死や，外傷性関節症を残しやすい．
　（4）整復時期が遅れたものは徒手整復が困難となる．
　（5）大腿骨頭の循環障害による阻血性壊死，外傷性関節症，骨化性筋炎などの続発症が発症する可能性があるので，経過を注意深く観察することが必要である．

■指導管理
　（1）保存療法について説明を行い，理解を得る．
　（2）X線撮影の必要性を説明し，対診を行わせる．
　（3）治療期間，内容，症状変化に伴う注意とその説明をする．
　（4）骨頭壊死，変形性股関節症などの二次的合併症を起こす危険性があるので長期にわたる観察が必要である．
　（5）股関節部や膝関節部の疼痛やこわばり，あるいは膝崩れのような症状は，外傷性関節症や，阻血性壊死の可能性があることを説明する．
　（6）定期的な医師の対診を行わせる．

■予　後
　単独脱臼は整復すれば予後は良好である．

■全体のプログラム

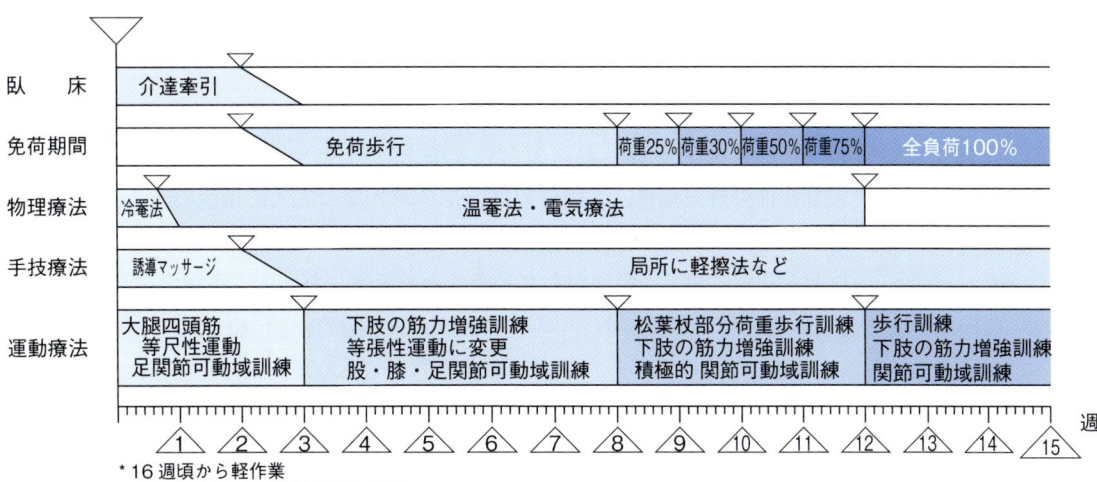

臥　　床	介達牽引	
免荷期間	免荷歩行	荷重25% 荷重30% 荷重50% 荷重75% 全負荷100%
物理療法	冷罨法　温罨法・電気療法	
手技療法	誘導マッサージ　局所に軽擦法など	
運動療法	大腿四頭筋等尺性運動／足関節可動域訓練	下肢の筋力増強訓練／等張性運動に変更／股・膝・足関節可動域訓練	松葉杖部分荷重歩行訓練／下肢の筋力増強訓練／積極的 関節可動域訓練	歩行訓練／下肢の筋力増強訓練／関節可動域訓練

週　1　2　3　4　5　6　7　8　9　10　11　12　13　14　15

* 16週頃から軽作業
* 6～10ヵ月から重労働復帰を許可

B ● 膝蓋骨脱臼（側方脱臼）

　膝蓋骨脱臼で純外傷性に発生するものは少ない．膝蓋骨高位，大腿骨外顆形成不全，Q角 Q-angle の過大，脛骨粗面の外方変位，大腿骨頸部前捻角過大など先天的素因のうえに外力が加わり発生する．また，受診時には自然に整復されている場合が多く，アプリヘンションサイン apprehension sign などを詳細に調べ，脱臼が存在したことを看過しないよう注意する．

　脱臼位のままで受診した場合には膝蓋骨の位置異常などの外観（☞ p.10 図1-2・4も参照）から容易に判断でき，看過されることは少ない．一般に，整復も容易であるが，初回脱臼後に一定期間の固定を行わなかったものに，反復性脱臼に移行する例が多いとの報告もあり，3週程度の固定は必要と考えられる．また，膝蓋骨関節面の骨軟骨骨折を合併していることもあるので，十分に医科との連携を図る．

■症例の提示
　　（1）受傷時の外観（外側脱臼：図 3-2B・1）．
　　（2）受傷時のX線像（外側脱臼：図 3-2B・2）．
■整復などを行わない場合の患者の搬送
　1）搬送にあたっての注意事項
　　患部の動揺を防ぎ患者の苦痛を軽減させる．
　2）搬送時の固定例
　　松葉杖などを提供し患肢を免荷し搬送することが望ましい．

　以下，徒手整復法や固定法などを紹介する．しかし，骨軟骨骨折の確認や反復性に移行することを考慮し，十分な医科との連携のもとに治療されるべきである．

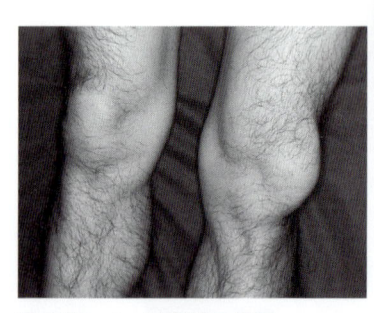

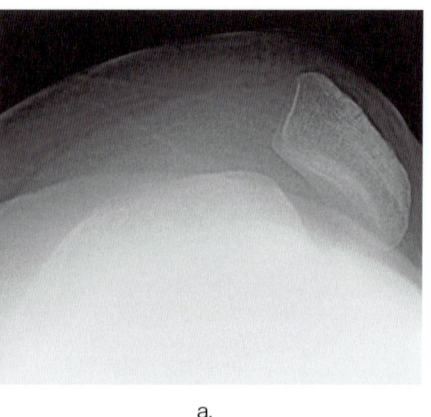

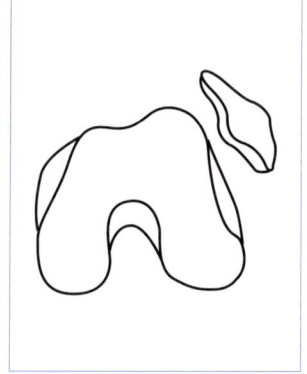

図 3-2B・1　受傷時の外観　　図 3-2B・2　受傷時のX線像

B ● 膝蓋骨脱臼(側方脱臼)　353

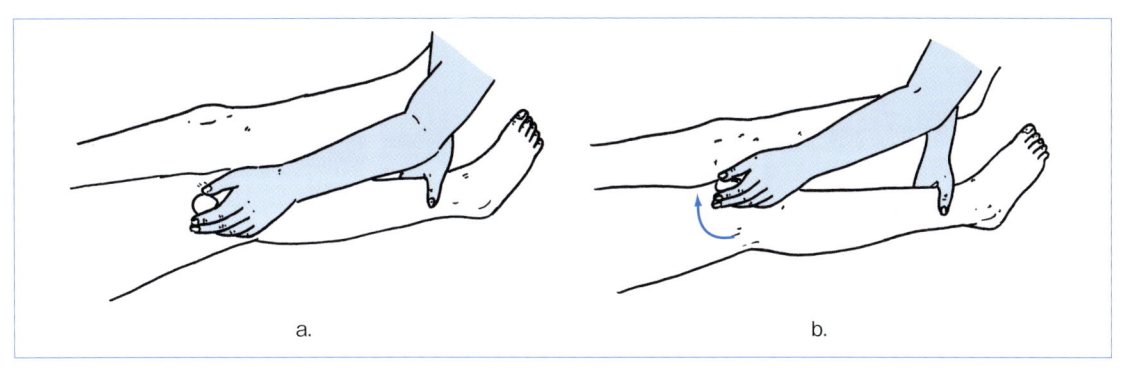

　　　　　　　a.　　　　　　　　　　　　　　b.

図 3-2B・3　整復法

> **MEMO**
> 屈曲位で脱臼し，転倒後，膝を伸ばしたり立ち上がったりした際の動作で瞬間的にゴクンと整復されてから来院することが多い．この場合，患者自身に聴取してもなにが起こったのかわからないことが多い．

■ 整　復

1）整復前の注意事項

（1）よほど大きな外力でない限り内側側副靱帯，前十字靱帯，半月板などの損傷は合併しない．

（2）関節内側痛と不安定性の主な原因に気を配り，内側半月板損傷と混同してはならない．

（3）関節面の軟骨を含んだ小骨片（骨軟骨骨折）がみられることがある（医科の対診が必要）．

2）整復法

❶患者を長坐位（なげ足坐位）または半坐位にさせ，股関節屈曲位，膝関節軽度屈曲位（ロックされている）とする．

❷術者は患肢の前側に位置する．

❸膝蓋骨を手指で深くつまむ（**図 3-2B・3a**）．

❹膝蓋骨をゆっくりと上方に移動し顆部の隆起を越え，前面へと整復する（**図 3-2B・3b**）．

> **MEMO**　整復時の軟骨損傷に注意
> 膝蓋骨をまっすぐ側方に押すと軟骨損傷を起こしやすいので，上方そして前面へと整復する．

3）整復確認

（1）膝蓋骨の位置が正常に戻る．

（2）弾発性固定が消失する．

（3）膝関節横径が正常になる．

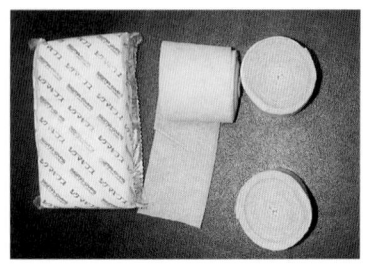

図 3-2B・4　固定材料

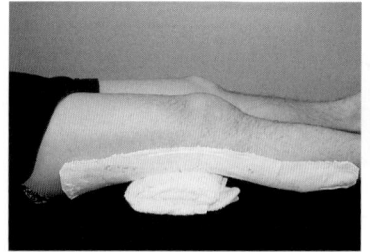

a. ギプス副子

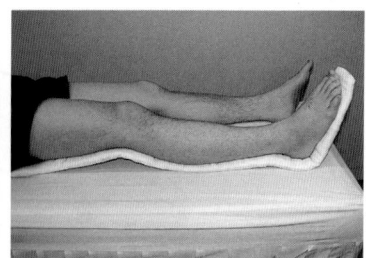

b. クラーメル金属副子

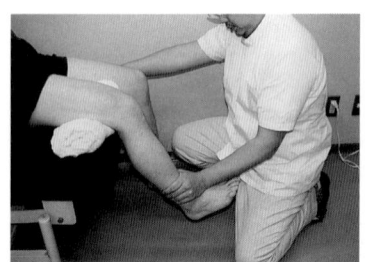

図 3-2B・5　固定法

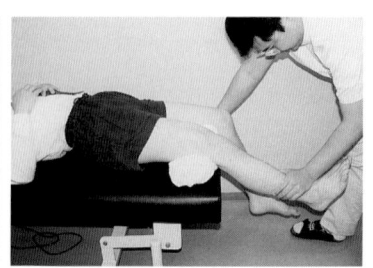

a. 大腿直筋強化法（坐位）
診察台の端に下肢を垂らし，軽度屈曲位の状態から，漸次強い抵抗をかけ，伸展運動を行わせる．

b. 内側広筋強化法（背臥位）

図 3-2B・6　後療法

■固　定
　1）固定材料（図 3-2B・4）
　　ギプス，クラーメル金属副子，リング，絆創膏，巻軸包帯など．
　2）固定肢位
　　膝関節軽度屈曲位で固定する（図 3-2B・5）．
■固定期間
　（1）軟部組織の修復のため 3～4 週固定する．
　（2）1ヵ月程度は膝蓋骨再脱臼防止用（膝蓋外側に堤防状隆起がある）サポーターを装着する．
■後療法
　1）目　的
　　（1）拘縮の除去．
　　（2）軟部組織損傷の修復．
　2）方　法
　　（1）冷湿布 4～5 日，その後温罨法に切り替え，超音波療法，低周波療法などを実施する．
　　（2）固定期間中は痛みのない範囲で松葉杖を使い部分荷重歩行を許可する．
　　（3）固定直後から大腿四頭筋の等尺性運動を，固定除去後からは等張性運動を開始させる．大

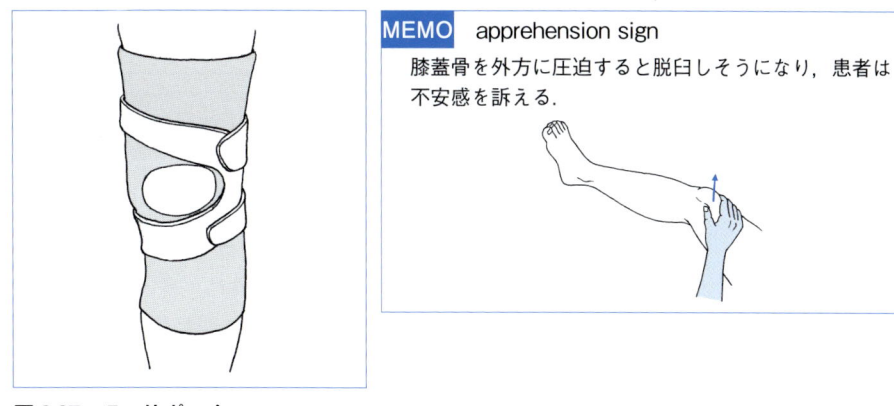

図3-2B・7 サポーター

MEMO　apprehension sign
膝蓋骨を外方に圧迫すると脱臼しそうになり，患者は不安感を訴える．

腿四頭筋，とくに内側広筋の強化を図るため膝関節軽度屈曲位からの伸展運動を行わせる（**図3-2B・6**）．約1週は遠隔部から腫脹消退のために誘導マッサージを実施し，徐々に手技療法，自動運動・抵抗運動を実施する．

■ **指導管理**
（1）サポーターなどの装具を装着するよう指導する（**図3-2B・7**）．
（2）脱臼再発や変形性関節症の予防のため筋力強化（とくに内側広筋）の必要性を理解させる．

■ **予　後**
習慣性や反復性に移行するものが多い．

■ **全体のプログラム**

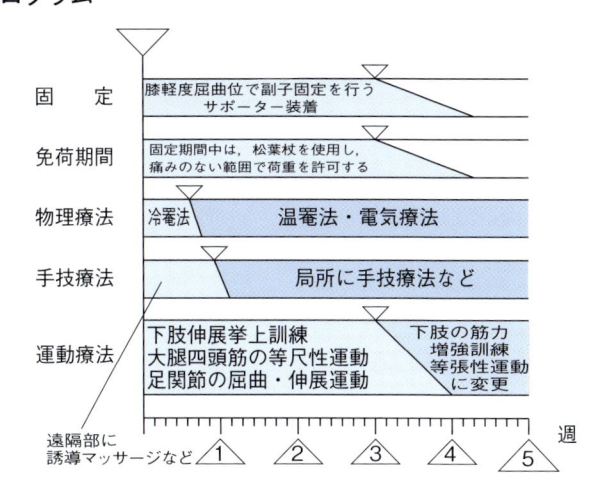

固　定	膝軽度屈曲位で副子固定を行う　サポーター装着	
免荷期間	固定期間中は，松葉杖を使用し，痛みのない範囲で荷重を許可する	
物理療法	冷罨法　温罨法・電気療法	
手技療法	局所に手技療法など	
運動療法	下肢伸展挙上訓練　大腿四頭筋の等尺性運動　足関節の屈曲・伸展運動	下肢の筋力増強訓練　等張性運動に変更

遠隔部に誘導マッサージなど　1　2　3　4　5　週

C 足趾の脱臼

　足趾関節脱臼の多くは第1趾MP関節に起こり，第1指MP関節と同様に背側脱臼が多い（図3-2C・1）．開放性脱臼の発生頻度が高いことを除けば，この2つの脱臼には外観上の変形，徒手整復で遠位方向への牽引が禁忌になるなど，症状や治療法の多くに共通点がみられ，治療にあたっては第1指MP関節脱臼を参考に実施する．PIP・DIP関節脱臼は第4・5趾に多く，手指の場合と同様に患者自身または現場に居合わせた者によって整復されていることが多い．

　足趾は機能上，手指に比べて精密な動きを必要としない．整復後の治療は，関節の動揺性や疼痛を残存させないことに主眼をおいて行う．たとえば，関節の動揺性を残存させない治療を行うと，関節の可動性が失われる危険性が高い場合には，動揺性を残さないことを優先し，可動性の消失を容認する．

■整復などを行わない場合の患者の搬送
　1）搬送にあたっての注意事項
　　患部の動揺を防ぎ患者の苦痛を軽減させる．
　2）搬送時の固定例
　　松葉杖などを提供し患肢を免荷し搬送することが望ましい．

　以下，徒手整復法や固定法などを紹介する．しかし，骨折合併の有無を確認することなど，十分な医科との連携のもとに治療されるべきである．

■整　復
　1）整復前の注意事項
　　（1）皮膚損傷の有無を確認する．
　　（2）種子骨の嵌入の有無を確認する．
　　（3）軟部組織介在の有無を確認する．

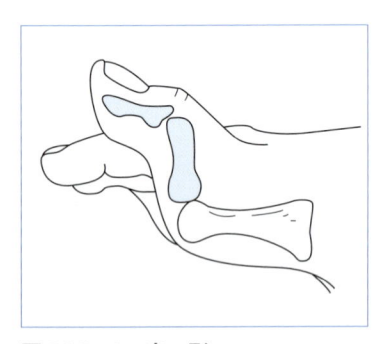

図3-2C・1　変　形

2）整復法

❶患者を背臥位にする．

❷術者は患側に位置する．

❸第1趾に綿包帯を輪状に巻き手指が滑るのを防ぐ（脱臼位での牽引が十分にできるようにする）（**図3-2C・2a，b**）．

> ●¹ 短い足趾を直接手で整復操作することは困難なため，患趾の遠位側に包帯を巻き整復する．また足趾が小さい場合を除いて濡れタオル，のりスプレー，ゴム手袋などを用いることもある．

❹背側に強く牽引する（背屈がいっそう強くなるように足趾を過伸展する）．過伸展により屈筋腱の介入のおそれを除く．そこで，一方の手で第1趾基節骨基部を足底側に押し出しながら牽引を加える（**図3-2C・2c**）．

> ●² ①整復の要点は，中足骨頭を越えるように基節骨を押すことであり，第1趾を遠位方向に牽引することではない．
> ②徒手整復不能なものは観血療法の適応となる．
> ③早期の整復が重要であり，数日遅れると徒手的に整復することが困難となる．

❺他方の手の母指を基節骨近位端の背側におき，基節骨が中足骨骨頭を越えて遠位かつ足底側にいくように直圧しながら第1趾を屈曲（底屈）して整復する（**図3-2C・2d**）．

> ●³ 整復は，母指で基節骨基部を中足骨の遠位方向に圧迫，他の四指で中足骨骨頭を足底側から足背側に押せば比較的軽い力で整復できる．

3）整復確認

（1）弾発性固定の消失を確認する．
（2）関節部の変形の消失を確認する．

■固　定

1）固定材料

熱可塑性キャスト材，アルミ副子，クラーメル金属副子など．

2）固定肢位・固定範囲・固定期間（図3-2C・3）

（1）MP関節の過伸展が強制されるのを防ぐために，下腿遠位部から第1趾まで3～4週固定する．なお，足関節部の固定は早期に除去することが望ましい．
（2）足趾はやや屈曲位に固定する．
（3）足底に副子を装着する．

■後療法

（1）患肢免荷のため松葉杖歩行を行わせる．
（2）冷湿布は受傷後4～5日とする．
（3）受傷後5～6日から温罨法に切り替え，超音波療法，低周波療法などを実施する．
（4）手技療法は遠位部から始め，徐々に関節運動を実施する（足趾の過伸展はとくに避ける）．

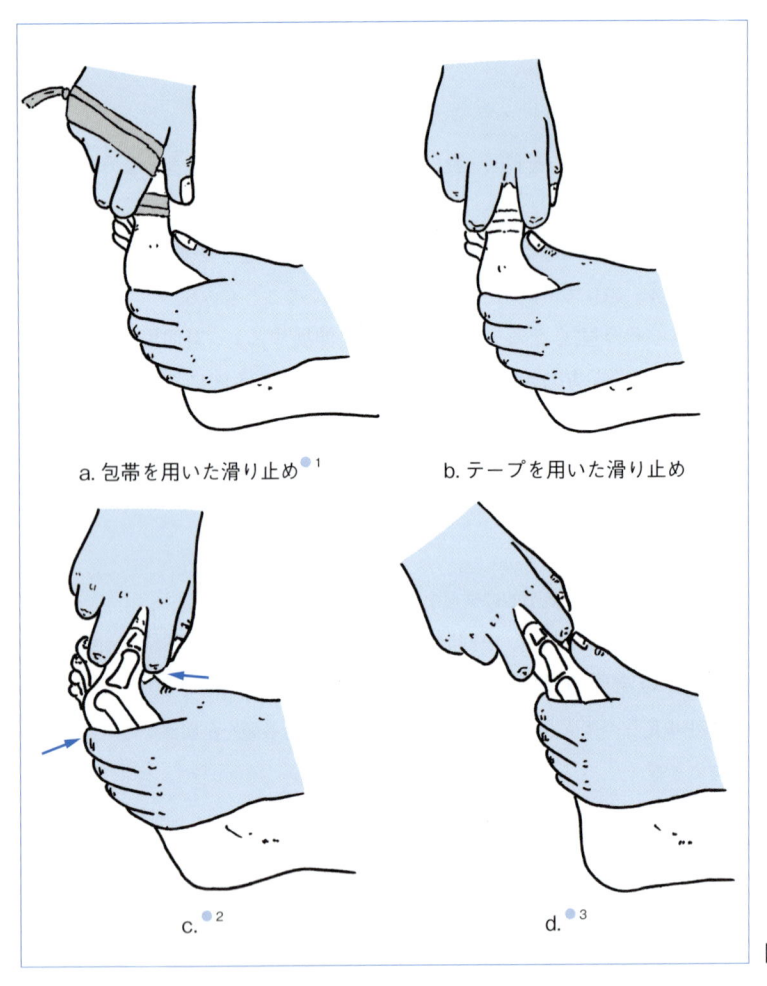

a. 包帯を用いた滑り止め[1]　　b. テープを用いた滑り止め

c.[2]　　d.[3]

図 3-2C・2　整復法

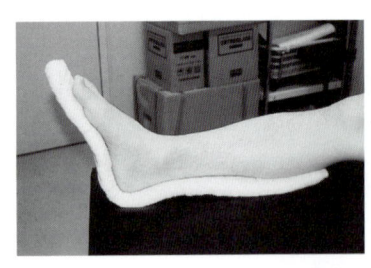

a. クラーメル金属副子による固定
（足底穹窿に留意．この上から包帯で固定）

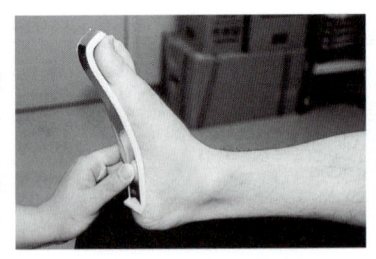

b. アルミ副子による固定①
（足底穹窿に留意）

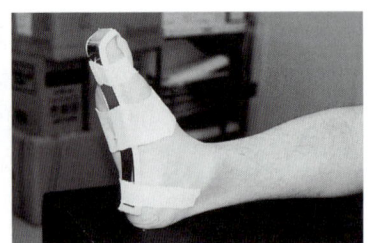

c. アルミ副子による固定②
（この上から包帯で固定）

図 3-2C・3　固定法

■注意事項

受傷時に開放性脱臼となるものがあるので皮膚の損傷に注意する（中足骨骨頭付近に皮膚損傷を認めた場合は開放性脱臼と考えて医科に転送する）．

■指導管理

（1）固定期間中は患者自身の判断で固定を外さないよう指導する．

（2）固定除去後は底の硬い靴をはかせる．

■予　後

一般的に予後は良好である．

■全体のプログラム

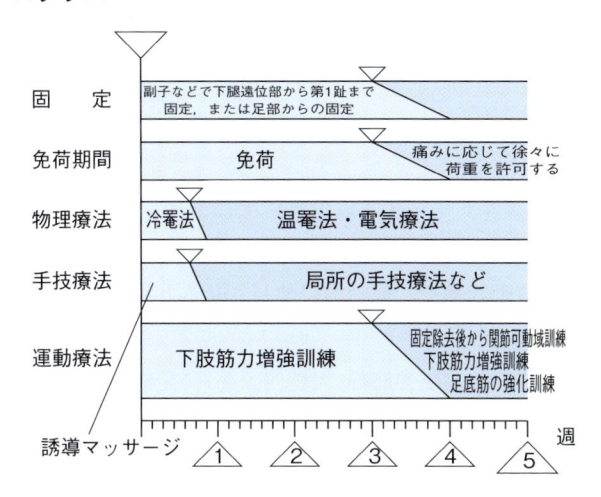

固　定	副子などで下腿遠位部から第1趾まで固定，または足部からの固定
免荷期間	免荷　痛みに応じて徐々に荷重を許可する
物理療法	冷罨法　温罨法・電気療法
手技療法	局所の手技療法など
運動療法	下肢筋力増強訓練　固定除去後から関節可動域訓練／下肢筋力増強訓練／足底筋の強化訓練
誘導マッサージ	週 1　2　3　4　5

3 軟部組織損傷

A ● 大腿屈筋群(ハムストリングス)の筋損傷(肉離れ)

■症例の提示

1) 典型的症例

切り返し, ダッシュ, 疾走中にハムストリングス近位部に突然激痛が出現し, 走行困難になる. 筋が切れた感触や断裂音を感じることもある. 重傷例では受傷部に強い疼痛, 皮下出血斑, 陥凹を触れることがある. 受傷筋の自動収縮や, 他動的に伸長させると痛みが増強する.

2) その他の注意すべき症例

大腿部の軟部組織損傷は, 大腿屈筋群, 大腿伸筋群(大腿四頭筋)に発症する. 筋断裂以外に, スポーツ競技中などに相手選手の膝部が大腿部にあたることによって起きる大腿部の打撲がある. この際の筋損傷部は, 浅部に限らず大腿骨周囲の深部にも起こることに注意する. 大腿部前面の打撲で筋断裂のない場合の受傷時の処置は, 膝関節屈曲制限を考慮して可能な範囲で屈曲させRICE処置を実施する(図3-3A・1, 2).

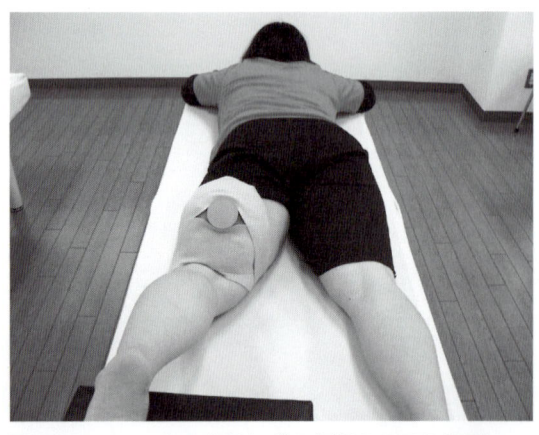

図3-3A・1 ハムストリングス損傷のRICE処置

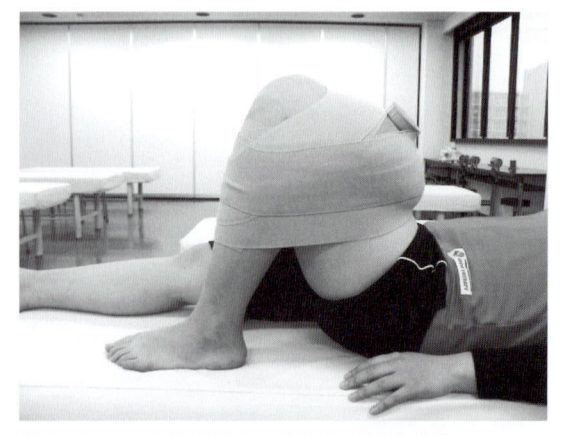

図3-3A・2 大腿部前面の打撲のRICE処置

■柔道整復施術適応の判定
　1）応急手当の段階での判定
　a）施術の実施についてとくに慎重な判断が求められるもの
　　（1）完全, 不完全な筋断裂があり観血療法が適切と考えられるもの.
　　（2）高度な血腫が形成され早期の排除が望ましいと考えられるもの.
　　（3）患者が早期の機能回復と社会活動やスポーツ活動への復帰を希望するもの.
　　（4）その他.
　b）施術を実施してもよいと考えられるもの
　　（1）医科への転送あるいは医科での受診を前提とし, 患部の安静を目的に簡易な固定や免荷歩行用具の提供などを行うもの.
　　（2）ただちに固定することが患者に有利だと考えられるもの（以後の施術に関して医師の指示を受けることが望ましい）.
　　（3）保存療法のリスクを十分説明し, 患者が理解したうえで, なお施術を希望するもの.
　　（4）挫傷や部分断裂など保存療法で十分な治療効果が望めるもの.
　　（5）医師から施術を指示されたもの.
　2）後療を継続する段階での判定
　a）施術の適応がないもの
　　顕著な施術効果が認められないもの.
　b）施術の適応があるもの
　　（1）固定継続などの後療法実施に医師の指示を受け患者が希望するもの.
　　（2）医師から関節拘縮改善などに関する施術を指示されたもの.
　　（3）十分な機能回復などが望め, 患者が強く希望するもの.
　　（4）保存療法のリスクを十分説明し, 患者が理解したうえで, なお施術の継続を希望するもの.

■損傷の診察
　1）全身状態の観察および問診
　a）患者の姿勢をみる
　　重傷例では, 筋損傷による疼痛と機能障害により起立, 歩行不能となる.
　b）全身状態を観察する
　　ハムストリングスの損傷は柔軟性の不足や運動の協調性欠如によっても発症するため全身状態の把握が必要である.

> ●大腿四頭筋の筋力に対してハムストリングスの筋力が過度に小さい場合には肉離れを起こしやすいので, 両筋のバランスを観察する.

　c）主訴を聴取する
　　大腿部後面の疼痛, 歩行障害などが主である.
　d）原因を聴取する
　　（1）肉離れは, 切り返し, ダッシュ, 疾走中などの自らの動きのなかで発症するものと, 格闘技などで押されて後方に転倒した際に発症するものとがある.

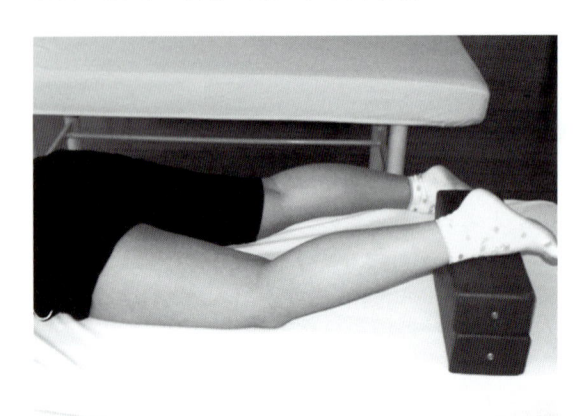

図 3-3A・3　損傷部の観察

　（2）受傷機序は多岐にわたるため，どの動作でどのような力が加わり受傷したかを詳細に聴取する．

　　［●筋の求心性収縮よりも遠心性収縮によって発症しやすいといわれている．］

e）既往歴などを聴取する

　（1）損傷を繰り返す例が多いことから，運動歴，受傷歴の聴取は重要である．

　（2）脳梗塞や心筋梗塞などの既往歴のある患者は血液の抗凝固剤を投与されていることがあり予想を越える腫脹をみることがある．運動器疾患以外の既往歴も聴取する．

　（3）環境の影響を考慮して発症時の天候・気温・湿度などの気象状況，靴・ウェアなどの使用用具，グランドの状況などを把握する．

2）患部の観察

a）診察環境を整える

　皮下出血斑，腫脹，陥凹の程度を知るうえで損傷部の脱衣が必要である（**図 3-3A・3**）

b）損傷部にみられる典型的な所見

1．圧痛，陥凹，腫脹

　損傷部に一致した圧痛，腫脹がみられる．重傷例では筋断裂部に陥凹をみる．

2．下肢伸展挙上（SLR）の角度

　疼痛の出現部，角度を確認する．重傷度が高いほど挙上できる角度が小さくなる．

3．抵抗下の痛み

　腹臥位で抵抗下に膝関節自動屈曲を行うと，損傷部に一致した疼痛が出現する．

c）鑑別を要する損傷との鑑別の要点

　ハムストリングスの肉離れは発生頻度が高く，その大部分が筋腱移行部の損傷である．半腱様筋や半膜様筋では近位部から中央部にかけて，大腿二頭筋では中央部から遠位部にかけての損傷が多い．また，大腿二頭筋長頭および半腱様筋は筋横断面積が大きく，大きな力を発揮できる一方，筋線維長が短いという特性があり肉離れを起こしやすい．筋けいれん，筋打撲との鑑別を要する．

　問診による詳細な受傷機序の聴取，視診，触診，筋の自動収縮と他動的な伸長を行い，筋けい

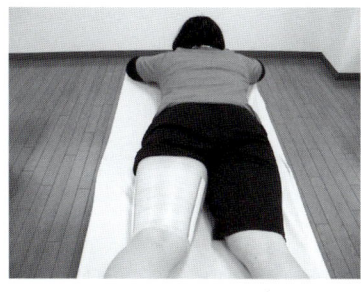

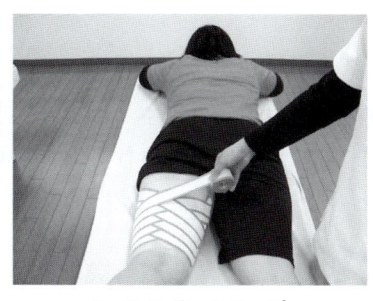

a．アンカーテープ　　　b．Xサポートテープ　　　c．水平サポートテープ

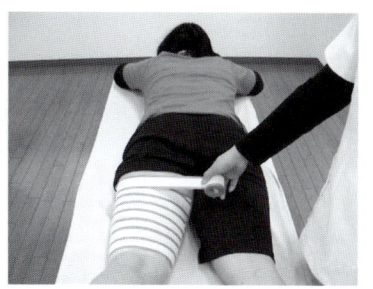

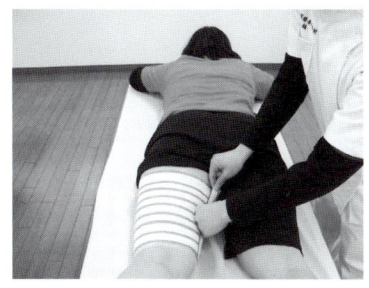

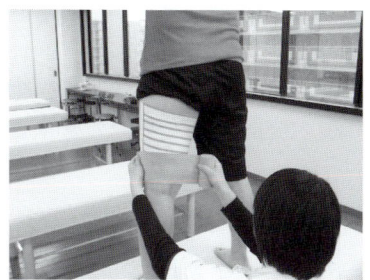

d．アンカーテープ　　　e．オーバーラッピング　　　f．完成

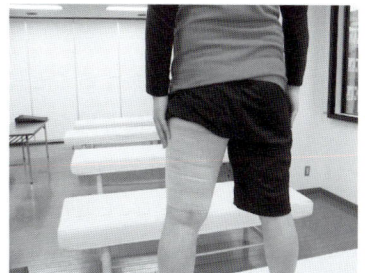

図 3-3A・4　固定法

れん，筋打撲との鑑別を行う．

　d）合併症の有無

　　（1）大腿二頭筋長頭腱断裂の有無を疼痛出現部などで評価する．
　　（2）受傷後，日数の経過したものでは骨化性筋炎発生の有無を，局所の炎症症状の相違などで評価する．

> ●骨化性筋炎では局所に比較的高度な発赤や熱感などを認めることが多い．

3）治療法の提示

　筋腱移行部およびその周辺に皮下出血斑のみのもの，筋腱移行部に出血および損傷の所見が認められるもの，腱または腱付着部が断裂するものがある．腱または腱付着部が断裂するものでは早期の観血療法が適応となる場合もある．

■急性期の治療

　受傷直後から 48 時間までは RICE 処置を行う．この際に損傷筋の緊張を除いた肢位での固定と免荷が望ましい．

■固　定

　（1）大腿部の損傷筋が弛緩した状態でテーピングを行う．十分な冷却の後，図 3-3A・4 の a〜f の順で固定する（アンダーラップは省略する場合がある）．

> ●アンカーテープは後に貼付するサポートテープによる患部周囲の圧迫が可能となるように十分な間隔と長さを確保することが必要である．サポートテープは始点を交互に変え，1/2 以上重ね損傷部の遠位側から近位側へと圧迫をかけながら巻く．

　（2）綿花やスポンジなどのパッドを用いて固定する方法もある．

■固定期間

　　筋膜損傷がなく筋腱移行部周囲の出血のみの場合には数日から1週程度，筋腱移行部損傷の場合には，局所の固定期間(安静期間)は2週を基本とし，損傷部の腫脹，熱感，圧痛，硬結，収縮や伸長時の痛み，筋力などをふまえて後療法に移行する．長すぎる固定期間は至適な治癒反応を阻害することがあり，遅くとも2週以内に注意深く運動療法を始める．

■後療法

　　受傷機序を十分に把握することにより運動療法処方時のリスク管理を適切に行え，早期回復を可能とし，復帰した際には再発予防を図ることができる．

【固定期間中】

　　損傷筋を伸長することに注意を払いながら，隣接関節の可動域訓練，周囲筋の収縮訓練を行わせ関節拘縮や筋萎縮を予防する．患部より近位側での誘導マッサージを行い腫脹を軽減させる．

【固定除去後】

(1) 数日から1週程度の局所安静後，可動域の改善・疼痛の緩和・腫脹の除去・筋萎縮の改善を目的に，関節可動域訓練，筋収縮訓練，物理療法を行う．

(2) 関節可動域訓練は，過度な損傷筋の伸長に注意しながら漸時注意深く行わせる．ストレッチングは，まず静的ストレッチングを行い，動的ストレッチングへと進めていく．

(3) 運動療法は，OKC (open kinetic chain) 運動 (☞ p.373参照)での単関節の等尺性収縮から求心性筋収縮，遠心性筋収縮訓練を行う．回復にあわせてCKC (closed kinetic chain) 運動 (☞ p.373参照)でのスクワット，レッグランジ，ヒップリフトなどの複合関節運動を取り入れる．

(4) 物理療法は，施術の最初にホットパック，手技療法などを実施した後に運動療法を行う．施術後にアイシングを行うこともある．

■治癒の判定

(1) 疼痛，腫脹，硬結が改善し可動域がほぼ健側に近づき日常動作での立ち座り，歩行，階段の昇降が痛みなくできるようになれば治癒とする．

(2) スポーツ選手は，脚筋力・柔軟性が健側とほぼ等しくなり，ランニングや競技特有の動作がほぼ全力で可能となった時点で練習や試合に復帰させるのが望ましい．

■注意事項

(1) ハムストリングスの肉離れは，スポーツ選手に発症することが多いが，フォームの改善により損傷の予防を図れる場合がある．ハムストリングスに過大な負荷がかかるスポーツ動作を分析し予防することが重要である．

(2) 遠心性筋収縮訓練は，受傷機序と同じ筋収縮様式であるため導入時期を慎重に考慮のうえ，軽度の負荷から行う．

(3) 筋が伸長している状態や，羽状筋の場合では筋が短縮している状態での筋収縮を行う際には注意する．

(4) スポーツ選手は，競技復帰の最終段階で慎重に高速度での求心性収縮から遠心性収縮への切り返し運動や高速度運動での神経－筋協調性トレーニングを行い競技復帰に備える必要がある．

■**指導管理**
(1) 肉離れの予防には日頃からのセルフケアが重要であることを説明し，セルフケアについて指導する．
(2) 運動時のウォーミングアップ，クーリングダウンを励行する．
(3) ストレッチングなどを十分に行い，ハムストリングスの柔軟性を確保するよう指導する．

■**予　後**
損傷の状態や不十分な治療によっては，骨化性筋炎や再発を繰り返すことがあるので注意する．

B 膝関節前十字靱帯損傷

■症例の提示
 1）典型的症例(図3-3B・1)
 2）その他の注意すべき症例
  （1）後十字靱帯(PCL)損傷(図3-3B・2).
  （2）半月板損傷(図3-3B・3).
  （3）蜂窩織炎(図3-3B・4).
  （4）偽痛風性関節炎(図3-3B・5).
  （5）滑膜性関節炎(PVSなど)(図3-3B・6).

■柔道整復施術適応の判定
 1）応急手当の段階での判定
 a）施術の実施についてとくに慎重な判断が求められるもの
  （1）膝関節の明らかな前方動揺性があるもの.
  （2）受傷時にポップ音を聞いたもの.
  （3）側副靱帯・半月板断裂を合併している可能性が高いもの.
  （4）高度な関節血腫を形成したもの.
  （5）患者が完全な機能回復(動揺性を残さない)を希望するもの.
  （6）患者が早期の機能回復と社会活動やスポーツ活動への復帰を希望するもの.
  （7）その他.

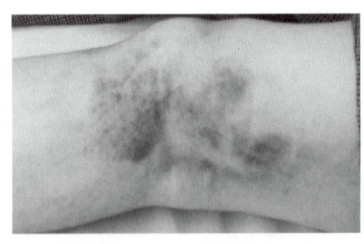

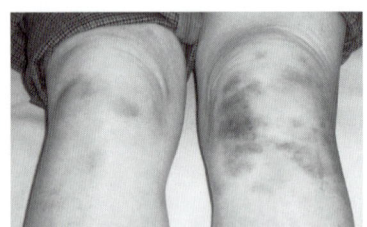

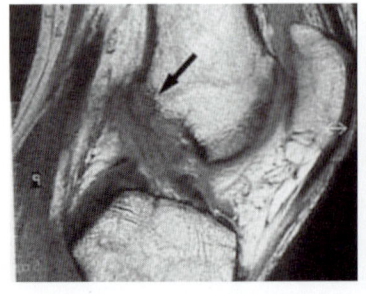

a. 皮下出血斑
b. 関節内血腫
c. MRI所見
d. 前方引き出し所見

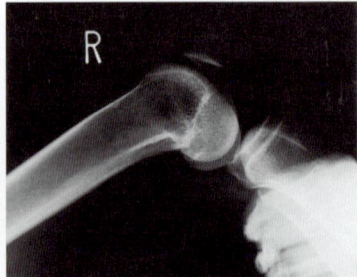

図3-3B・1 典型的症例
a. 皮下出血斑は必ずみられる所見ではない.
[c.：星川吉光：膝靱帯損傷. 整形外科学 改訂第3版（松下隆, 福林徹, 田渕健一 編), p.236, 南江堂, 2007]

a. MRI像 b. 損傷後 sag sign

図 3-3B・2　PCL 損傷
[a.：星川吉光：膝靱帯損傷. 整形外科学 改訂第 3 版（松下隆，福林徹，田渕健一 編），p.238，南江堂，2007]

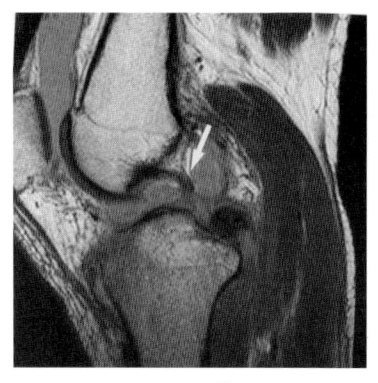

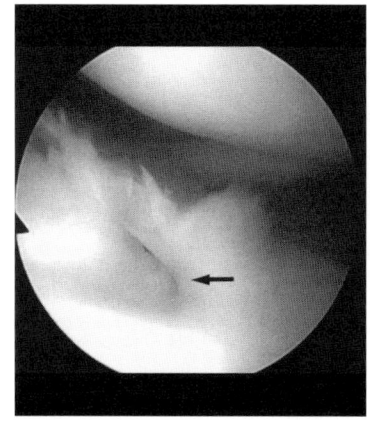

図 3-3B・3　半月板損傷
[星川吉光：膝半月板損傷. 整形外科学 改訂第 3 版（松下隆，福林徹，田渕健一 編），p.239，南江堂，2007]

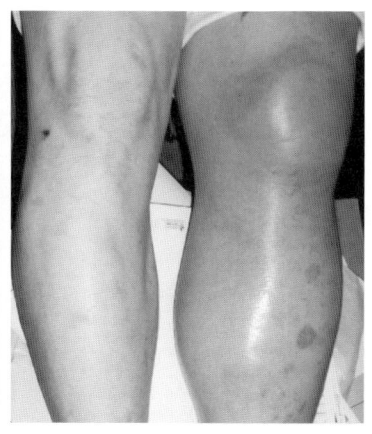

図 3-3B・4　蜂窩織炎

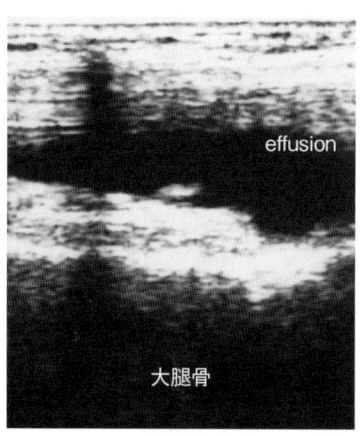

図 3-3B・5　偽痛風性関節炎エコー像
　　　　　（長軸操作）

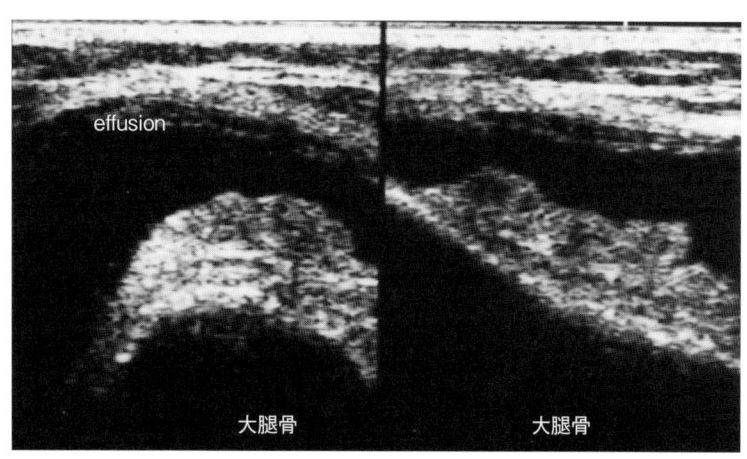

図 3-3B・6　滑膜性関節炎エコー像
　　　　　（左：短軸操作，
　　　　　　右：長軸操作）

b）施術を実施してもよいと考えられるもの
  （1）医科への転送あるいは医科での受診を前提とし，患部の安静を目的に簡易な固定や免荷歩行用具の提供などを行うもの．
  （2）ただちに固定することが患者に有利だと考えられるもの（以後の施術に関して医師の指示を受けることが望ましい）．
  （3）保存療法のリスクを十分説明し，患者が理解したうえで，なお施術を希望するもの．
  （4）動揺性が認められず部分断裂などが予想され，保存療法で十分な治療効果が望めるもの．
  （5）医師から施術を指示されたもの．

2）後療を継続する段階での判定

a）施術の適応がないもの
  顕著な施術効果が認められないもの．

b）施術の適応があるもの
  （1）固定継続などの後療法実施に医師の指示を受け患者が希望するもの．
  （2）医師から関節拘縮改善などに関する施術を指示されたもの．
  （3）十分な機能回復などが望め，患者が強く希望するもの．
  （4）保存療法のリスクを十分説明し，患者が理解したうえで，なお施術の継続を希望するもの．

■損傷の診察

1）全身状態の観察および問診

a）患者の姿勢をみる
  急性期では疼痛の程度により，立位不能や逃避性跛行がみられる．また，静的支持機能の破綻から膝崩れ現象がみられる．陳旧例では筋力低下から歩行のアンバランスがみられることもある．

b）全身状態を観察する
  総論を参照．

c）主訴を聴取する
  急性期では疼痛，受傷時ポップ音，皮下出血斑，関節腫脹，関節可動域制限や不安定感などを訴える．また，陳旧例では動的支持機能低下による不安定感を訴える．

d）原因を聴取する
  発生機序の確認（問診）が重要である．
  （1）過伸展強制や動的アライメント不良による膝外反・下腿外旋強制など非接触型損傷が多い．
  （2）接触型損傷では柔道，ラグビーなどで膝部に直達外力が働き，膝外反・下腿外旋が強制されるものがある．

e）既往歴などを聴取する
  膝関節打撲，捻挫などの外傷既往や形態異常の存在，関節過弛緩性ではカーター Carter 徴候の有無の確認も必要である．

2）患部の観察

a）診察環境を整える
  視診，触診など左右の比較が重要となるため，膝関節部を十分に露出する．

b）損傷部にみられる典型的な所見

急性期では膝関節内血腫による腫脹がみられ膝蓋跳動がみられる．陳旧例では膝崩れを訴えることが多く，歩行のアンバランスや大腿四頭筋（とくに内側広筋）の萎縮が認められる．また，膝関節最終伸展での脛骨の大腿骨に対する外旋運動の消失を認める．

c）鑑別を要する損傷との鑑別の要点

単独損傷なのか，複合損傷なのかを判断するが，受傷直後は無理な徒手検査を行わない．複合損傷には外側半月板の縦断裂を伴う症例や，外側側副靱帯損傷を合併する前外側回旋不安定性（ALRI）を呈する症例がある．また内側半月板や内側側副靱帯の損傷を合併するものがあり，重傷度は高くなる．

(1) 半月板損傷や円板状半月ではマックマレーテスト，アプライテスト，ステインマンテストなどによる有痛性クリックの誘発や嵌頓症状が特徴的所見となる．また関節裂隙の圧痛や過伸展時痛などにも注意して鑑別する．

(2) PCL損傷では脛骨大腿裂隙部の消失や，グラビティテストで矢状面内で健側膝関節との脛骨の落ち込み度合いを比較，徒手的に脛骨を後方へ押し込み，脛骨後方変位や患肢脛骨粗面の叩打で出現する膝窩部痛の有無を確認する．

(3) 膝蓋骨脱臼や亜脱臼，大腿四頭筋筋力低下による膝崩れとの鑑別も重要で，下腿骨の移動量（脛骨前方変位の程度）や靱帯終末抵抗（エンドポイント），脛骨の前外側回旋不安定性の有無と膝蓋骨不安定性や膝蓋骨の位置異常を確認する．筋力低下による膝崩れとはとくにエクステンションラグ extension lag を比較して鑑別する．

(4) 離断性骨軟骨炎では膝関節の腫脹や関節内遊離体による屈曲伸展時や歩行，ランニング，自転車ペダリングの際など引っかかりを引き起こすためウィルソン Wilson 徴候による弾発現象の再現が鑑別のポイントである．

3）治療法の提示

前十字靱帯（ACL）損傷では患者の年齢や生活様式，活動量，関節不安定性の程度などにより保存療法か観血療法かが選択される．初期の損傷や滑膜温存例などは保存療法による修復を期待する場合もあるが，修復の望めない完全断裂は縫合術や再建術の適応となることが多い．

> **MEMO**
> カーター徴候：以下の5項目内で，4項目以上認められれば全身の関節弛緩と評価する．①第1指が前腕部の掌側につく，②手関節背屈で手指部が前腕部と平行になる，③肘関節の過伸展10°以上，④膝関節の過伸展10°以上，⑤足関節の過伸展（背屈）45°以上．
> extension lag：膝関節自動伸展の可動域が他動的伸展の可動域より小さいもの．種々の原因説がある．
> ウィルソン徴候：股関節および膝関節を90°屈曲位とし，下腿部に強い内旋力を加え，膝部を伸展していくと膝部の内側面に疼痛が生じる．またクリックを生じるものもある．陽性率は高くない．

■ 検査法

1）ラックマン Lachmann テスト（図 3-3B・7）

下腿部の移動量と靱帯終末抵抗の有無を確認する．

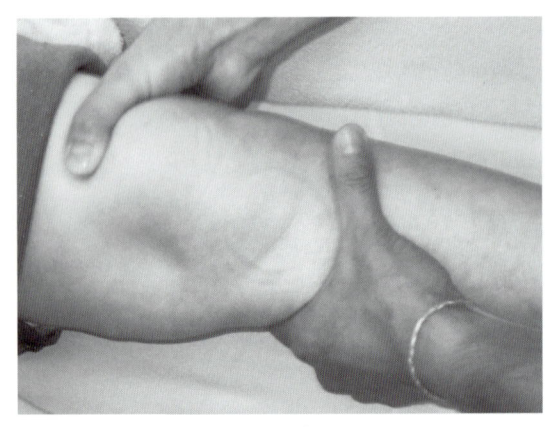

図 3-3B・7　ラックマンテスト

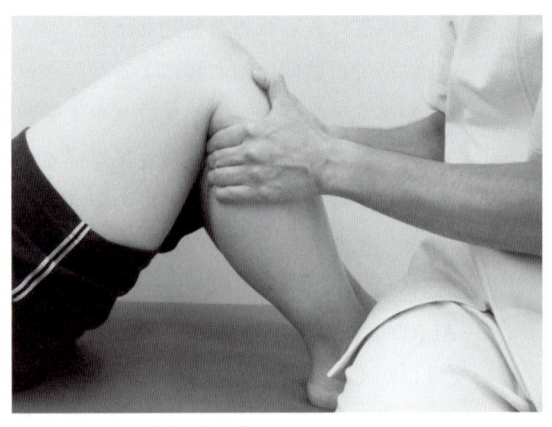

図 3-3B・8　前方引き出しテスト

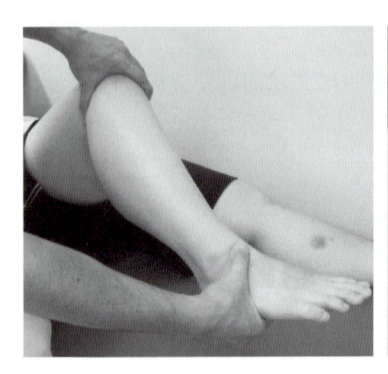

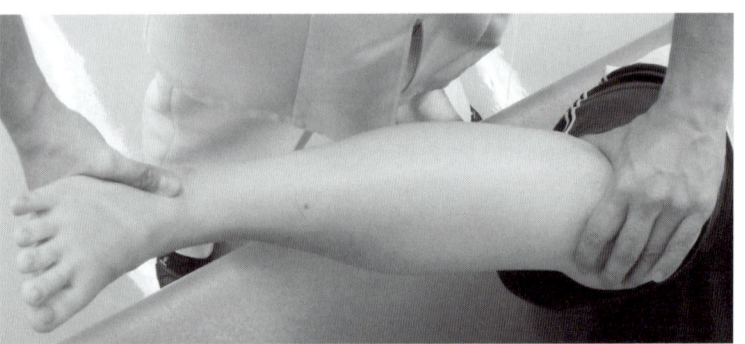

a.　　　　　　　　　　　　　　　b.

図 3-3B・9　N-テスト

2）前方引き出しテスト（図 3-3B・8）
脛骨の前方引き出し操作による脛骨前方変位をみる．

3）N-テスト（図 3-3B・9）
脛骨の前外側回旋不安定性の誘発テストである．

4）Lateral Pivot Shift Test
N-テストの逆動作となる膝関節伸展位からのリバーステストで前外側回旋不安定性整復テストである．

■固　定

膝関節軽度屈曲位で硬性固定材料を用いての固定や軟性材料のみによる固定があるが，その選択は靱帯損傷の程度や患者のトレーニングに対する適応能力などにより判断する必要があり，アプローチが異なる．

患部保護を目的にした非荷重や部分荷重が必要なケースでは松葉杖歩行となる．

1）固定材料（図 3-3B・10）
金属副子，合成樹脂製キャスト材，厚紙副子，絆創膏（非伸縮性テープ），下巻き材，巻軸包帯，綿花など．

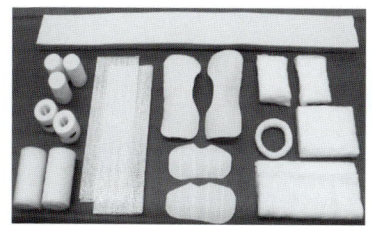

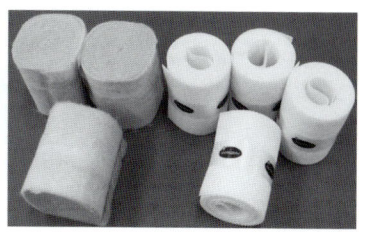

図 3-3B・10　固定材料　　a.　　　　　　　　　　b.

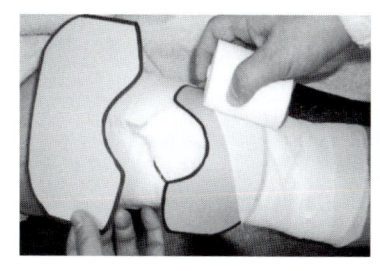

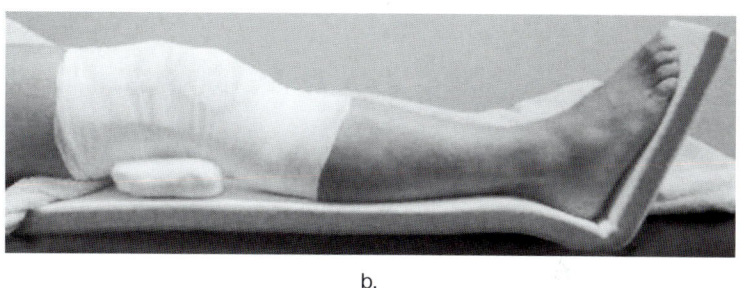

図 3-3B・11　応急手当　　a.　　　　　　　　　　b.

2）固定法

a）応急手当（図 3-3B・11）

関節部の腫脹が予測されるため厚紙副子で膝蓋上包を圧迫し，膝関節の屈曲は綿花枕子などを用いて調節し，循環障害や神経障害を考慮して患部の安静を図る．

b）良肢位ギプスシャーレ固定

❶患肢を膝関節軽度屈曲位で保持する（図 3-3B・12a）．
❷下巻き材で皮膚を保護する（図 3-3B・12b）．
❸合成樹脂製キャスト材で全周を巻く（図 3-3B・12c）．
❹シャーレとするためマーキングをする（図 3-3B・12d）．
❺マーキング部を切割し，後面側の半分を使い包帯で巻く（図 3-3B・12e）．

固定後の確認

循環では脛骨動脈，足背動脈の拍動を確認する．神経では脛骨神経，腓骨神経に注意して運動，感覚などの確認をする．

固定期間

1）固定期間の決定要件

靱帯損傷の程度や関節不安定性，荷重痛の有無などを考慮する．

2）固定期間

（1）靱帯損傷の軽度のものや不安定性のないⅠ度・Ⅱ度損傷では膝関節軽度屈曲位で2～4週シャーレ固定し，安静を図る．
（2）完全断裂では初期にシャーレやギプス固定となり，その後，患者の適応能力や関節不安定性の程度により保存療法か観血療法が選択される．

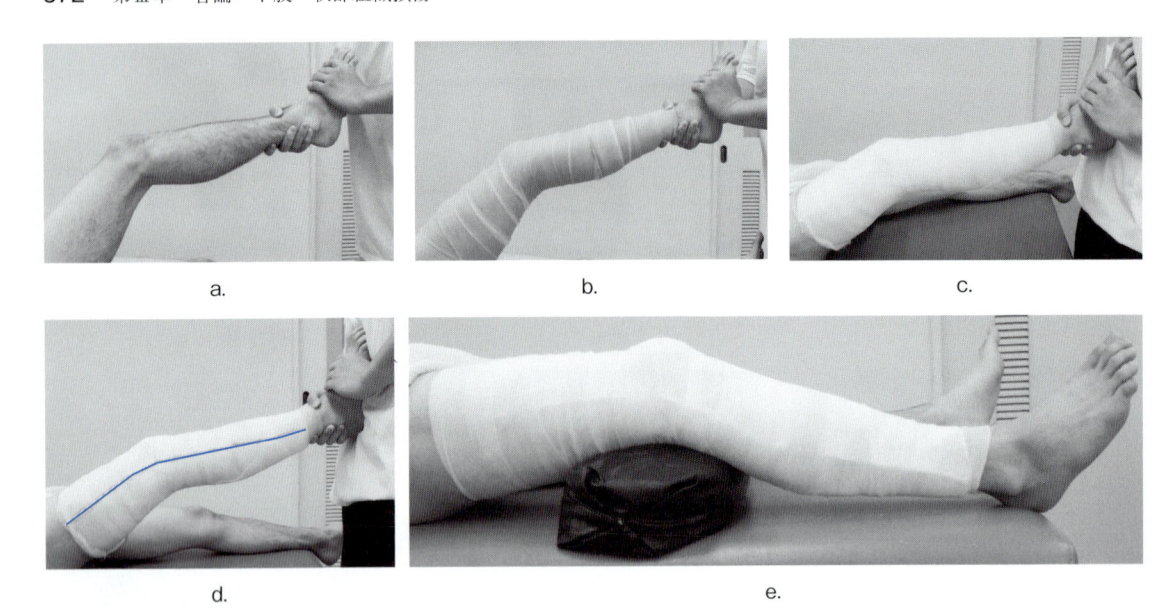

372　第Ⅲ章　各論・下肢―軟部組織損傷

図3-3B・12　固定法

■後療法
　1）固定の継続・変更
　　（1）不安定性のないⅠ度損傷では2～3週包帯固定し，サポーターなどの固定に変更する．
　　（2）不安定性が軽度なⅡ度損傷では程度により2～4週のシャーレ固定を継続した後，不安定性や荷重痛を考慮し，軟性材料や支柱つき装具による固定に変更，数週の固定を行う．
　　（3）不安定性の著明なⅢ度損傷で膝関節機能不全の残存が予想されるものは，靱帯縫合術（損傷後2週以内を目安に実施される）の適応があり，術後の固定は医科の指示により行う．
　　　　●医科の診断により靱帯形成術が予定されている場合は，手術までの期間は固定せず関節可動域訓練を継続する．
　2）異常経過
　a）考えられる異常経過
　　（1）固定による腓骨神経麻痺が発生することがある．
　　（2）緊縛包帯による血流障害がみられ，高度な浮腫が継続することがある．
　　（3）関節拘縮が改善しにくいことがある．
　　（4）関節の不安定性が残存することがある．
　b）転　医
　　前述の異常な経過が考えられる場合や関節水腫の発生，関節可動域訓練に伴う炎症症状が出現した場合など，医科との連携が必要になる．
　3）物理療法・手技療法・運動療法
【固定期間中】
　a）物理療法
　　（1）受傷直後や浮腫が残存する症例は冷却や冷湿布を実施する．

（2）患部の循環改善，損傷組織の修復促進のための温熱療法や感覚神経の鎮静化，大腿四頭筋の萎縮予防を目的に律動的単収縮の通電療法を実施する．

b）手技療法

（1）固定継続中，固定外の近位側に血流を促進する目的で誘導マッサージを実施する．
（2）包帯交換時に患部および近位側，遠位側の筋に対して軽擦法を実施する．

c）運動療法

運動療法は膝関節安定性と運動性の確保や大腿四頭筋萎縮の予防，筋力の回復を目的として実施する．

（1）大腿四頭筋に対する等尺性収縮訓練(☞参考)．
（2）下肢伸展位挙上大腿四頭筋訓練(☞参考)．
（3）股関節周囲筋訓練．

【固定除去後】

膝関節の安定性や運動性の確保と大腿四頭筋筋力の回復・協調運動・連鎖の学習，再教育を目的とする．

以下は，下肢の機能低下を防止または回復する目的で行う訓練として有用である．

a）非荷重下のトレーニング法（OKC）

（1）膝関節可動域訓練．
（2）大腿四頭筋等尺性収縮訓練(☞参考)．
（3）下肢伸展位挙上大腿四頭筋訓練(☞参考)．
（4）膝関節90°屈曲位大腿四頭筋等尺性収縮訓練．

b）半荷重下のトレーニング法（SCKC）

（1）ペダリング：エルゴメーターなど自転車こぎ動作協調訓練．
（2）レッグプレス：背臥位で負荷がかからず，膝屈曲角度の浅い範囲で行うことができる抗重力筋などへの等張性運動．

c）荷重下のトレーニング法（CKC）

（1）カーフレイズ：踵骨部を挙上して下腿三頭筋など抗重力筋の収縮訓練．
（2）ハーフスクワット：膝屈曲角度の浅い範囲で行う抗重力筋などへの同時性収縮運動(☞参考)．
（3）フォワードランジ：下肢脚部を一歩前方に出し，膝部と足趾部が一致したneutral positionでの荷重運動学習．
（4）ニーベントウォーク（KBW）：下肢脚部の運動連関の修正，再教育．
（5）サイドランジ：膝部外反・下腿部外旋などマルアライメント修正や荷重運動学習．
（6）ワンレッグジャンプやバランスボードでの関節固有感覚への教育，協調訓練．

■治癒の判定

理想的には靱帯終末抵抗を有し，脛骨の前方移動量や前外側回旋不安定性などの消失であるが，ACLは解剖学的修復の困難な組織であるため医科の画像診断で治癒を確認する．

■注意事項
(1) 明確な原因がなく膝関節の腫脹を呈し，発赤，熱感，自発痛を伴う場合は転医を勧める．
(2) 徒手検査などでの前方引き出しや外反強制，内外旋ストレスは損傷を増悪させるおそれがあるため，実施の判断が重要であり，実施する際も愛護的に行う．
(3) 損傷直後や程度によって荷重制限（非荷重 NWB や部分荷重 PWB）が必要となるケースがあり，松葉杖使用時の転倒などでの二次的損傷発生に注意する．
(4) 回復期や観血療法後の動作では過屈曲，過伸展の強制や動的アライメント不良による膝部外反・下腿部外旋強制位は ACL 損傷の発生動作でもあり，膝崩れの誘発や再負傷となるためとくに注意する．

■指導管理
(1) 日常生活動作（ADL）やスポーツ活動中の動的アライメント不良による膝部外反・下腿部外旋強制位とならないよう指導する．
(2) ACL 損傷発生後の膝関節伸展機構の機能低下から関節の不安定性につながるなど病態を理解させる．
(3) 動的支持機構の機能低下予防についての運動指導を行う．
(4) 日常生活やスポーツ活動などでは，装具やテーピングなど外固定による患部の保護を行い，再発を予防するよう指導する．

■予　後
(1) 関節不安定性が高率で残存する．
(2) 膝崩れの反復で膝関節構造物への二次的損傷を招くことがある．
(3) 大腿四頭筋筋力低下（とくに内側広筋萎縮）がみられる．
(4) 将来的に下肢のアライメント変化による変形性膝関節症を呈することがある．
(5) ロコモティブシンドローム概念にみられるように競技などから離れた後に膝関節の機能障害から日常生活に支障をもたらし，QOL の低下につながることもある．

■全体のプログラム

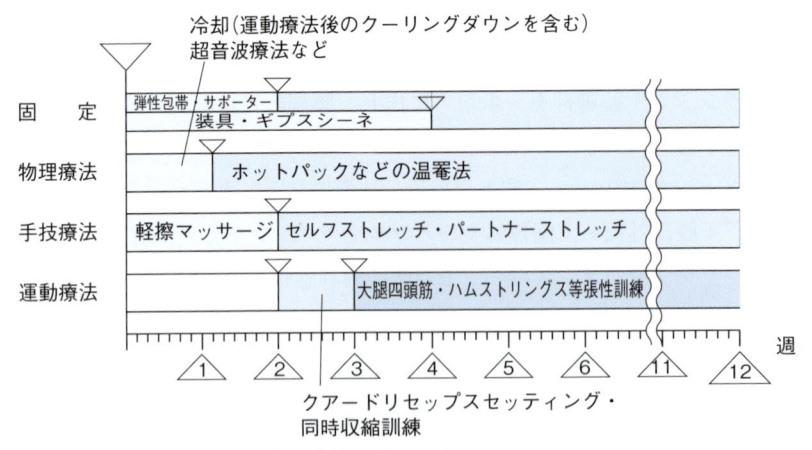

※固定期間の相違は損傷の程度による．

参考　大腿四頭筋訓練

1) quadriceps setting exercise（図 3-3B・13）

等尺性収縮のトレーニングであり，関節に負担なく大腿四頭筋の収縮力を高め，膝蓋骨を安定させる運動である．patella setting exercise ともいう．

2) 下肢伸展位挙上訓練 straight leg raising exercise（図 3-3B・14）

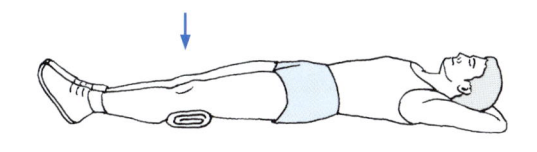

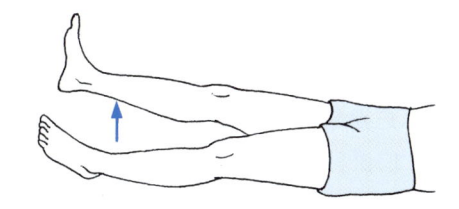

quadriceps setting exercise に下肢挙上を加えた運動．負荷をかけることにより，大腿四頭筋の筋力を向上できる．

3) 大腿四頭筋伸展訓練（図 3-3B・15）

等張性収縮の運動であり，坐位で膝関節 90°屈曲位から伸展させ，大腿四頭筋を収縮させる．疼痛が軽減した場合のトレーニングで，必要に応じて負荷量を変えて行う．

4) スクワット squatting（1/4, 1/2, フル）（図 3-3B・16）

立ったまま膝関節屈曲位までしゃがみこみを行い，そして，立ち上がる大腿四頭筋など抗重力筋に対してのトレーニングで，必要に応じて負荷量を変えて行う．

図 3-3B・13　quadriceps setting exercise

図 3-3B・14　下肢伸展位挙上訓練

図 3-3B・15　大腿四頭筋伸展訓練

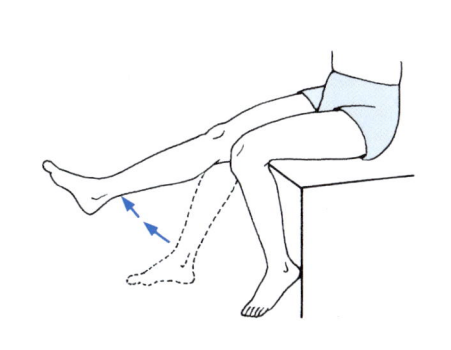

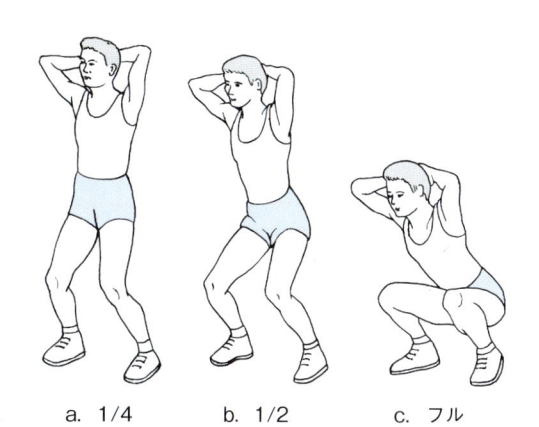

図 3-3B・16　スクワット
a. 1/4　　b. 1/2　　c. フル

C 膝関節内側側副靱帯損傷

■症例の提示
1）典型的症例(図 3-3C・1 〜 3)
2）その他の注意すべき症例
　（1）半月板損傷(☞ p.382 参照).
　（2）半月板嵌頓.
　（3）前十字靱帯（ACL）損傷(☞ p.366 参照).

■柔道整復施術適応の判定
1）応急手当の段階での判定
a）施術の実施についてとくに慎重な判断が求められるもの
　（1）膝関節に明らかな側方動揺性があるもの.
　（2）半月板損傷や十字靱帯断裂を合併している可能性が高いもの.
　（3）患者が完全な機能回復(動揺性を残さない)を希望するもの.
　（4）患者が早期の機能回復と社会活動やスポーツ活動への復帰を希望するもの.
　（5）その他.
b）施術を実施してもよいと考えられるもの
　（1）医科への転送あるいは医科での受診を前提とし，患部の安静を目的に簡易な固定や免荷歩行用具の提供などを行うもの.

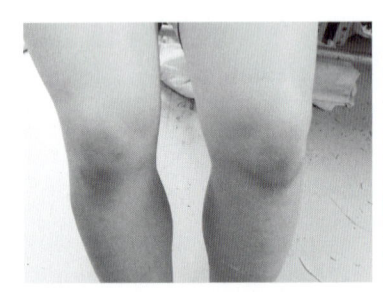

図 3-3C・1　受傷時の外観(患肢：左) 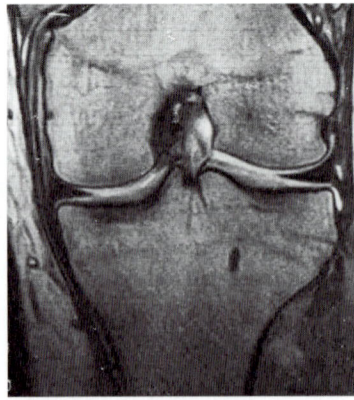　図 3-3C・2　正常 MCL 像 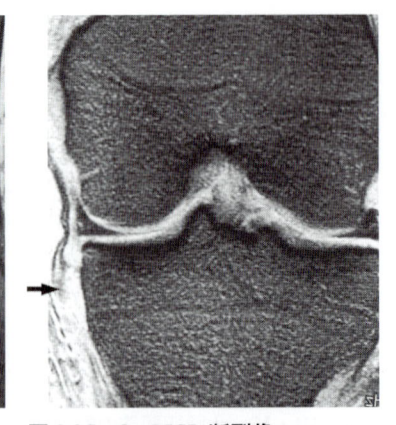　図 3-3C・3　MCL 断裂像
［星川吉光：膝靱帯損傷. 整形外科 改訂第 3 版（松下隆，福林徹，田渕健一編），p.235，南江堂，2007］

（2）ただちに固定することが患者に有利だと考えられるもの（以後の施術に関して医師の指示を受けることが望ましい）．
　（3）部分断裂などが考えられ，保存療法で十分な治療効果が望めるもの．
　（4）保存療法のリスクを十分説明し，患者が理解したうえで，なお施術を希望するもの．
　（5）医師から施術を指示されたもの．

2）後療を継続する段階での判定

a）施術の適応がないもの
　顕著な施術効果が認められないもの．

b）施術の適応があるもの
　（1）固定継続などの後療法実施に医師の指示を受け患者が希望するもの．
　（2）医師から関節拘縮改善などに関する施術を指示されたもの．
　（3）十分な機能回復などが望め，患者が強く希望するもの．
　（4）保存療法のリスクを十分説明し，患者が理解したうえで，なお施術の継続を希望するもの．

■損傷の診察

1）全身状態の観察および問診

a）患者の姿勢をみる
　急性期では荷重痛のため患肢が膝関節軽度屈曲位を呈し，疼痛の程度により荷重不能，逃避性跛行を呈する．陳旧例では不安定感を基盤とした歩行のアンバランスがみられることもある．

b）全身状態を観察する
　総論を参照．

c）主訴を聴取する
　膝関節部の疼痛，歩行痛，関節の不安定性などが主になる．受傷時に膝内側部のポップ音を自覚していることがある．

d）原因を聴取する
　膝部に加わる外反力や下腿部に加わる外旋力で発生する．多くが接触型であるが，ジャンプ着地時などの非接触型で発生することもある．

e）既往歴などを聴取する
　再受傷のことも多く，既往歴の聴取は重要である．そのほか外反膝（X脚）などのマルアライメントや関節弛緩性の有無を確認する．

2）患部の観察

a）診察環境を整える
　視診，触診など左右差の比較が重要となるため，膝関節部を十分に露出する．

b）損傷部にみられる典型的な所見
　膝関節内側側副靱帯（MCL）の大腿骨付着部の圧痛，膝屈伸時の運動痛や側方への不安定感，荷重痛を認める．陳旧例では外反動揺性，内側広筋を中心とした筋萎縮，歩行時の不安定感を訴えることがある．

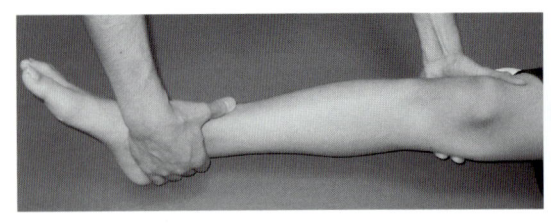

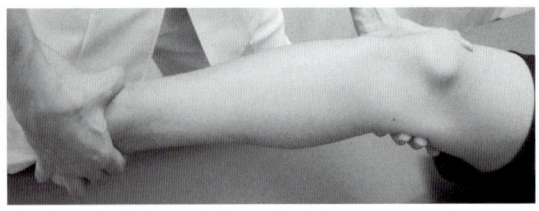

図 3-3C・4 膝関節不安定性テスト（外反ストレステスト）
 a. 伸展位　　　　　　　　　　　　b. 軽度屈曲位

c）鑑別を要する損傷との鑑別の要点

1．前十字靱帯損傷

　単独損傷例の鑑別は受傷機序，経過，圧痛部，機能障害や運動痛の程度，適切な徒手検査などの評価により比較的容易である．ACL 単独損傷では受傷直後の症状は軽微なことが多く，経時的に腫脹や疼痛が強くなり，膝関節屈曲可動域が徐々に制限される．これに対し，複合損傷例は膝屈曲可動域制限が，MCL 損傷部の疼痛によるものか，膝関節内血腫によるものかを評価することが重要になる．膝蓋跳動の有無，引き出し徴候や膝関節軽度屈曲位と伸展位での外反ストレステストなどを総合的に評価し判断する．陳旧例では膝崩れ現象を訴えることが多く，大腿四頭筋，とくに内側広筋の萎縮が著明である．

2．半月板損傷

　単独損傷例の鑑別は，ACL 損傷と同様に比較的容易である．また，嵌頓症状(catching, snapping, locking)を呈する例は半月板損傷の可能性が高い．これに対し，MCL 損傷や ACL 損傷との複合損傷例は，疼痛や腫脹による膝関節可動域制限が強く，半月板損傷の評価が待機的（早期に診断を確定することが困難）になりやすい．

3．その他

　関節軟骨損傷の合併，MCL の大腿骨付着部に裂離骨折を合併することがある．

3）治療法の提示

　単独損傷であれば，Ⅲ度損傷でも外固定や大腿四頭筋訓練を主体とした保存療法で治癒し，予後良好なことが多い．なお，MCL 浅層線維が関節内に嵌入した場合などでは修復術が行われる．ACL との複合損傷例で外反不安定性が高度な場合などは再建術が行われる．

■検査法

　徒手検査によって症状の悪化を招くおそれがあるため，実施可否の判断が重要であり，実際に行う際にも患部に対し愛護的に行う．

1）膝関節不安定性テスト（外反ストレステスト）（図 3-3C・4）

　膝関節不安定性テストは伸展位と軽度屈曲位で行い，側方動揺性の有無を確認する．

2）グラビティ gravity テスト（図 3-3C・5）

　診察台などから患側下肢の下腿部を出して重力にさらし，下肢の自重により膝関節内側に外反ストレスがかかることで出現する動揺性や疼痛の有無を確認する．

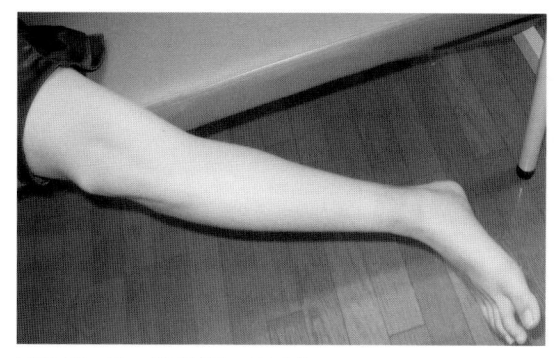

図 3-3C・5　グラビティテスト

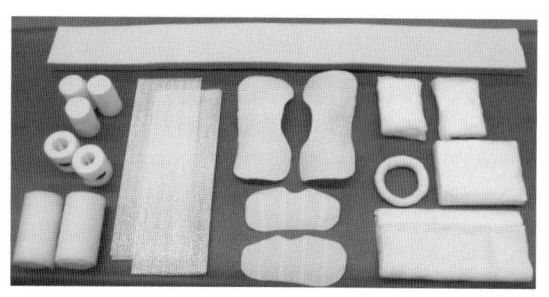

図 3-3C・6　固定材料

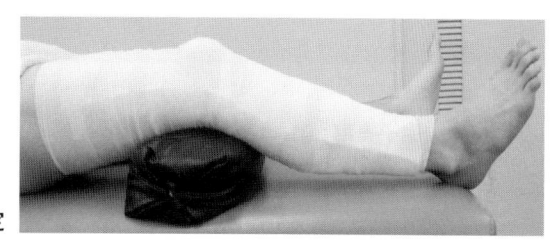

図 3-3C・7　ギプスシャーレ固定

■固　定
　膝関節軽度屈曲位でシーネや厚紙副子，絆創膏などで固定する．この際，免荷や部分荷重が必要な場合は松葉杖を使用する．

1）固定材料（図 3-3C・6）
　金属副子，ギプス，厚紙副子，下巻き材，綿花，巻軸包帯など．

2）固定法
a）ギプスシャーレ固定（図 3-3C・7）
　ギプスまたは合成樹脂製キャスト材などで大腿近位部から下腿遠位端部までシリンダー状に巻き，硬化してから前後に二分する．後ろの半分をシャーレとして使用し（金属副子を使用することもある），包帯で固定する．

b）副子固定（図 3-3C・8）
　下巻きをして，膝蓋骨周囲に綿花リング，膝関節内外側に厚紙または合成樹脂製キャスト材をあて包帯で固定する．

c）包帯固定
　ジョーンズ包帯，綿・弾性包帯などを用いて固定する．

■固定後の確認
　脛骨動脈，足背動脈の拍動や，脛骨神経，腓骨神経領域の運動，感覚などを確認する．

■固定期間
1）固定期間の決定要件
　靱帯損傷の程度ならびに不安定性や荷重痛の有無を考慮する．

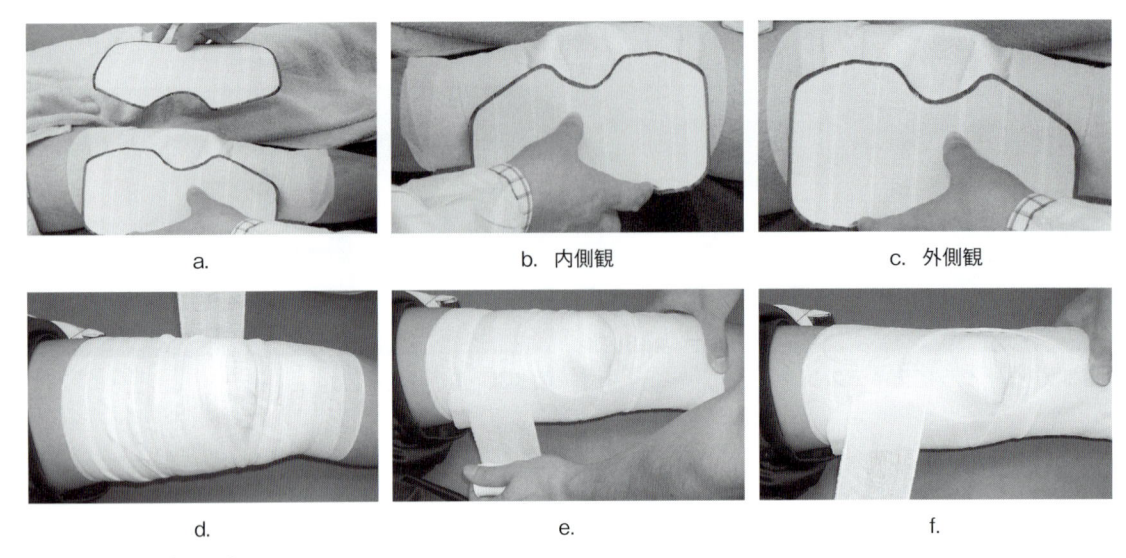

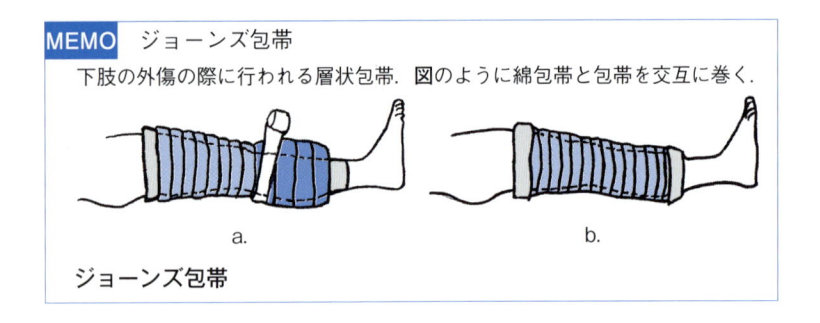

図 3-3C・8　副子固定
a.
b. 内側観
c. 外側観
d.
e.
f.

MEMO　ジョーンズ包帯
下肢の外傷の際に行われる層状包帯．図のように綿包帯と包帯を交互に巻く．
a.　　　b.
ジョーンズ包帯

2）固定期間
（1）軽度損傷や不安定性のないⅠ度損傷は2～3週の包帯固定を行う．
（2）Ⅱ・Ⅲ度損傷では，2～3週の硬性材料による固定後，さらに数週，軟性材料や装具で固定する．

■後療法
1）固　定
　Ⅰ度損傷では包帯固定からサポーターなどに変更していく．Ⅱ度損傷で荷重痛のない症例ではギプスシャーレなど除去後に包帯固定に変更する．Ⅲ度損傷でギプス固定除去後は関節不安定性を確認しながら支柱つきサポーターなどで外反や外旋を制動する．
2）異常経過
a）考えられる異常経過
（1）固定による腓骨神経麻痺の発生．
（2）関節拘縮が改善しない．
（3）不安定感が残存する．

b）転　医

　前述の異常経過以外にも関節部の腫脹（水腫など）の出現や関節可動域訓練により炎症が惹起されることがあるので，医科との連携が必要になる．

3）物理療法，手技療法，運動療法

　ACL損傷に準ずるが，MCL損傷の場合は損傷部，もしくは皮下の血流増進や疼痛緩解を目的とした軽擦法などの手技療法が有効なことがある．

■治癒の判定

　MCLの大腿骨付着部の圧痛や荷重痛の消失，運動痛や外反方向への不安定感の消失，関節可動域や筋力の回復などを目安とする．必要に応じて医科との連携による画像診断で治癒を確認することもある．

■注意事項

（1）徒手検査などの外反ストレスは損傷を増強させるおそれがあるため，可否の判断が重要であり，実施する際も愛護的に行う．

（2）損傷直後や程度によって荷重制限（部分荷重）が必要となるケースがあり，松葉杖使用時の転倒などでの二次的損傷発生に注意する．

（3）膝屈伸時の運動痛残存から拘縮を起こすことがあり注意する．

■指導管理

（1）受傷機序を理解させ，日常生活動作やスポーツ活動中に外力が加わらない身体動作を指導する．

（2）大腿四頭筋を中心とした動的支持機構の重要性を理解させ，機能低下予防の運動を指導する．

（3）スポーツ活動に復帰する際にはテーピングや装具着用などの必要性を十分に説明し，実践させる．

■予　後

（1）比較的予後良好である．

（2）適切な処置をしなければ膝関節の外反動揺性，歩行時などの不安定感が残存する可能性がある．

（3）大腿四頭筋（内側広筋）の萎縮を認めることがある．

（4）大腿四頭筋筋力低下に伴う膝関節構造物への二次的損傷を招くものがある．

（5）下肢のアライメント変化により，変形性膝関節症を起こす可能性がある．

D 半月(板)損傷

　膝半月板損傷で内側半月板の単独損傷は少なく，内側側副靱帯，前十字靱帯との複合損傷が多くみられる．単独損傷でも，様々な損傷タイプがあり断裂部位や断裂の種類で症状に変化がみられる．一般に，新鮮な単独損傷の発見は臨床所見から比較的容易だが，複合損傷では高度な疼痛や関節血腫の影響を受け半月板損傷を見落としやすい．

　半月板辺縁部の断裂では縫合などで癒合が望めるが，先端部の断裂では修復は望めない．このため観血療法でも損傷部により対応が異なる．近年，術後の管理方法も大きく変化している．術後に患部の安静を目的とした膝関節固定の代わりに，関節拘縮予防の観点から手術直後から持続的他動運動機器 continuous passive motion apparatus などを用いた治療が行われる．

　新鮮例では疼痛や歩行障害，関節血腫などがみられ，陳旧例では歩行時痛，半月板の嵌頓に伴う屈伸制限，膝崩れ現象，大腿四頭筋萎縮などで本症を疑う．多くの徒手検査法があり診断の補助として用いられている．術前の損傷診断には MRI が有効であり，内視鏡は確定診断が可能であるとともに，そのまま手術に移行できるなど有利である．

　高度な関節血腫がみられるなど複合損傷が疑われる新鮮例では，患部の疼痛や二次的損傷の発生に配慮して膝関節部の固定を行い，医科に転送する．半月板単独損傷が疑われる場合でも新鮮例では，膝関節部の固定を行うなどして医科に転送する．膝関節のロッキング locking や大腿四頭筋の萎縮がみられる陳旧例では，その後の治療方法について医科との連携を図るべきである．

■重篤な合併症などが疑われる場合の患者の搬送
　１）搬送にあたっての注意事項
　　患部の動揺を防ぎ患者の苦痛を軽減させる．
　２）搬送時の固定例
　　松葉杖などを提供し患肢を免荷し搬送することが望ましい．

　以下，検査法や固定法などを紹介する．しかし，障害の残存などを考慮すれば，十分な医科との連携のもとに治療されるべきである．

■検査法
　１）マックマレー McMurray テスト(図 3-3D・1)
　　患者を背臥位とし，股関節・膝関節を最大屈曲位にして，一方の手を内外側関節裂隙部にあて，他方の手で足部を把持し，下腿に内外旋力を加え伸展する．弾発症状や，患側の関節裂隙部に疼痛が誘発される．
　２）アプライ Apley テスト(図 3-3D・2)
　　患者を腹臥位とし，膝関節を 90°屈曲位とする．片手または両手で足底部から下腿長軸方向に圧迫しながら内外旋し，損傷裂隙部に疼痛を誘発させる．

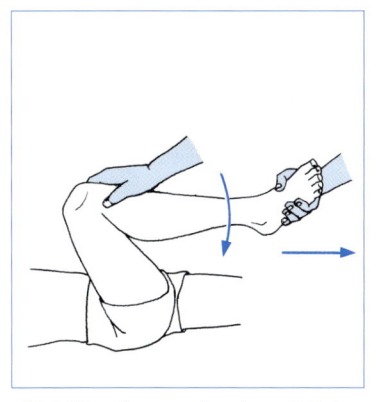

図 3-3D・1　マックマレーテスト

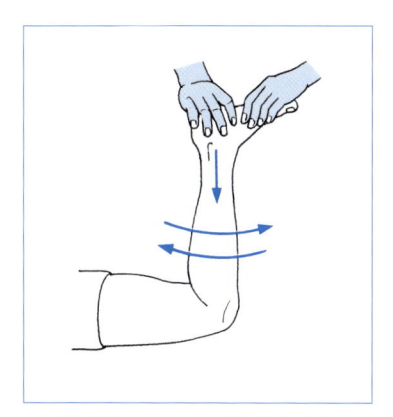

図 3-3D・2　アプライテスト

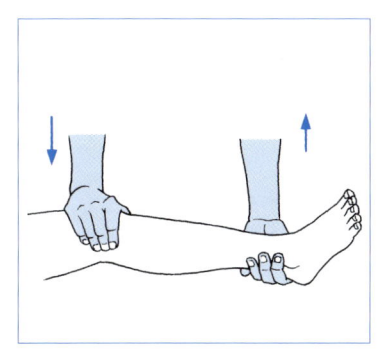

図 3-3D・3　ワトソン・ジョーンズテスト

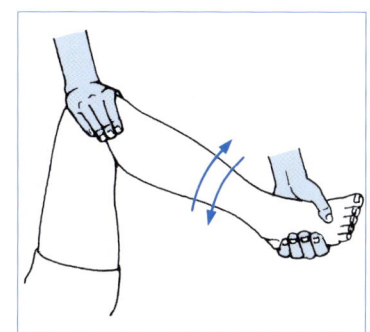

図 3-3D・4　ステインマンテスト

3）ワトソン・ジョーンズ Watson-Jones テスト（図 3-3D・3）

　一方の手の手掌を膝蓋骨上にあて下方に押し，他方の手で足関節部を引き上げ，膝関節の最終伸展・過伸展を強制して，患側関節裂隙部に疼痛を誘発させる．

4）ステインマン Steinmann テスト（図 3-3D・4）

　患者を背臥位または座位で膝関節を屈曲し，下腿に内外旋力を加え伸展させながら，患側関節裂隙に疼痛を誘発させる．

■固　定

　膝関節軽度屈曲位でギプスシャーレでの固定を 4～6 週必要とする．円板状半月（外側半月にみられる）で嵌頓症状を起こしている場合は解除操作で引っかかりを除去して 2 週程度テープや副子で固定する（図 3-3D・5）．

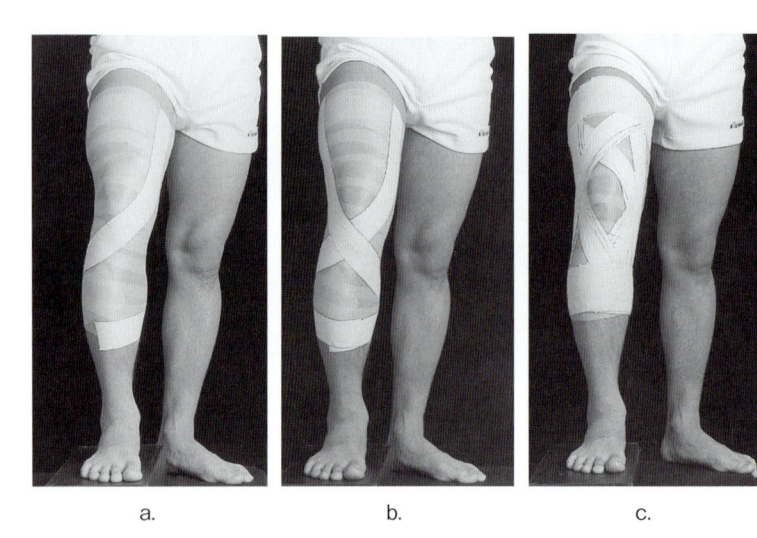

384　第Ⅲ章　各論・下肢―軟部組織損傷

　　　a.　　　　　　　　　b.　　　　　　　　　c.

図 3-3D・5　固定法

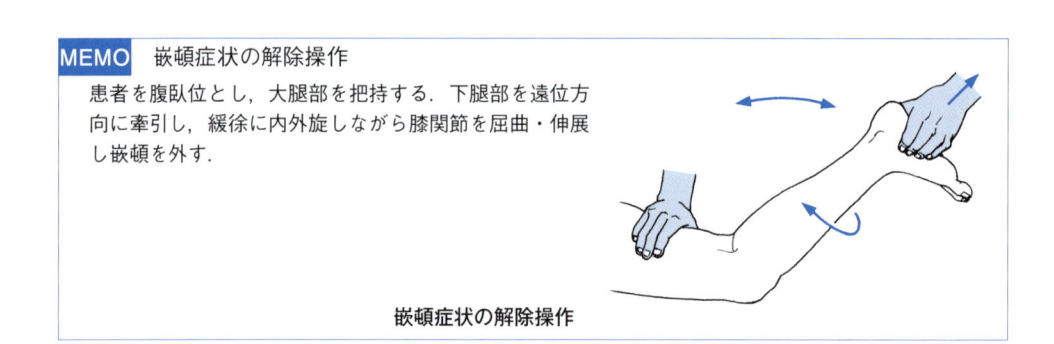

MEMO　嵌頓症状の解除操作

患者を腹臥位とし，大腿部を把持する．下腿部を遠位方向に牽引し，緩徐に内外旋しながら膝関節を屈曲・伸展し嵌頓を外す．

嵌頓症状の解除操作

■全体のプログラム

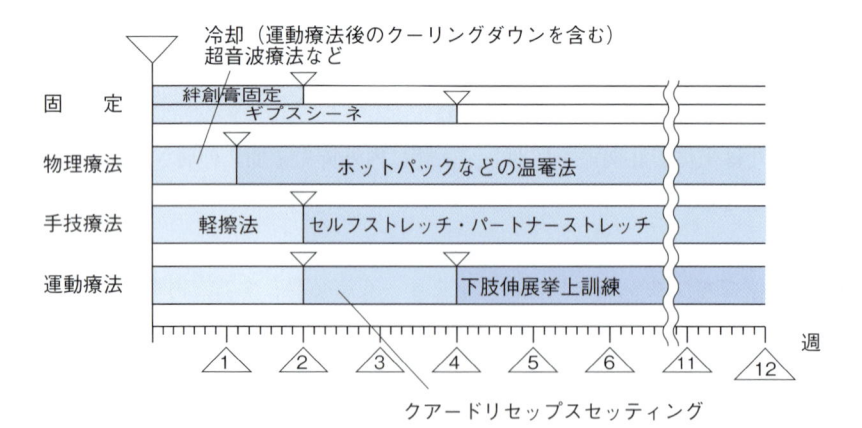

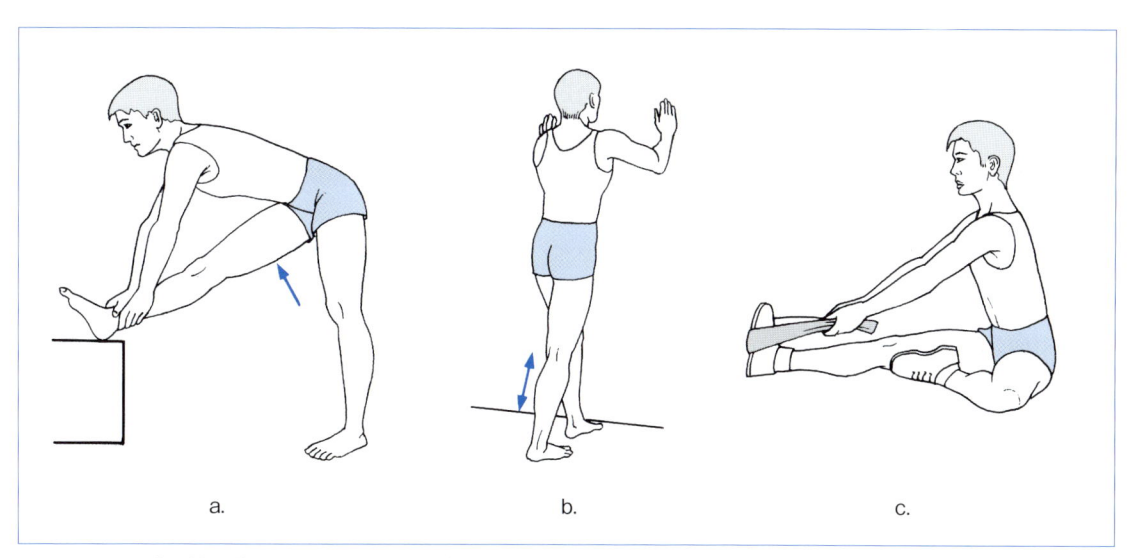

図 3-3D・6　膝関節屈筋群のストレッチング

■訓練法およびストレッチング
 1）**quadriceps setting exercise**(p.375 図 3-3B・13)
 2）膝関節屈筋群のストレッチング(図 3-3D・6)

 ハムストリングス，下腿三頭筋の短縮による膝関節伸展障害を改善させる目的でこれらの筋の伸長を行う．

E ● アキレス腱断裂・下腿三頭筋の肉離れ

● E-1. アキレス腱断裂

■症例の提示

アキレス腱のレリーフが消失し，腹臥位では足関節が健側に比べ伸展（背屈）する傾向がある（**図 3-3E・1**）．

■柔道整復施術適応の判定

1）応急手当の段階での判定
 a）施術の実施についてとくに慎重な判断が求められるもの
  （1）患者がスポーツ選手などで完全な筋力，関節可動域の回復を希望するもの．
  （2）断端の離開が大きく固定のみでは断端の接近が図れないもの．
  （3）高齢者など広範囲で長期間の固定に耐えられないもの．
  （4）患者が早期の機能回復と社会活動やスポーツ活動への復帰を希望するもの．
  （5）その他．
 b）施術を実施してもよいと考えられるもの
  （1）医科への転送あるいは医科での受診を前提とし，患部の安静や保護を目的に簡易な固定や免荷歩行用具の提供などを行うもの．
  （2）ただちに固定することが患者に有利だと考えられるもの（以後の施術に関して医師の指示を受けることが望ましい）．
  （3）保存療法のリスクを十分説明し，患者が理解したうえで，なお施術を希望するもの．
  （4）部分断裂など保存療法で十分な治療効果が望めるもの．
  （5）医師から施術を指示されたもの．
2）後療を継続する段階での判定
 a）施術の適応がないもの
  顕著な施術効果が認められないもの．

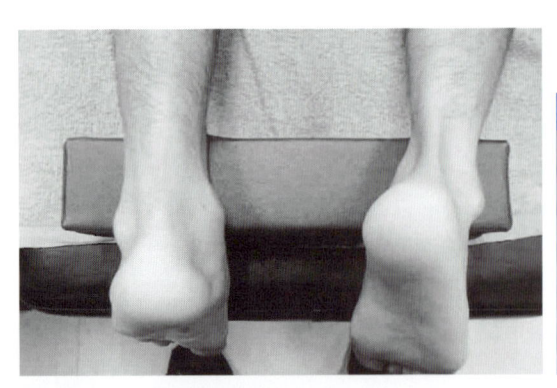

図 3-3E・1　受傷時の外観（患肢：左）

> **MEMO**
> 皮下断裂の多くはスポーツにより発生し，
> ①スポーツ選手：若年者でアキレス腱の過労が原因で発生する．
> ②レクリエーションスポーツ：30〜40歳代で，腱の変性が始まっているものに比較的大きな外力が加わって発生する．
> ③日常生活動作：高齢者で腱の変性があるものに，階段を踏み外したなどの軽微な原因で発生する．

b）施術の適応があるもの
　（1）固定継続などの後療法実施に医師の指示を受け患者が希望するもの．
　（2）医師から関節拘縮改善などに関する施術を指示されたもの．
　（3）十分な機能回復などが望め，患者が強く希望するもの．
　（4）保存療法のリスクを十分説明し，患者が理解したうえで，なお施術の継続を希望するもの．

■損傷の診察

1）全身状態の観察および問診

a）患者の姿勢をみる
　（1）一般に完全断裂の場合は歩行困難なことが多い．しかし，疼痛が軽度で正常な歩行サイクル gait cycle ではないが可能なことがある．
　（2）不全断裂の場合は歩行可能な場合が多く，断裂に気づかずに経過する例も少なくない．

b）全身状態を観察する
　総論を参照．

c）主訴を聴取する
　歩行障害と損傷部の疼痛．

d）原因を聴取する
　バレーボール，バスケットボール，剣道などの競技中に発生するものが多い．

e）既往歴などを聴取する
　（1）受傷前にアキレス腱部に疼痛があったかどうかを聴取する．疼痛があった例では①微小外傷による腱の脆弱化，②加齢による腱の変性などが考えられる．
　（2）ステロイド剤の投与による腱の病的変性のような基礎的状態があったうえに外力が加わって発生すると考えられている．

> **MEMO**
> ①剣道によるアキレス腱断裂は左足に多い．
> ②歩行が可能であるということがアキレス腱断裂の否定にはならない．

2）患部の観察

a）診察環境を整える
　臥位，坐位が可能な診察台で両下肢が各方向から観察できる環境を整える．

b）問　診（典型的な患者の訴え）
　（1）「アキレス腱部を蹴られたような衝撃を受けた」，「アキレス腱部を棒で殴られたような感じがした」などと訴える．
　（2）発生時にボキッ・パチッ・バーンなど（ポップ音）の衝撃を感じたと訴える．

c）損傷部にみられる典型的な所見

1．アキレス腱断裂によりみられる典型的な外観
　（1）アキレス腱部の明確なレリーフが認められない．
　（2）アキレス腱狭窄部に陥凹がみられる．
　（3）患者を腹臥位で観察すると健側に比べ足関節が伸展（背屈）している．

> **MEMO**
> アキレス腱断裂と同時に下腿三頭筋の損傷を合併する場合がある．この場合，下腿三頭筋損傷の症状が著明なためにアキレス腱断裂を見落とすことがあるので注意を要する．

2．腫　脹
　（1）腫脹は軽度である（受傷後2日以上経過したものでは腫脹を認める）．
　（2）筋腱移行部の損傷ではやや腫脹が高度になる．

3．疼　痛
　（1）疼痛は比較的軽度である．
　（2）歩行痛も比較的軽度であるが，筋腱移行部の損傷ではやや強い場合が多い．

4．触診による所見
　（1）アキレス腱の緊張が低下している．
　（2）断裂部の陥凹を触知する（アキレス腱部を近位側から遠位側に向かって触診する）．
　（3）断裂部に圧痛を認める（筋腱移行部の損傷ではやや強い）．

5．機能障害
　（1）患側下肢での爪先立ちが不能となる．
　（2）足関節屈曲（底屈）は可能（長趾屈筋などの働きによる）だが筋力は低下する．
　（3）歩行可能だが不安定感（踵を上げられない，ベタ足で歩行）がある．

d）鑑別を要する損傷との鑑別の要点
　（1）下腿三頭筋の肉離れでは，損傷部が下腿三頭筋遠位部内側に多く損傷部の圧痛が強い．また，足関節屈曲（底屈）運動の筋力はある程度保持されているが強い運動痛を認め，足関節の他動的な伸展（背屈）強制（**図 3-3E・2a**）や自動的な屈曲（底屈）を抵抗下で行う（**図 3-3E・2b**）と損傷部の疼痛が増強する．腫脹もアキレス腱断裂に比べ高度で，数日経過したものでは皮下出血斑を認めるものが多い．筋断裂があるものでは陥凹を触知するので位置に注意する．
　（2）足関節捻挫では損傷部が果部周辺であり，腫脹の出現部位もこれを中心とする．靱帯断裂に伴う陥凹も靱帯部で触知され，アキレス腱断裂とは鑑別できる．足関節底屈筋力は保持されている．

3）治療法の提示

a）保存療法

高齢者や poor risk の人，手術の瘢痕を嫌う患者では保存的に治療を行う．

> ●保存療法は再断裂の危険性が高いといわれているので，後療法は慎重に進めることが重要である．受傷後6ヵ月は再断裂に注意する．

b）観血療法

スポーツ選手や重労働をする患者では観血的に腱縫合術が行われることが多い．

1．観血的縫合術

損傷部を大きく開放して腱をしっかり縫合するもの．

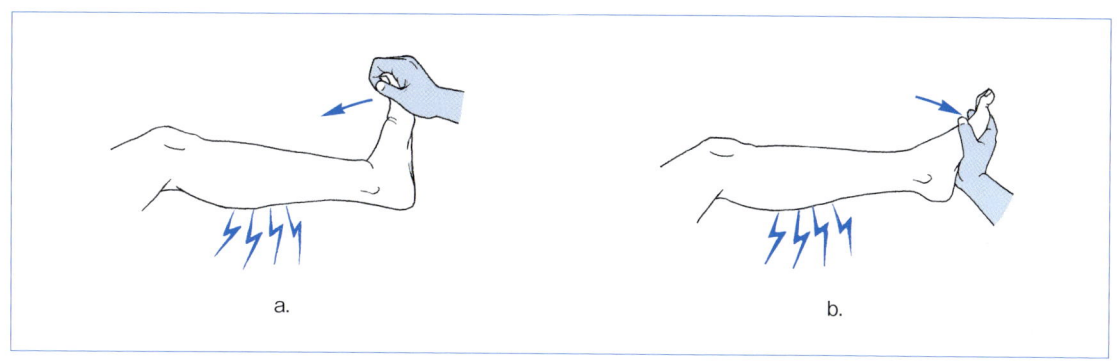

図 3-3E・2　下腿三頭筋の肉離れとの鑑別

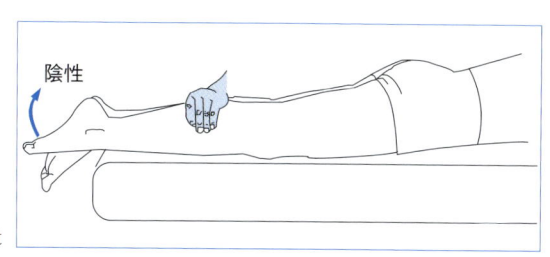

図 3-3E・3　Thompson（Simmonds squeezing）test

2．半経皮的縫合術
断裂部を小さく開放して腱の断端を接近させ経皮的に縫合するもの．

3．経皮的縫合術
断裂部を開放しないで経皮的に腱を縫合するもの．

> ●保存療法で治療すると短期的には観血療法に比べ下腿三頭筋の筋力低下が大きいといわれている．スポーツ選手など高いパフォーマンスを要求されるものでは，観血療法の適応度が高い．

■検査法

1）Thompson（Simmonds squeezing）test（図 3-3E・3）
膝伸展位の腹臥位で足関節以下を診察台の端から出す．下腿を squeeze（絞る）し足関節が屈曲（底屈）しなければ陽性である．

2）Matles test（knee flexion test）（図 3-3E・4）
腹臥位で診察台の端から足部を出し，足関節を屈曲（底屈）位にしたまま膝関節を自動運動で 90°まで屈曲させる．正常では屈曲（底屈）位を保持できるが，保持できず中間位や軽度伸展（背屈）位に落ち込んだものが陽性である．新鮮例，陳旧例ともに使われる検査である．

■整　復
徒手整復の効果に対する評価は確定していない．

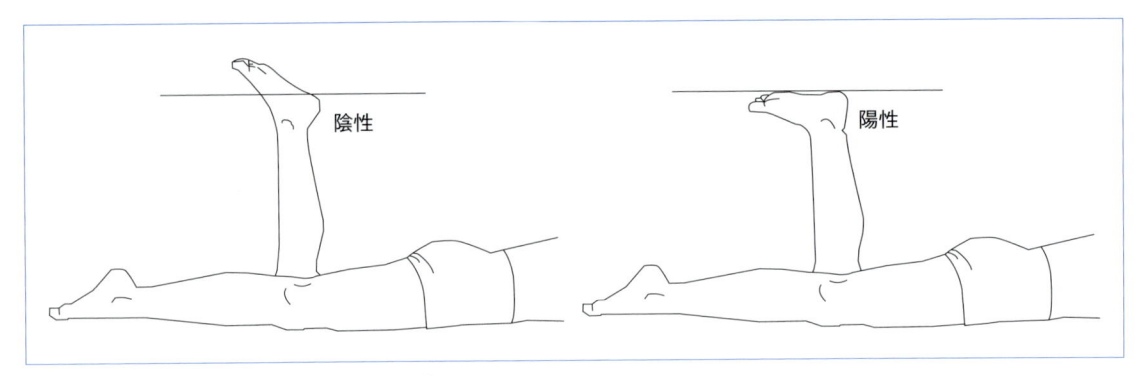

図 3-3E・4　Matles test(knee flesxion test)

参考　徒手整復

①足関節を自然下垂位として診察台に腰かけた患者の下腿部前面に適合させた合成樹脂製キャスト材で，下腿前面副子（下腿近位部から足 MP 関節部手前まで）を作製する．
②副子を装着したままの患者に診察台の上で腹臥位をとらせ，一方の手の母指と他 4 指で遠位断端を摘むように固定し，他方の手の母指と他 4 指で下腿三頭筋の筋腹から近位断端まで，遠位方向に向かって絞るような操作を行い，断端を接近させる．
③初回の操作後，3 日ほどこの操作を行うと断端間の間隙は消失する．

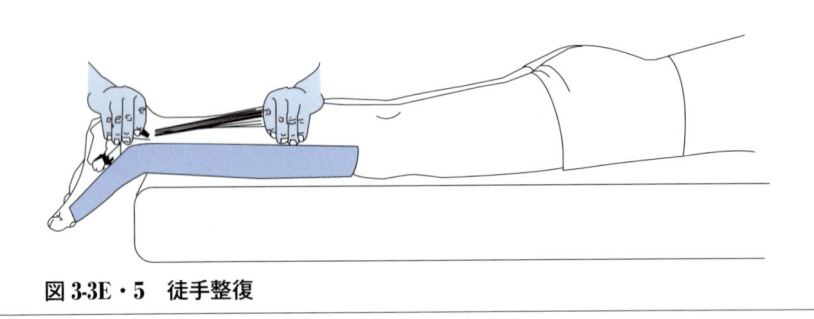

図 3-3E・5　徒手整復

■固　定

【長下肢副子を用いた固定（金網副子を用いる場合）】

1）固定材料（図 3-3E・6）

金網副子，新聞紙，絆創膏（伸縮性テープ），布団綿（青梅綿など）で作った綿包帯，綿花，巻軸包帯，紙テープなど．

2）固定肢位

膝関節屈曲位（90°に近い），足関節自然下垂位（最大底屈位がよいとする意見もある）．

3）固定範囲

大腿中央部から足 MP 関節部手前まで．

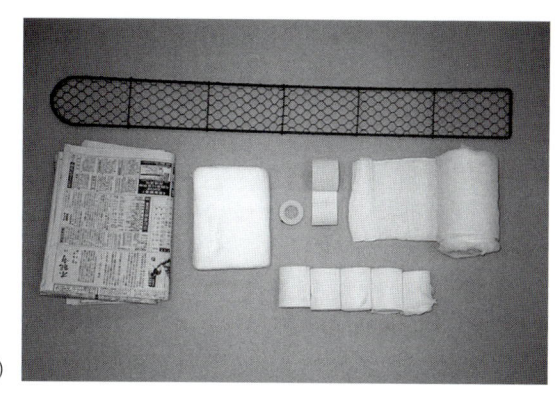

図 3-3E・6　固定材料（長下肢副子）

4）金網副子の作製手順
❶金網副子を新聞紙で包む（**図 3-3E・7a**）．
❷金網副子の裏表を確認し，表側に綿包帯を敷く（**図 3-3E・7b**）．
❸綿包帯を敷いた金網副子を包帯で巻く（**図 3-3E・7c**）．
❹できあがった金網副子を固定肢位にあわせて曲げる（**図 3-3E・7d**）．
　　●金網副子は健側の下肢をモデルに，膝・足関節の位置をあわせて曲げる．
　　●腓骨神経麻痺に注意し腓骨頭部を圧迫しないように成形する．

5）固定法
❶足関節が自然下垂位になるように伸縮性テープを足底部から下腿部中央後面まで貼付する（**図 3-3E・8a**）．
　　●下腿近位部後面から足底部に向かって貼布してもよい．
❷足関節屈曲（底屈）位を保持するために伸縮性テープは2条貼付する（**図 3-3E・8b**）．
❸金網副子が正しくあたるかどうか確認し，患肢にあてる（**図 3-3E・8c**）．
　　●とくに腓骨頭部が圧迫されていないことを確認する．
❹患肢全体を綿花で包み，金網副子とともに包帯で固定する（**図 3-3E・8d**）．
　　●下腿後面の伸縮性テープに変えて前面に合成樹脂製キャスト材などで作製した，足関節屈曲（底屈）位に保持するための短下肢副子をあててもよい．

【長下肢キャストを用いた固定（合成樹脂製キャスト材を用いる場合）】

1）固定材料（図 3-3E・9）
合成樹脂製キャスト材，下巻き材，綿包帯（褥瘡防止用）．

2）固定範囲および肢位
金網副子を用いた場合に準ずる．

3）固定法
❶褥瘡と腓骨神経麻痺を予防する目的で，下褥として綿包帯を踵部と腓骨頭部にあてる（**図 3-3E・10a**）．
❷褥瘡・神経麻痺防止用綿包帯を含めて下巻き材で下巻きをする（**図 3-3E・10b**）．
❸助手に固定肢位を維持させて合成樹脂製キャスト材を巻く（**図 3-3E・10c，d**）．

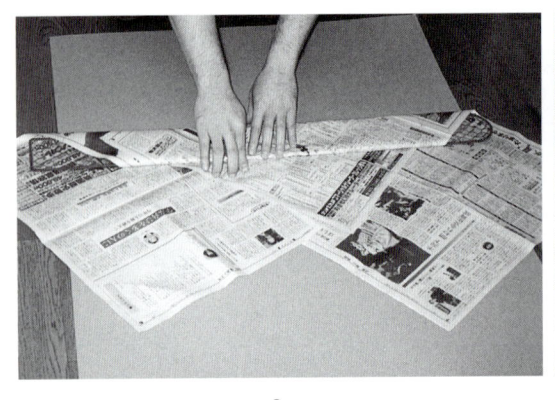

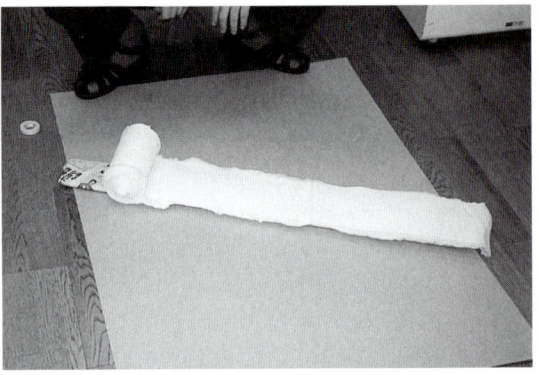

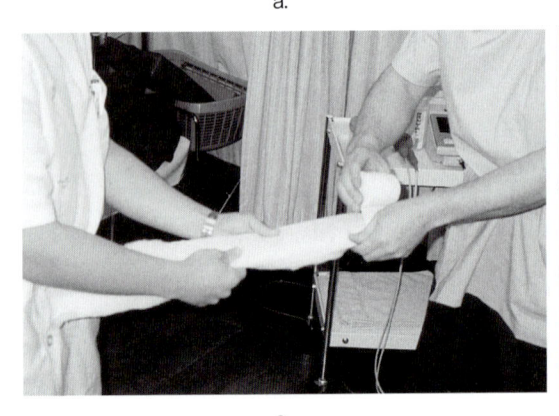

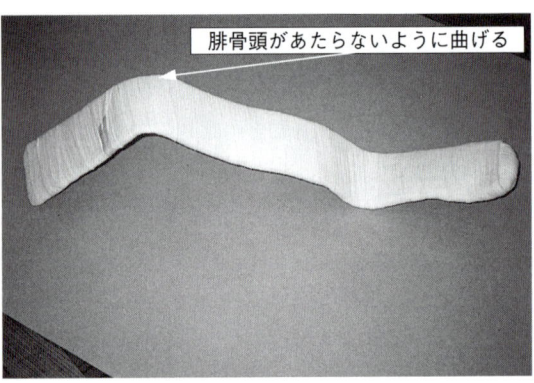

図3-3E・7 金網副子の作製手順

【短下肢副子を用いた固定】
　長下肢副子または長下肢キャストで2週程度固定した後に短下肢副子に固定を変更する場合と初期から短下肢副子で固定する場合とがある．
　整復操作時に装着した前面の副子(図3-3E・5)は，固定期間中は極力脱着を行わない．
❶アキレス腱断裂部の内外側に，合成樹脂製キャスト材で健側のアキレス腱形状の陰性モデルにフェルトを接着し作製した局所副子をあてる．
❷最後に前面の副子と同範囲の後面の副子を作製し包帯で固定する．

■固定後の確認
1）**神経圧迫の有無**（腓骨神経圧迫による障害）
　（1）足背部を中心にシビレ感などの感覚異常がないか．
　（2）足趾の伸展（背屈）障害がないか．
2）**血流障害の有無**
　足趾の爪圧迫検査で速やかに色が元に戻るか．
3）**固定によって圧迫されている部位の有無**
　褥瘡を発生させる危険性があるので，腓骨頭部や踵部に金網副子などがあたっていないか確認する．

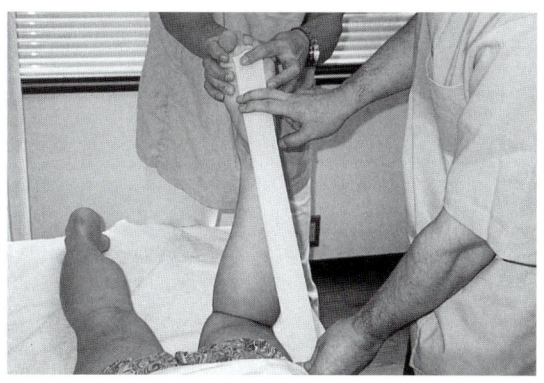

E ● アキレス腱断裂・下腿三頭筋の肉離れ　393

a. 足関節屈曲（底屈）位で絆創膏固定

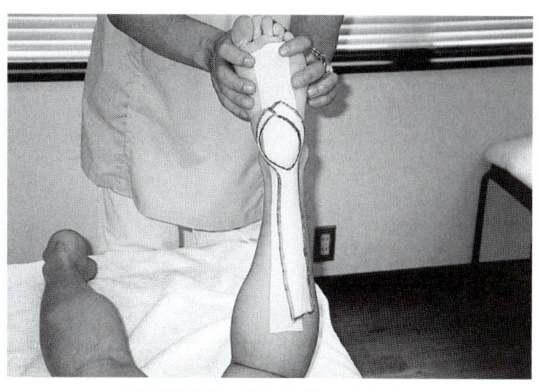

b. 足関節屈曲（底屈）位で絆創膏固定

隙間が空いていることを確認する

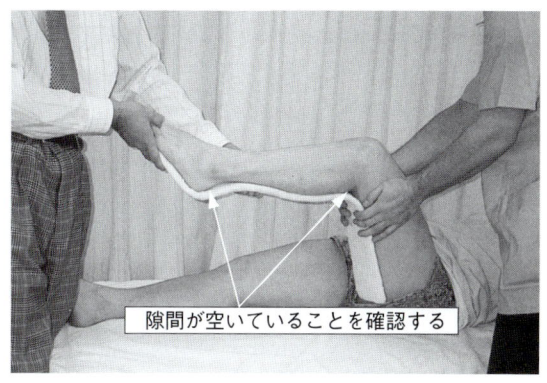

c. 成形した金属副子をあてる

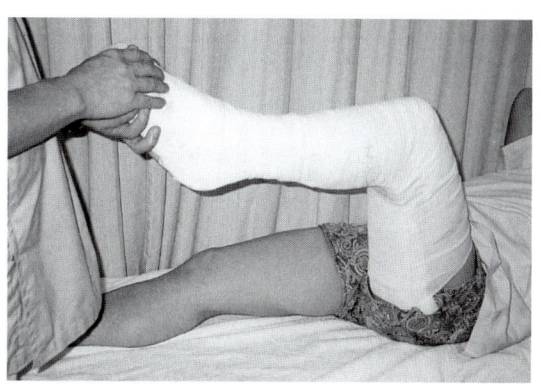

d. 固定終了

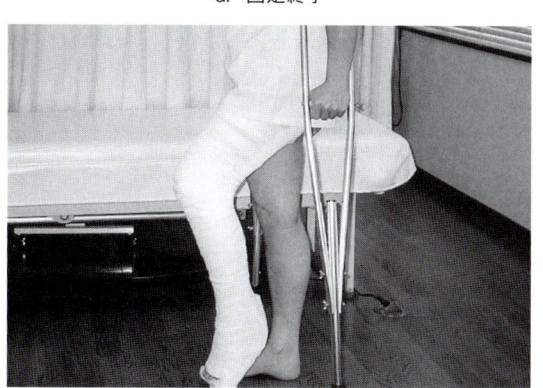

図 3-3E・8　固定法（長下肢副子）

e. 松葉杖歩行

> **MEMO**　長下肢キャスト実施時の助手の注意
> ①固定作業中，肢位が変化しないよう，立つ位置などに注意しなければならない．
> ②手指でキャスト上から腓骨頭部および踵部を，局所的に圧迫しない（手指の跡がつかない）ように注意する．

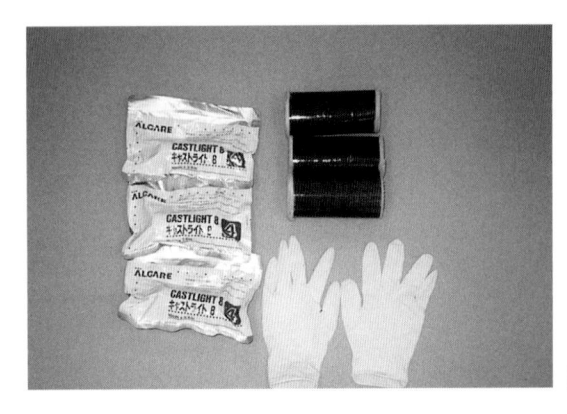

394　第Ⅲ章　各論・下肢—軟部組織損傷

図 3-3E・9　固定材料（長下肢キャスト）

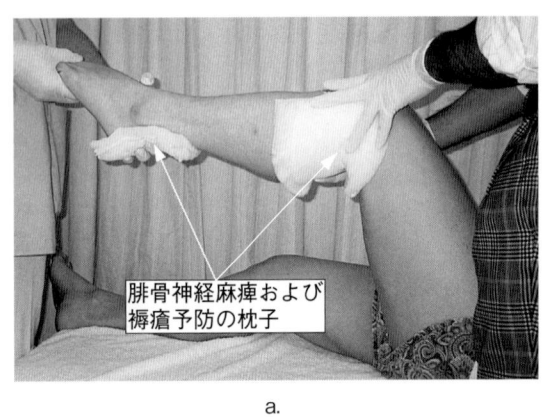

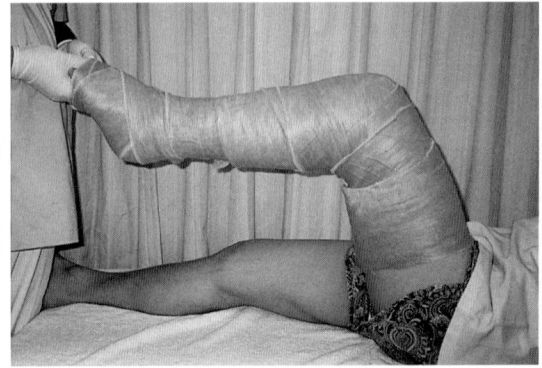

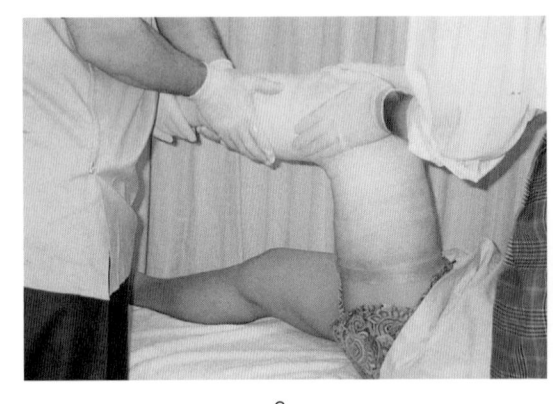

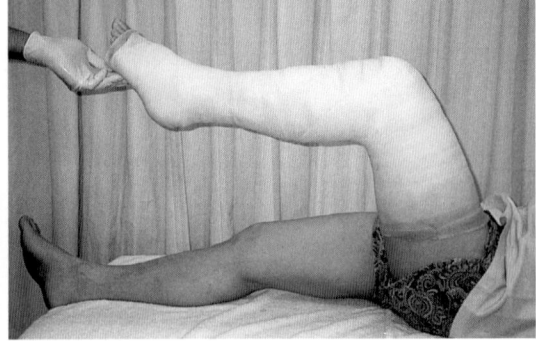

腓骨神経麻痺および
褥瘡予防の枕子

a.　　　　　　　　　　　　　　b.

c.　　　　　　　　　　　　　　d.

図 3-3E・10　固定法（長下肢キャスト）

4）包帯などによる緊縛の有無
　　包帯などで被覆された部分の圧迫感を訴えないか．
5）可動域障害の有無
　　足趾の運動に際して固定が障害となっていないか．

■固定期間
保存療法での固定期間は受傷後4〜6週を目安とする．

■後療法
1）固 定
a）固定の継続
（1）包帯交換はできるだけ背臥位で行う．
（2）固定具が外れているときには，固定具装着時の肢位を維持させる．
（3）金網副子などの形が崩れ，固定の肢位が変化していないことを確認する．
（4）少なくとも受傷後2週は歩行時に足底をついていない（フロアタッチ程度は許可する）ことを確認する（包帯の汚れなど）．

> **MEMO** 短下肢副子で固定する場合
> ①前面の副子はアキレス腱がある程度の強度を持つまで，足関節固定角度が変わらぬよう脱着は極力行わない．
> ②局所副子と後面の副子は包帯交換時に脱着を行い，患部の観察や手技療法を実施する．

b）固定の変更
（1）受傷後2〜3週で下腿近位部以下の固定にする．
（2）同時に足関節の屈曲（底屈）角度を減少させる．足関節を自動伸展（背屈）し自動屈曲（底屈）が可能であれば変更する．
（3）受傷後4〜5週で足関節軽度屈曲（底屈）位とし，ヒールをつけて患肢部分荷重で歩行を開始する．

c）固定の除去
固定除去は受傷後6週を目安とする．足底部全体をついて荷重したときに不安感がないことが判断の基準になる．

2）異常経過
a）考えられる異常経過
1．固定中の疼痛増強
緊縛包帯に伴う患部の異常圧迫や固定肢位の不適合など．

2．患部の腫脹や浮腫の増加
緊縛包帯に伴う血行の障害など．

3．再断裂および断端離開
包帯交換時の不注意や患者が誤って患肢荷重した場合には断裂部が再度離開する．
（1）正しい固定肢位に戻したときに断裂部の離開がなくなることが確認できれば，元の肢位で固定を継続する．
（2）離開が戻らなければ医科への転送を考慮する．

b）異常経過の対策
（1）再固定を含めて適切な固定に変更する．
（2）症状が改善しない場合は速やかに医科に転送する．

3）物理療法，手技療法，運動療法

【固定期間中（受傷から2週程度）】

a）物理療法
 （1）受傷直後から下腿部全体にアイスパックで冷罨法を実施する．
 （2）急性症状軽減後に温罨法を実施するが冷罨法と併用するとさらに効果が望める．
 （3）受傷後5日頃から超音波療法を実施する．

b）手技療法
 固定の近位側での誘導マッサージを実施する．

c）運動療法
 固定下で足趾の底背屈運動 grip and spread を行わせる．

【固定期間中（固定肢位と範囲を変更した後）】

a）物理療法
 （1）患部のみならず腓腹筋全体および膝関節部に温熱療法を実施する．
 （2）浮腫除去の目的で，アイスパックによる冷罨法は固定除去まで継続する（固定除去後に浮腫が著明になることがあるので，この場合はさらに継続する）．

b）手技療法
 （1）腓腹筋の緊張を除去するため軽擦法を実施する．この際，通常とは逆で近位側から遠位側へ行うのがポイントである．
 （2）大腿四頭筋および大腿二頭筋部に軽擦法を実施する．

c）運動療法
 （1）固定を外している時間帯で足関節の自動的屈伸（底背屈）運動を行わせる．
 （2）膝関節の屈伸運動を2週後から励行する．

【固定除去後】

a）物理療法
 温熱療法の継続．

b）手技療法
 腓腹筋を中心に揉捏法を実施する．

c）運動療法
 （1）膝関節の屈伸運動を継続させる．
 （2）カーフレイズなどの腓腹筋抗重力運動を重視して行わせる．

> **MEMO　カーフレイズ（腓腹筋の筋力向上運動）**
> ①片足を床から持ち上げ，もう一方の足にからめる．
> ②身体を支えている脚の踵をゆっくり持ち上げる．
> ③一呼吸おいた後，踵が床につく寸前までゆっくりと戻し，繰り返す．

4）後療法の適否の判定
総論を参照．

■治癒の判定
（1）断裂部の陥凹が消失する．
（2）アキレス腱断裂徒手検査法が陰性になる．
（3）ADL などに支障がない．

［●確定診断は専門医の MRI や超音波画像診断による．］

■注意事項
（1）腓骨神経麻痺の発生に注意する．足部のシビレや足趾（とくに第 1 趾）の伸展（背屈）がしにくくなったらただちに来院させる．
（2）包帯交換中の粗暴な扱いによる断端の離開に注意する．
（3）受傷後 2 ～ 3 週は両松葉杖で免荷歩行，4 ～ 5 週以降は片松葉杖による部分荷重歩行を行わせる．
（4）固定除去後に他動的な足関節伸展（背屈）強制をしない．

■指導管理
（1）免荷歩行中に患肢で荷重しないよう指導する．
（2）就寝時は患肢を高挙させるよう指導する．
（3）就寝時に膝部の外側を布団などにつけて寝ないよう指導する（腓骨神経麻痺の発生予防）．
（4）固定期間中は，患者自身の判断で固定を外さないよう指導する．
（5）固定除去後で受傷後 6 ヵ月間は再断裂に注意し激しい運動は控えるよう指導する．再断裂は 1 ～ 2 ヵ月の間がもっとも多い．

■予後
アキレス腱の修復能は非常に高く，4 ～ 6 週である程度の強度に修復されるため，早期に適切な処置を行えば予後は良好である．

■全体のプログラム

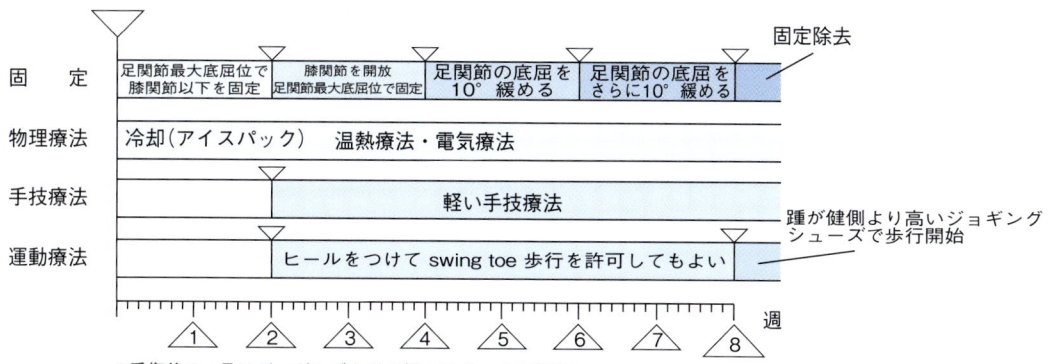

固　定	足関節最大底屈位で膝関節以下を固定	膝関節を開放 足関節最大底屈位で固定	足関節の底屈を 10°緩める	足関節の底屈をさらに 10°緩める	固定除去		
物理療法	冷却（アイスパック）	温熱療法・電気療法					
手技療法		軽い手技療法					
運動療法		ヒールをつけて swing toe 歩行を許可してもよい			踵が健側より高いジョギングシューズで歩行開始		

週： 1　2　3　4　5　6　7　8

＊受傷後 6 ヵ月でジョギングなどの軽いスポーツを開始し，7 ヵ月で本格的練習を始めてよい．完全復帰は 8 ヵ月以降．

a.　　　　　　　　　　　　　　　　b.

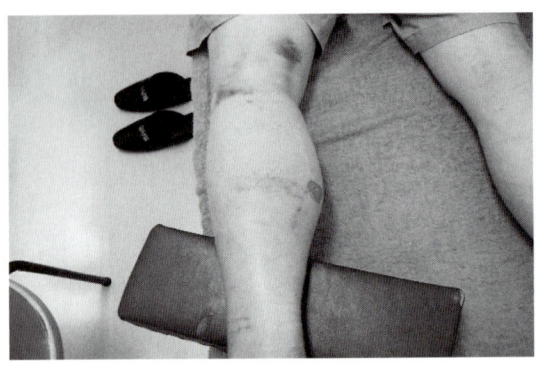

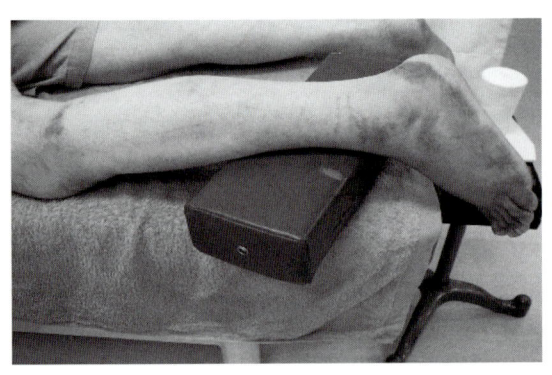

図 3-3E・11　受傷時の外観

● E-2. 下腿三頭筋の肉離れ

■ 症例の提示（図 3-3E・11）

多くは腓腹筋内側頭筋腹に硬結を触知し，重傷例では陥凹を認めるものがある．

■ 柔道整復施術適応の判定

アキレス腱断裂に準ずる．

■ 損傷の診察

1）全身状態の観察および問診

全身状態の観察，既往歴などの聴取については総論を参照．

a）患者の姿勢をみる

荷重時の疼痛のため，免荷歩行や患側のすり足歩行がみられる．

b）主訴を聴取する

疼痛のための跛行，患肢荷重不能や荷重困難になる．

c）原因を聴取する

（1）テニス，ゴルフ，剣道などの競技中に多く発生する．

（2）足関節と膝関節が伸展位の状態から足関節を屈曲するとき．

> ● 立脚相の最終期で推進力を生じさせるようなとき，下腿三頭筋は最大の効率を発揮するが，その際の張力で発生することが多い．

（3）テニスのプレーヤーに多く発生するためテニスレッグ tennis leg とよばれている．

> MEMO
> ①筋断裂はテニスでボールを追っているときの後ろ足に起こることが多い．
> ②肉離れは膝屈曲位から足で蹴ってジャンプをしたときなどに起こりやすい．

2）患部を観察する

a）診察環境を整える

臥位，坐位が可能な診察台で両下肢が各方向から観察できる環境を整える．

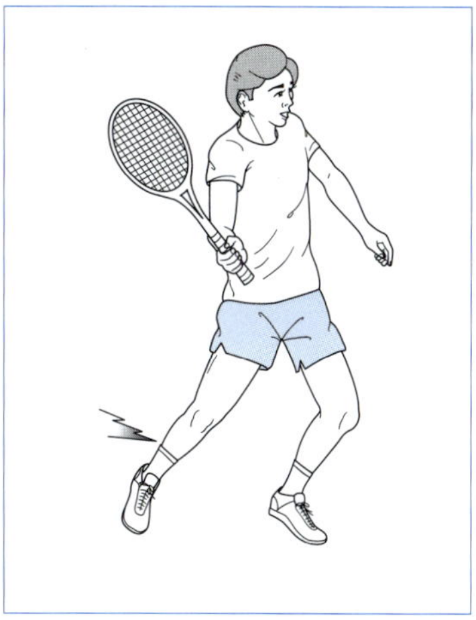

図 3-3E・12　発生機序

b）損傷部にみられる典型的な所見
1．腫　脹
　高度な損傷では下腿全体に著明な腫脹がみられる．
2．疼　痛
　（1）足関節運動に伴い損傷部の疼痛が増強する．
　（2）患肢荷重に伴う疼痛がみられる．
　（3）歩行痛がみられる．
　　　［●歩行時に痛みを感じる程度から疼痛のため歩行が不能となるものまである．］
3．触診による所見
　（1）損傷部に限局した圧痛がみられる．
　（2）筋硬結を触知する．
　（3）陥凹を触知するものは筋の部分断裂以上の損傷がある．まれに損傷部に血腫が形成される
　　　場合があり，皮膚が緊張し光沢を帯びている場合は注意が必要である．
4．患部の視診
　多くの場合，受傷の翌日頃から皮下出血斑が出現し徐々に足趾まで拡がる．
5．機能障害
　損傷の程度により様々な程度の跛行がみられる．
c）鑑別を要する損傷との鑑別の要点
　アキレス腱断裂の項の本傷との鑑別の要点(p.388)を参考に，疼痛出現の部位や運動痛の程度などで評価する．

3）損傷の程度
a）軽　傷
　筋自体，筋周膜にほとんど変化がないと考えられ，筋線維束が引きのばされたもの．

b）中等傷

筋周膜の断裂，ごく一部の筋線維の断裂があると考えられるが，瘢痕形成や癒着の可能性が比較的軽度なもの．

c）重　傷

筋周膜の断裂，筋自体の部分断裂があると考えられる瘢痕形成や癒着の可能性が高いもの．

■検査法

（1）足関節屈曲（底屈）の筋力が低下する．
（2）足関節の他動的な伸展（背屈）強制や自動的な屈曲（底屈）を抵抗下で行うと，損傷部の疼痛が増強する（**図 3-3E・2**参照）．

■固　定

1）軽　傷

包帯固定のみで十分である．

2）中等傷

伸縮性テープと圧迫パッド，巻軸包帯を用いて損傷部を圧迫固定する．

❶伸縮性テープで損傷筋の補強をするように貼付する（**図 3-3E・13a**）．
❷損傷部にスポンジ製の圧迫パッドをあてる（**図 3-3E・13b**）．
❸テープおよび圧迫パッドの上から包帯で固定し完成する（**図 3-3E・13c**）．テープは 4 日ぐらいで貼り替え 7 〜 10 日で除去する．

3）重　傷

損傷部に陥凹のあるものは，できる限り断裂端を近づける手技を行い（整復：効果については評価が確定していない），中等傷と同様に伸縮性テープと圧迫パッドにより圧迫固定をしたうえで，大腿中央部から足尖部まで，金属副子などを用い足関節最大底屈位で 10 〜 14 日包帯固定する．

■固定後の確認

包帯の緊縛がないことを確認する．

■後療法

1）固　定

a）固定の継続

（1）包帯交換時には助手に当初の固定肢位を保持させながら行う．
（2）包帯を外すときに引っかけたりして，足関節の背屈が強制されないように保持に注意する．
（3）大腿中央部以下の固定をしている場合，包帯交換時に金属副子などが，腓骨頭部，踵部に強くあたっていないことを確認する．
（4）テープを併用した固定では皮膚に障害が発生していないことを確認する．

b）固定範囲の変更

重傷例で膝関節部を含めた固定を行った場合は，10 〜 14 日経過した時点で金属副子などを除去しテープのみの固定に変更する．

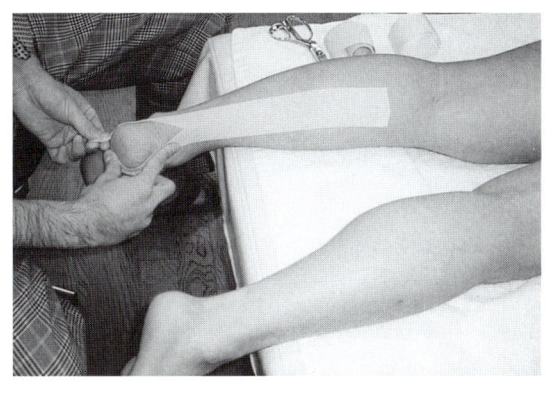

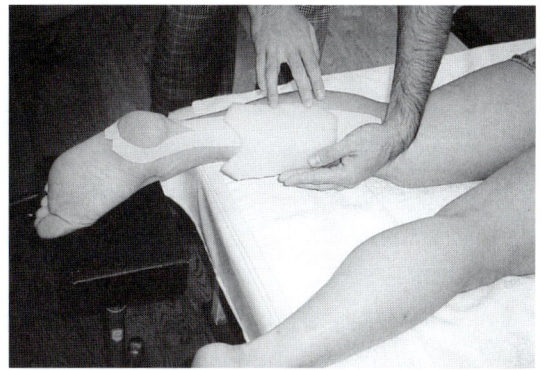

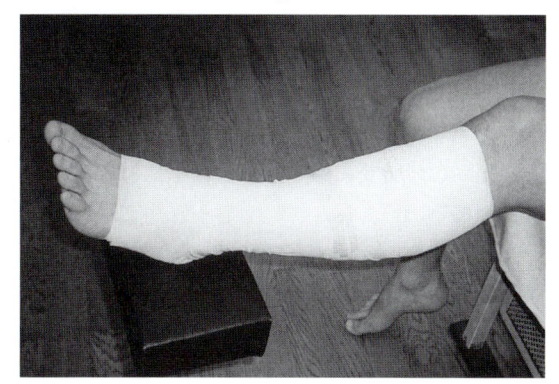

図 3-3E・13　固定法

c）固定の除去

中等傷では 7 〜 10 日を目安にしてテープ固定を除去する．重傷では 3 週を目安として固定を除去する．固定除去に際しては腫脹や疼痛が軽減していることや，患肢荷重による不安感がないことを確認する．

2）異常経過

a）考えられる異常経過

1．固定中の疼痛増強

　緊縛包帯に伴う患部の異常圧迫や固定肢位の不適合など．

2．患部の腫脹や浮腫の増加

　緊縛包帯に伴う血流障害など．

3．水疱形成や皮膚びらん

　テープ貼付による皮膚障害など．

> ●腫脹が高度な部位にテープを貼付すると，水疱が形成されやすく，これに伴う皮膚びらんを起こしやすくなる．

b）転　医

経過の異常が考えられる場合には包帯を緩めて，医科への転送を考慮する．

2）後療法の適否の判定
（1）疼痛の増加がないか．
（2）遠位側に浮腫が出現していないか．
（3）腫脹・疼痛の軽減は順調か．

■治癒の判定
患部の圧痛，引きつる痛みの有無を治癒の判定基準とする．

■注意事項
（1）テープを使用している場合は皮膚のかぶれ，痒みなどの出現に注意する．
（2）包帯の緊縛による循環障害に注意する．
（3）重傷例で出血量の多い場合は高度な腫脹に伴う循環障害に注意する．

■指導管理
（1）皮膚のかぶれ，痒みが出現した場合は訴えるよう指導する．
（2）重傷例の場合で安静時にも著しい疼痛がある場合はただちに訴えるよう指導する．
（3）必要に応じ免荷歩行を指導する．

■予　後
軟部組織修復過程に形成される肉芽組織はある程度認められるが，これを最小限にとどめなければ再発のリスクが高くなる．

F ● 足関節捻挫

■ 症例の提示

　　受傷時の外観（図 3-3F・1）．

■ 柔道整復施術適応の判定

1）応急手当の段階での判定

a）施術の実施についてとくに慎重な判断が求められるもの

（1）明らかな側方動揺性がありⅢ度損傷が予想されるもの．

（2）脛腓靱帯および骨間膜断裂の合併が疑われ不安定性を訴えるもの．

（3）患者が完全な機能回復（動揺性を残さない）を希望するもの．

（4）患者が早期の機能回復と社会活動やスポーツ活動への復帰を希望するもの．

（5）その他．

b）施術を実施してもよいと考えられるもの

（1）医科への転送あるいは医科での受診を前提とし，患部の安静や保護を目的に簡易な固定や免荷歩行用具の提供などを行うもの．

（2）ただちに固定することが患者に有利だと考えられるもの（以後の施術に関して医師の指示を受けることが望ましい）．

（3）保存療法のリスクを十分説明し，患者が理解したうえで，なお施術を希望するもの．

（4）保存療法でも十分な治療効果が望めるもの．

（5）医師から施術を指示されたもの．

2）後療を継続する段階での判定

a）施術の適応がないもの

　　顕著な施術効果が認められないもの．

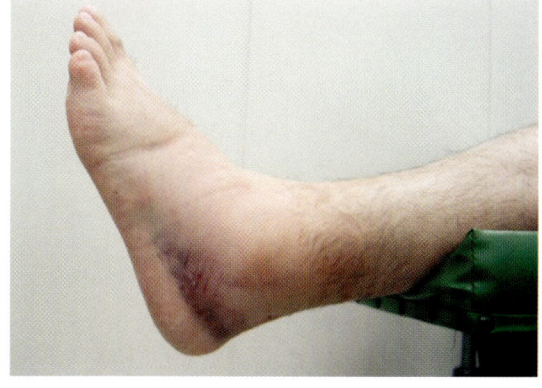

a. 外側側副靱帯損傷 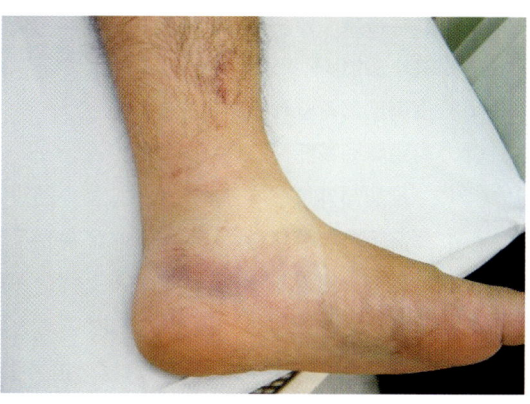　　　　　　　　　　b. 内側側副靱帯損傷

図 3-3F・1　受傷時の外観

b）施術の適応があるもの
  （1）固定継続などの後療法実施に医師の指示を受け患者が希望するもの．
  （2）医師から関節拘縮改善などに関する施術を指示されたもの．
  （3）十分な機能回復などが望め，患者が強く希望するもの．
  （4）保存療法のリスクを十分説明し，患者が理解したうえで，なお施術の継続を希望するもの．

● F-1．外側側副靱帯損傷

■ 損傷の診察

1）全身状態の観察および問診
a）患者の姿勢をみる
  跛行や荷重歩行の可否を観察する．
b）全身状態を観察する
  高所から転落するなど，足部以外に損傷がある場合は，全身症状の有無にも注意する．
c）主訴を聴取する
  疼痛の部位，程度を聴取して，加わった外力の大きさを判断する．
d）原因を聴取する
  （1）受傷時に足部が強制された運動方向を聴取する．外側側副靱帯の損傷は足部の内返し強制により発生する．
   ●内返しによる損傷か，外返しによる損傷か，また屈曲（底屈）位によるものか伸展（背屈）位によるものかで損傷部をある程度推測できる．
  （2）受傷時に靱帯の断裂音を聞いたかどうかを聴取する．
  （3）受傷からの経過時間を聴取する．時間的経過により腫脹の部位，程度，範囲が異なり，判断する指標となる．
e）既往歴などを聴取する
  過去に同様の外傷の既往がある場合，関節周径の増大や関節弛緩をみることが多い．

2）患部の観察
a）診察環境を整える
  総論を参照．
b）損傷部にみられる典型的な所見
1．前距腓靱帯断裂（単独）の場合
  （1）足関節外果部前方から下方に強い腫脹が生じる．
  （2）前距腓靱帯部（外果前下部）に圧痛が生じる．
  （3）足部の内返し運動を強制すると疼痛が増強する．
  （4）断裂した靱帯部に陥凹を触知することがある．
  （5）靱帯断裂，不全断裂があれば，前方引き出し症状がみられる．またストレス撮影X線像では距骨の傾斜がみられる．

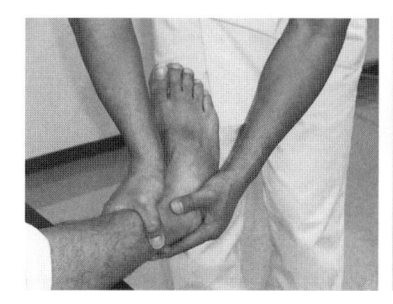

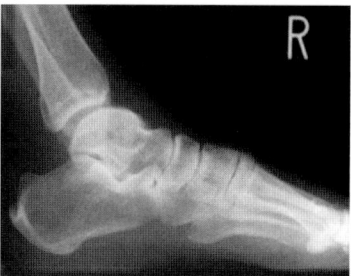

図3-3F・2 前方引き出し検査　　a.　　　　　　　　b.

2．外側側副靱帯完全断裂の場合
　　（1）足関節外果部下方に強い腫脹と皮下出血斑が生じる．
　　（2）前脛腓靱帯部，前距腓靱帯部，踵腓靱帯部，後距腓靱帯部に圧痛が生じる．
　　（3）足関節の屈曲・伸展（底背屈）角度に関係なく，内返し運動を強制すると疼痛が増強する．
　　（4）内反の強制により距骨が外果から離れ，間に間隙を触れることがある．
　c）鑑別を要する損傷との鑑別の要点
　　（1）腓骨先端の裂離骨折は，骨折部に一致した限局性圧痛の有無や腫脹の出現した中心部の位置を，詳細に検討して鑑別する．確定診断はX線像による．
　　（2）二分靱帯断裂とは，腫脹の中心部の位置や断裂部の陥凹を触知する部位で鑑別する．
　d）合併症の有無
　　腓骨先端の裂離骨折やアキレス腱の不全断裂を合併するものがある．裂離骨折では骨折部に一致した限局性圧痛の有無，アキレス腱不全断裂では陥凹の有無を確認する必要がある．
3）治療法の提示
　　前距腓靱帯の単独損傷では保存療法が行われる．踵腓靱帯の合併損傷がある場合は観血療法が適用される場合もあり，生活環境を踏まえて医科への相談も必要である．

■検査法
　1）前方引き出し検査（図3-3F・2）
　　（1）前距腓靱帯完全断裂以上の損傷でみられる．
　　（2）前距腓靱帯部分断裂では一方の手で下腿遠位部を把持し，他方の手で踵部を後方から前方に引き出すように圧迫し，距骨に内旋を加えると距骨と外果前方との間に生じた間隙を触知できる．
　2）内反動揺検査
　　一方の手で下腿遠位部を，他方の手で足背側を把持し足部に内反強制（**図3-3F・3a**）すると，距骨と外果先端の間に間隙が生じる．
　a）正常関節（X線像による距骨傾斜角の評価で）
　　（1）30％に5°程度の傾斜がある．
　　（2）20％に5°程度の左右差がある．

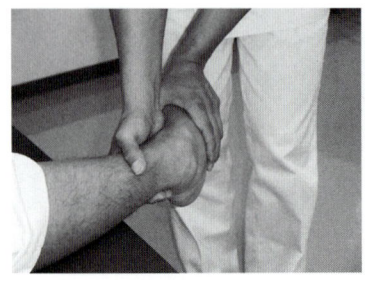

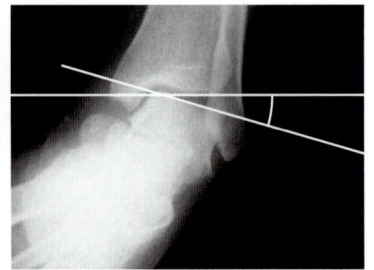

　　　　a. 検査法　　　　　　　b. X線評価　　　　図3-3F・3　内反動揺検査

　　b）距骨の傾斜（健側に比べて）（**図3-3F・3b**）
　　　（1）5〜15°大きい場合は前距腓靱帯断裂と推測される．
　　　（2）15〜30°大きい場合は前距腓靱帯・踵腓靱帯断裂と推測される．
　　　（3）30°以上大きい場合は完全断裂と推測される．

■治療法
　　損傷の程度や患者の年齢，性別，職業，生活習慣などを踏まえて総合的に判断する．
　1）靱帯断裂のないもの
　　　RICE処置を行う．
　2）前距腓靱帯の部分断裂，完全断裂（単独）
　　　（1）RICE処置を行う．
　　　（2）足関節外反位で絆創膏固定を行う．シーネまたは厚紙副子，ギプス固定，装具，合成樹脂製キャスト材を使った固定をする場合もある．
　　　（3）固定を行ったうえで松葉杖による免荷歩行もしくは部分荷重歩行を許可する．
　3）外側側副靱帯の完全断裂
　　　（1）RICE処置を行う．
　　　（2）足関節0°位にして踵部は中間位かやや外反位とし，下腿近位部以下のシーネまたはギプス固定を行う．
　　　（3）患肢荷重は禁止する．松葉杖による免荷歩行．
　　　（4）医科では，必要に応じて靱帯縫合術などの観血療法が行われる．

■固　定
　【テープによる固定（図3-3F・4）】
　1）固定材料
　　　テープ，アンダーラップ，巻軸包帯．
　2）固定法
　　❶足関節0°位を維持し，とくに内返し運動が起こらないように固定する．
　　❷テープは下腿部内側から貼付しはじめ，足底を通過して外側へと引き上げる（過度な外返しに注意する）．
　　❸テープは前後にずらしながら3条程度貼付する．
　　❹テープが外れないように包帯を遠位側から巻く．

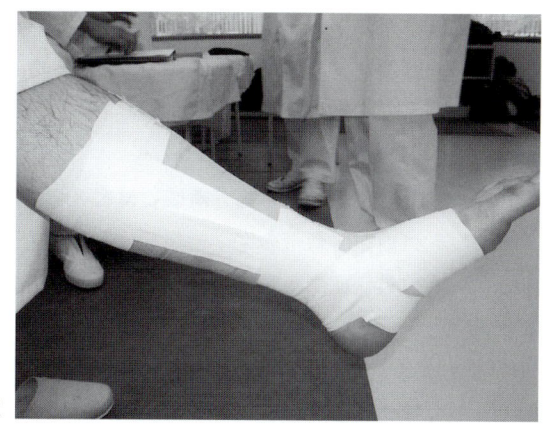

図 3-3F・4　テープによる固定

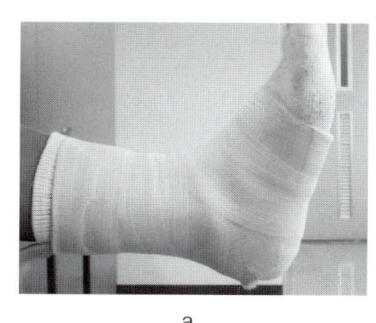

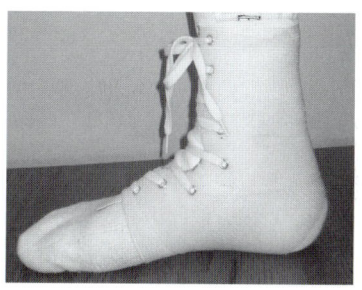

図 3-3F・5　合成樹脂製キャスト材による固定

【合成樹脂製キャスト材による固定(図 3-3F・5)】
1)固定材料
　　合成樹脂製キャスト材，ストッキネット，巻軸包帯．
2)固定法
　❶足関節0°位を維持するように固定する．ストッキネットを被せた後，合成樹脂製キャスト材を遠位側から巻く．
　❷ハサミでキャストの前部を切割して脱着できるようにする．
　❸包帯や紐などで固定する．

■固定後の確認
1)全身状態の確認
　　固定実施後，患肢部分荷重での歩行状態の観察が重要である．
2)固定後の確認
　(1)固定による痛みや循環障害の有無を確認する．とくに，ギプスやシーネで固定している場合には腓骨神経麻痺に注意する(運動，感覚障害など)．
　(2)ギプスや合成樹脂製キャスト材による固定などでは，固定により局所的に圧迫されている部位がないことを確認する．

■固定期間
1）固定期間の決定要件
損傷程度の判断が固定期間を左右する．また固定期間中における修復過程の観察を通じて判定する．
2）固定期間
（1）前距腓靱帯の部分断裂では約3週．
（2）前距腓靱帯の完全断裂では6〜8週．
（3）外側側副靱帯の完全断裂では6〜8週．

■後療法
1）固 定
a）固定の継続
（1）包帯を交換するときには足関節に内反を強制する力が働かないように注意して実施する．
（2）合成樹脂製キャスト材で固定を行っている場合は腫脹の軽減に伴い，適切な時期に巻き替えを行う．
（3）テープで固定を行っている場合は，貼付部の皮膚障害に注意して，必要があれば他の固定法に変更する．
b）固定の変更
固定期間中の変更はしない．

2）異常経過
a）考えられる異常経過
1．固定中の疼痛増強
包帯などの緊縛による患部の異常な圧迫や肢位の不適合など．
2．患部遠位側の腫脹や浮腫の増加
包帯などの緊縛に伴う血流障害など．
b）異常経過の対策
（1）再固定を含めて適切な肢位および圧迫の程度に変更する．
（2）症状が改善しない場合には速やかに医科に転送する．

3）物理療法，手技療法，運動療法
（1）受傷直後にはテープ固定などの上からアイスパックなどで冷罨法を実施する．
（2）急性症状軽減後（1週程度）から温熱療法を実施する．
（3）固定中に患肢の近位部に誘導マッサージを実施する．
（4）固定中から足関節周辺の筋に対して，等尺性収縮運動を励行する．また，足趾部の運動は早期から行わせる．
（5）固定除去後には物理療法，手技療法を行った後に，足関節伸展（背屈），屈曲（底屈）の自動運動を指導し，関節拘縮の改善と筋力増強訓練を行わせる．
（6）とくにスポーツ選手では，長・短腓骨筋，第3腓骨筋の筋力強化により外反力を強化する．
（7）スポーツ選手では受傷後3〜6ヵ月間，テーピングまたは装具など装着させ，再発防止に努める．

4）後療法の適否の判定
総論を参照．

■治癒の判定
腫脹・疼痛の消失，荷重痛・運動痛（足関節内返し）の消失，関節可動域の回復をみて治癒とする．

■注意事項
（1）単独の靱帯損傷か他の損傷を合併するものか，受傷からの時間の経過を踏まえて注意深く判断する．
（2）損傷靱帯が完全に修復されるまで，受傷肢位を再び取らせないようにする．

■指導管理
（1）固定期間中の荷重に注意する．
（2）就寝時に踵部を床につけないように下腿を枕にのせるなどの工夫を行い，踵部が前方に押されないよう指導する．
（3）受傷後5日程度は入浴などで患部を温めないよう指導する．
（4）歩行時に足関節の内返し運動が発生しないよう指導する．

■予後
固定の不備や固定期間が短いと靱帯が十分に修復されず，足関節の不安定性を残す．不安定性を残した場合，日常生活で捻挫を繰り返したり，外傷性関節症になることがある．

■全体のプログラム（テープ固定の場合）

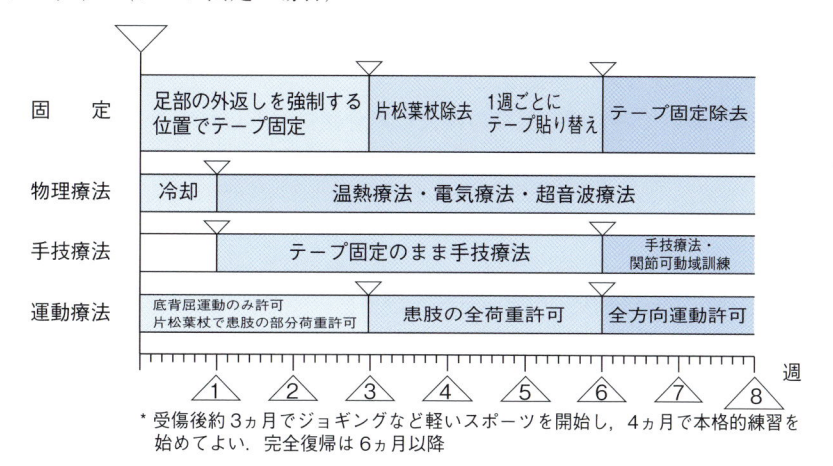

週	1	2	3	4	5	6	7	8
固定	足部の外返しを強制する位置でテープ固定			片松葉杖除去	1週ごとにテープ貼り替え		テープ固定除去	
物理療法	冷却		温熱療法・電気療法・超音波療法					
手技療法			テープ固定のまま手技療法				手技療法・関節可動域訓練	
運動療法	底背屈運動のみ許可 片松葉杖で患肢の部分荷重許可			患肢の全荷重許可			全方向運動許可	

＊受傷後約3ヵ月でジョギングなど軽いスポーツを開始し，4ヵ月で本格的練習を始めてよい．完全復帰は6ヵ月以降

MEMO　陳旧性外側靱帯損傷

①疼痛：前距腓靱帯や踵腓靱帯のほかに，足根洞や内果関節裂隙にも圧痛が認められることが多い．
②不安定性が明らかなことも多い．
③前方引き出し症状・内反動揺性がみられる．
④靱帯の断端はすでに吸収されて修復は望めないことから，陳旧例の治療は疼痛などに対する対症療法が行われる．また，不安定性に対しては，テーピングや筋力強化などにより反復する捻挫を防止する．
⑤不安定な状態が持続すると，軟骨に変性を招き外傷性関節症へと移行する確率も高い．

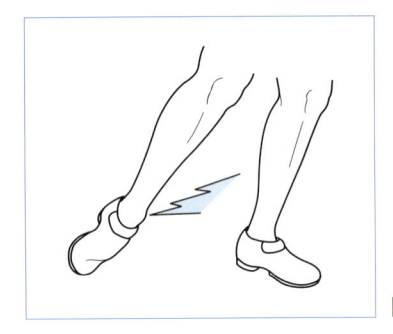

図 3-3F・6　発生機序

● F-2. 内側側副靱帯損傷

■ **発生機序**（図 3-3F・6）

　　　　足関節の外返し強制．

■ **症　状**

　　　この靱帯損傷は単独損傷よりも足関節果部骨折に合併することが多いため，靱帯損傷というよりも足関節果部骨折の損傷形態の一つと考えるのが理解しやすい．逆に，果部骨折の治療にあたって骨折治療のみに目を奪われて三角靱帯損傷の存在を看過しないよう注意する．骨折がない場合にも脛腓靱帯損傷を合併することが多い．

　（1）内果部付近の圧痛，腫脹は著明である．
　（2）外側靱帯損傷のように前方引き出し症状や，外反ストレスによる内側不安定性を徒手的に確認できる場合は少ない．
　（3）単純 X 線像において内果関節裂隙の開大や距骨傾斜がみられることが多い．外反ストレスによって，この傾向はさらに顕著となる．内果の先端に種々の大きさの裂離骨片を認めることがある．

■ **治療法**

　　　単独損傷では，保存療法の適応がある．しかし重度の損傷や果部骨折を合併している場合は，医科へ転送する．

第Ⅳ章

各論・その他の損傷

顎関節脱臼・肋骨骨折

A ● 顎関節脱臼（前方脱臼）

顎関節前方脱臼は関節包が破れない，女性の発生頻度が高いなど，他の外傷性脱臼と異なる特徴がある．両側脱臼と片側脱臼があり，両側脱臼では関節部の変形など外観上の症状が著明で，脱臼が看過されることは少ない．しかし，反復性に移行したものや片側脱臼では脱臼症状が軽度で，慎重な診察を怠ると看過することがある．下顎部に側方から打撃を受けて発生した片側脱臼では，骨折を合併している可能性が高いので十分に注意する．

整復操作に伴い下顎骨骨折を起こすことがあるので，愛護的な操作を心がけるべきである．整復後には医科の受診を勧め，骨折など二次的損傷のないことを確認する必要がある．

■ 症例の提示

受傷時の外観（両側脱臼：**図 4-1A・1a**，片側脱臼：**図 4-1A・1b**）．

以下，徒手整復法や固定法などを紹介する．しかし，反復性に移行した本脱臼では口腔外科での治療についての検討が必要である．

■ 整　復

1）整復前の注意事項

（1）付き添いの人がいれば受傷機転をよく聞く（下顎側方からの打撃によるものでは下顎骨に骨折や不全骨折のあることが多い）．

> ●患者のみの来院のときは，原因など詳細に聞くことができないので，筆談などとともに十分な触診などを行う．

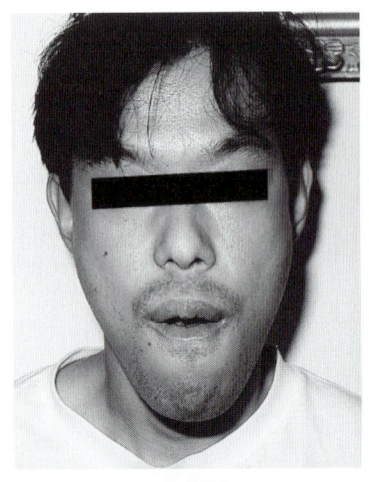

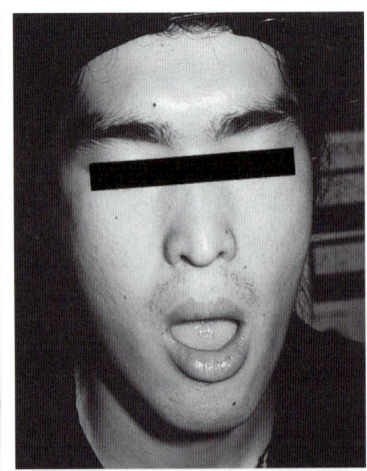

a. 両側脱臼　　　　　b. 片側脱臼

図 4-1A・1　受傷時の外観

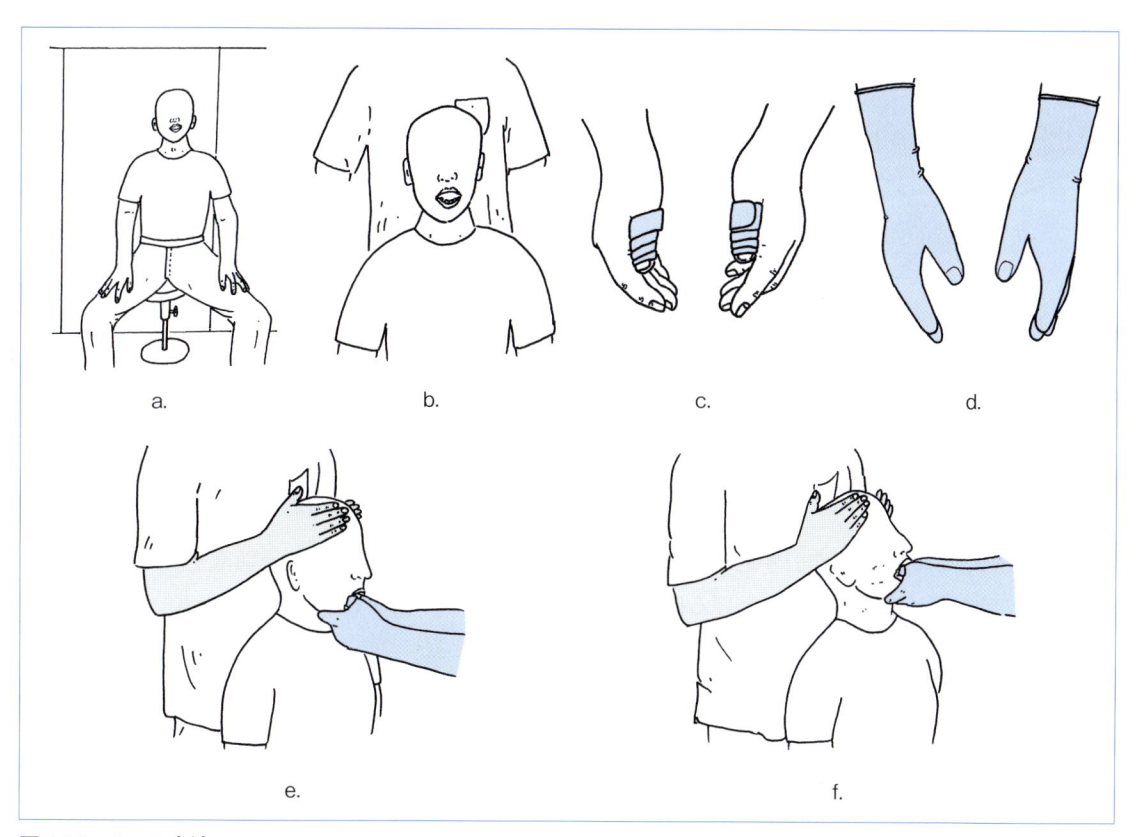

図 4-1A・2　口内法

(2) 骨折を合併していないことを確認して，整復に臨むことが大切である．
(3) 整復時には鼻呼気，緩徐な口呼気を指示する（筋緊張を緩和するために）．
(4) 口内法で整復する場合は手指を消毒し，滅菌ガーゼ，滅菌ゴム手袋などを使用する．
　　［●臼歯のない人は，操作しにくい場合がある．］

2）**整復法**（両側脱臼）

a）**口内法**（ヒポクラテス法）

❶患者を坐位とし，背部，頭部を壁につけさせる（両下肢を投げ出して座らせリラックスさせる）（**図 4-1A・2a**）．または患者を背臥位とし，背部，頭部を床につけリラックスさせる．

❷患者を坐位にさせた場合，助手に患者後方から顎を引くように頭部を屈曲（前屈）位に保持させる（**図 4-1A・2b**）．

❸術者は患者の前方に位置する．

❹両母指にガーゼを巻く（またはゴム手袋を用いる）（**図 4-1A・2c，d**）．

❺患者の口腔に母指を入れ，母指を左右の大臼歯上にあてる（**図 4-1A・2e**）．

❻他四指は口外から下顎部を把持する．

❼両母指で緩徐に大臼歯を下方に押圧しながら，他四指で把持している下顎部を持ち上げるようにし，さらに力を緩めず下顎部全体を後方に導くように押していく．

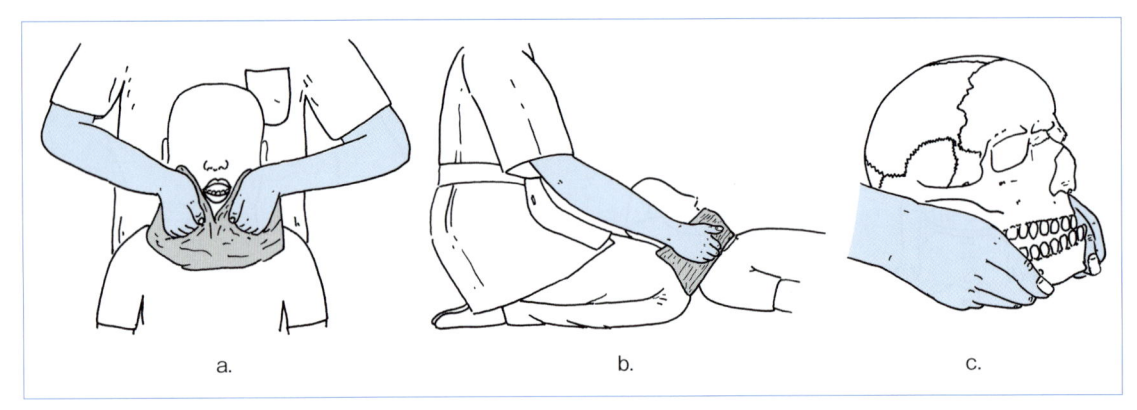

図 4-1A・3　口外法

❽わずかに関節頭が引き込まれるような感触が伝わるとき，把持した下顎部を口腔を閉じるように軽く前上方に持ち上げる操作をすると整復される（図 4-1A・2f）．
❾整復と同時に術者は両母指を大臼歯の外側に滑らせる．
　［●整復時に手指を噛まれないように，また手指を傷つけないように注意する．］

b）口外法
❶患者を坐位または背臥位にさせる．
❷坐位の場合，術者は患者の後方に立ち，患者の背部に接するようにする．次に左右の母指球部を下顎角部から下顎体部に密着させ把持し，頭部を前屈させる（図 4-1A・3a）．背臥位の場合，術者が正座し，患者の後頭部を膝の上にのせて頭部を前屈させ，左右の母指球部を下顎角部から下顎体部に密着させ把持する（図 4-1A・3b）．
❸母指球部の力を緩めずに，把持した下顎体部を前下方に緩徐に押していくと，口の開きが拡大し抵抗感が強くなる．
❹このとき，他四指でオトガイ部を挙上させ，口を閉じるように操作すると整復される（図 4-1A・3c）．

> **MEMO　整復時のコツ**
> ①母指球部が顔面部と滑りやすいので，ガーゼなどで密着するよう工夫する．
> ②あくまでも母指が主で，他四指は副（他四指は軽く把持する）である．
> ③弧を描くときは三日月の斜面を想起する．
> ④患者にアーアーとかすかな発声（開口）と同時に整復操作を行うと容易になる．
> ⑤患者に全身の力を抜かせて実施することがコツである．
> ⑥最初の1回で整復しないと緊張により筋収縮が起こるため整復が難しくなる．
> ⑦1回で整復できない場合は，温罨法により患部の筋緊張を緩和させ再整復する．

3）整復確認
　（1）閉口可能となる．
　（2）顎関節の疼痛が消失・軽減する．

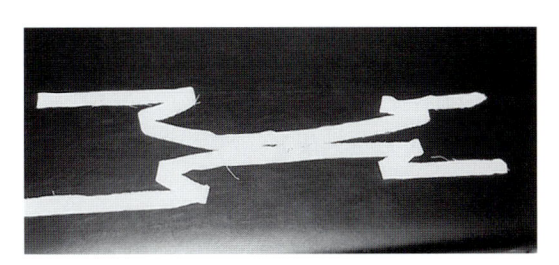

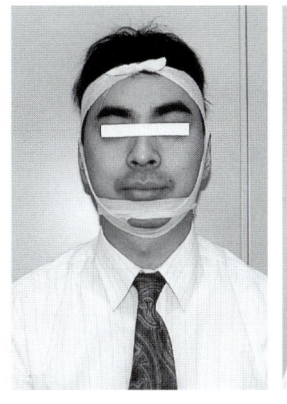

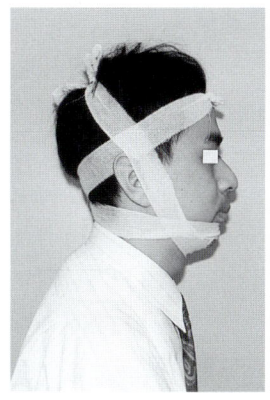

図4-1A・4　投石帯

図4-1A・5　固定法

(3) 弾発性固定が消失する．
(4) 頬骨弓下にあった関節頭が関節窩に触知できる．
(5) 下顎歯列は正常の位置に戻る．前歯（門歯）の噛みあわせ状態をよくみて，両側の場合は顎の中心が正中から外れていないかを目標とする．

> **MEMO**　整復後の確認
> ① 整復後，術者は一方の手で頸部後方を把持し，再脱臼位をとらせないよう他方の手で下顎部を軽く把持し，顎関節の上下左右の自動運動を行わせて確認する．
> ② 背臥位で整復した直後，上体を起こすときに再脱臼することがあるので，術者あるいは患者自身でオトガイ部を把持する．
> ③ 患者の苦痛，緊張で整復が確認できないこともあり，また強い力で行う整復のため関節部に疼痛がみられるので，前歯の噛みあわせ，および下顎頭の位置を触診し確認する．

■ 固　定
　1) 固定材料
　　巻軸包帯．
　2) 固定肢位
　　(1) 整復後は食事・欠伸などで大きく開口する下顎関節の運動を制限する．
　　(2) 整復後は，投石帯（**図4-1A・4, 5**），十字帯で固定することが望ましい．

> **MEMO**
> ① 外見上の理由により，投石帯をしないことが多いので，夜間のみ提顎帯を施すよう指導する．
> ② 昼間は，最大開口しないよう意識させる．

■後療法

1）目 的
再脱臼を防ぐとともに，固定により拘縮した関節を早期に正常に復する．

2）方 法
（1）顎関節部に2〜3日冷湿布を実施する．
（2）3〜4日は投石帯で固定し，流動食，半固形食とする．
（3）3〜4日後から温罨法，超音波療法などで患部の血行促進を図る．
（4）2週後から半開口を許可（徐々に固形食に変更していく），3週後から全開口を許可する．

■注意事項
（1）習慣性脱臼や反復性脱臼に注意する．
（2）整復されると支障がなくなり，また固定包帯をした外見を気にして，再脱臼しない限り，後療に通院しない例があり，十分な説明と理解が必要である．

■指導管理
（1）2週程度は，欠伸など大きく開口する関節運動を制限して患部を安静にする．
（2）硬い食べものは避けるよう指導する．

■予 後
（1）関節包が破壊されずに緩んで伸長する脱臼のため予後は良好である．
（2）習慣性・反復性脱臼を除き予後は良好である．

■全体のプログラム

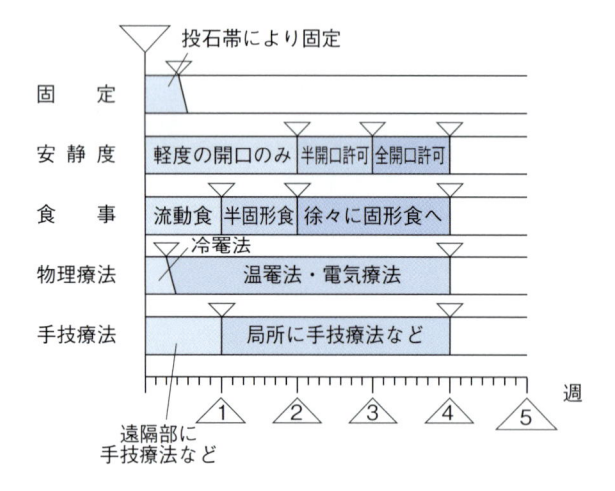

B ● 肋骨骨折

　　ハイエネルギー損傷による高度な肋骨骨折（多発複数または多発重複骨折）では，肺などの胸腔内臓器損傷を伴い，気胸や血胸，さらには緊張性気胸など重篤な症状を呈する場合がある．比較的軽微な外力による肋骨骨折でも，胸腔内臓器損傷は否定できないので，意識状態，呼吸状態，ショック症状など慎重な診察を行うとともに医科との連携による適切な対応が必要である．また，高齢者で骨粗鬆症が進行していることが予想される場合は，激しい咳やくしゃみでも骨折が発生する場合があり，受傷機序から安易に骨折がないと判断してはならない．

　　重篤な症状がみられる場合にはただちに救急車で医科に転送する．患者が苦痛で背臥位をとれない場合があり，柔道整復師自身や家族などが搬送するときは，無理に背臥位をとらせないなど患者の体位に工夫が必要である．比較的軽度な単独骨折が疑われる場合でも，胸腔内臓器損傷の合併を考慮し医科での診察が欠かせない．小児の胸部損傷では骨折がないにもかかわらず胸腔内臓器損傷を伴う場合があり，とくに慎重な対応が必要である．さらに，小児では虐待の可能性について考慮することも重要である．

■ 症例の提示

　　受傷時のX線像（**図 4-1B・1**）．

■ 絆創膏固定などを行わない場合の患者の搬送

　１）搬送にあたっての注意事項

　　呼吸運動などによる患部の動揺を防ぎ患者の苦痛を軽減させる．

　２）搬送時の固定例

　　バストバンドなどの提供で安静を図り搬送することが望ましい．

　　以下，単独骨折を想定した固定法について紹介する．しかし，胸腔内臓器損傷の可能性を考え，高度な骨折はもとより単独骨折でも，医師の管理下で治療されるべきである．

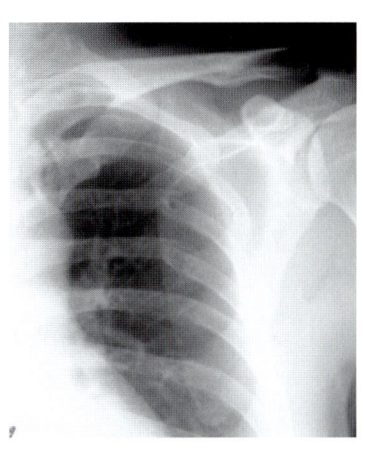

図 4-1B・1　受傷時のX線像

■整復
一般的に整復を要することは少ない．

■固定

1）目 的
(1) 呼吸運動を抑制して骨折部の安静を図る．
(2) 動揺による臓器の二次的損傷や転位の増大を防ぐ．
(3) 疼痛の軽減を図る．
(4) 局所を圧迫する．

2）固定材料
巻軸包帯，サラシ，弾性包帯，絆創膏，厚紙副子，胸部固定帯（バストバンド）など

3）固定法

a）絆創膏固定（屋根瓦状固定）

❶幅約5cm，骨折部の上下約10cmの絆創膏（絆創膏①），幅約5cm，健側の前正中線の数cm手前から患部を経て，後正中線を数cm越える長さの絆創膏（絆創膏②）を用意する．
❷貼付範囲をアルコール綿で清拭する．
❸カット綿またはガーゼを乳頭にあてる．
❹多毛の人は剃毛する．
❺絆創膏①を前，後正中線の健側に縦に貼付する（図4-1B・2a）．
❻縦方向に貼られた前後の絆創膏間に絆創膏②を貼付する．このとき，呼気時に肋骨弓下縁から上方に向かって少しずつ重ねながら貼っていく（図4-1B・2b～d）．
❼絆創膏の上に包帯固定をする（図4-1B・2e）．

b）絆創膏と副子の併用（重度損傷時に適応される）

❶絆創膏固定は前述のとおり実施し，その上に副子（厚紙）を重ねる（図4-1B・2f）．
❷厚紙は2mmぐらいの厚手のものを使用し，内側に綿花またはフェルトパッドをあて，皮膚の保護と衝撃の緩和を図る．
❸副子には厚紙のほかに，合成樹脂製キャスト材などを用いてもよい．

4）固定に関する留意点
(1) 貼付の技法には屋根瓦状型（図4-1B・2c），竹矢来状型（図4-1B・2g）などがある．
(2) 呼気時に貼付すると圧迫力が持続すると同時に局所の動揺を制限する．
(3) 貼付の際は皮膚に均等に圧を加える．
(4) 貼り始めの部分には牽引力を加えない（水疱防止）．
(5) かぶれに注意する（通気性のある絆創膏を用い必要により交換する）．
(6) 最初に骨折部を中心にしてX状の絆創膏を貼付しておくと，損傷部の確認が容易である（図4-1B・2a）．
(7) 損傷状態，体質などに応じて弾性の包帯，あるいは胸部固定帯（図4-1B・2h，i）が用いられる．
(8) 起始と停止が正中線を越えるように絆創膏を貼布する．

B ● 肋骨骨折　419

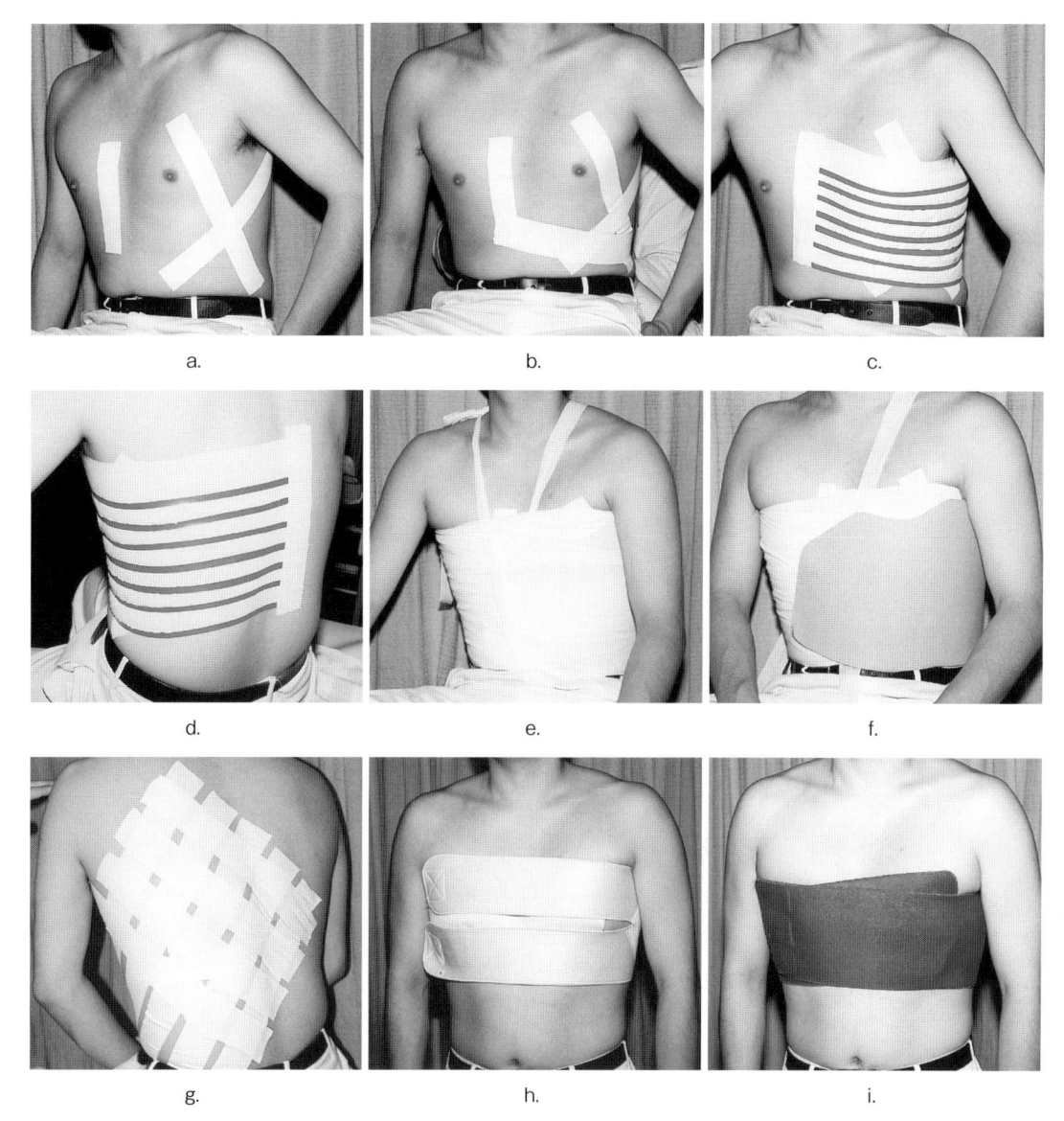

図 4-1B・2　固定法

固定期間
　　3〜4週.

後療法
　　急性期が過ぎてから温罨法，手技療法などを併用すると治療効果を高め，早期回復につながる.

指導管理
　　（1）現症と施術概要を説明する.
　　（2）固定法の説明と選択をする.
　　（3）日常生活上での動揺制限，呼吸法を指導する.
　　（4）症状急変時の対応を指導する.

■予後

　　肋骨骨折そのものの予後は極めて良好である．

■全体のプログラム

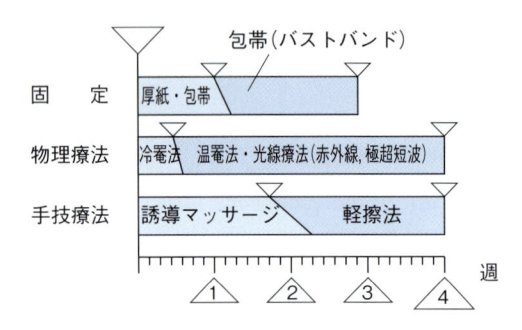

固　定	厚紙・包帯　　包帯（バストバンド）
物理療法	冷罨法　温罨法・光線療法（赤外線, 極超短波）
手技療法	誘導マッサージ　軽擦法

週：①　②　③　④

改訂作業にあたり，以下の機関から症例写真などのご提供をいただいた．

井浦接骨院(群馬県)，おばら整形外科(北海道)，栗原整形外科(埼玉県)，小山接骨院(東京都)，櫻井接骨院(群馬県)，篠整骨院(東京都)，高崎接骨院(富山県)，タタラノ整骨院(大阪府)，タナベ整骨院(大阪府)，田村接骨院(群馬県)，つつい整骨院(北海道)，東京医療専門学校(東京都)，にしまき整骨院(北海道)，日体柔整専門学校(東京都)，野崎整骨院(北海道)，野島整骨院(東京都)，福田接骨院(茨城県)，附属北海道柔道整復専門学校(北海道)，北信越柔整専門学校(石川県)，細野接骨院(群馬県)，洞口整骨院(宮城県)，牧内整骨院(東京都)，みどり台接骨院(宮城県)，明治東洋医学院専門学校(大阪府)，山口整骨院(東京都)，行岡整復専門学校(大阪府)，米田柔整専門学校(愛知県)，米田柔整専門学校附属米田接骨院(愛知県)

(五十音順)

索 引

●和文索引はカタカナ，ひらがな，漢字の順に，漢字は字画数順に配列した．

【和文索引】

[あ]

アームレスト　260
アイシング　184
アイソメトリック　271
アキレス腱断裂　6, 386
　，Matles test（knee flexion test）　389
　，Thompsons（Simmond squeezing）test　389
　，筋腱移行部　388
　，爪圧迫検査　392
　，腓骨神経麻痺　391
アプライテスト　369, 382
アプリヘンションサイン　352
アライメント　11
アンカーテープ　173
アントンセン法　324
軋轢音　16, 329
穴あき海綿骨用螺子　290
安全肢位　200

[い]

インターロッキングネイル　97, 298, 309
インピンジメント徴候　55
　，腱板断裂　259
インフォームド・コンセント　22
医科との連携　26
医師の同意　2, 26
異常運動　17
異常可動性　18
異常経過　29, 30
意思確認　23
陰圧式固定具　344

[う]

ウィルソン徴候　369
ヴェルポー包帯　91
烏口下脱臼　18, 222
運動協調性　35

[え]

エンダーピン固定　78, 97
エンドポイント　369
壊死　12, 128
腋窩神経損傷　16, 55
　，鎖骨骨折　70
　，上腕骨外科頸骨折　76, 78, 81, 88
腋窩神経麻痺　221
腋窩脱臼　50
腋窩動脈損傷　76, 78, 81
円板状半月　369
遠心性筋収縮訓練　364
遠心性収縮　54

[お]

オーバーヘッドパターン　53
オーバーラッピングフィンガー　180
　，基節骨基部骨折　197
　，指骨骨折　191
　，中手骨頸部骨折　182, 184, 186
　，中手骨骨幹部骨折　177
応急手当　3
応急的整復　23
横骨折　48
　，下腿骨骨幹部骨折　312, 313
　，膝蓋骨骨折　305, 307, 308
　，上腕骨骨幹部骨折　99, 104, 105
　，大腿骨骨幹部骨折　179
　，橈・尺両骨骨幹部骨折　151
大本法　323
温罨法　32
温熱療法　32
温浴　197, 201

[か]

カーター徴候　368, 369
ガーデンの分類　292
カーフレイズ　373, 395
ガレアジ骨折　154
ガンマネイル　290
下肢伸展位挙上訓練　375
下肢伸展挙上検査　20
下垂指　20
下垂手　19
下垂足　20
下腿骨骨幹部骨折　309
　，横骨折　312, 313
　，開放性骨折　309
　，偽関節　309
　，区画症候群　311
　，脛骨中央・遠位1/3境界部　309
　，脛腓両骨完全骨折　309
　，骨膜下骨折　312
　，コンパートメント症候群　311
　，膝蓋腱荷重ギプス（PTB）キャスト　313
　，スピードトラック　310
　，創外固定法　309
　，反張下腿　310
　，腓骨神経麻痺　311
　，ファンクショナルブレース　309
　，ブラウン架台　310
　，免荷下腿用ギプス（PTES）キャスト　313
　，螺旋状骨折　312
下腿三頭筋肉離れ　386, 398
化膿性疾患　9
可動域制限　17
仮性整復　24
仮性分娩麻痺　89
果部骨折　314
　，三果部骨折　318
　，回外・外旋損傷　318
　，回外・内転損傷　316
　，回内・外旋損傷　318
　，回内・外転損傷　315
　，脱臼骨折　314
過剰仮骨形成　32
架橋仮骨　147
介達外力　38
介達痛　18
回転法　347
階段状変形　10, 41
　，肩鎖関節脱臼　211
開放性骨折　14, 15

，下腿骨骨幹部骨折　309
，鎖骨骨折　62
，膝蓋骨骨折　305
，上腕骨骨幹部骨折　97
，大腿骨骨幹部骨折　298
外観写真　24,26
外固定　27
外傷性関節症　350
外転副子　260
外転枕　260
外反ストレステスト　270,378
，膝関節内側側副靱帯損傷　378
，肘関節内側側副靱帯損傷　270
確定診断　37
顎関節脱臼　412
，口外法　414
，口内法　413
，習慣性脱臼　416
，投石帯　415
，反復性脱臼　412
，ヒポクラテス法　413
，片側脱臼　412
，両側脱臼　412
肩関節外転位　49
肩関節関節窩骨折　40
肩関節周囲炎　5,58
肩関節内転位　51
肩関節脱臼　10,13,56,221
，烏口下脱臼　18,222
，腋窩神経損傷　16
，腋窩脱臼　50
，棘下脱臼　44
，後方脱臼　44,45
，コッヘル法　224
，鎖骨下脱臼　223
，サルカス徴候　231
，踵骨法　223
，スティムソン法　224
，ゼロポジション牽引　225
，前方脱臼　5,11,25,45,50,77,221
，弾発性固定　222
，バンカート損傷　223
，反復性脱臼　230
，ヒポクラテス法　223
肩関節部　37
肩腱板疎部損傷　54
肩腱板損傷　8,13,16,17,18,51,54,55
肩腱板損傷の診断　59
肩腱板断裂　5,18,257

肩前方不安定症候群　55
滑車運動　218,261
滑膜性関節炎　366
合併症　22
壁押し運動　73,261
患肢荷重　35
患肢保持　5
患者のプライバシー　7
患者用診察着　9
嵌頓症状　378
寛骨臼後縁の骨折　345
感染性疾患　16
関節運動　17
関節窩縁骨折　223
関節可動域　18
関節血腫　39
関節拘縮　18,33
関節唇損傷　223
関節内骨折　40
関節内視鏡　59
関節包炎　58
関節包内骨折　294
関節リウマチ　284
観血療法　22
鑑別診断　22

[き]

ギプスヒール　330
キャニュレイテッドキャンセラススクリュー　314
キャニュレイテッドキャンセラスヒップスクリュー　290
キャンセラススクリュー　137
キュンチャー髄内釘　298,309
ギヨン管　16
キルシュナー鋼線固定　65,78,93,109,122,142,147,164,172,177,314,336
気胸　417
基節骨基部骨折　191
，オーバーラッピングフィンガー　197
，骨端線離開　193,197
，掌側凸の変形　193,197
，爪圧迫検査　194
，粉砕骨折　201
基節骨骨幹部骨折　198
，骨間筋　198

，掌側凸の変形　198
，虫様筋　198
，マルゲーニュの骨折痛　199
，螺旋状骨折　201
基節骨骨頭部骨折　343
機能肢位　29,200
偽関節　65
，下腿骨骨幹部骨折　309
，鎖骨骨折　65
，膝蓋骨骨折　305
，上腕骨外顆骨折　122,126
，上腕骨骨幹部骨折　105
，大腿骨頸部骨折　290
，橈・尺両骨骨幹部骨折　147
偽痛風性関節炎　366
楔状骨折　335
虐待　63
求心性収縮　54
急性心筋梗塞　8
急性塑性変形　15
，橈・尺両骨骨幹部骨折　147
，モンテギア骨折　142
挙上運動　32
狭心症　8
胸腔内臓器損傷　417
橋状仮骨　147,151
局所熱感　14
棘果長　296
棘上筋腱損傷　8,53
筋萎縮　13
筋損傷の診断　59
筋の形　13
筋力　35
緊張性気胸　417
緊縛包帯　31,159,395

[く]

クアードリセップスセッティング　373,384
グラビティテスト　369,378
クリック音　243
グルトの骨癒合日数　27
クレピタス　17
，腱板断裂　259
区画症候群　14
，下腿骨骨幹部骨折　311
屈曲整復法
，コーレス骨折　156,157

索　引　425

，上腕骨顆上骨折　110, 113, 114
，上腕骨骨幹部骨折　99
屈伸運動　32

【け】

経皮ピンニング　109, 184
経過の記録　29
脛腓靱帯損傷　410
軽擦法　32
血管迷走神経反射性失神　63
血胸　417
肩甲骨解剖頸骨折　45
肩甲骨関節窩骨折　38, 45
肩甲骨頸部　40
肩甲骨頸部骨折　38
肩甲骨外科頸骨折　51
肩甲骨部　37
肩鎖関節脱臼　5, 8, 10, 12, 41, 51, 56, 65
，階段状変形　211
，後方脱臼　45
，上方脱臼　18, 50, 209
，第1度損傷　211
，第2度損傷　211
，第3度損傷　211
，トッシーの分類　210
，ピアノキー症状　211
，変形治癒　210
，ロバート・ジョーンズ固定　213
肩鎖関節捻挫　46
肩部の痛み　37
肩峰下滑液包炎　54, 55, 58
肩峰下空虚　77
肩峰部　37
牽引整復台　292, 296
牽引直圧整復法
，コーレス骨折　154, 155
，上腕骨骨幹部骨折　99
，スミス骨折　165, 166
牽引法　346
腱の滑動障害　202
腱板疎部損傷　53, 265
腱板損傷　265
腱板断裂　257
，インピンジメント徴候　259
，クレピタス　259
，ドロップアームサイン　259
，ペインフルアークサイン　259

限局性圧痛　16, 29

【こ】

コーレス骨折　9, 10, 25, 152
，屈曲整復法　156, 157
，牽引直圧整復法　154, 155
，骨端線離開　154
，手根管症候群　162
，銃剣状変形　152, 153
，術者が一人で行う整復法　156
，ズデック骨萎縮　161, 162
，長母指伸筋腱断裂　162
，爪圧迫検査　159
，橈骨遠位骨幹部骨折　154
，反射性交感神経性萎縮症（RSD）
　162
，フォーク状変形　152, 153
，粉砕骨折　152
，若木骨折　153
コットン骨折　314, 318
コッヘル法
，肩関節脱臼　224
，股関節脱臼　347
コンパートメント症候群　14, 311
コンプレッションヒップスクリュー
　290
股関節脱臼　344
，回転法　347
，牽引法　346
，後方脱臼　344
，骨化性筋炎　344, 350
，コッヘル法　347
，坐骨神経損傷　344, 350
，スティムソン法　347
，阻血性壊死　344
，脱臼骨折　344
，ダッシュボード損傷　344
，弾発性固定　347
，輪状保持帯　347
固定　27
固定期間　27
固定肢位　29
固定の除去　29
固定範囲　29
固定法　24
固有支配領域　16
固有掌側指神経　17
口外法　414

口内法　413
後遺症　36
後骨間神経麻痺　143
後十字靱帯損傷　366
後療法　27
絞扼障害　55
硬結　15, 364
骨化性筋炎　32
，股関節脱臼　344, 350
，上腕骨顆上骨折　118, 119
，大腿骨屈強筋群（ハムストリング
　ス）の筋損傷（肉離れ）　363
，大腿骨骨幹部骨折　303
，肘関節脱臼　238
，肘関節内側側副靱帯損傷　271
骨間筋　198
骨強度　34
骨棘形成　271
骨形成不全症　8
骨挫傷　59
骨性バンカート損傷　223
骨折の診断　58
骨折の施術　2
骨粗鬆症　160
骨端成長軟骨板　8
骨端成長軟骨板損傷　16
骨端成長軟骨板損傷の診断　59
骨端線離開　6, 12
，コーレス骨折　154
，マレットフィンガー　284
骨頭肩峰間距離　59
骨軟骨骨折　352

【さ】

サイドランジ　373
サルカス徴候　18, 231
鎖骨遠位端部骨折　41, 50, 52, 65, 211
鎖骨下動脈損傷　65
鎖骨骨折　5, 8, 9, 17, 41, 62
，臥位整復法　66, 67
，開放性骨折　62
，偽関節　65
，坐位整復法　66
，成人の不全骨折　64
，粉砕骨折　62
，リング固定　69
，腕神経叢損傷　16, 63, 65
鎖骨整復台　66

鎖骨バンド　68
鎖骨部　41
鎖骨不全骨折　41
坐骨神経損傷　344, 350
再骨折　8
再整復　25, 28
再脱臼　30
再転位　28, 30
最終域感　18
雑音　16
猿手　19
三角筋膨隆消失　77
三角靱帯損傷　410
三果部骨折　318

[し]

ジャス固定　177
ショウファー骨折　154
ジョーンズ骨折　328
ジョーンズ包帯　379
支柱つき装具　372
自然気胸　6
指骨骨折　191
　, オーバーラッピングフィンガー
　　191, 197
　, 基節骨基部骨折　192
　, 基節骨骨幹部骨折　198
　, 骨端線離開　191
　, 骨嚢腫　191
　, 中節骨骨折　205
　, 中節骨掌側板付着部裂離骨折
　　202
　, 病的骨折のX線像　192
指導管理　35
姿勢　5
自家矯正　121
自家矯正力　73
自動運動　32
自動介助運動　32
自発痛　30
持久力　35
持続牽引法　201
持続的他動運動機器　382
膝蓋骨骨折　305
　, 横骨折　305, 307, 308
　, 開放性骨折　305
　, 偽関節　305
　, 膝蓋腱膜断裂　305

　, 粉砕骨折　305
膝蓋骨脱臼　10, 352
　, 側方脱臼　352
　, 弾発性固定　353
膝蓋跳動　369, 378
膝関節十字靱帯断裂　13
膝関節内側側副靱帯損傷　376
　, 腓骨神経麻痺　380
　, 膝崩れ現象　378
膝関節のロッキング　382
膝関節不安定性テスト　378
膝関節横径　353
尺骨茎状突起骨折　154
尺骨神経　17
尺骨神経炎　271
尺骨神経手背枝　17
尺骨神経浅枝　17
尺骨神経損傷　19
　, 上腕骨顆上骨折　109
　, 上腕骨内側上顆骨折　129
　, 肘関節脱臼　237
　, 肘頭骨折　138
手根管症候群　162
種子骨の嵌入　356
腫脹　11, 15
腫脹増大　30
舟状骨結節部　196
舟状骨骨折　152, 154, 169
習慣性脱臼　416
柔道整復業務　2
柔道整復師法　2
柔道整復施術　2
祝呪手　19
祝祷手　19
術者が一人で行う整復法
　, コーレス骨折　156
　, 上腕骨顆上骨折　110, 111
　, スミス骨折　165, 166
小児骨端線離開　152
小児前腕両骨骨幹部遠位骨折　152
紹介状　26
踵骨体部骨折　320
　, 大本法　323
　, ズデック骨萎縮　326
　, 足底穹窿の減少　322
　, 粉砕骨折　321
　, ベーラー角の減少　322
　, 扁平足　322
踵骨の骨梁構造　324

踵骨法　223
踵腓靱帯　405
上肢台　71
上腕骨遠位骨端線離開　106
上腕骨解剖頸骨折　75
上腕骨外顆骨折　122
　, 外反肘　122, 126
　, 偽関節　122, 126
　, 成長障害　126
　, 遅発性尺骨神経麻痺　122, 126
上腕骨顆上骨折　106
　, 5P徴候　118
　, 6P徴候　118
　, 外固定　109
　, 介達牽引療法　109
　, 観血的整復固定術　109
　, 屈曲整復法　110
　, 経皮ピンニング　109
　, 骨化性筋炎　118, 119
　, 術者が一人で行う整復法　110,
　　111
　, 伸展型骨折　108
　, 整復を行わない金属副子固定
　　109
　, 阻血性拘縮　118
　, 直達牽引療法　109
　, 爪圧迫検査　117
　, 徒手整復　109
　, 内反肘　107, 108, 120
　, フォルクマン拘縮　109, 118
　, 粉砕骨折　107
上腕骨近位骨端線損傷　7
上腕骨近位骨端線離開　12, 38, 40, 50,
　51, 54, 88
　, 包帯交換時の肢位　94
上腕骨近位部　38
上腕骨頸体角　82
上腕骨外科頸部　40
上腕骨外科頸骨折　5, 17, 18, 38, 40,
　44, 45, 51, 75
　, 腋窩神経損傷　76, 78, 81, 88
　, 外転型骨折　11, 50, 51, 75, 77, 223
　, 三角筋膨隆消失　77
　, ストッキネット固定　81
　, 内転型骨折　51, 84
　, 皮下出血斑　77
上腕骨骨幹部骨折　97
　, 横骨折　99, 104, 105
　, 開放性骨折　97

索引 427

　，偽関節　105
　，屈曲整復法　99
　，牽引直圧整復法　99
　，三角筋付着部より遠位の骨折　97
　，三角筋付着部より近位の骨折　97
　，橈骨神経損傷　98,105
　，ファンクショナルブレース　97
　，粉砕骨折　99
　，螺旋状骨折　97,98,104
上腕骨骨頭後外側の陥凹　223
上腕骨小頭骨折　134
上腕骨大結節骨折　75
上腕骨通顆骨折　106
上腕骨頭骨折　38,40,44,45,75
上腕骨頭部　45
上腕骨内側上顆骨折　128,134,234
　，回転転位　129
　，嵌入した骨片　129
　，尺骨神経損傷　129
　，肘関節屈曲拘縮　128
　，肘関節脱臼　129
上腕二頭筋腱損傷　5
上腕二頭筋長頭腱炎　58
上腕二頭筋長頭腱損傷　8,17,18,54,
　55,56,258,264
　，結節間溝部　265
　，ドロップアームサイン　265
上腕二頭筋長頭腱断裂　8,13,56
触診　14
褥瘡　12,217
心筋梗塞　58
神経－筋協調性トレーニング　364
神経の機能　19
深腓骨神経　17
診療情報　3
人工関節置換術　78,290
人工骨頭置換術　290
靱帯終末抵抗　369
靱帯縫合術　372

[す]

スクリュー固定　65,78,97,172,177
スクワット　364,375
スティムソン法
　，肩関節脱臼　224
　，股関節脱臼　347
スタインマンテスト　369,383
ズデック骨萎縮

　，コーレス骨折　161,162
　，踵骨体部骨折　326
ステナー損傷　275
ストッキネット固定　81
ストレステスト　276,279
スナップボックス　154,169
スピードテスト　258,266
スピードトラック　292,302,310,349
スミス骨折　164
　，牽引直圧整復法　165,166
　，術者が一人で行う整復法　165
　，掌側バートン骨折　164
　，粉砕骨折　165
スライディングネイル　290
すり足歩行　6
水泳　55
水疱　14,28
髄内鋼線固定　184
髄内釘　65

[せ]

ゼロポジション牽引　225
施術終了　34
施術録　29
正中索　199
正中神経　17
正中神経上位損傷　19
正中神経掌枝　17
石灰沈着性腱板炎　58
説明と同意　23
浅腓骨神経　17
全身状態　6
前外側回旋不安定性　369
前距腓靱帯断裂　405
前十字靱帯損傷　366,369,376,377
　，Lateral Pivot Shift Test　370
　，N-テスト　370
　，前方引き出しテスト　370
　，ニーベントウォーク　373
　，腓骨神経麻痺　372
　，膝崩れ現象　368
　，ラックマンテスト　369
前内方凸変形　10
前方引き出しテスト　370
前腕骨間膜損傷　133
漸増抵抗運動　271

[そ]

ソープ分類　307
ソルター・ハリスⅠ型　90
ソルター・ハリスⅡ型　90,106
ソルター・ハリス分類　91
阻血性壊死　344,350
阻血性拘縮
　，上腕骨顆上骨折　118
　，橈・尺両骨骨幹部骨折　147
訴訟問題　23
足関節果部骨折　410
足関節外側側副靱帯損傷　403,404
　，RICE処置　406
　，前方引き出し検査　405
　，内反動揺検査　405
　，腓骨神経麻痺　407
足関節内側側副靱帯損傷　403,410
　，三角靱帯損傷　410
足関節捻挫　31,314,403
足趾骨折　340
　，足底穿窿　342
　，底側凸の変形　340
　，第1趾基節骨骨折　340
　，縦アーチ　342
　，バディーテープ　340
　，粉砕骨折　340
足趾脱臼　356
　，弾発性固定　357
足底穿窿　322,323,329,342,358
足底板　326,331,336,339
側方動揺性　247,279
側方動揺テスト　276
損傷の診察　5

[た]

ダッシュボード損傷　344
ダンロップ牽引　109
他動運動　32
他動的矯正運動　34,126
多発骨折　335,337,339
体操競技　56
退行性変性　11
大結節骨折　44
大結節不全骨折　44
大腿屈筋群の筋損傷（肉離れ）　360
　，RICE処置　360
　，骨化性筋炎　363

，スクワット　364
　，ヒップリフト　364
　，レッグランジ　364
大腿骨近位骨端線離開　6
大腿骨頸部骨折　290
　，ガーデンの分類ステージⅢ～Ⅳ　292
　，外側骨折　296
　，観血療法の後療法　297
　，ガンマロッキングネイル術後の後療法　297
　，偽関節　290
　，人工骨頭置換術（BHA）後の後療法　297
　，スピードトラック牽引　292
　，阻血性骨頭壊死　290
　，ダイナミックヒップスクリュー（DHS）術後の後療法　297
　，転子部骨折　290
　，内側骨折　20, 290, 292
　，絆創膏牽引　292
　，ヒールパームテスト　293
　，腓骨神経麻痺　295
　，ホイットマンの外転整復法　292, 293, 296
大腿骨骨幹部骨折　298
　，90°-90°牽引　302
　，遠位1/3部の骨折　301
　，横骨折　298, 299, 300
　，介達牽引療法　302
　，開放性骨折　298
　，近位1/3部の骨折　301
　，骨化性筋炎　303
　，垂直介達牽引　302
　，髄内釘固定後の後療法　304
　，スピードトラック牽引　302
　，創外固定法　298
　，中央1/3部の骨折　301
　，直達牽引法　302
　，徒手整復法　301
　，ブライアント牽引　302
　，螺旋状骨折　302
大腿骨頭すべり症　6
大腿四頭筋萎縮　382
大腿四頭筋伸展訓練　375
大腿四頭筋損傷　360
大腿直筋強化法　354
大腿二頭筋長頭腱断裂　363
代償運動　20

第1指MP関節　356
第1趾MP関節　356
第1指MP関節側副靱帯損傷　274
第1指MP関節脱臼　10, 254
　，弾発性脱臼　255
第2 Köhler病　335
第2ケーラー病　335
第三骨片　64, 71
第5中足骨基部裂離骨折　328, 334, 338
　，外方凸変形　329
脱臼痛　30
脱臼の診断　59
脱臼の施術　3
単純X線像　58
短下肢副子　392
断端離開　28, 30
弾発現象　369
弾発性固定　17, 18, 44, 50
　，PIP関節脱臼　247
　，肩関節脱臼　222
　，股関節脱臼　347
　，膝蓋骨脱臼　353
　，足趾脱臼　357
　，第1指MP関節脱臼　255
　，肘関節脱臼　19, 234

【ち】

治癒の判定　34
遅発性尺骨神経麻痺　122, 126
中手骨頸部骨折　182
　，オーバーラッピングフィンガー　182, 184, 186
　，骨頭の隆起消失　183
　，爪圧迫検査　184
　，背側凸の変形　183
　，バディーテープ　187
中手骨骨幹部骨折　177
　，MP関節伸展障害　177
　，横骨折　179
　，オーバーラッピングフィンガー　177
　，ジャス固定　177
　，螺旋状骨折　179
中手骨骨頭部隆起消失　190
中節骨骨折　205
　，頸部骨折　205, 284
　，骨幹部骨折　205

　，骨片転位　205
　，掌背側凸変形　205
　，浅指屈筋付着部より遠位部の骨折　207
　，浅指屈筋付着部より近位部の骨折　206
　，粉砕骨折　205, 206
中節骨掌側板付着部裂離骨折　202
中足骨骨折　328
　，骨幹部骨折　334
　，多発骨折　335, 337, 339
　，爪圧迫検査　332
　，疲労骨折　335
虫様筋　198
肘関節脱臼　123
　，後外側回旋不安定症（PLRI）　233
　，後方脱臼　25, 108, 134, 232
　，骨化性筋炎　238
　，尺骨神経損傷　237
　，上腕骨内側上顆骨折　129
　，弾発性固定　19, 234
　，肘頭圧迫屈曲整復法　235
　，橈骨神経損傷　237
肘関節内側側副靱帯損傷　269
　，RICE処置　270
　，外反ストレステスト　270
　，骨化性筋炎　271
肘関節不安定性　240
肘頭骨折　134, 137
　，U字状副子　139
　，尺骨神経損傷　138
　，離開転位　137
肘内障　64, 241
肘部管症候群　269
長下肢キャスト　391
長下肢副子　390
超音波画像　59
超音波療法　33
直達外力　38
陳旧性外側靱帯損傷　410

【つ】

ツークグルツング法　128
つまみ動作訓練　277
吊り輪競技　56
突き指損傷　246, 278
槌指変形　286
爪圧迫検査　14, 33

，アキレス腱断裂　392
，基節骨基部骨折　194
，コーレス骨折　159
，上腕骨顆上骨折　117
，中手骨頸部骨折　184
，中足骨骨折　332

[て]

ディンプルサイン　14
デゾー包帯　68, 215
テニス　55
テニスレッグ　398
デュプイトラン骨折　314, 318
テンションバンドワイヤリング法
　　128, 137, 305, 314
手 MP 関節脱臼　255
抵抗運動　33
低周波療法　33
転医　28
電気光線療法　33

[と]

トリックモーション　20
ドロップアームサイン
　，腱板断裂　259
　，上腕二頭筋長頭腱損傷　265
閉ざされた質問　7
徒手筋力検査　72
徒手整復　24
投石帯　415
疼痛　8
疼痛緩和肢位　210
等尺性筋収縮　72
等尺性収縮　32
橈・尺両骨骨幹部骨折　147
　，横骨折　151
　，偽関節　147
　，急性塑性変形　147
　，阻血性拘縮　147
　，同高位の骨折　151
　，橈尺骨癒合　147
　，若木骨折　147
橈骨近位端部骨折　133
　，頸部骨折　133
　，前腕骨間膜損傷　133
　，肘頭の縦骨折　133
　，リモデリング　135

橈骨神経　17
橈骨神経上位損傷　19
橈骨神経浅枝　17
橈骨神経損傷
　，上腕骨骨幹部骨折　98, 105
　，肘関節脱臼　237
橈側小窩部　154
糖尿病　8
動揺性肩関節　18, 53, 54, 55

[な]

内果関節裂隙　410
内側広筋強化法　354
内側半月板損傷　353
内反肘　107, 108, 120
軟部組織損傷の施術　4

[に]

ニアーの 4part 骨折　59
ニーベントウォーク　373
二次的損傷　26

[ね]

ねじきり鋼線　109

[は]

バートン骨折　164
ハーバートスクリュー固定　169
ハーフスクワット　373
ハイエネルギー損傷　97, 298, 417
バストバンド　417
バディーテープ　180, 187, 279, 280, 340
ハムストリングスの筋損傷（肉離れ）
　　360
　，RICE 処置　360
　，骨化性筋炎　363
　，スクワット　364
　，ヒップリフト　364
　，レッグランジ　364
パラフィン浴　197, 201
バランスボード　373
バレーボール　54
バンカート損傷　59, 223
ハンギングキャスト法　78, 97

背側 8 字帯　68
背側傾斜角　154
背側指神経　17
反射性交感神経性萎縮症（RSD）　162
反張下腿　310
反跳現象　64
反跳症状　211
反復性脱臼　59
　，顎関節脱臼　412
　，肩関節脱臼　230
半月（板）損傷　366, 369, 376, 378, 382
　，quadriceps setting excercise　385
　，嵌頓症状　383
　，膝崩れ現象　382
半月板嵌頓　376

[ひ]

ピアノキー症状　41, 64
　，肩鎖関節脱臼　211
ヒップリフト　364
ヒポクラテス法
　，顎関節脱臼　413
　，肩関節脱臼　223
ヒューター線　108
ヒル・サックス損傷　59, 223
ピンチ動作　19, 20
引き出し徴候　378
皮下出血斑　12
　，上腕骨外科頸骨折　77
非化膿性の炎症　11
腓骨神経麻痺
　，アキレス腱断裂　391
　，下腿骨骨幹部骨折　311
　，前十字靱帯損傷　372
　，足関節外側側副靱帯損傷　407
　，大腿骨骨幹部骨折　295
　，膝関節内側側副靱帯損傷　380
膝崩れ現象
　，膝関節内側側副靱帯損傷　378
　，前十字靱帯損傷　368
　，半月（板）損傷　382
病的骨折　8
　，X 線像　192
　，基節骨基部骨折　191, 192
　，中節骨骨折　205
開かれた質問　6
疲労骨折　16
　，中足骨骨折　335

[ふ]

ファンクショナルブレース　97, 309
フィンガートラクション　248
フィンガートラップ　341
プーリー運動　218, 261
フェルトパッド　125, 131
フォルクマン拘縮　30
　．上腕骨顆上骨折　109, 118, 119
　．肘関節脱臼　238
フォワードランジ　373
ブライアント牽引　302
ブラウン架台　310, 349
プレート固定　65, 78, 97, 142, 147, 164, 314, 336
不安定肩関節症　54
浮腫　31
振り子運動　32, 161
複合性局所疼痛症候群　163
物理療法　33
粉砕骨折　48
　．PIP 関節脱臼　245, 247
　．基節骨基部骨折　201
　．鎖骨骨折　62
　．膝蓋骨骨折　305, 307, 308
　．踵骨体部骨折　321
　．上腕骨顆上骨折　107
　．上腕骨骨幹部骨折　99
　．スミス骨折　165
　．足趾骨折　340
　．中節骨骨折　205, 206
分裂膝蓋骨　305

[へ]

ペインフルアークサイン　18, 259, 265
ベーラー角　320
ベタ足歩行　6
ペダリング　373
ベネット骨折　172
　．長母指外転筋　173
ベネット損傷　54, 55
ヘバーデン結節　284
変形　9
変形性肩関節症　58, 265
変形性肩鎖関節症　58
変形性足関節症　314
変形性肘関節症　271
変形治癒　91

扁平足　322

[ほ]

ポット骨折　314, 318
ポップ音　387
歩容　5
保存療法　22
放散痛　8
蜂窩織炎　366
発赤　12

[ま]

マックマレーテスト　369, 382
マルゲーニュの骨折痛　199
マレットフィンガー　282
　．骨端線離開　284
　．槌状変形　286

[み]

ミッデルドルフ三角副子　86, 92, 97, 101

[め]

メゾヌーブ骨折　314
免荷下腿用ギプス(PTES)キャスト　313

[も]

モーレンハイム窩　222
モンテギア骨折　142
　．急性塑性変形　142
　．屈曲型　143
　．後骨間神経麻痺　143
　．伸展型　143, 144
　．橈骨頭脱臼　142
毛細血管再充満時間　117
毛囊炎　217
問診　6

[や]

ヤーガソンテスト　18, 258, 266
ヤコブ型　122
夜間痛　56

野球肩　12

[ゆ]

有痛弧徴候　18
有痛性分裂膝蓋骨　305
　．ソープ分類　307
誘導マッサージ　32
指側副靱帯損傷　274

[ら]

ラウゲ・ハンセン　314
ラックマンテスト　369
螺旋状骨折
　．下腿骨骨幹部骨折　312
　．基節骨骨幹部骨折　201
　．上腕骨骨幹部骨折　97, 98, 104
　．大腿骨骨幹部骨折　302
　．中手骨骨幹部骨折　179

[り]

リスフラン関節脱臼　335
リトルリーガーズショルダー　59, 89
リモデリング　135
リング　68, 69, 307
離開転位　138
離断性骨軟骨炎　369
療養費　2
輪状保持帯　347
輪転機運動　73

[る]

ルーズ・ショルダー　221
涙滴型　20

[れ]

レッグプレス　373
レッグランジ　364

[ろ]

ロコモティブシンドローム　374
ロッキングフィンガー　254, 272
ロバート・ジョーンズ固定　213
ロバートソンの三方牽引法　247

索　引　431

肋骨骨折　417
　，胸腔内臓器損傷　417
　，骨粗鬆症　417
　，竹矢来状固定　418
　，多発重複骨折　417
　，多発複数骨折　417
　，屋根瓦状固定　418

【わ】

ワトソン・ジョーンズ　142
ワトソン・ジョーンズテスト　383
ワンレッグジャンプ　373
若木骨折
　，コーレス骨折　153
　，橈・尺両骨骨折　147
鷲手　20
腕神経叢損傷　16, 63, 65
腕神経叢麻痺　221

【欧文索引】

[A]

ACL 損傷　369, 376
ALR　369
Anthonsen 法　324
Apley テスト　382
apprehension sign　352, 355

[B]

Bankart 損傷　59
Barton 骨折　164
Bennett 損傷　54
BHA（人工骨頭置換術）　297
Böhler 角　320
Bryant 牽引　302

[C]

cancellous screw　137
cannulated cancellous hip screw　290
Carter 徴候　368
catching　378
chauffeur 骨折　154
CKC　373
CKC（closed kinetic chain）運動　364
closed question　7

CM 関節単独脱臼　172
Colles 骨折　9
compression hip screw　290
continuous passive motion apparatus　382
Cooney　154
Cotton 骨折　314
CRPS（複合性局所疼痛症候群）　163

[D]

dash-board injury　344
DHS（ダイナミックヒップスクリュー）　297
DIP 関節屈曲変形　283
dorsal angulation　154
Dupuytren 骨折　314

[E]

ender pin 固定　78
end-feel　18
extension lag　369

[F]

functional brace　97
functional position　200

[G]

gait cycle　387
Galeazzi 骨折　154
gamma locking nail 術後の後療法　297
gamma nail　290
Garden の分類ステージⅢ～Ⅳ　292
gravity テスト　378
Gurlt の骨癒合日数　27
Guyon 管　16

[H]

hanging cast 法　78
heel palm test　293
Herbert screw　169
Hill-Sachs 損傷　59
Hippocrates 法　223
Hüter 線　108

[I]

interlocking nail　97

[J]

Jahss 固定　177
Jakob Ⅱ型　122
Jones 骨折　328

[K]

K-ワイヤー　65
KBW　373
Kirschner 鋼線　65
knee flexion test　389
Kocher 法　224, 347
Küntscher 髄内釘固定　298

[L]

Lachmann テスト　369
Lateral Pivot Shift Test　370
Lauge-Hansen　314
Leadbetter　293
Lisfranc 関節脱臼　329, 335
little leaguer's shoulder　59
locking　378, 382
loose shoulder　18

[M]

Maisonneuve 骨折　314
Malgaigne の骨折痛　199
Matles test　389
MCL　377
McMurray テスト　382
Middeldorpf 三角副子　86
MP 関節尺側の側副靱帯断裂　274
MRI 像　59

[N]

N-テスト　370
necrosis　128
Neer の 4part 骨折　59

[O]

OKC　373
OKC（open kinetic chain）運動　364
open question　7

[P]

painful arc sign　18
patellar tendon bearing（PTB）キャスト　313
PCL 損傷　366, 369
pinch 動作　19
PIP 関節掌側板損傷　245
PIP 関節側副靱帯損傷　278
PIP 関節側副靱帯断裂　245
PIP 関節脱臼　245
　，RICE 処置　252
　，弾発性固定　247
　，粉砕骨折　245, 247
　，ロバートソンの三方牽引法　247
PIP 関節中心性脱臼骨折　245
PLRI　240
Pott 骨折　314
prothèse tibial à emboitage supracondylien（PTES）キャスト　313
PTB キャスト　309
PTES キャスト　313

[Q]

Q-angle　352
quadriceps setting excercise　375, 385

[R]

Q 角　352

Reckling-Cordell 法　144
RICE 処置
　，PIP 関節脱臼　252
　，足関節外側側副靱帯損傷　406
　，大腿屈曲筋（ハムストリングス）の筋損傷（肉離れ）　360
　，肘関節内側側副靱帯損傷　270
Robert-Jones 固定　213
RSD　161, 163

[S]

safety position　200
Salter-Harris　90
Saupe 分類　307
SCKC　373
Simmonds squeezing test　389
SLAP 損傷　54, 55, 56
sliding nail　290
snapping　378
sprain　271
squatting　375
Steinmann テスト　383
Stener 損傷　275
Stimson 法　224
straight leg raising exercise　375
strain　271
Sudeck 骨萎縮　161

[T]

tear drop outline　20
tennis leg　398
tension band wiring　128
Thompson test　389
Tossy の分類　210

[U]

U 字状副子　139

[V]

Velpeau 包帯　91
Volkmann 拘縮　30

[W]

Watson-Jones　142
Watson-Jones テスト　383
Whitman の外転整復法　292
Wilson 徴候　369

[X]

X 線 CT 像　59

[Z]

Zuggurtung 法　128

柔道整復学―実技編　改訂第2版

2000年4月25日　第1版第1刷発行	編集者　公益社団法人　全国柔道整復学校協会・教科書委員会
2012年2月10日　第1版第14刷発行	
2012年12月25日　第2版第1刷発行	発行者　小立健太
2025年2月10日　第2版第13刷発行	発行所　株式会社 南江堂
	㊞ 113-8410 東京都文京区本郷三丁目42番6号
	☎(出版)03-3811-7235　(営業)03-3811-7239
	ホームページ https://www.nankodo.co.jp
	振替口座 00120-1-149
	印刷 横山印刷／製本 大日本印刷

Practice of Judoseifuku
© Zenkoku Judoseifuku Gakko Kyokai, 2012

定価はカバーに表示してあります．
乱丁・落丁の場合はお取り替えいたします．
ご意見・お問い合わせはホームページまでお寄せください．

Printed and Bound in Japan
ISBN978-4-524-25034-9

本書の無断複製を禁じます．

JCOPY〈出版者著作権管理機構 委託出版物〉
本書の無断複製は，著作権法上での例外を除き禁じられています．複製される場合は，そのつど事前に，出版者著作権管理機構(TEL 03-5244-5088，FAX 03-5244-5089，e-mail: info@jcopy.or.jp)の許諾を得てください．

本書の複製（複写，スキャン，デジタルデータ化等）を無許諾で行う行為は，著作権法上での限られた例外（「私的使用のための複製」等）を除き禁じられています．大学，病院，企業等の内部において，業務上使用する目的で上記の行為を行うことは私的使用には該当せず違法です．また私的使用であっても，代行業者等の第三者に依頼して上記の行為を行うことは違法です．